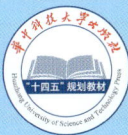

高等医学教育课程"十四五"规划基础医学类系列教材

本书可供临床医学、预防医学、基础医学、急救医学、全科医学、口腔医学、麻醉学、影像学、药学、检验医学、护理学、法医学、生物工程等专业使用

BINGLIXUE

病理学

（第2版）

主　审　贾永峰

主　编　云　芬　李敏才

副主编　王　蕾　刘立新　舒　旭　姜晓刚

编　者　（按姓氏笔画排序）

王　蕾　河北工程大学

云　芬　内蒙古医科大学

方贤磊　湖南医药学院

白美玲　河北北方学院

刘　霞　内蒙古医科大学

刘立新　首都医科大学燕京医学院

刘晓琴　山西大同大学

李敏才　湖北科技学院

张丹丹　首都医科大学燕京医学院

姜晓刚　济宁医学院

高一凡　遵义医科大学

唐　博　黄河科技学院

舒　旭　湖南医药学院

曾　婕　井冈山大学

魏　红　济宁医学院

华中科技大学出版社
http://press.hust.edu.cn
中国·武汉

内 容 简 介

本书是高等医学教育课程"十四五"规划基础医学类系列教材。

本书除绪论外共十六章,包括细胞、组织的适应和损伤,损伤的修复,局部血液循环障碍,炎症,肿瘤,免疫性疾病,心血管系统疾病,呼吸系统疾病,消化系统疾病,淋巴造血系统疾病,泌尿系统疾病,生殖系统和乳腺疾病,内分泌系统疾病,神经系统疾病,感染性疾病,疾病的病理诊断和研究方法。本书系统阐述了疾病发生、发展的病理学基础,内容涵盖从基础病理机制到各系统疾病的详细解析,旨在为医学学习者构建全面、深入的病理学知识体系。

本书可供临床医学、预防医学、基础医学、急救医学、全科医学、口腔医学、麻醉学、影像学、药学、检验医学、护理学、法医学、生物工程等专业使用。

图书在版编目(CIP)数据

病理学 / 云芬,李敏才主编. -- 2 版. -- 武汉 : 华中科技大学出版社,2025.7. -- ISBN 978-7-5772-2164-9

Ⅰ. R36

中国国家版本馆 CIP 数据核字第 2025QM9227 号

病理学(第 2 版)

Binglixue(Di 2 Ban)

云 芬 李敏才 主编

策划编辑:黄晓宇

责任编辑:张 寒 方寒玉

封面设计:原色设计

责任校对:刘 竣

责任监印:曾 婷

出版发行:华中科技大学出版社(中国·武汉)   电话:(027)81321913

       武汉市东湖新技术开发区华工科技园   邮编:430223

录   排:华中科技大学惠友文印中心

印   刷:武汉市洪林印务有限公司

开   本:889mm×1194mm   1/16

印   张:22

字   数:635 千字

版   次:2025 年 7 月第 2 版第 1 次印刷

定   价:89.80 元

高等医学教育课程"十四五"规划基础医学类系列教材

编写委员会

（以姓氏笔画为序）

于瑞雪（平顶山学院）

马兴铭（西华大学）

王　广（暨南大学）

王　韵（陆军军医大学）

王明旭（西安交通大学）

牛莉娜（海南医科大学）

史岸冰（华中科技大学）

包丽丽（内蒙古医科大学）

齐亚灵（海南医科大学）

孙维权（湖北文理学院）

李　梅（天津医科大学）

李明秋（牡丹江医科大学）

李艳花（山西大同大学）

李瑞芳（河南科技大学）

杨文君（海南医科大学）

肖　玲（中南大学）

闵　清（湖北科技学院）

宋　洁（牡丹江医科大学）

张红艳（河北工程大学）

陈洪雷（武汉大学）

罗　海（湖南医药学院）

周永芹（三峡大学）

郑　英（扬州大学）

郑月娟（上海中医药大学）

赵艳芝（首都医科大学）

胡煜辉（井冈山大学）

侯春丽（陆军军医大学）

秦　伟（遵义医科大学）

贾永峰（内蒙古医科大学）

钱　莉（扬州大学）

黄　涛（黄河科技学院）

焦　宏（河北北方学院）

强兆艳（天津医科大学）

蔡　飞（湖北科技学院）

编写秘书：蔡秀芳　黄晓宇

网络增值服务
使用说明
欢迎使用华中科技大学出版社资源网

① 教师使用流程

（1）登录网址：https://bookcenter.hustp.com/resource/index.html（注册时请选择教师身份）

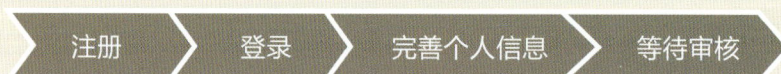

注册 ＞ 登录 ＞ 完善个人信息 ＞ 等待审核

（2）审核通过后，您可以在网站使用以下功能：

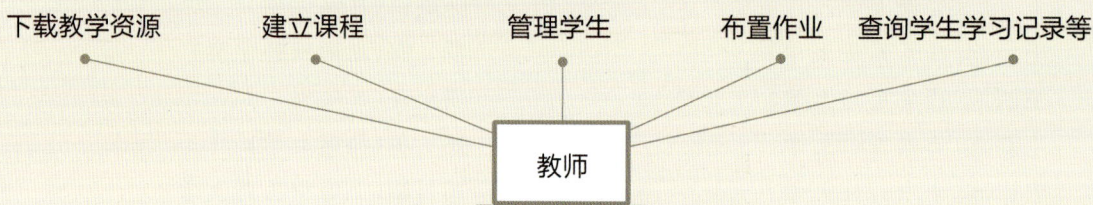

下载教学资源　建立课程　管理学生　布置作业　查询学生学习记录等

教师

② 学生使用流程

（建议学生在PC端完成注册、登录、完善个人信息的操作。）

（1）PC端学生操作步骤

① 登录网址：https://bookcenter.hustp.com/resource/index.html（注册时请选择学生身份）

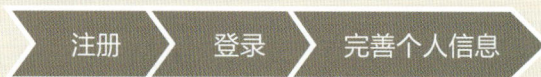

注册 ＞ 登录 ＞ 完善个人信息

② **查看课程资源：**（如有学习码，请在个人中心-学习码验证中先验证，再进行操作。）

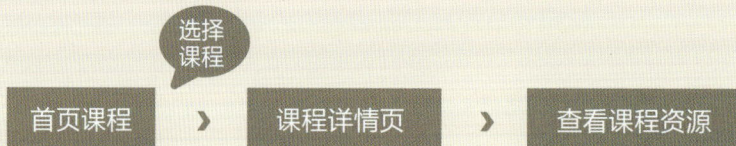

选择课程

首页课程 ＞ 课程详情页 ＞ 查看课程资源

（2）手机端扫码操作步骤

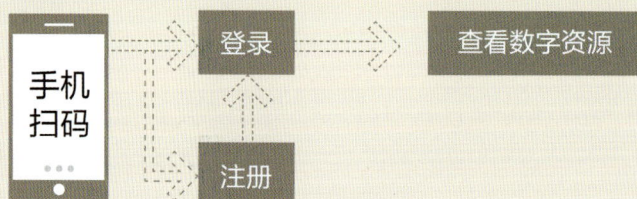

手机扫码 → 登录 → 查看数字资源

注册

总　序

　　基础医学是现代医学体系的基础,其包括基础医学基本理论、基本技能和科学研究手段等。国务院办公厅印发的《关于加快医学教育创新发展的指导意见》及《关于深化医教协同进一步推进医学教育改革与发展的意见》指出,要始终坚持把医学教育和人才培养摆在卫生与健康事业优先发展的战略地位。

　　随着健康中国战略的不断推进,我国加大了对医学人才培养的支持力度。在遵循医学人才成长规律的基础上,还需要不断提高医学青年人才的实践能力和创新能力。教材是人才培养首要的、基本的文化资源和精神食粮,加强教材建设,提高教材质量,是党和国家从事业发展需求和未来人才培养的战略高度所构筑的基础工程和战略工程。

　　本科基础医学教材(第1版)经过了一线教学实践的数年打磨,亟待修订更新,以使其做到与时俱进,更加完善。故此,华中科技大学出版社对现有高等教育实际需求进行了认真、细致的调研,吸取了广大师生意见和建议,组织了全国50多所高等医药院校的300余位老师共同修订编写了本套高等医学教育课程"十四五"规划基础医学类系列教材(第2版)。相较于第1版,这次修订改版,主要突出以下特点。

　　(1)紧跟"十四五"教材建设工作要求,以岗位胜任力为导向,注重"三基"培养,突出专业性和实用性。

　　(2)融入思政内容,将专业知识和课程思政有机统一,注重培养学生工匠精神与家国情怀,以及对生命和科学的敬畏之心。

　　(3)做到纸质教材与数字资源相结合。在每个章节后设置了相关知识点的拓展链接,重点阐述学科新进展以及与知识点有关的前沿理论和实践,便于学生更加深入地理解知识点和课堂重点内容。

　　(4)设置课后小结、思考题、推荐文献阅读,引导和促进学生自学。

　　本套教材得到了教育部高等学校教学指导委员会相关专家及全国高校老师的大力支持,我们衷心希望这套教材能在相关课程的一线教学中发挥积极作用,得到广大师生的青睐与好评。我们也相信这套教材在使用过程中,通过教学实践的检验和实际问题的解决,能不断改进、完善和提高,最终成为符合教学实际的精品系列教材,为推进我国高质量医学人才培养贡献一份力量。

由于时间紧、任务重,书中不妥之处在所难免,恳请使用本套教材的师生不吝赐教,提出宝贵意见和建议,以便后续继续完善。

高等医学教育课程"十四五"规划基础医学类系列教材

编写委员会

　　由华中科技大学出版社组织编写的高等医学教育课程创新纸数融合系列教材《病理学》第 1 版自 2020 年出版至今，在全国高等医药院校广泛使用。在教育部高等学校基础医学类教学指导委员会的指导下，紧跟最新教育发展趋势，华中科技大学出版社组织来自全国 11 所单位的 15 位编者编写了《病理学》第 2 版教材。本次教材的编写继续坚持"三基"（基本理论、基本知识、基本技能）、"三特定"（特定对象、特定要求、特定限制）、"五性"（思想性、科学性、启发性、先进性、实用性）的原则，进一步优化教材结构，丰富教材内容，创新教材形式。

　　本教材第一章至第五章为总论，第六章至第十五章为各论，第十六章为疾病的病理诊断和研究方法。在编写形式上，采用了纸数融合的方式，使教材内容更加丰富和立体。教材编写中选择合适的思政元素，与课程的学习点相结合，落实人文关怀及责任担当，帮助学生树立正确价值观，培养学生最基本的职业素养。数字资源内容包括章节 PPT、临床案例讨论、在线答题等。丰富的数字资源成为纸质教材的强大助力，可帮助学生理解、掌握和应用相关知识。本教材具有实用性强、图文并茂等特点，并增加了病理学领域的新进展和新技术。

　　本教材紧扣本科医学教育的特点，适用于国内高等医学院校的临床医学、预防医学、基础医学、急救医学、全科医学、口腔医学、麻醉学、影像学、药学、检验医学、护理学、法医学、生物工程等专业学生。

　　在本教材编写过程中，编者虽然尽了最大的努力，但由于水平有限，难免有不足及错误之处，敬请使用本教材的师生及其他读者批评指正。

编者

目　录

MULU

1

绪　　论

病理学(pathology)是研究疾病的病因、发病机制、病理变化、临床病理联系和结局转归的基础医学学科。病理学的学习目的是认识和理解疾病发生发展的规律,掌握疾病的本质和特性,为疾病的临床诊断、治疗及预防提供理论基础。病理学是连接基础医学和临床医学的重要桥梁课程,在临床医学实践中,病理学可为疾病的诊断和治疗提供依据和方法。

一、病理学的内容和任务

本书共十六章,第一章至第五章为总论部分,第六章至第十五章为各论部分。总论部分阐述不同疾病发生发展的共同规律,包括细胞、组织的适应和损伤、损伤的修复、局部血液循环障碍、炎症、肿瘤。各论部分是在总论学习的基础上分别阐述各系统具体疾病发生发展的特殊规律,包括疾病的病因、发病机制、病理变化、临床病理联系、结局和转归等。认识疾病发生发展的共同规律有利于认识疾病发生发展的特殊规律,反之亦然。病理学总论与各论之间具有十分密切的内在联系,学习时必须相互借鉴、相互参考、相互印证。第十六章为疾病的病理诊断和研究方法,简要介绍了常用技术,如免疫组织化学技术的原理及应用,以及目前常用的分子生物学技术等,不仅丰富了病理学的教学内容,还为今后临床实践和科学研究提供了重要参考。病理学的任务是在认识疾病本质的基础上揭示疾病的病因,掌握疾病发生发展的规律,为疾病的防治奠定基础。

二、病理学在医学中的地位

病理学在医学教育中是基础医学与临床医学的桥梁和纽带。学习病理学要以解剖学、组织学与胚胎学、生理学、生物化学、微生物学、免疫学、分子生物学、寄生虫学等学科的知识为基础,同时病理学又与临床医学各科密切相关。在学习临床医学课程前,必须先学好病理学,为以后学习临床各专业学科奠定好基础。因此,病理学是基础医学和临床医学各学科知识的重要交汇点。病理学同时还是一门具有高度实践性的学科,它既包括广博的理论知识,又包括丰富的实践内容。课程的学习一般有理论课、实习课、临床病理讨论、尸体剖检等多种学习方式,在学习过程中,要注意形态与功能、局部与整体、病理变化与临床病理联系之间的有机联系,不断培养学生分析思考能力,提高学生解决问题的能力,为今后临床课程的学习奠定坚实的理论基础。

在临床医疗实践中,病理学检查是通过对病变组织和细胞结构进行观察分析,从而对疾病做出诊断,是诊断疾病最可靠的方法之一。同时,病理学检查也为临床治疗疾病提供重要的依据,如药物治疗分子靶点的发现、免疫治疗的适应证等。细胞学检查在早期肿瘤的筛查中发挥着重要作用。对于一些新发生的疾病,通过对不幸去世患者的遗体进行病理解剖和系统的形态学观察,一方面能够对其疾病的诊断和死亡原因做出权威性的判断,另一方面是提高临床诊断水平、总结诊治经验、提高治疗水平的重要方法。此外,在某些医疗纠纷和医疗事故鉴定中,病理诊断也具有不可替代的作用。近年来,虽然医学实验室检查、内镜检查和影像学诊断等技术有突飞猛进的发展,但是对于很多疾病的最终诊断,尤其是对肿瘤的诊断,在相当长的时间内仍然有赖于病理学检查才能做出最终诊断。

在医学科学研究中,心脑血管疾病及恶性肿瘤等重大疾病的研究大多数涉及病理学内容,同时病理学还肩负着新病种的发现和新药的筛选等任务。病理学检查积累的数据及资料,包括大体标本、石蜡包埋组织及切片,不仅可以作为医学科学研究的材料,而且是病理学教学和住院医生专科培养的重要资源。病理学技术是医学科学研究的重要手段,利用分子生物学技术从核酸到蛋白质水平研究疾病的病因、发病机制、进展、治疗和预后等,是目前国际上医学科学研究的发展趋势。分子病理学作为一门新兴的分支学科,已成为医学科学研究的重要领域。

总之,病理学在医学教育、临床病理诊断及治疗、医学科学研究中都占有重要的地位,这是由病理学学科性质和任务决定的。医学教育家 Sir William Osler(1849—1919 年)曾写道,"As is our pathology,so is our medicine(病理学为医学之本)"。

三、病理学的研究对象

(一)人体病理学

1.尸体剖检 简称尸检(autopsy),是指对死亡者遗体进行病理解剖以及肉眼和显微镜观察,这是病理学的基本研究手段之一。尸检的作用主要体现在以下 3 个方面。

(1)确定诊断,明确死亡原因,总结诊治经验和教训,提高临床诊疗水平。

(2)及时发现和确诊传染病、地方病及某些新发疾病,为疾病的防疫提供依据。

(3)积累病理学病变标本,为病理学教学和科研服务提高教学和研究水平。

2.活体组织检查 简称活检(biopsy),是指采用切取、钳取、穿刺、搔刮或摘取的方法,从患者病变处获取病变组织,经切片染色后在显微镜下观察进行病理诊断。活检的作用主要体现在以下 4 个方面。

(1)能及时准确地对患者的疾病做出病理诊断,可作为指导治疗和判断预后的依据。

(2)在手术过程中通过冰冻切片进行快速病理诊断,协助临床医生选择最佳的手术治疗方案。

(3)在疾病治疗过程中,通过定期活检,了解病变发展状况,判断疗效和拟定治疗方案。

(4)应用免疫组织化学技术、核酸原位杂交技术、原位聚合酶链反应技术、流式细胞术等方法检测病变组织中的基因和蛋白质变化,对疾病进行更深入的诊断与治疗研究,特别是对临床肿瘤性疾病的诊断和治疗具有重要意义。

3.细胞学检查 利用人体器官或组织中病变处的脱落细胞或用细针吸取细胞,制作涂片并染色后在显微镜下观察进行病理诊断。细胞的来源可以是从口腔、鼻咽部、女性生殖道等处直接刮取的细胞,也可以是分泌物(如痰液、乳腺溢液)、体液(如胸水、腹水、脑脊液)、排泄物(如尿液)中的细胞,还可以是通过内镜刷取或细针穿刺(fine needle aspiration,FNA)病变部位采集的细胞。细胞学检查除用于疾病诊断外,因其简便易行,对机体无损伤或损伤小,还常用于人群体检普查。但细胞学检查的可靠性不能等同于活检,因此,经细胞学检查有可疑的肿瘤性疾病通常需要进一步活检以明确诊断。

(二)实验病理学

1.动物实验(animal experiment) 动物实验是指在合适的动物体上复制出人体某些疾病的动物模型。通过疾病复制过程可以探讨疾病的病因学、发病机制、病理变化及结局转归等。如在动物体上接种人体肿瘤细胞,经过一段时间后,动物体上长出和人体肿瘤相似的肿物,在此基础上观察实验动物肿瘤的生长、侵袭、转移等特点,也可进行药物疗效评估等。动物实验的优点在于可根据实验需求进行设计,并以任何方式进行观察研究,能够动态地研究疾病的过程和规律。此外,还可进行某些在人体上不能做的研究,如癌变过程、新药疗效和毒副作用的研究等。动物实验可弥补人体病理学研究的局限性,有利于深入认识疾病和寻求新的治疗方法。动物实验的缺点是动物和人体之间毕竟存在一定的物种差异,不能等同看待动物实验模型与人体疾病,动物实验结果不能直接应用于人体,只能作为研究人体疾病的参考。

2.组织和细胞培养(tissue and cell culture) 组织和细胞培养是指在离体状态下,将人体或实验动物的某种组织或单细胞用适宜培养基在体外进行培养,可研究在各种因素作用下,细胞和组织病变的发生发展规律以及外来因素的影响。近年来,研究者们通过体外培养技术,建立了许多人体和动物的细胞系或细胞株,从而为疾病的研究提供了较好的体外实验模型,特别是在用各种肿瘤细胞系研究肿瘤的癌变机制、信号转导通路调控、侵袭转移机制、耐药机制、治疗等研究领域中发挥了重要作用。组织和细胞培养研究方法的优点在于其周期短、见效快、节省开支,可避免体内复杂因素的干扰,体外因素单纯容易控制,因此常用于医学科学研究。其缺点是孤立的体外环境与复杂的体内整体环境存在很大差异,单纯的体外培养无法模拟体内细胞与细胞、细胞与细胞外基质以及微环境的相互作用,有时体外实验的研究结果难以在动物模型和人体中重现,因此不能将体外研究结果与体内过程等同看待。

四、病理学的发展史

病理学是人类在探索和认识疾病的过程中逐渐形成和发展起来的。欧洲文艺复兴之后,随着解剖学的发展和科学技术的兴起,现代病理学得以建立和发展。1761 年,意大利解剖学家 Morgagni 根据 700 多例尸检结果,认为人类的疾病是由相应器官的形态结构改变所引起的,创立了器官病理学(organ pathology),由此奠定了病理学发展的基础。19 世纪中叶,随着显微镜的发明,德国病理学家 Virchow 借助光学显微镜(光镜)观察正常细胞和病变细胞的形态变化,提出细胞的改变和功能障碍是一切疾病的基础,并于 1858 年出版了著作《细胞病理学》,创立了细胞病理学(cellular pathology),由此奠定了临床病理学基础。Virchow 对病理学乃至整个医学科学的发展做出了具有历史意义的巨大贡献,时至今日,其理论和技术在现代病理学研究和发展中依然有着不可替代的作用。20 世纪 30 年代,随着电子显微镜的问世,病理学观察病变细胞从细胞水平深入到超微结构,建立了超微结构病理学(ultrastructural pathology)。

近年来,免疫学、细胞生物学、分子生物学、细胞遗传学的快速发展以及免疫组织化学技术、流式细胞术、图像分析技术等技术的广泛应用,对传统的病理学的发展产生了巨大的影响。这些学科相互渗透,为病理学注入新的生机和动力,相继出现了一批新的分支学科,包括免疫病理学(immunopathology)、分子病理学(molecular pathology)、遗传病理学(genetic pathology)、定量病理学(quantitative pathology)等,使病理学对疾病的研究从器官、组织、细胞和亚细胞结构深入到分子水平,从单纯的形态学观察深入到形态与功能相结合的综合分析,从定位、定性走向定量,让病理学观察和研究的结果更具客观性、重复性和可比性。

如今借助图像数字化及数字存储传输技术,将传统组织学切片扫描转化为数字化图像进行数据存储,通过网络传输将数字切片连接到计算机上进行阅片,实现教学、远程疑难病例会诊等,开启了数字病理学(digital pathology)新征程。人工智能技术在病理学方面的开发和应用也是目前的研究热点之一。现代病理学的发展和新兴分支学科的建立,不仅大大加深了人类对疾病本质的认识,还为疾病的防治开辟了新的途径。随着人类基因组计划的完成和功能基因组计划的开展,病理学将会获得更多的发展机遇,使这门古老学科得到更快的发展。

我国现代病理学于 20 世纪初步入发展阶段,大批病理学先辈们辛勤耕耘、不懈努力地推动我国病理学的进步和发展,为我国的病理学事业做出了巨大贡献。在病理学教学和教材建设方面,从第一本病理学教材在我国问世,到全国统编教材、规划教材及特色各异的多种版本教材的共存,无不体现了老一辈病理学家辛勤的付出,他们创造性地编写了具有我国特色的病理学教材和参考资料,并不断修订和完善,使病理学教学有所依据并更加规范化。在病理诊断方面,老一辈病理学家大力推动我国尸检、活检和细胞学检查的发展,撰写病理诊断专著,注重病理诊断专科人才培养,加强病理学与临床医学的紧密联系,确立了临床病理学在临床医学中的重要地位。在科研方面,结合我国国情对长期危害人民生命健康的传染病、寄生虫病、地方病、心脑血管疾病及恶性肿瘤等进行了广泛而深入的研究,并取得了丰硕的成果。在人才培养方面,通过举办学习班、学术研讨会等多种形式为我国培养造就了一大批病理学工作者。老一辈病理学家艰苦奋斗、呕心沥血、不计名利,为我国病理学事业献身的精神值得我们学习。

我国幅员辽阔,人口众多,在疾病谱系和疾病种类上都具有自己的特点。开展好病理学教学、病理诊断和科学研究,对我国医疗卫生事业的发展、医学科学的进步、疾病的防治具有极其重要的意义。

(内蒙古医科大学　云　芬)

第一章　细胞、组织的适应和损伤

扫码看 PPT

临床案例讨论

学习目标

素质目标：通过宏观和微观观察分析病变组织，培养学生科学、严谨的学习态度和临床思维能力，坚定专业素养。

能力目标：熟练使用显微镜观察疾病的典型病变，正确识别有关适应和损伤标本的病理变化，应用细胞、组织的适应和损伤的理论知识解释相关疾病的临床表现。

知识目标：掌握萎缩、肥大、增生、化生的概念及其类型；萎缩的病理变化；变性的概念；细胞水肿的概念及病理变化；脂肪变的概念及病理变化；玻璃样变的类型及病理变化；病理性钙化的概念及类型；坏死的概念、基本病变、类型及其形态特征；坏死的结局。熟悉肥大、增生的病理变化及其关系；玻璃样变的概念；病理性钙化的病变特征；细胞凋亡的概念。了解细胞凋亡的形态特征；凋亡与坏死的区别。

机体组织和器官的基本结构单位是细胞，正常细胞的生命活动依赖于机体内外环境的稳定。受到轻微持续性刺激时，细胞和由其构成的组织、器官以至整个机体能够针对内外环境的变化做出反应，调整自身的代谢、功能和结构以适应这些变化。当刺激强度超过细胞和组织的适应能力，则可造成损伤（injury），引起细胞代谢、功能和结构的变化。轻度的细胞损伤大部分是可逆的，消除刺激因子后可恢复正常，称为可逆性细胞损伤（reversible cell injury）。如果引起损伤的刺激过强或持续时间过长，即使消除刺激因子细胞仍不能恢复到正常，称为不可逆性细胞损伤（irreversible cell injury），即细胞死亡，细胞死亡包括坏死和凋亡等。正常细胞、适应细胞、可逆性损伤细胞、不可逆性损伤细胞在形态学上是一个连续变化的过程，在适当条件下可互相转化。

第一节　细胞和组织的适应

适应（adaptation）指细胞、组织和器官对于持续性的内外环境刺激做出的非损伤性应答反应。通过适应性反应，细胞、组织和器官改变自身的代谢、功能和结构以达到新的平衡，避免自身损伤，提高适应环境的能力，从而得以存活。适应在形态学上可表现为萎缩、肥大、增生和化生，出现细胞数量、体积和细胞分化的变化（图 1-1），同时伴有不同程度的功能代谢增强或减弱。当刺激因子消除后，大多数细胞的适应性反应可恢复正常。

一、萎缩

已发育正常的细胞、组织和器官的体积缩小称为萎缩（atrophy）。组织、器官的萎缩，除了实质细胞体积缩小外，还可伴有实质细胞数量的减少。并不是所有器官、组织、细胞体积缩小都可称为萎

Note

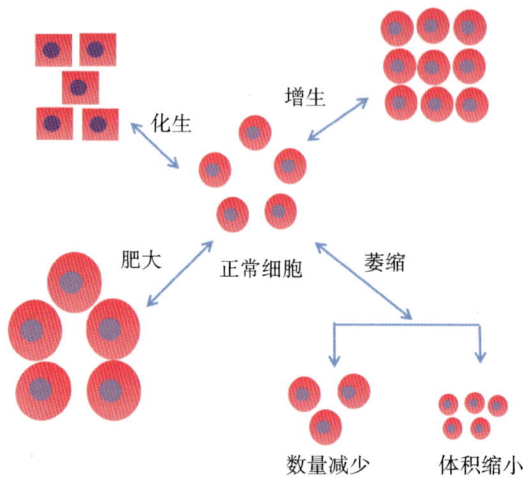

图 1-1 细胞和组织的适应

缩,萎缩的前提必须是器官、组织、细胞已发育成熟,因此萎缩需要与发育不全(hypoplasia)和未发育进行区别,发育不全是细胞、组织或器官没有发育至正常大小,而未发育是处于根本没有发育的状态。

(一)萎缩的类型

萎缩可分为生理性萎缩和病理性萎缩两大类。

1.生理性萎缩 生理性萎缩是生命过程中的正常现象。机体内许多组织和器官发育至成熟阶段后随年龄增长逐渐开始萎缩,如青春期后的胸腺萎缩、绝经期妇女卵巢和子宫的萎缩以及老年人组织、器官的全身性萎缩等。

2.病理性萎缩 病理性萎缩由致病因素刺激所致,根据原因可分为以下5类。

(1)营养不良性萎缩(malnutrition atrophy):由于人体代谢所需营养物质和血液供应长期不足所引起的萎缩,可影响全身,或仅发生在局部,分为以下两种类型。①全身营养不良性萎缩:长期饥饿或患有慢性消耗性疾病,如结核病、糖尿病、恶性肿瘤的患者由于蛋白质等营养物质摄入不足或消耗过多可引起全身营养不良性萎缩,患者先出现脂肪、肌肉的萎缩,后发生肝、肾、心、脑等重要器官的萎缩。②局部营养不良性萎缩:常见于供应组织器官血液的动脉发生病变,长期血液供应不足引起局部营养不良性萎缩,如脑动脉粥样硬化导致脑慢性缺血可引起脑萎缩。

(2)压迫性萎缩(pressure atrophy):器官或组织长期受压可发生萎缩。如尿路结石导致肾盂积水,压迫周围肾组织,引起肾实质萎缩(图1-2);脑室积水引起周围脑组织萎缩(图1-3)。

(3)失用性萎缩(disuse atrophy):通常是指由于长期工作负荷减少所引起的细胞、组织和器官的萎缩,常发生于骨骼肌。其发生机制是器官自身活动减少,负荷下降,细胞分解代谢降低,通过反馈机制引起合成代谢水平降低,导致细胞内物质减少和细胞体积缩小。如骨折后长期肢体固定、卧床休息,肌肉活动受限,可引起患侧肌肉萎缩。

(4)去神经性萎缩(atrophy due to loss of the innervation):肌肉的正常功能与代谢需要神经的营养与刺激,由于运动神经元或轴突损伤引起所支配器官、组织的萎缩。如脊髓灰质炎患儿的下肢肌肉失去了相应神经元对其的调节支配,导致骨骼肌萎缩。

(5)内分泌性萎缩(endocrine atrophy):内分泌器官功能低下可引起相应靶器官发生萎缩。如垂体损伤引起的垂体功能低下(如 Simmond 综合征),患者垂体前叶各种激素分泌减少,甲状腺、肾上腺和性腺均发生萎缩和功能降低。

临床上,某些萎缩可由多种因素导致,如骨折后骨骼肌的萎缩,可能是由去神经性萎缩、压迫性萎缩、失用性萎缩等多种因素的共同作用导致。

图 1-2　肾压迫性萎缩

肾盂与输尿管连接处,尿路结石堵塞管腔,肾盂、肾盏明显扩张,肾实质受压而萎缩变薄,肾皮质、髓质界限不清楚

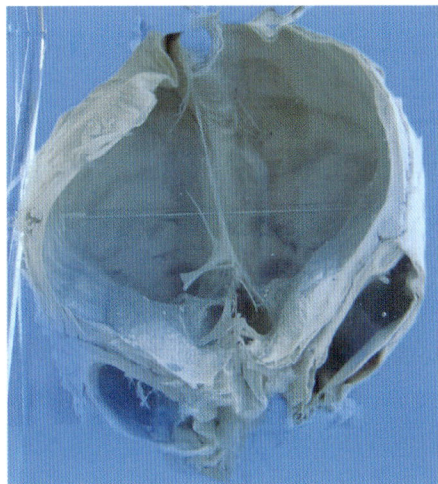

图 1-3　脑压迫性萎缩

脑的体积显著增大,各脑室腔均高度扩张,脑实质因受压而明显萎缩变薄

(二)萎缩的病理变化

1. 肉眼观　萎缩的器官体积一般均匀一致缩小,少数体积增大、重量减轻、形状不变、质地变韧、边缘变锐,脏器表面松弛有皱褶,表面血管弯曲呈蛇行状,部分组织(如心肌、肝)细胞颜色加深,可呈棕褐色(图 1-4)。

2. 镜下观　萎缩器官中的实质细胞体积缩小,细胞数量减少,间质增生,萎缩细胞仍保持原有形状,细胞质浓染,细胞质内常可见脂褐素沉着,细胞核浓缩深染。电镜下可见萎缩细胞内自噬泡显著增多,自噬泡内还可见不能消化的细胞器残余小体,即光镜下所见的脂褐素(图 1-5)。

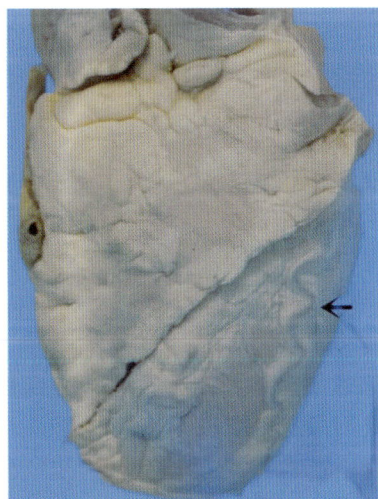

图 1-4　心脏萎缩

心脏体积显著缩小,仍保持原来的形态,心外膜松弛有皱褶,表面血管弯曲呈蛇行状(箭头所示)

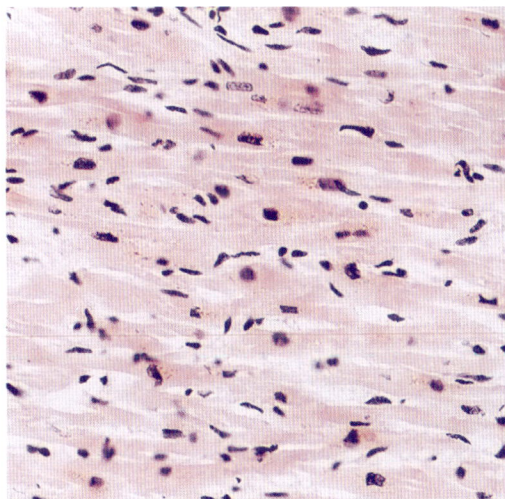

图 1-5　脂褐素

心肌细胞核两端有褐色色素颗粒堆积

(三)萎缩的后果

　　萎缩一般为可逆性的,轻度的萎缩在去除病因后,组织或器官的大小或重量可恢复正常。严重的持续性萎缩可引起细胞死亡。

此外,在某些病理情况下,实质细胞萎缩时常伴有一定程度的间质纤维组织和脂肪组织增生,萎缩器官体积反而比正常器官大,这种现象称为假性肥大(pseudohypertrophy)。

二、肥大

细胞、组织和器官的体积增大称为肥大(hypertrophy)。肥大的细胞合成代谢增加,功能常增强。组织、器官的肥大一般由实质细胞体积增大引起,也可同时伴有实质细胞数量的增加。

(一)肥大的类型

肥大可分为生理性肥大和病理性肥大两大类。

1. 生理性肥大 按照原因分为内分泌性肥大(endocrine hypertrophy)和代偿性肥大(compensatory hypertrophy)。因激素刺激引起的肥大称为内分泌性肥大,因工作负荷增加引起的肥大称为代偿性肥大。内分泌性肥大如妊娠期子宫的肥大、哺乳期乳腺的肥大;代偿性肥大如体操运动员的肌肉肥大。

2. 病理性肥大 病理性肥大通常由器官负荷的过度增加导致。如原发性高血压时,心脏负荷增加,引起左心室体积代偿性增大;一侧肾脏切除后,残存对侧肾脏体积代偿性增大。

(二)肥大的病理变化

1. 肉眼观 组织与器官体积均匀增大,重量增加,脏器表面被膜紧张,切面室壁明显增厚(图1-6)。

2. 镜下观 细胞体积增大,细胞质丰富,细胞核增大且深染(图1-7)。

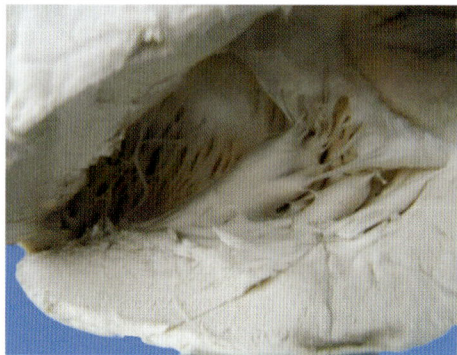

图1-6 左心室肥大(肉眼观)
心脏体积增大,切面可见左心室壁明显增厚,乳头肌增粗

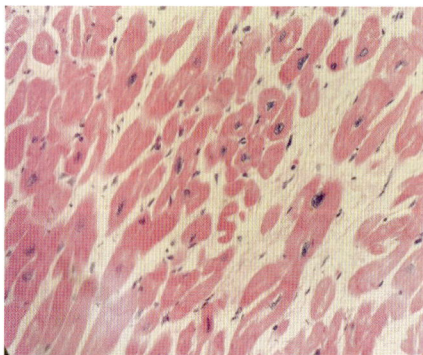

图1-7 心肌细胞肥大(镜下观)
细胞体积增大,细胞质丰富,细胞核增大且深染

(三)肥大的后果

肥大是为满足生理负荷、适应外界环境、改善自身功能而发生的反应,代偿性肥大是有限度的,当负荷超过一定的极限时就会引起器官功能衰竭而发生失代偿。如高血压晚期的左心衰竭,此时肥大心肌的血液供应相对缺乏,心肌细胞缺血、缺氧,形成不可逆性损伤,诱发心功能不全。

课程思政教学案例

在2021年东京奥运会举重项目中,我国运动员以7金1银的成绩位列举重项目奖牌榜第一位。我国举重运动员通过不断的训练,局部肌肉组织代偿性肥大,增强了机体的功能,从而在体育赛场上为祖国争金夺银。"台上一分钟,台下十年功",在比赛舞台上光鲜亮丽的背后,是运动员辛勤的付出,他们不仅要克服身体上的劳累,还要克服心理上的紧张压力。他们挥洒着淋漓的汗水,不断突破自己,经过几年或十几年的努力与拼搏、坚持不懈的奋斗,才换来赛场上那辉煌的一刻。他们顶住一次次的压力,扛下一次次关卡的考验,一直在奋斗拼搏,不畏艰辛迎难而上,为国争光,大力弘扬了爱国主义精神、奋斗拼搏和坚持不懈的精神。

三、增生

器官或组织的实质细胞数量增多称为增生(hyperplasia)。增生可引起器官或组织的体积增大和功能活跃。实质细胞数量的增加是通过有丝分裂活跃来实现的,实质细胞分裂能力较强的器官或组织(如肝、前列腺)的体积增大通常是通过增生和肥大共同完成的,而缺乏分裂能力的组织(如心肌、骨骼肌)的体积增大则仅由肥大引起。

(一)增生的类型

增生可分为生理性增生和病理性增生两大类。

1.生理性增生 生理性增生分为内分泌性增生(endocrine hyperplasia)和代偿性增生(compensatory hyperplasia)。前者如青春期乳腺上皮细胞的增生,妊娠期子宫平滑肌细胞的增生;后者如肝部分切除后残存肝细胞的增生。

2.病理性增生 病理性增生包括病理性内分泌性增生和病理性代偿性增生。前者常见于激素过度刺激引起的增生,如雌激素过多引起的子宫内膜增生,雄激素代谢产物双氢睾酮过多引起前列腺腺体及间质纤维组织增生导致前列腺增生和肥大。后者常见于组织损伤后的修复性增生,如创伤愈合中的毛细血管和成纤维细胞的增生,慢性炎症刺激引起局部黏膜上皮、腺体的增生及间质的增生可形成炎性息肉。

(二)增生的病理变化

1.肉眼观 组织、器官体积呈弥漫性均匀增大或结节性增大。

2.镜下观 实质细胞数量增多,同时伴有间质细胞的增生,细胞形态正常或稍大(图1-8)。

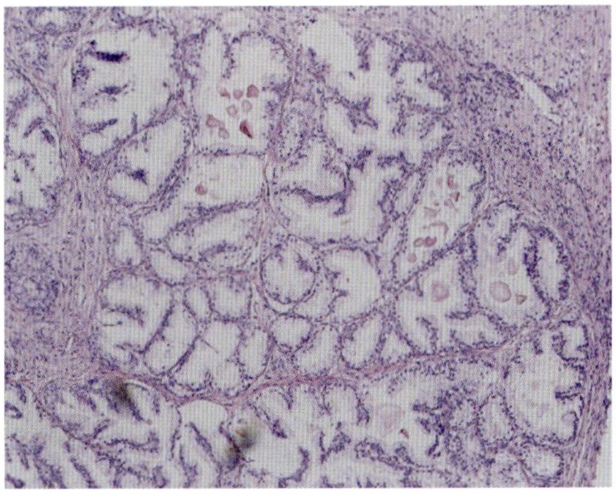

图1-8 前列腺增生
前列腺腺体、纤维组织和平滑肌不同程度增生

(三)增生的后果

增生为适应性反应,无论是生理性增生还是病理性增生,当去除刺激因子后,增生可停止,这种特点与肿瘤性增生存在本质区别。但某些持续性过度增生可发展为肿瘤性增生,如在长期雌激素作用下子宫内膜增生可发展为子宫内膜样癌,乳腺导管上皮增生伴有非典型增生时可发展为乳腺癌。

(四)肥大与增生的关系

肥大和增生都可以引起组织和器官体积增大,这主要取决于细胞的增殖能力,两者常相伴存在。对于细胞增殖能力强的组织器官,其体积增大是肥大和增生共同作用的结果,而对于细胞增殖能力弱的组织器官,其体积增大则仅由肥大所致。

四、化生

一种分化成熟的细胞类型被另一种分化成熟的细胞类型所取代的过程称为化生(metaplasia)。化生不是由一种成熟的细胞直接转化成另一种成熟的细胞,而是由该处具有分裂能力的干细胞通过转分化实现,因此化生通常只出现在增殖能力较强的细胞类型中。化生本质上是细胞重编程(重新程序化)的结果,是由环境因素引起细胞某些基因活化或受到抑制而重新程序化表达的产物。在原有组织消失的同时,干细胞向一种新的方向转变为另一种成熟的细胞。化生只发生在同源细胞之间,即发生在两种上皮细胞之间或间叶细胞之间。

(一)化生的类型

1.上皮组织的化生

(1)鳞状上皮化生(squamous metaplasia):简称鳞化,最为常见。例如,支气管黏膜柱状上皮因慢性炎症刺激化生为鳞状上皮(图1-9);慢性子宫颈炎时,子宫颈柱状上皮化生为鳞状上皮。

(2)柱状上皮化生:最常见的是肠上皮化生,简称肠化,如慢性萎缩性胃炎时,胃黏膜上皮转变成小肠或大肠黏膜上皮(图1-10)。

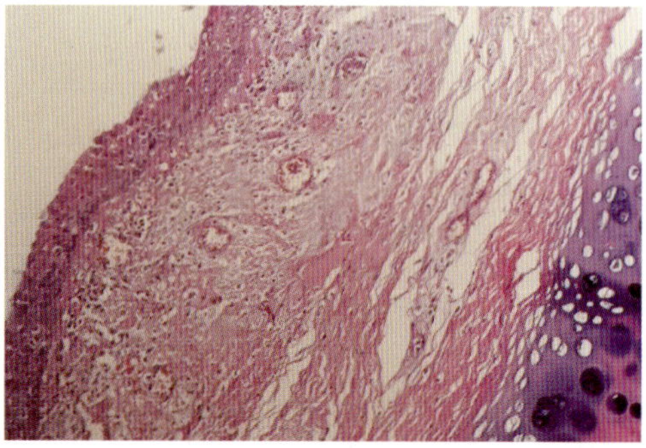

图1-9 支气管黏膜鳞状上皮化生

支气管黏膜表面原有的假复层纤毛柱状上皮被复层鳞状上皮取代

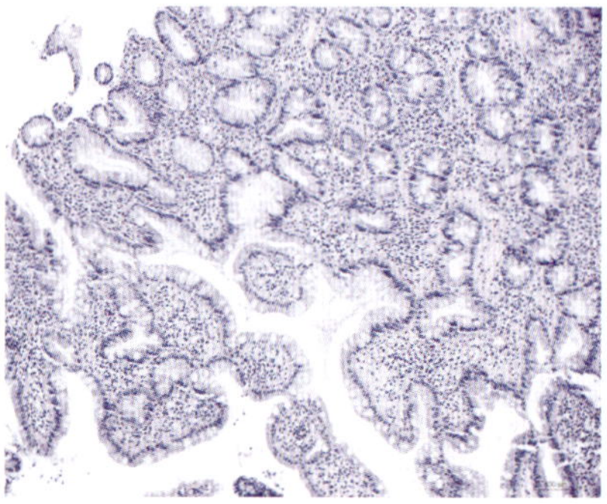

图1-10 胃黏膜肠上皮化生

慢性萎缩性胃炎时胃黏膜上皮转变为肠上皮,杯状细胞散布于胃黏膜上皮内

2.间叶组织的化生 一种间叶组织转化为另一种间叶组织,如骨化性肌炎(myositis ossificans),由于长期的局部损伤,皮下肌肉间的成纤维细胞化生为骨母细胞,形成骨组织。

(二)化生的后果

化生的组织对有害的环境刺激表现出较强的抵抗力,但同时丧失了原有正常组织的功能,局部防御能力减弱。此外,在化生基础上出现的异型增生可发展为癌,如鳞化是正常不存在鳞状上皮的组织发生鳞状细胞癌的基础。例如,肺的鳞状细胞癌就可在鳞化的基础上发生;尿路结石可刺激尿路上皮化生为鳞状上皮,继而发生鳞状细胞癌。慢性胃炎时,胃黏膜上皮可化生为肠上皮,肠化伴异型增生时与肠型胃癌的发生有关。

第二节 细胞和组织损伤的原因及机制

当机体内外因素的刺激超出细胞和组织所能适应的能力时,可引起细胞和细胞间质受损,出现物质代谢、组织化学及形态结构等的异常变化,称为损伤。损伤较轻时,去除病因后细胞和组织可恢复正常;损伤较重时,可引起细胞和组织死亡。

一、细胞和组织损伤的原因

引起细胞和组织损伤的原因复杂多样,能够引起疾病发生的原因,基本也是引起细胞和组织损伤的原因。细胞和组织损伤的程度取决于损伤因素的作用强弱及持续时间,同时与细胞和组织对损伤的耐受性有关。常见引起细胞和组织损伤的原因分为以下几类。

(一)缺氧

缺氧是引起细胞和组织损伤较常见且重要的原因之一。缺氧会影响细胞线粒体氧化磷酸化过程,使 ATP 生成减少或终止,引起细胞和组织损伤,重度缺氧常导致细胞死亡。缺氧大致分为三种:心肺功能衰竭导致动脉血氧合不足、一氧化碳中毒或贫血等疾病导致血红蛋白携氧能力下降、局部血液循环障碍导致血液供应减少或丧失。

(二)生物因素

生物因素是引起细胞和组织损伤最常见的原因,也是最常见的致损伤因子,包括细菌、病毒、真菌、支原体、衣原体、螺旋体、立克次体和寄生虫等。生物因素种类繁多,它们可通过释放各种毒素、代谢产物引起细胞和组织损伤,也可通过诱发变态反应引起细胞和组织损伤,还可通过干扰细胞的代谢过程导致细胞和组织损伤。

(三)物理因素

物理因素包括高温、低温、机械性破坏、电击、气压变化、电离辐射、微波和噪声等,当这些物理因素超过机体耐受能力时常导致细胞和组织损伤。

(四)化学因素

化学因素包括强酸、强碱、某些重金属等无机类化学物质,四氯化碳、砷化物、有机磷、氰化物等有机类化学物质以及细胞的某些分解代谢产物等,均可引起细胞和组织损伤。药物及生物制剂可用来治疗和预防某些细胞损伤,但也可对细胞产生毒性作用。化学因素造成的损伤程度与化学物的浓度、作用时间和部位以及机体对化学物的吸收、代谢、排泄能力有关。

(五)免疫因素

正常的免疫反应能够有效防御有害刺激物。免疫反应异常时,机体对某些抗原反应过度会引起变态反应;自身免疫病,如类风湿关节炎、系统性红斑狼疮,可引起细胞和组织损伤;器官移植中发生的排斥反应也是免疫反应造成细胞和组织损伤的原因。当免疫缺陷或功能低下时,机体容易反复感染。

(六)遗传因素

遗传因素虽不能直接引起细胞和组织损伤,但基因突变和遗传物质缺陷可造成细胞结构、功能和代谢异常。一方面,直接引起子代遗传病,如唐氏综合征、血友病;另一方面,增加子代诱发某些疾病的倾向。

Note

(七)营养因素

营养物质摄入不足或营养过度均可造成细胞和组织损伤。糖、蛋白质、脂肪、维生素及微量元素摄入不足可影响细胞的代谢和功能,导致细胞和组织损伤,如缺乏蛋白质可导致营养不良,缺乏碘可导致弥漫性非毒性甲状腺肿。营养过度同样也可导致疾病,如摄入过多的糖、脂肪则易导致肥胖、脂肪肝、动脉粥样硬化和糖尿病等。

(八)其他因素

神经内分泌因素也可引起细胞和组织损伤,如迷走神经长期过度兴奋与消化性溃疡的发生有关,胰岛素分泌不足使皮下组织易发生感染。随着生物医学模式向生物-心理-社会医学模式的转变,不良的精神、心理、社会因素都可以引起一些疾病,如高血压、冠状动脉粥样硬化性心脏病、自主神经功能紊乱以及肿瘤。因此,现代医学中认为不良的社会-心理-精神因素也可以造成细胞和组织损伤。

二、细胞和组织损伤的机制

引起细胞和组织损伤的原因种类繁多,因此,引起损伤的机制各不相同,不同类型和不同分化状态的细胞对同一致病因素的敏感性也有所差别。各种致病因素引起细胞损伤的机制主要体现在细胞膜和线粒体的损伤、活性氧类物质的损伤、细胞内游离钙增高、化学毒性物质的损伤、遗传变异等方面,它们相互作用或互为因果,导致损伤的发生和发展。

(一)细胞膜的损伤

体内外环境中的一些损伤因素,如机械力的直接作用、活性氧类物质、酶类溶解、化学毒性物质等,都可以引起细胞膜结构成分的改变和功能异常。细胞膜损伤早期最明显的特征是细胞膜选择通透性功能障碍,导致细胞膜结构损伤,使细胞内外液体、离子失衡,蛋白质、辅酶、核酸等重要物质流失,溶酶体酶激活,细胞溶解,最终引起细胞发生不可逆性损伤。

(二)线粒体的损伤

线粒体是细胞进行生物氧化和能量代谢的中心,也是多种损伤因素的作用靶点。线粒体一旦受损,将会出现一系列损伤变化:①生物氧化会发生障碍,呼吸链受损,ATP 合成下降,甚至停止,使需要能量维持的细胞合成和分解功能降低,细胞的生命活动出现障碍。同时,这会影响到细胞膜上钠泵和钙泵的功能,引起细胞内钠潴留和钾向细胞外转移,影响细胞膜电位活动等功能以及细胞内水潴留,导致细胞器结构肿胀及细胞水肿。②线粒体是细胞产生活性氧的主要场所,一旦受损,会释放大量活性氧类毒性化学物质,造成细胞严重的氧化损伤。③损伤的线粒体会促进线粒体细胞色素 C 向细胞质中渗透,可启动细胞质中细胞凋亡程序性级联反应,引起细胞损伤。因此,线粒体的损伤可作为不可逆性损伤的重要早期标志。

(三)活性氧类物质的损伤

活性氧类物质(activated oxygen species,AOS)包括自由基状态的氧、次氯酸自由基、一氧化氮自由基以及不属于自由基的过氧化氢等。自由基(free radical)是指最外层电子轨道上含有不配对电子的原子、离子或分子。正常机体中氧化系统和抗氧化系统处于平衡状态,但在缺血、缺氧、炎症、电离辐射、化学性物质及老化等因素下,氧化系统会强于抗氧化系统。自由基具有高度的氧化活性和不稳定性,它们可与细胞膜和线粒体膜中的不饱和脂肪酸发生反应,增强脂质的过氧化作用,脂质过氧化产物再分解成更多的自由基,形成连锁反应,破坏膜结构的完整性。AOS可以使 DNA 链断裂、交联、碱基羟基化及碱基切除等,从而引起 DNA 损伤。AOS 将蛋白质巯基氧化而造成蛋白质发生交联、变性,从而使酶失活。因此,AOS 的强氧化作用是细胞损伤的基本环节。

Note

(四)细胞内游离钙增高

正常生理情况下,依赖细胞膜上 ATP 驱动的钙泵和钙离子通道的调节作用,细胞内游离钙维持在相当低的水平(<0.1 μmol/L),而细胞外钙浓度非常高,达 1.3 mmol/L,对维持细胞正常生命活动非常重要。当细胞受到一些特异性信号分子刺激,钙作为第二信号分子,可大量进入细胞质,调节细胞内的酶活性和蛋白质功能,产生不同的细胞生物效应。大部分细胞内钙储存在线粒体和内质网的钙库内。当缺血、缺氧和中毒时,可使 ATP 减少,Na^+/Ca^{2+} 交换蛋白直接或间接使钙库内的钙释放,使游离钙增多,并活化多种酶类,从而引起细胞质膜、线粒体和内质网的损伤,具体表现如下。①钙升高可激活线粒体内酶,产生大量自由基,引起细胞氧化损伤,也可造成线粒体生化氧化作用障碍,ATP 生成减少和消耗增加。②可激活内质网内酶,降解内质网膜。③可激活核酸内切酶引起 DNA 和染色体的碎裂等,最终造成细胞损伤。细胞内钙浓度与线粒体的功能损伤程度呈正相关,是许多因素损伤细胞的终末环节,可作为细胞不可逆性损伤生物化学和形态学变化的潜在介导者。

(五)化学毒性物质的损伤

许多化学毒性物质(包括药物)能够与细胞或组织发生化学反应,从而引起细胞和组织损伤。化学性损伤可分为全身性或局部性,前者如氯化物中毒,后者如接触强酸强碱对皮肤黏膜的损伤。化学性损伤的作用机制多种多样,其中最为常见的是通过影响酶系统发挥其毒性作用,主要是以各种方式抑制酶的活性,如氰化物能迅速封闭线粒体的细胞色素氧化酶系统,导致猝死。此外,有些毒物能够改变血红蛋白,阻抑其运输氧的能力。许多毒物以及药物则通过抑制神经体液性刺激传导过程,或破坏遗传物质,或破坏蛋白质合成导致细胞损伤;也可通过诱发过敏反应等免疫损伤,如青霉素引发 I 型变态反应。还有许多毒物则能在其接触部位(如皮肤、黏膜、肺)直接造成组织损伤。有些毒物则在机体内经过代谢才成为细胞毒性物质,例如,CCl_4 经肝细胞光面内质网的酶作用后才转化为具有强毒性的自由基·CCl_3 及·Cl,能破坏细胞的膜性结构。

(六)遗传变异

遗传变异损伤可能是先天遗传的,也可能是后天获得的。病毒、药物、射线和化学物质等均可损伤 DNA,诱发基因突变或染色体畸变,使细胞发生遗传变异。遗传变异主要通过导致结构蛋白合成低下、重要细胞核分裂受抑制、酶合成功能障碍、合成异常生长调节蛋白等机制引起细胞发生不可逆性损伤。

第三节 细胞可逆性损伤

细胞和组织发生损伤后,可产生一系列的形态和功能改变。根据损伤程度的不同,分为可逆性损伤和不可逆性损伤两大类。轻度的细胞损伤多为可逆性,其形态学改变通常为变性(degeneration),去除病因后可恢复;重度的细胞损伤多为不可逆性损伤,或经过可逆性阶段最终引起细胞死亡,细胞死亡常有两种形式,包括坏死(necrosis)和凋亡(apoptosis)。

变性是指细胞或细胞间质内因代谢障碍出现异常物质或正常物质过多蓄积,并伴有不同程度的功能下降。

一、细胞水肿

(一)概述

细胞水肿指细胞内水分增多的现象,也称为水样变性(hydropic degeneration),好发于心、肝、肾等实质器官,常是细胞损伤最早出现的形态学改变。

(二)原因和机制

正常情况下,依赖细胞膜上钠泵的作用使细胞内外的水分和钠、钾、钙离子保持动态平衡。当在缺血、缺氧、感染、中毒等影响下,线粒体损伤使 ATP 生成减少时,细胞膜上的钠泵功能受损,使细胞膜对电解质主动运输功能障碍,细胞内钠离子积聚,细胞内钾离子外溢,引起大量水分子向细胞内移动而发生细胞水肿。心肌细胞、肝细胞和肾小管上皮细胞由于代谢活跃,对氧和能量依赖性高,因而常发生细胞水肿。

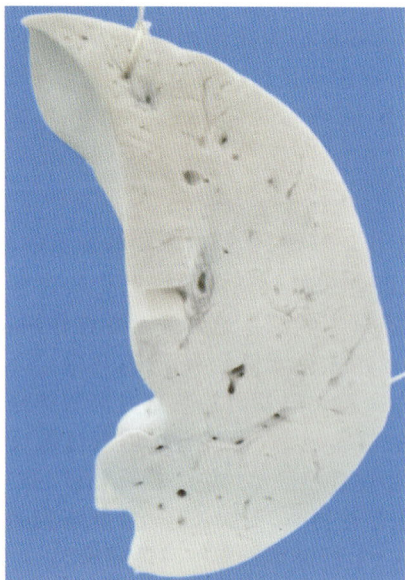

(三)病理变化

1.肉眼观 细胞水肿的器官体积增大,重量增加,表面包膜紧张,切面隆起,边缘外翻,颜色变淡无光泽,似用沸水烫过一样,旧称混浊肿胀(图 1-11)。

2.光镜观 细胞体积增大,细胞质内因水分含量增多呈淡红染细颗粒状,或疏松呈网状(图 1-12),可见大小不等的空泡。当细胞水肿严重时,细胞体积显著增大,细胞质透亮,细胞似被吹大的气球,称为气球样变(图 1-13)。

3.电镜观 细胞之间连接松散,细胞膜出现空泡、微绒毛变钝扭曲,胞质基质疏松,线粒体肿胀,嵴变短甚至消失,内质网解体、离断,核糖体脱失,呈空泡状,细胞核内染色体凝聚。

(四)后果

细胞水肿通常是细胞的轻-中度损伤,当去除病因后可完全恢复正常。但如果病因持续存在,损伤继续加重则可导致细胞不可逆性损伤。

图 1-11 肝细胞水肿
肝切面隆起,边缘外翻,颜色变淡无光泽

图 1-12 肾小管上皮细胞水肿
肾小管上皮细胞体积增大,细胞质
淡红染疏松呈网状,肾小管管腔变小

图 1-13 肝细胞水肿
肝细胞体积增大,细胞质透亮,大部分肝细胞肿胀呈气球状

二、脂肪变

(一)概述

除脂肪细胞外的实质细胞胞质内出现脂滴或脂滴异常蓄积的现象称为脂肪变(fatty change)或脂肪变性(fatty degeneration)。脂滴主要为中性脂肪,也可有磷脂和胆固醇等。脂肪变好发于肝细胞、心肌细胞和肾小管上皮细胞中,尤以肝脂肪变最为常见。

(二)肝脂肪变

1.机制 肝细胞是脂肪代谢的重要场所,脂肪代谢过程中的任何一个环节发生障碍,均可导致肝脂肪变。肝脂肪变的机制:①中性脂肪合成过多:机体在饥饿时或某些疾病状态下对糖利用障碍,从脂库动员出大量脂肪,其中大部分以脂肪酸的形式进入肝,导致肝细胞合成脂肪增多,超过了肝细胞将其氧化利用和合成脂蛋白运载外输的能力,使脂肪在肝内蓄积。②脂蛋白、载脂蛋白合成减少:长期营养不良造成合成脂蛋白的原料如磷脂或组成磷脂的胆碱等缺乏,或由于化学毒物或其他毒素损害内质网或抑制某些酶活性,肝细胞合成脂蛋白功能障碍,不能将脂肪运输出去,因而脂肪沉积在肝细胞内。③脂肪酸的氧化障碍使肝细胞对脂肪的利用能力下降:缺氧时影响脂肪酸的氧化利用和脂蛋白的合成,感染、中毒时干扰脂肪酸的氧化过程,均会造成肝细胞内脂肪过多。

2.病理变化

(1)肉眼观:肝轻度脂肪变时,可无明显变化或呈轻微黄色。肝严重弥漫性脂肪变时,体积增大,颜色淡黄,包膜紧张,边缘圆钝,切面有油腻感,质软。

(2)镜下观:在石蜡切片中,由于脂滴在制片过程中被有机溶剂溶解,表现为边界清楚的透明空泡。脂肪变的肝细胞胞质中可见大小不等的空泡,轻度者核周可见多个小空泡,重度者可融合成大泡,细胞核挤向细胞一侧(图 1-14)。在冰冻切片中,用苏丹红Ⅲ或苏丹红Ⅳ染色,脂滴被染成橘红色;用锇酸染色,脂滴则被染成黑色。不同病因引起的肝脂肪变在肝小叶内的分布方式存在差别。慢性肝淤血时,肝小叶中央区缺氧较重,脂肪变首先发生于肝小叶中央区,长期淤血后,肝小叶中央区肝细胞萎缩、消失,而肝小叶周边区肝细胞缺氧较轻,仅发生脂肪变。磷中毒时,由于肝小叶周边区肝细胞对磷中毒更为敏感,脂肪变则首先出现于肝小叶周边部,进而累及整个肝小叶。显著弥漫的肝脂肪变称为脂肪肝。

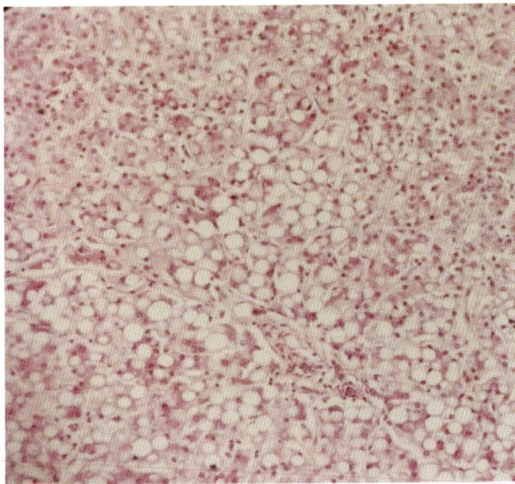

图 1-14 肝脂肪变
肝细胞胞质中可见大小不等的空泡,细胞核挤向细胞一侧

3.后果 对于轻度肝脂肪变,病因去除后可恢复正常;重度肝脂肪变可导致肝细胞发生坏死,继而引起纤维组织增生,逐渐发展为肝硬化。

(三)心肌脂肪变

1.机制 心肌脂肪变多见于贫血、缺氧、慢性酒精中毒等情况,可分为局灶性和弥漫性两种。其中,局灶性多见于左心室心内膜下和乳头肌部位,弥漫性常累及两侧心室。

2.病理变化

(1)肉眼观:脂肪变心肌呈黄色条纹状,与暗红色的正常心肌相间排列,形似虎皮的斑纹,称为虎斑心。这种黄红色斑纹的形态改变可能与心肌血管分布有关,黄色条纹位于血管末梢分布区,缺氧严重,故病变明显,而近血管区缺氧程度相对较轻,仍保持正常心肌的色泽。心肌脂肪变要与心肌脂肪浸润相鉴别,后者指心外膜增生的脂肪组织沿间质伸入心肌细胞间,又称脂肪心。心肌脂肪浸润主要见于高度肥胖者或饮啤酒过度者,多数没有明显症状,但严重者可因心脏破裂而猝死。

(2)镜下观:心肌细胞胞质内脂肪空泡较细小,呈串珠样排列,主要位于心肌细胞核附近。

3.后果 轻度心肌脂肪变通常心功能不受明显影响;重度弥漫性心肌脂肪变可引起心肌收缩力下降,可导致心力衰竭。

(四)肾脂肪变

1.机制 严重贫血、缺氧、中毒和某些肾小球疾病时,可引起肾小球毛细血管基底膜损伤,滤过膜通透性明显增加,脂蛋白由肾小球滤过到肾球囊进入肾小管,肾近曲小管上皮细胞重吸收大量的脂蛋白而发生肾脂肪变。

2.病理变化

(1)肉眼观:肾体积稍增大,切面可见肾皮质增厚,略呈浅黄色,肾髓质无特殊改变。

(2)镜下观:肾近曲小管上皮细胞胞质内可见多个脂肪空泡,常位于细胞基底部,病变严重时可累及肾远曲小管上皮细胞。

三、玻璃样变

(一)概述

玻璃样变(hyaline degeneration)又称透明变性,是指在细胞内或细胞间质中出现半透明状蛋白质蓄积,在苏木精-伊红染色(HE染色)切片中呈均质状红染。玻璃样变是一种形态学的描述,主要发生在纤维结缔组织、血管壁和细胞内,发生部位不同,其发生原因和机制各不相同。

(二)类型

1.纤维结缔组织玻璃样变 主要见于瘢痕组织、纤维化的肾小球、乳腺间质以及动脉粥样硬化的纤维斑块等。瘢痕组织是纤维组织老化的表现。肉眼观呈灰白色,半透明状,质地坚韧、缺乏弹性(图1-15)。镜下可见纤维细胞和血管明显减少甚至消失,胶原纤维增粗,并互相融合成为带状或片状的均质状红染无结构的毛玻璃样物质,失去纤维性结构(图1-16)。

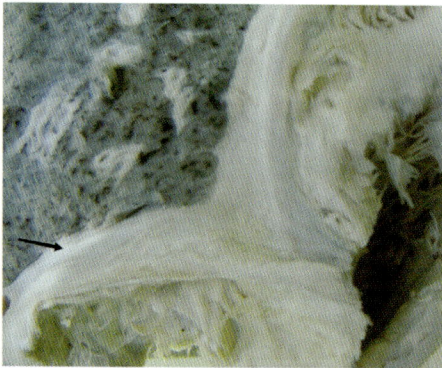

图1-15 瘢痕组织(肉眼)
玻璃样变的纤维结缔组织呈灰白色,半透明状,
质地坚韧、缺乏弹性(箭头所示)

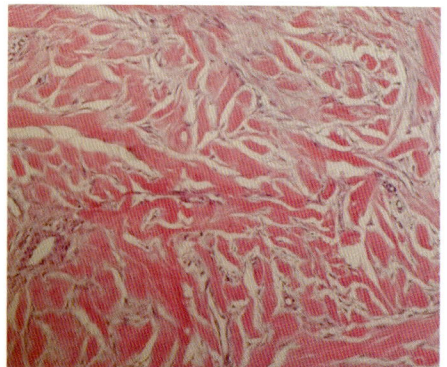

图1-16 瘢痕组织(镜下)
纤维结缔组织玻璃样变后,纤维细胞和血管明显减少甚至
消失,胶原纤维增粗,并互相融合成为条带状均质红染无
结构的毛玻璃样物质

2.血管壁玻璃样变 主要发生在细小动脉,又称细小动脉硬化。常见于高血压患者的肾、脑、脾和视网膜的细小动脉,如肾小球入球小动脉、脾中央动脉等。发生机制可能为细小动脉长期持续性痉挛,血管内膜因缺血、缺氧而损伤,通透性增高,血浆蛋白渗入内膜下蓄积凝固,在内皮下形成均质状红染无结构的半透明物质;此外,血管内膜下的基底膜样物质也可增多。这些因素使细小动脉管壁增厚、变硬,弹性下降,血管腔狭窄,引起血压升高,导致受累脏器局部缺血;或血管壁脆性增加,易破裂引起出血。

3.细胞内玻璃样变 细胞质内出现过多的蛋白质沉积,形成均质红染的圆形小体或团块。细胞内玻璃样变的原因各不相同,常见于下列疾病:①肾小球肾炎或其他肾病出现大量蛋白尿时,血浆蛋白经肾小球滤过后被肾近曲小管上皮细胞吸收,并在细胞质中沉积下来融合成玻璃样小滴。光镜下,肾近曲小管上皮细胞胞质中可见均质、红染的圆形透明小滴。②浆细胞增生性疾病或慢性非特异性炎症时,浆细胞胞质内粗面内质网中免疫球蛋白沉积凝聚,常形成圆形、红染的玻璃样小体,称为拉塞尔小体(Russell body),有时可分泌至细胞外。③酒精性肝病时,肝细胞胞质内细胞中间丝前角蛋白变性,可形成圆形或不规则形的红染玻璃样物质,称为马洛里小体(Mallory body)。

四、黏液样变

(一)概述

细胞间质内出现类黏液(黏多糖和蛋白质)物质的蓄积称为黏液样变(mucoid degeneration),黏液样变分为局部性和全身性两种。局部性黏液样变常发生于风湿病时的心血管壁和动脉粥样硬化的血管壁以及纤维脂肪瘤、平滑肌瘤、脂肪肉瘤等间叶组织肿瘤中。全身性黏液样变可发生于甲状腺功能减退时,患者全身真皮和皮下组织中有类黏液样物质和水分沉积,称为黏液水肿(myxedema)。黏液水肿的原因可能是甲状腺素合成减少,透明质酸酶活性减弱,大量含透明质酸的黏液样物质和水分堆积于真皮和皮下。

(二)病理变化

1.肉眼观 黏液样变的组织明显肿胀,呈半透明胶冻状。

2.镜下观 疏松的间质内充以灰蓝色的黏液样物质,其内散在分布数量不等、有较多突起的多角形或星芒状纤维细胞(图 1-17)。

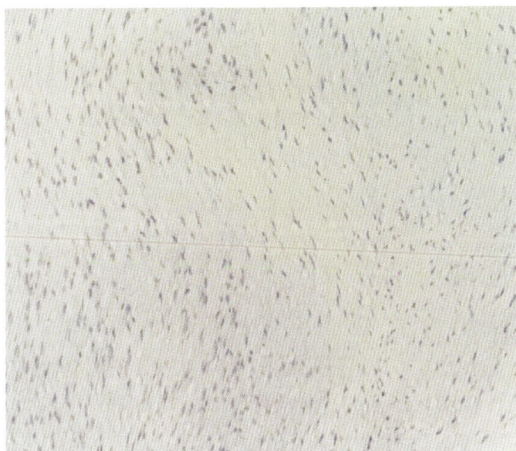

图 1-17 黏液样变
灰蓝色的黏液样间质,其内分布较多有突起的多角形或星芒状纤维细胞

(三)后果

当病因消除后,黏液样变大多可以逐渐消退,但严重而持续存在的黏液样变则易引起纤维组织增生,导致组织硬化。

五、淀粉样变

(一)概述

细胞间质内有淀粉样物质的异常沉积称为淀粉样变(amyloidosis)。淀粉样物质本质为一种结合黏多糖的蛋白质,具有淀粉染色的特征。淀粉样物质遇碘时可被染成赤褐色,再加硫酸处理后呈蓝色,与淀粉遇到碘时的变化相似,故而得名。

(二)病理变化

在 HE 染色的切片中,淀粉样物质呈淡粉色、均质、无结构,分布呈云雾状或团块状。经刚果红染色呈橘红色,在偏光显微镜下呈苹果绿双折光。淀粉样物质常沉积于细胞间质、小血管基底膜下,或沿网状纤维支架分布。

(三)分类

淀粉样变根据累及范围分为全身性和局部性,全身性淀粉样变可分为原发性和继发性。原发性全身性淀粉样变的淀粉样物质主要来源于免疫球蛋白轻链,常见于多发性骨髓瘤和 B 细胞淋巴瘤;继发性全身性淀粉样变的淀粉样物质是一种由肝合成的蛋白质,称为淀粉样相关蛋白,常继发于结核病、类风湿关节炎和某些恶性肿瘤的间质。局部性淀粉样变较为常见,好发于结膜及上呼吸道等存在慢性炎症且伴有大量浆细胞浸润的部导致位,也可见于阿尔茨海默病的脑组织、甲状腺髓样癌间质、2 型糖尿病的胰岛中。

六、病理性色素沉着

(一)概述

色素在机体组织细胞内或细胞外异常蓄积称为病理性色素沉着(pathologic pigmentation)。沉着于体内的色素分为内源性和外源性两种。内源性色素来源于机体自身,包括含铁血黄素、脂褐素、胆红素和黑色素等;外源性色素来源于机体外部,包括随空气吸入肺内的炭末、文身时注入皮内的色素等。色素可存在于细胞内或细胞间质中。

(二)类型

1. 含铁血黄素(hemosiderin) 含铁血黄素是血红蛋白代谢的衍生物。血红蛋白被巨噬细胞吞噬后,由溶酶体分解、转化成铁蛋白,铁蛋白微粒聚集形成金黄色或棕黄色颗粒,颗粒大小形状不一,具有折光性。含铁血黄素含有高价铁(Fe^{3+}),可被普鲁士蓝染成蓝色。巨噬细胞破裂后,含铁血黄素可散布于组织间质中。组织中含铁血黄素的存在,提示有红细胞的破坏或存在铁代谢的异常。局部出血或长期淤血区可见局灶性含铁血黄素沉着(图 1-18)。溶血性贫血时,大量红细胞溶解破坏,可出现全身性含铁血黄素沉积,尤其易出现在肝、脾、淋巴结和骨髓等处。

2. 脂褐素(lipofuscin) 脂褐素是一种黄褐色的细颗粒状色素,成分为磷脂和蛋白质的混合物。正常情况下,附睾管上皮细胞、睾丸间质细胞及某些神经细胞的胞质内可含有少量脂褐素。目前认为,脂褐素是由于细胞质中的自噬溶酶体内细胞器碎片不能被酶消化而形成的残存小体。脂褐素常见于老年人、慢性消耗性疾病患者的心肌细胞和肝细胞内,故又有老年性色素和消耗性色素之称。如老年人心脏萎缩时,心肌细胞胞质内可见大量脂褐素沉积,使器官颜色变深,多呈褐色,称为褐色萎缩。镜下可见脂褐素为黄褐色的细颗粒状色素,位于细胞核周围(如肝细胞)或细胞核的两端(如心肌细胞)。

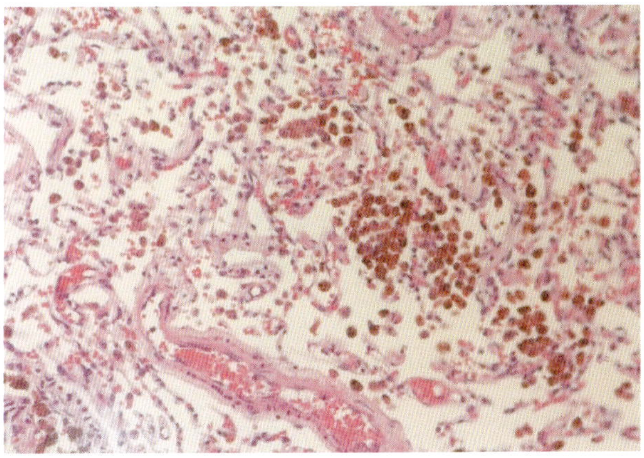

图 1-18　含铁血黄素

慢性肺淤血时,肺泡腔中的红细胞被巨噬细胞吞噬后形成棕黄色颗粒沉着

3. 胆红素(bilirubin)　胆红素是正常胆汁的主要色素,由血红蛋白衍生而来,不含铁。胆红素一般呈溶解状态,也可为深黄色、具有折光性的小颗粒状或团块状。胆道梗阻及某些肝病时,由于胆红素代谢障碍,胆红素颗粒可出现在肝细胞、毛细胆管及小胆管内,因而组织淤胆。如血中胆红素过多时,患者可出现皮肤黏膜黄染,临床上称为黄疸。

4. 黑色素(melanin)　黑色素是由黑色素细胞合成的一种黑褐色的内源性色素,正常存在于人皮肤、毛发、虹膜、脉络膜、肾上腺髓质、脑的黑质等处。黑色素的合成受垂体、肾上腺和性腺等产生的激素调控。腺垂体分泌的促黑素细胞激素(MSH)和促肾上腺皮质激素(ACTH)能促进其合成,而肾上腺皮质激素则抑制 MSH 的释放。因此,肾上腺皮质功能减退(如艾迪生病)的患者由于肾上腺皮质激素分泌减少,常引起全身皮肤黑色素增多。局限性黑色素增多常见于色素痣、黑色素瘤及色素性基底细胞癌等疾病。镜下可见黑色素为大小和形态不一的棕褐色或深褐色色素颗粒。

七、病理性钙化

(一)概述

正常人体内仅在骨和牙齿中含有固体钙盐。在骨和牙齿以外的其他组织内有固体钙盐沉积称为病理性钙化(pathologic calcification)。沉积钙盐的主要成分是磷酸钙,其次为碳酸钙和其他矿物质。

(二)病理变化

1. 肉眼观　呈白色石灰样颗粒状或团块状,触之坚硬。

2. 镜下观　在 HE 染色切片中,钙盐呈不规则的蓝色小颗粒状或大团块状(图 1-19)。

(三)分类

病理性钙化根据发生机制的不同,可分为营养不良性钙化和转移性钙化两种类型。

1. 营养不良性钙化(dystrophic calcification)　营养不良性钙化发生时,变性、坏死组织或异物中出现钙盐沉积,而机体的钙磷代谢并无异常,血钙正常,认为可能与局部碱性磷酸酶升高有关。变性坏死区或异物中的磷脂经磷酸酶降解形成磷酸盐,再与钙离子结合形成磷酸钙沉积。营养不良性钙化常发生于结核病的坏死灶、脂肪坏死灶、动脉粥样硬化斑块内的变性坏死区、瘢痕组织区、损伤的心瓣膜以及坏死的寄生虫虫体、虫卵和其他异物等处。营养不良性钙化有时会引起器官功能异常,如心瓣膜钙化会导致心功能衰竭等。

Note

19

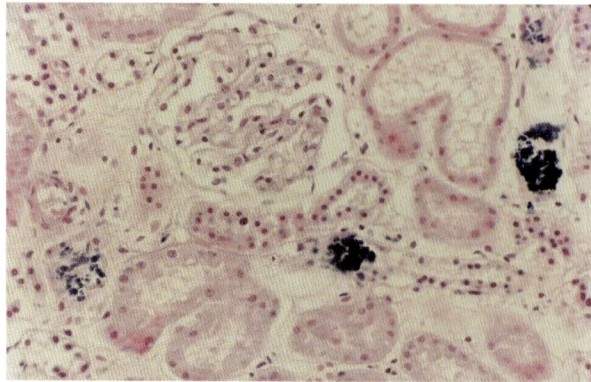

图 1-19　营养不良性钙化
钙盐呈不规则的蓝色小颗粒状或大团块状

2.转移性钙化(metastatic calcification)　转移性钙化较少见,指全身性钙磷代谢障碍引起血钙和(或)血磷增高,导致钙盐在正常组织内沉积。转移性钙化主要见于甲状旁腺功能亢进症、维生素 D 摄入过多以及恶性肿瘤骨转移引起骨组织快速广泛溶解破坏等情况。转移性钙化钙盐常沉积在胃黏膜、肺泡壁、肾小管基底膜和血管壁,一般不引起明显临床症状,但严重的肺钙化可损害呼吸功能,肾小管的严重钙化可造成肾损害。

综上所述,细胞发生可逆性损伤时,细胞内及细胞间质中蓄积各种不同的物质,常见可逆性损伤的特征见表1-1。

表 1-1　可逆性损伤的特征

类型	蓄积物质	发生部位
细胞水肿	水和钠	细胞内
脂肪变	甘油三酯	细胞内
玻璃样变	蛋白质类	细胞内、细胞间质和细小动脉
黏液样变	黏多糖类和蛋白质	细胞间质
淀粉样变	淀粉样蛋白质和黏多糖类	细胞间质
病理性色素沉着	含铁血黄素、脂褐素、胆红素、黑色素	细胞内和细胞间质
病理性钙化	磷酸钙、碳酸钙	细胞内和细胞间质

第四节　细胞死亡

细胞受到严重的损伤时,出现代谢停止、结构破坏和功能丧失等不可逆性变化,称为细胞死亡(cell death)。细胞死亡主要包括两种形式:坏死和凋亡。坏死是细胞病理性死亡的主要方式,而凋亡主要发生于细胞的生理性死亡过程,也见于某些病理情况下。

一、坏死

(一)概述

机体内局部组织、细胞的病理性死亡称为坏死。坏死可由较强的致病因素直接引发不可逆性损伤导致,但大多数由可逆性损伤发展而来。坏死的细胞和组织所发生的形态学改变主要是

Note

细胞肿胀、细胞器崩解和蛋白质变性。坏死引发的急性炎症中渗出的中性粒细胞释放的溶酶体酶,可进一步促进坏死的发生和局部实质细胞的溶解,因此坏死通常累及多个细胞。

(二)基本病变

1. 细胞核的变化 坏死最重要的形态学标志是细胞核的变化,主要表现为以下三种形式。

(1)核固缩(pyknosis):细胞核染色质浓缩聚集,细胞核体积缩小,嗜碱性增强,染色加深。

(2)核碎裂(karyorrhexis):细胞核膜破裂,细胞核染色质崩解成小碎片分散于细胞质中。

(3)核溶解(karyolysis):DNA 酶和蛋白酶激活,分解染色质中的核 DNA 和核蛋白,使其失去对碱性染料的亲和力,仅能见到细胞核的轮廓,1～2 天内细胞核完全溶解消失(图 1-20)。

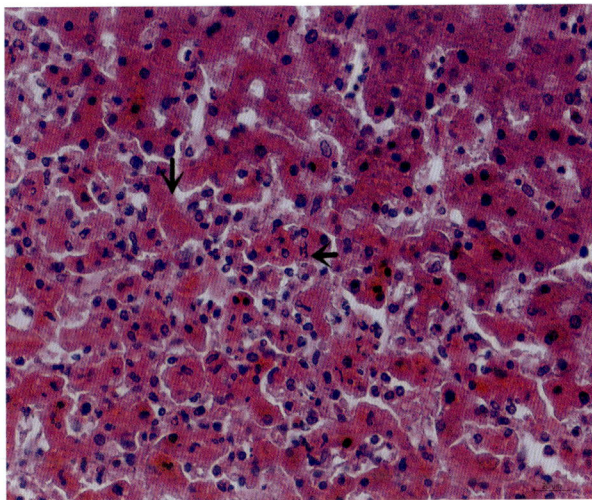

图 1-20 坏死细胞核的变化

←所示细胞核膜破裂,细胞核染色质崩解成小碎片分散于细胞质中;↓所示细胞核完全溶解消失

坏死细胞核的三种变化可按照核固缩、核碎裂、核溶解的顺序依次发生,但不一定是循序渐进的过程。当损伤因子强烈,损伤过程发展快时,可以直接由正常的细胞核发展为核碎裂,甚至是核溶解。

2. 细胞质的改变 细胞发生坏死时,由于细胞质内的核糖体逐渐减少甚至消失以及蛋白质变性等,细胞质嗜碱性减弱,细胞质与酸性染料伊红的结合力增强而呈嗜酸性。

3. 细胞间质的改变 细胞间质对各种损伤因子的耐受性大于实质细胞,因此,坏死早期细胞间质可无明显变化。坏死后期在多种溶解酶的作用下,细胞外基质崩解,胶原纤维肿胀、液化,纤维性结构消失。最后坏死的细胞和崩解的间质融合成一片模糊的、无结构的红染物质。

细胞坏死发生数小时通常就能出现明显的形态学改变。但由于坏死后细胞膜的通透性增加,细胞质内的一些具有组织特异性的酶可释放到血液中,使血中酶活性升高,如心肌梗死后几小时就可在血清中检测到肌酸磷酸激酶及其同工酶活性升高,肝细胞坏死时可检测到血清中谷丙转氨酶和谷草转氨酶等活性升高,胰腺坏死时血清淀粉酶活性升高等。

(三)坏死的类型

坏死发生时,根据蛋白质的变性和酶的分解作用占比不同,通常分为凝固性坏死和液化性坏死两种基本类型,此外还有一些特殊类型的坏死,包括纤维素样坏死(纤维蛋白样坏死)、干酪样坏死、脂肪坏死和坏疽。

1. 凝固性坏死 组织和细胞坏死时以蛋白质发生变性凝固为主,而酶性水解作用较弱时,坏死区呈灰白色或灰黄色、干燥的质实状态,称为凝固性坏死(coagulative necrosis)。凝固性坏死最为常见,多见于蛋白质丰富且溶酶体酶含量较少的实质器官(如心、肾、脾、肝等)。肉眼可见坏死灶因蛋白质凝固而逐渐变硬,坏死区边缘可见暗红色充血出血带,与周围正常组织分界清楚(图1-21)。镜下可见坏死组织细胞结构消失,表现为核固缩、核碎裂、核溶解,细胞质红染,但组织结构轮廓仍然保存。例如,肾发生凝固性坏死早期仍保留肾小球和肾小管组织轮廓(图1-22);心肌的凝固性坏死早期仍可见心肌组织轮廓。

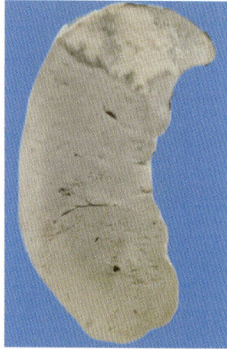

图1-21 脾凝固性坏死(肉眼观)

坏死区呈灰白色或灰黄色、干燥的质实状态,坏死区边缘可见暗红色充血出血带,与周围正常组织分界清楚

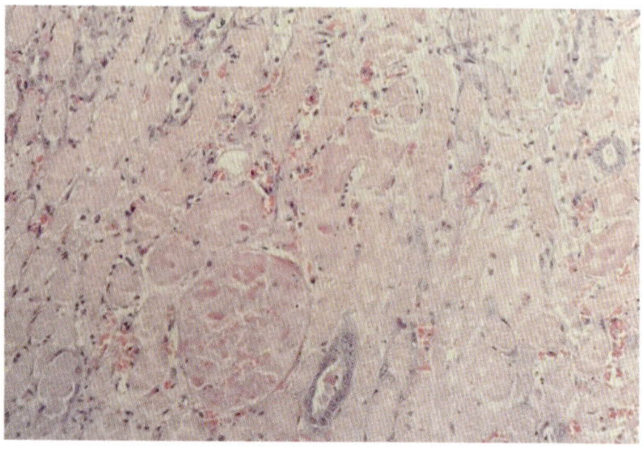

图1-22 肾凝固性坏死(镜下观)

坏死组织细胞结构消失,表现为核溶解,细胞质红染,但肾小球和肾小管组织结构轮廓仍然保存

2. 液化性坏死 组织和细胞坏死时可凝固的蛋白质少,主要经酶性水解作用形成液态坏死组织,称为液化性坏死(liquefactive necrosis)。液化性坏死主要发生在蛋白质含量少、富含水分和磷脂的器官(如脑、脊髓)或坏死区内蛋白酶产生多的组织(如胰腺组织)。化脓性炎时,局部浸润的中性粒细胞释放大量的蛋白酶,使组织发生溶解液化后形成脓肿(图1-23);此外,由细胞水肿发展而来的溶解性坏死均属于液化性坏死。镜下可见坏死区组织结构消失,坏死细胞被消化溶解。

3. 特殊类型的坏死

(1)纤维素样坏死:纤维素样坏死(fibrinoid necrosis)是发生在纤维结缔组织和血管壁的坏死。病变局部组织结构消失,形成细丝状、颗粒状、小条或小块状深红染色的无结构物质,因其染色特点与纤维素(纤维蛋白)相似,故名纤维素样坏死。纤维素样坏死常发生于风湿病、结节性多动脉炎和新月体性肾小球肾炎等变态反应性疾病,也可发生于恶性高血压的小动脉壁及胃溃疡底部的动脉壁上。纤维素样坏死的发生机制可能与抗原抗体复合物引发的胶原纤维肿胀断裂、结缔组织中免疫球蛋白沉积、血管中渗出的纤维蛋白原转变成纤维素有关。

(2)干酪样坏死:一种坏死更为彻底的凝固性坏死,主要见于结核分枝杆菌感染引起的组织坏死,因病灶中含脂质较多,坏死区肉眼呈微黄色,质松软、细腻,状似奶酪,故称干酪样坏死(caseous necrosis)(图1-24)。镜下可见组织坏死彻底,不见原有组织结构轮廓,而呈现片状红染的细颗粒状无结构物质。由于坏死组织内含有抑制水解酶活性的物质,干酪样坏死物不易发生溶解,也不易被吸收。

(3)脂肪坏死:脂肪坏死(fat necrosis)是一种特殊类型的液化性坏死,分为酶解性和创伤性两种类型。酶解性脂肪坏死主要见于急性胰腺炎,胰腺组织受损,胰酶外溢,脂肪酶被激活,使胰腺组织及其周围的脂肪分解为脂肪酸和甘油,其中脂肪酸与组织中的钙离子结合形成钙皂。肉眼可见病变呈质地较硬的灰白色斑点或斑块。镜下可见坏死的脂肪细胞被酶溶解后仅留下模糊轮廓。创伤性脂肪坏死常发生于乳腺、臀部皮下,脂肪组织受到创伤后脂肪细胞破裂,脂滴游离,引起周围组织发生慢性炎症,局部可形成肿块。镜下可见病变中由脂滴融合形成的油囊,以及大量吞噬脂滴的巨噬细胞(泡沫细胞)和异物多核巨细胞反应。

(4)坏疽:局部组织大片坏死并继发腐败菌的感染称为坏疽(gangrene)。坏死组织经腐败菌分解产生硫化氢,并与血红蛋白分解后生成的亚铁离子(Fe^{2+})结合形成硫化亚铁,使坏死组织呈

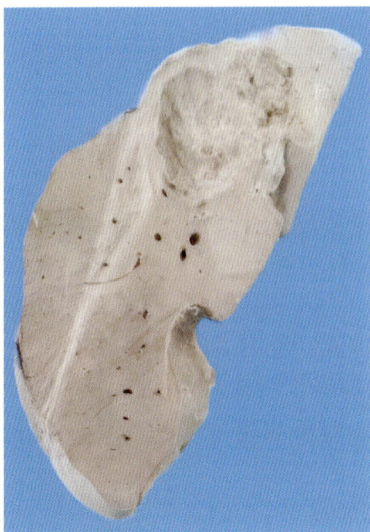

图 1-23 液化性坏死

肝组织发生溶解液化后形成脓肿

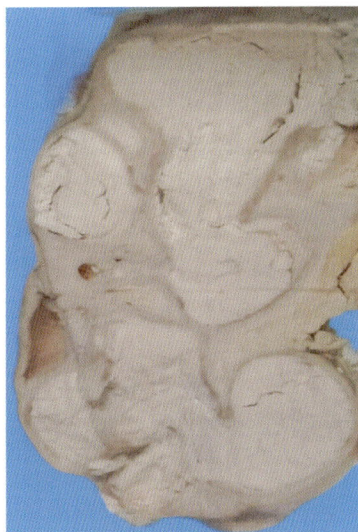

图 1-24 肾干酪样坏死

肾切面可见扩张囊腔，内呈微黄色，
质松软、细腻，状似奶酪

黑色或暗绿色。坏疽根据发生条件不同，可分为干性、湿性和气性三种类型。①干性坏疽（dry gangrene）：常发生于动脉阻塞而静脉回流通畅的四肢末端，特别是下肢动脉粥样硬化及冻伤患者的肢体末端。由于坏死区水分散失较多，同时体表水分易于蒸发，坏死区干燥皱缩呈黑色。干性坏疽腐败菌感染程度较轻，病变发展缓慢，与周围正常组织分界清楚（图 1-25）。干性坏疽多为凝固性坏死。②湿性坏疽（wet gangrene）：常发生于与外界相通的内脏器官，如肺、肠、阑尾、胆囊和子宫等，也可发生于动脉阻塞且静脉回流受阻的肢体。由于坏死区水分含量较多，腐败菌易于入侵和繁殖，病变局部腐败菌感染严重，坏死组织明显肿胀，呈黑色或暗绿色，病变发展较快，与周围正常组织分界不清。湿性坏疽常是凝固性坏死和液化性坏死的混合物。坏死组织腐败分解产生硫化氢、吲哚、粪臭素等，造成恶臭。腐败的坏死组织和细菌产生的毒素被吸收入血，可引起严重的全身中毒症状，甚至危及生命。③气性坏疽（gas gangrene）：一种特殊类型的湿性坏疽，为深达肌肉的开放性创伤合并产气荚膜梭菌、水肿梭菌等厌氧菌感染。细菌分解坏死组织时产生大量气体，使坏死组织肿胀，其内含有大量气泡呈蜂窝状，按之有捻发音。气性坏疽发展迅速，中毒症状严重，可致机体死亡，需紧急处理。

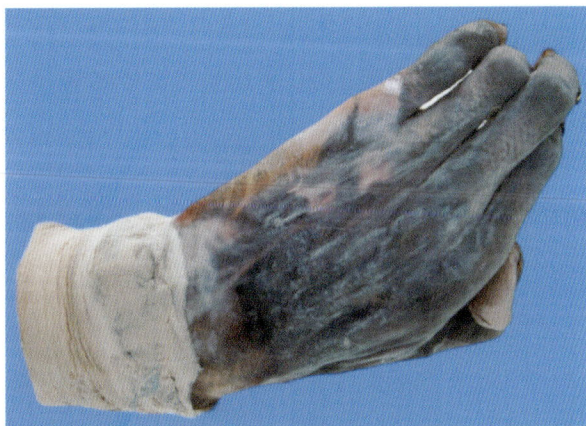

图 1-25 手干性坏疽

坏死区干燥皱缩呈黑色，与周围正常组织分界清楚

(四)坏死的结局

1. 溶解吸收　坏死组织会引发周围组织出现急性炎症反应。组织坏死后,坏死组织本身以及坏死灶周围的中性粒细胞会释放各种水解酶,使坏死组织溶解液化,并经淋巴管或血管吸收;不能吸收的组织碎片则由巨噬细胞吞噬清除。小的坏死灶溶解吸收后,功能和形态可部分恢复;较大的坏死灶溶解后不易完全吸收,可形成囊腔。

2. 分离排出　坏死灶较大不能被完全溶解吸收时,炎症反应中渗出的中性粒细胞会释放水解酶,溶解坏死区边缘组织,使坏死灶与周围正常组织分离、脱落,从而形成组织缺损。皮肤或黏膜组织坏死分离排出后形成的表浅的组织缺损称为糜烂(erosion),较深的组织缺损称为溃疡(ulcer)。深部组织的坏死经体表或空腔脏器排出后,形成仅一端开口于皮肤或黏膜的盲性管道称为窦道(sinus);若形成连接于空腔器官之间,或连接空腔器官与体表之间,两端相通的管道,则称为瘘管(fistula)。肾、肺等实质器官的坏死组织液化后,经输尿管、支气管等自然管道排出,所残留的空腔称为空洞(cavity)。

3. 机化与包裹　若坏死组织不能完全溶解吸收或分离排出,则由新生毛细血管和成纤维细胞等组成的肉芽组织长入并取代坏死组织,最终形成瘢痕组织。这种由肉芽组织取代坏死组织、血栓、异物等的过程称为机化(organization)。当坏死组织太大不能被完全机化时,则由周围的肉芽组织将其包围,称为包裹(encapsulation),之后会演变为纤维组织包裹。

4. 钙化　若坏死组织不能被及时清除,则会引起钙盐及其他矿物质沉积,从而继发营养不良性钙化。

(五)坏死的影响

坏死对机体的影响主要与下列因素有关。

(1)坏死细胞的生理重要性,如心肌坏死可危及生命。

(2)坏死细胞的数量,如大块肝细胞坏死,可导致机体死亡。

(3)坏死细胞周围同类细胞的再生情况,如表皮细胞等再生能力强的细胞坏死时,坏死组织的结构和功能容易恢复,而神经细胞坏死后则无法再生。

(4)坏死器官的储备代偿能力,如肾、肺等储备代偿能力较强的器官坏死时,对机体的影响较小。

二、凋亡

(一)概述

凋亡是指活体内单个细胞在生理性或病理性刺激因子的诱导下,触发细胞内预存的死亡程序而发生的细胞主动性死亡,也称为程序性细胞死亡(programmed cell death,PCD)。凋亡在调节和维持体内细胞自我更新过程、胚胎发育、清除衰老和突变的细胞、调控自身免疫病以及影响肿瘤发生等方面均发挥着重要作用。

(二)凋亡的形态学特征

凋亡通常表现为组织中单个细胞的死亡。其形态学特征:凋亡细胞与周围细胞的黏附能力下降,彼此分离;凋亡细胞水分脱失而皱缩,细胞膜保持完整,核染色质边集,或者浓集成致密团块,随后核碎裂,细胞质浓缩,嗜酸性增强;细胞膜内陷或细胞质生出芽突并脱落,形成多个包裹核碎片和(或)细胞器的膜包被的凋亡小体(apoptotic body)。凋亡小体是凋亡重要的形态学标志,最终会被巨噬细胞或相邻的实质细胞吞噬并降解。在凋亡过程中,细胞膜保持完整,无细胞内容物外溢,因此不会引起周围组织炎症反应和修复再生。

(三)凋亡的生化特征

细胞凋亡过程需要一系列基因的活化和蛋白酶级联反应,且需要消耗腺苷三磷酸(ATP),是一个耗能的主动过程。在此过程中,天冬氨酸蛋白酶和核酸内切酶等被活化;早期细胞核 DNA 的降解以 $180\sim200$ bp 为单位进行,琼脂凝胶电泳呈相对特征性的梯状带。

(四)凋亡与坏死的区别

凋亡与坏死在发生机制、诱因、形态学和生化特征等方面均存在差别,两者的区别见表 1-2。

表 1-2　凋亡与坏死的区别

	凋亡	坏死
机制	基因调控的程序性细胞死亡,主动进行	意外事故性细胞死亡,被动进行
诱因	生理性或病理性刺激因子诱导发生	病理性刺激因子诱导发生
死亡范围	多为散在的单个细胞	常为集聚的多个细胞
形态特征	细胞固缩,核染色质边集,细胞膜及细胞器膜完整,形成凋亡小体,被巨噬细胞或相邻的实质细胞吞噬后降解	细胞肿胀,核染色质浓缩聚集,细胞膜及细胞器膜溶解破裂,溶酶体酶释放使细胞自溶
生化特征	耗能的主动过程,依赖 ATP,有新蛋白合成,凋亡早期 DNA 有序降解为 $180\sim200$ bp 片段,琼脂凝胶电泳呈特征性梯状带	不耗能的被动过程,不依赖 ATP,无新蛋白合成,DNA 随机降解,片段大小不一,琼脂凝胶电泳通常不呈梯状带
周围反应	不引起周围组织炎症反应和修复再生	引起周围组织炎症反应和修复再生

知识拓展

细胞死亡除最常见的坏死和凋亡外,还有铁死亡、铜死亡、自噬、焦亡等形式。铁死亡是 2012 年新发现的一种非凋亡性细胞死亡方式,其主要特征是细胞内铁代谢异常和氧化还原系统失调,导致细胞内脂质过氧化物以及活性氧大量堆积,从而诱导调节性细胞死亡。越来越多的研究发现铁死亡参与多种疾病的发生,细胞铁死亡和凋亡的信号通路中会涉及一些共同的分子,如 p53,p38 及 BAP1 等。最新的研究表明,铁死亡进程中,细胞不发生破裂,但可以通过渗透机制释放某种信号或代谢物,传播"死亡信号"诱导相邻的细胞发生铁死亡。铜死亡是最近新发现的一种调节性细胞死亡形式,这种死亡形式的主要原因是细胞内铜离子的聚集,通过铜离子与三羧酸循环的酯酰化成分直接结合,靶向干扰三羧酸循环,导致细胞死亡。研究表明,作为与金属相关的程序性细胞死亡方式,铁死亡和铜死亡与肿瘤的发生发展密切相关。自噬是一种广泛存在于真核细胞内的程序性细胞死亡方式,是细胞的一种自我保护机制,主要通过分解蛋白质和多肽的循环以维持细胞内环境稳定。自噬在感染、心血管疾病、肝脏疾病、神经变性疾病、肿瘤以及自身免疫病等的发生发展中发挥着重要作用。焦亡是一种依赖天冬氨酸特异性半胱氨酸蛋白酶,以释放炎性因子白细胞介素-1β(IL-1β)和 IL-18 为特征的程序性细胞死亡方式。焦亡介导许多疾病如感染性疾病、神经系统疾病、心血管疾病、代谢性疾病以及免疫性疾病等的发生与发展。

Note

第五节　细胞老化

细胞老化（cellular aging）是指随着机体年龄的增长，细胞的增殖能力和生理功能发生退行性变化。细胞老化是生物个体老化的基础，生物个体及其细胞均须经历生长、发育、成熟、老化和最终死亡，老化是生命发展的必然。

一、细胞老化的特征

1. 普遍性　生物个体老化时，所有的细胞、组织、器官均会发生不同程度的老化性改变。

2. 进行性　随着时间推移，老化细胞呈进行性发展，具有不可逆性。

3. 内因性　老化是由细胞内在因素所致，不是由于外因的直接作用。

4. 有害性　老化发生时，细胞的代谢、代偿和自我更新等功能低下，且缺乏恢复能力，继而引起组织器官老化，导致老年病和其他疾病的发生。

二、细胞老化的形态学

老化细胞在形态学上表现为细胞体积变小，水分减少，细胞质色素（如脂褐素）沉着，细胞核呈不规则状，线粒体数目减少呈空泡化，高尔基复合体数目减少且扭曲。老化细胞在代谢功能方面表现为线粒体氧化磷酸化功能减弱，核酸和蛋白质合成减少，以及营养摄取能力和 DNA 修复功能下降等。

三、细胞老化的机制

细胞老化的具体机制目前尚不十分明确，主要有遗传程序学说和错误积累学说两种。

（一）遗传程序学说

遗传程序学说认为细胞老化是由遗传因素决定的，即细胞的生长、发育、成熟和老化都是由细胞基因库中的基因按照既定程序依次表达完成的，程序终结即生命结束。体外研究结果表明，正常组织细胞的分裂能力是有限的，经过一定次数的传代培养后就会死亡，如体外培养的成纤维细胞分裂约 50 次后就停止分裂。婴幼儿早老症为常染色体隐性遗传病，由编码膜蛋白的基因突变引起，患儿很早出现衰老，过早就夭折。同卵双胞胎的寿命长短也具有显著相关性。

近年来研究发现，控制细胞分裂的次数与端粒（telomere）和端粒酶（telomerase）有关。端粒是位于真核细胞染色体末端的特殊结构，由非转录的 DNA 重复序列和 DNA 结合蛋白组成。人类端粒 DNA 由富含鸟嘌呤的简单串联重复序列 TTAGGG 组成，长度为 5～15 kb。体细胞染色体末端的端粒通常在每次细胞分裂后缩短 50～200 个核苷酸，这是由于复制 DNA 的 DNA 聚合酶不能将线性染色体末端的 DNA 完全复制，从而导致端粒片段丢失。随着细胞分裂次数的增加，端粒长度逐渐缩短，因此明显缩短的端粒是细胞老化的信号，老化的细胞因端粒过短停止分裂，最终衰老死亡。端粒酶是一种能使已缩短的端粒再延长的逆转录酶，它是由 RNA 和蛋白质组成的核糖核蛋白复合物，以自身 RNA 为模板来合成端粒片段，并将其连接至染色体端粒末端以恢复端粒的长度。绝大多数分化成熟的体细胞无端粒酶活性，只能复制大约 50 次，之后细胞逐渐走向老化。而生殖细胞和干细胞中存在端粒酶活性，细胞分裂后缩短的端粒被有活性的端粒酶恢复，并维持在稳定的长度范围。在恶性肿瘤细胞中，端粒酶表现出明显的活性，其端粒不会缩短，细胞处于无休止地分裂增殖状态，导致肿瘤细胞的永生化。

端粒和端粒酶的发现解释了绝大多数分化成熟体细胞的老化过程,而对于细胞分裂增殖能力弱的神经细胞和心肌细胞来说,其细胞老化的机制则存在着其他途径。

(二)错误积累学说

细胞生存时间除受遗传程序调控外,还受细胞损伤和修复之间平衡的影响。一些代谢产物(如氧自由基)会造成生物膜的脂质过氧化,引起 DNA 断裂,造成蛋白质的氧化修饰,过氧化损伤可随着年龄的增加而逐渐增多,如老化细胞中出现的脂褐素沉着。自由基清除功能下降,如抗氧化物(维生素 E 和维生素 A)、抗坏血酸及细胞中的谷胱甘肽在体内的进行性下降,可促进老化的发生。此外,DNA 损伤修复功能的下降也是导致细胞老化的重要原因。正常情况下,绝大多数损伤可由 DNA 损伤修复系统进行修复。随着年龄增长,其修复机制发生异常或功能下降,导致损伤后未及时修复而逐步积累,DNA 发生错误复制,进一步激活一系列基因如 $p53$、$p16$、$p21$ 等,从多个环节阻碍细胞进入分裂状态,从而引起细胞老化。

综上所述,细胞老化的机制既包括基因程序性因素的作用,也包括细胞内外环境中有害因素不断积累的影响。当机体细胞的老化按照遗传程序依次进行时,可达到应有的自然老化。但如果有害因素干扰了细胞的代谢功能,则老化进程加快,可出现早老。因此认为,在遗传程序的决定性背景下,细胞代谢障碍是细胞老化的促进因素。

（内蒙古医科大学　云　芬）

在线答题

第二章　损伤的修复

学 习 目 标

素质目标：通过宏观和微观观察分析病变组织，培养学生科学、严谨的学习态度和临床思维能力，强化专业素养。

能力目标：熟练使用显微镜观察疾病的典型病变，使学生能正确识别有关组织损伤修复标本的病理变化，运用组织损伤修复的理论知识，解释相关疾病的临床表现。

知识目标：掌握肉芽组织的形态及作用；瘢痕组织的形态及作用。熟悉细胞周期和不同类型细胞的再生潜能；皮肤创伤愈合的基本过程、类型；骨折愈合的基本过程。了解干细胞及其在再生中的作用；组织再生的机制和过程；肉芽组织和瘢痕组织形成过程及机制；影响创伤愈合的因素。

当细胞和组织由于各种因素出现损伤时，机体进行吸收、清除，并以实质细胞再生和（或）纤维结缔组织增生的方式进行修补恢复的过程，称为修复（repair）。损伤的实质细胞在适宜条件下，由邻近的同种实质细胞再生进行修复，可完全恢复细胞、组织的结构和功能，称为再生性修复或完全性修复；在病理状态下，如果实质细胞不能再生或仅有部分再生能力，组织缺损则全部或部分由纤维结缔组织来修补充填，并形成瘢痕，不能完全恢复细胞、组织原有的结构和功能，称为纤维性修复或不完全性修复。

第一节　再　　生

一、再生的概念和类型

再生（regeneration）是指机体通过同种细胞的增生实现自我更新，进而恢复组织原有结构和功能的过程。再生可分为生理性再生和病理性再生。

（一）生理性再生

在生理情况下，有些细胞、组织不断老化、凋亡，由新生的同种细胞和组织不断补充，以保持原有的结构和功能，维持组织、器官的完整和稳定的再生，称为生理性再生。例如，表皮的复层扁平细胞不断角化脱落，而基底细胞不断增生、分化，予以补充；月经期子宫内膜脱落后，会有新的子宫内膜再生；消化道黏膜上皮细胞每1～2天就会再生更新一次等。

（二）病理性再生

在病理状态下，细胞和组织坏死或缺损后发生的再生，称为病理性再生。如果损伤程度较轻，且损伤的细胞有较强的再生能力，则可通过损伤周围同种细胞的增生、分化，完全恢复原有的

Note

结构与功能。例如,表皮的浅Ⅱ度烫伤常出现水疱,表皮坏死形成缺损,此时创缘处的基底细胞增生、分化可完全恢复表皮的原有结构与功能;腺上皮损伤后,只要基底膜未被破坏,残留的细胞增生也可恢复原有结构与功能;骨折后,在一定条件下,骨骼也可以完全恢复原有结构与功能等。

二、细胞周期和不同类型细胞的再生潜能

细胞周期(cell cycle)由间期(interphase)和有丝分裂期(mitotic phase,M 期)构成。间期又可分为 G_1 期(DNA 合成前期)、S 期(DNA 合成期)和 G_2 期(分裂前期)。不同种类的细胞,其细胞周期的时程长短不同,在单位时间内可进入细胞周期进行增殖的细胞数也不相同,因此具有不同的再生能力。一般来说,幼稚组织的再生能力比分化成熟组织强;平时易受损伤的组织以及在生理状态下经常更新的组织有较强的再生能力;除了主要由非分裂的永久细胞构成的组织外,多数成熟组织中含有具有分裂能力的静止期细胞(G_0 期细胞),当其受到刺激时,可重新进入细胞周期。根据再生能力的强弱,可将人体细胞分为三类。

1. 不稳定性细胞(labile cell) 不稳定性细胞是一大类再生能力很强的细胞。在细胞动力学方面,这些细胞不断地随细胞周期循环而增生分裂。在生理情况下,这类细胞就像新陈代谢一样,呈周期性更新。病理性损伤时,常常表现为再生性修复。属于此类细胞的有表皮细胞,呼吸道和消化道黏膜被覆细胞,男、女生殖器官管腔的被覆细胞,淋巴、造血细胞以及间皮细胞等,这些组织中通常有超过 1.5% 的细胞处于分裂期。

2. 稳定性细胞(stable cell) 这类细胞有较强的潜在再生能力。在生理情况下不增殖,暂时退出细胞周期,处于静止期(G_0 期),但是当受到损伤或刺激时,即进入 DNA 合成前期(G_1 期),开始分裂增生,参与再生性修复。属于此类细胞的有各种腺体及腺样器官的实质细胞,如消化道、泌尿道和生殖道等黏膜腺体,肝、胰、涎腺、内分泌腺、汗腺、皮脂腺的实质细胞以及肾小管上皮细胞等。此外,还有原始的间叶细胞及其分化出的各种细胞,如成纤维细胞、内皮细胞、骨母细胞等。虽然软骨母细胞及平滑肌细胞也属于稳定性细胞,但在一般情况下,这些细胞的再生能力较弱,再生性修复的实际意义很小。

3. 永久性细胞(permanent cell) 不具有再生能力或再生能力极弱的细胞。此类细胞出生后即脱离细胞周期,永久停止有丝分裂。神经细胞(包括中枢的神经元和外周的节细胞)属于永久性细胞,另外,心肌细胞和骨骼肌细胞再生能力也极弱,没有再生性修复的实际意义,一旦损伤,则永久性缺失,代之以纤维性修复。

课程思政教学案例

脊髓病可以导致脊髓灰质神经细胞死亡,表现为肢体瘫痪、肌肉萎缩、感觉缺失等症状。张海迪五岁时患上脊髓病,做了脊髓手术,胸部以下全部瘫痪,腿不能动,胳膊不敢动,脖子更不敢动。原本天真活泼的她,只能整天躺在病床上,承受着常人难以想象的痛苦。她的梦想就是和其他孩子一样去上学,但她知道自己站不起来了。张海迪开始了艰难的自学,以顽强的意志,在病床和轮椅上,用胳膊支撑着身体抄书,自学完了各阶段教育课程。我们要学习张海迪坚韧不拔和自强不息的品质,学习她面对生活艰辛永不放弃的精神,我们应该努力学习,热爱生命,勇于面对困难,努力攀登,学好医学专业知识,帮助患者,服务社会。

三、干细胞及其在再生中的作用

干细胞（stem cell）是在个体发育过程中产生的具有克隆性生长、自我更新和多向分化能力的一类细胞。根据来源和个体发育过程中出现顺序的不同，可分为胚胎干细胞（embryonic stem cell）和成体干细胞（adult stem cell）。

胚胎干细胞是起源于囊胚期胚胎内细胞团的全能干细胞，可以分化为成体所有类型的成熟细胞。胚胎干细胞的研究有利于阐明人类胚胎的发生发育、组织细胞生长分化的复杂调控机制，但由于来源困难和伦理学问题，其应用研究受到限制。

成体干细胞是存在于机体组织中具有自我更新和一定分化潜能的一类原始状态细胞，用于维持机体的新陈代谢和创伤修复。目前，多数组织中已证明有成体干细胞的存在，部分干细胞存在于特定组织中，具有分化形成特定组织的能力，称为专能干细胞（unipotent stem cell），如胰腺干细胞、肠上皮干细胞等；部分干细胞具有产生多种类型细胞的能力，但不能发育成完整的个体，称为多能干细胞（pluripotent stem cell），如皮肤基底膜和毛球处的表皮干细胞、骨髓内的造血干细胞（hematopoietic stem cell，HSC）和间充质干细胞（mesenchymal stem cell，MSC）等；有一些干细胞可跨越组织类型向其他组织类型细胞分化，这种现象称为"发育可塑性"或"横向分化"。干细胞的研究使人们传统认为的不可修复组织的损伤修复成为可能，更为人工干预下的组织再生展现了广阔的前景。

通常干细胞的分裂方式为不对称分裂，即分裂为一个子代干细胞和一个定向祖细胞，其定向祖细胞最后形成终末分化细胞。当机体受到损伤时，干细胞的分裂方式会发生改变，如直接分裂为两个子代干细胞或两个定向祖细胞，以适应机体的需要。目前，研究较多的干细胞有以下几种。

1. 骨髓干细胞　骨髓干细胞并非由单一的细胞群体构成，主要成分有 HSC 和 MSC。其中，HSC 起源于胚胎时期的卵黄囊血岛，随胚胎血液循环的建立循环至肝脏，最后在骨髓中定居，维持机体终身造血功能。HSC 可以增殖、分化和成熟，形成各种具有功能的血细胞，是迄今为止研究最为深入的一种成体干细胞。从脐带血、外周血或骨髓中分离 HSC 进行的 HSC 移植术已经在白血病、先天性免疫缺陷病等疾病的临床治疗中发挥重要作用。近年来的研究还发现，HSC 具有向其他组织横向分化的潜能，可以在一定的诱导因素作用下分化为骨骼肌细胞、心肌细胞、肝细胞甚至神经细胞。

MSC 是从骨髓中分离出来的最具有多向分化潜能的干细胞，可以向骨、软骨、肌组织、神经组织等多胚层不同类型的组织细胞分化。最近研究发现，在骨骼肌、脂肪、骨膜、脐带血、外周血中也存在 MSC。细胞因子、激素等人工干预手段可以诱导 MSC 定向分化为不同的组织细胞。动物实验表明，MSC 的分化方向具有"环境依赖性"。向不同的部位移植 MSC，可以诱导其向不同的组织分化，表明组织微环境对干细胞的分化方向选择也起着重要作用。由于 MSC 取材方便，可多向分化，进行自体移植可避免免疫排斥反应，因此在治疗创伤性疾病中具有较大的应用价值。

2. 神经干细胞（neural stem cell，NSC）　神经干细胞存在于中枢神经系统内，是具有能够分化为神经元、星形胶质细胞以及少突胶质细胞潜能的原始母细胞。NSC 主要存在于室管膜下区，在海马齿状回、纹状体、脊髓及大脑皮质也有少量分布。神经系统受损时，NSC 可以恢复分裂和增殖能力，取代坏死的神经元，促进神经系统功能的恢复。细胞因子对 NSC 的分化起着重要作用，如睫状神经营养因子可诱导其向星形胶质细胞分化，而胰岛素样生长因子可诱导其向神经元表型分化。将其注射到脑内不同区域，分化为神经细胞的种类也不尽相同，说明微环境对其分化也有重要影响。

3. 肝脏干细胞　轻度的肝细胞损伤或局部切除后，由周围成熟肝细胞分裂增殖，恢复原有的结构和功能，并不涉及干细胞。然而，当肝细胞被病毒或毒素破坏时，的确有干细胞参与肝脏再生的证据存在。再生潜能源于小胆管上皮中的卵圆形细胞。这些肝源性干细胞既有肝细胞的特点（产生甲胎蛋白和白蛋白），又有胆管细胞的特点（产生 γ-谷氨酰转移酶和导管细胞角蛋白），可能存在于肝闰管的终末导管细胞中。肝脏干细胞的分化和发育是一个复杂的过程，肝脏干细胞在向成熟肝细胞或胆管细胞分化过程中,受到细胞内、外环境调控的影响。细胞内调控包括转录因子和细胞周期调控;细胞外调控包括生长因子、细胞间相互作用及细胞外基质调控。

除此之外,已发现的成体干细胞还有表皮干细胞、骨骼肌干细胞、胰腺干细胞和肠上皮干细胞等。

四、各种组织的再生过程

组织损伤后,实质细胞再生的程度和过程既取决于该细胞再生能力的强弱,又依赖于组织结构,特别是基底膜、实质细胞支架结构的完好程度。

(一)上皮组织的再生

1.被覆上皮的再生　复层鳞状上皮损伤后,如果损伤没有破坏表皮基底层,由此处的干细胞分化增殖,向缺损部伸展,先形成单层上皮覆盖缺损表面,随后增生分化为复层鳞状上皮。单层柱状上皮损伤后,也由邻近的基底层细胞增生修补,新生的细胞初为立方形细胞,以后分化为柱状上皮细胞。

2.腺体上皮的再生　一般腺体上皮如果仅限于上皮细胞受损,基底膜尚完好,则由存留的腺上皮细胞分裂增生,沿基底膜排列,可完全恢复原有的结构。如子宫内膜、胃肠黏膜等腺体损伤后可由残留部位的细胞再生。

(二)纤维结缔组织的再生

在损伤的刺激下,该处残存的成纤维细胞开始分裂和增生。成纤维细胞可来自静止状态的纤维细胞,也可来自未分化的原始间叶细胞。幼稚的成纤维细胞多为圆形或椭圆形,进而可形成肥硕的多边形或星芒状胞体,两端常有突起,细胞质略嗜碱性(染成淡蓝色),细胞核大而圆,有1～2个淡染核仁。电镜下可见细胞质内有丰富的粗面内质网及核糖体,表明蛋白质合成活跃。当成纤维细胞停止分裂后,其开始合成并向细胞外分泌前胶原蛋白,后者在细胞周围形成胶原纤维。伴随细胞逐渐成熟,细胞质越来越少,细胞核逐渐细长,染色逐渐加深,变成长梭形的纤维细胞埋藏在胶原纤维之中(图2-1)。这一过程可发生在两种情况下:一种是发生在真皮、皮下及筋膜等纤维结缔组织的损伤时,属于再生性修复,可恢复原有的结构和功能;另一种是发生在上皮、肌肉、软骨等实质细胞损伤而又不能进行再生时,则由残存于间质的成纤维细胞或原始间叶细胞增生分化,与毛细血管的增生一起修复缺损,此时不属于再生范畴,应列为纤维性修复。

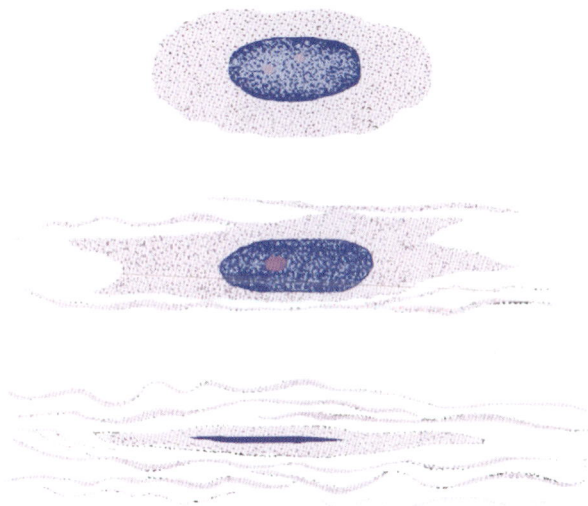

图 2-1　成纤维细胞增生,产生胶原

幼稚的成纤维细胞逐渐转变为有突起的成纤维细胞,形成胶原纤维,演变为纤维细胞

(三)血管的再生

1. 毛细血管的再生　在大多数情况下,组织损伤时伴有小血管的损伤。而小血管能否再生关系到能否为损伤修复提供营养,直接影响其他组织细胞的再生。小血管再生主要以毛细血管再生为起点,毛细血管主要以出芽方式再生。首先基底膜在蛋白分解酶的作用下溶解,残存的毛细血管内皮细胞肿胀、分裂增生,形成实性内皮细胞条索(芽)向损伤处延伸,在毛细血管内血流的冲击下,条索逐渐出现管腔,形成新生的毛细血管,进而彼此吻合形成血管网(图 2-2)。增生的内皮细胞逐渐成熟,分泌Ⅳ型胶原和层粘连蛋白等形成基底膜,完全恢复毛细血管结构和功能。其中有些毛细血管根据功能的需要,可以逐渐改建为小动脉或小静脉,其平滑肌等成分可能由血管外未分化间叶细胞分化而来,至此,初步完成了各级小血管再生。

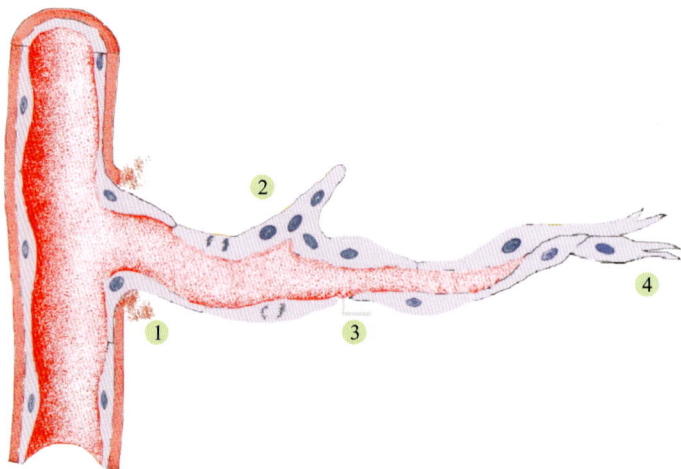

图 2-2　毛细血管再生模式图
①基底膜溶解;②内皮细胞增生;③细胞间通透性增加;④细胞趋化

2. 大血管的再生　肉眼可见的较大血管断裂后,两断端常需手术缝合。即使如此,也往往仅有内皮细胞从两断端分裂,向断裂处增生汇合,恢复内皮细胞的结构与功能(进行再生性修复),肌层因平滑肌细胞再生能力弱,难以再生,只有通过纤维性修复以维持其完整性。

(四)神经组织的再生

1. 神经细胞的再生　脑和脊髓内的神经元及外周神经节的节细胞是高度分化的成熟细胞,无再生能力,损伤之后不能进行再生性修复,其所属的神经纤维亦随之消失,缺损只能通过周围的神经胶质细胞及其纤维填补而形成胶质瘢痕。

2. 神经纤维的再生　外周神经断裂损伤后,在与其相连的神经细胞仍然存活的条件下,可以进行再生性修复,恢复原有的结构和功能。首先,断裂的神经纤维远端全部和近端的一部分发生轴突反应,包括轴突肿胀断裂,崩解成球状小体;髓鞘崩解脱失;巨噬细胞增生并吞噬清除这些崩解产物。其次,其相应的神经细胞出现尼氏体减少、消失,游离核糖体增多、蛋白质合成增强,以利于近端残存的轴突向远端增生。增生的轴突在断裂处分成多条向各方向延伸,同时断端两侧神经膜细胞反应性增生并汇合,形成一条细胞索,多条增生的轴突中有一条随机长入远端的神经膜细胞索内,并向远端继续延伸,直到末梢;同时,神经膜细胞产生髓磷脂形成髓鞘。断裂处过多增生的轴突退化(图 2-3)。至此完成神经纤维再生性修复,恢复原有的结构与功能。但是,神经轴突生长缓慢,每天只能生长 1～2 mm,而且新生轴突很细,需慢慢增粗,故完全恢复功能需数个月。神经纤维再生需要 3 个基本条件:①相应的神经元仍然存活,以便合成轴突增生所需蛋白质等物质;②断裂神经纤维的两端距离应小于 2.5 cm;③在断裂处不能有异物(如瘢痕组织)的阻隔。如果断离的距离太远和(或)有纤维组织增生,或远端随截肢被切除,近端新增生的许多轴突长不到远端的神经膜细胞索内,便与增生的纤维组织缠绕在一起,形成瘤样团块,称为创伤性神经瘤(traumatic neuroma),常常引起顽固性疼痛。

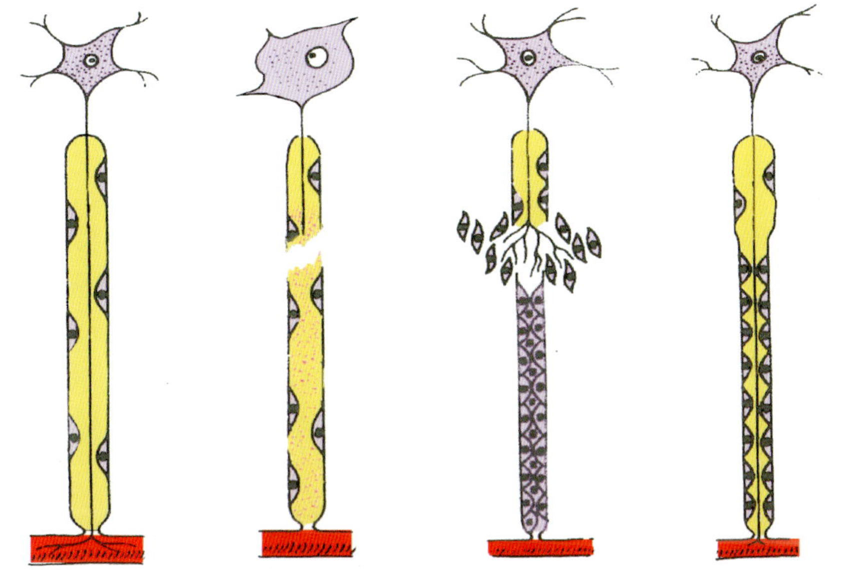

(a) 正常神经纤维　(b) 神经纤维断离,远端　(c) 神经膜细胞增生,　(d) 神经轴突达末梢,
　　　　　　　　及近端的一部分髓鞘　轴突生长　　　　　恢复正常结构
　　　　　　　　及轴突崩解

图 2-3 神经纤维再生模式

(五)骨组织的再生

骨组织的再生能力强。在有骨膜存在的条件下,常可进行再生性修复,即由骨膜上的细胞增生形成骨母细胞,也可以由原始间叶细胞和成纤维细胞分化为骨母细胞,先形成类骨组织,后钙盐沉着于类骨基质中并逐渐形成骨小梁(详见本章"骨折愈合")。

(六)其他组织的再生

1. 软骨组织的再生　主要再生过程是由软骨膜中的幼稚细胞分化为软骨母细胞,后者形成软骨基质,同时软骨母细胞变为软骨细胞。实际上,软骨细胞的再生能力很弱,损伤后常常通过纤维性修复来完成。

2. 脂肪组织的再生　脂肪组织损伤较小时,周围的脂肪细胞和(或)原始间叶细胞增生、分化,在细胞质内出现细小脂滴,最后融合成一个大脂滴,占据细胞质位置,把细胞核压向一侧,形成脂肪细胞,恢复原有的结构和功能。如果损伤过大,常不能再生,需进行纤维性修复。

3. 骨骼肌组织的再生　骨骼肌细胞的再生能力极弱,仅在肌膜未被破坏的条件下能够再生,而破坏肌膜的损伤通常进行纤维性修复。

4. 平滑肌组织的再生　平滑肌组织的再生能力也很弱,除小血管壁平滑肌损伤后可进行再生性修复外,大血管壁及胃肠道等处平滑肌损伤后,往往都是进行纤维性修复。

5. 心肌组织的再生　心肌细胞几乎无再生能力,损伤后都是进行纤维性修复。

6. 腱组织的再生　初期都是进行纤维性修复,以后可按功能需要改建,恢复原有的结构和功能。

第二节　纤维性修复

纤维性修复是在组织细胞不能进行再生性修复的情况下,由损伤局部组织间质内新生的肉芽组织增生,取代坏死组织及其他异物并填补缺损,随后肉芽组织逐渐成熟,转变为瘢痕组织,从而使缺损得到修复的过程。

一、肉芽组织的形态及作用

肉芽组织(granulation tissue)是由新生薄壁的毛细血管及增生的成纤维细胞构成,并伴有炎症细胞浸润。肉眼观察呈鲜红色、颗粒状,质地柔软湿润,富有弹性,形似鲜嫩的肉芽。

(一)肉芽组织的形态

肉芽组织由成纤维细胞、毛细血管及一定数量的炎症细胞组成(图 2-4)。其形态特点如下。

1.肉眼观　肉芽组织的表面呈细颗粒状,颜色鲜红,质地柔软湿润,触之易出血且无痛觉,形似肉芽。

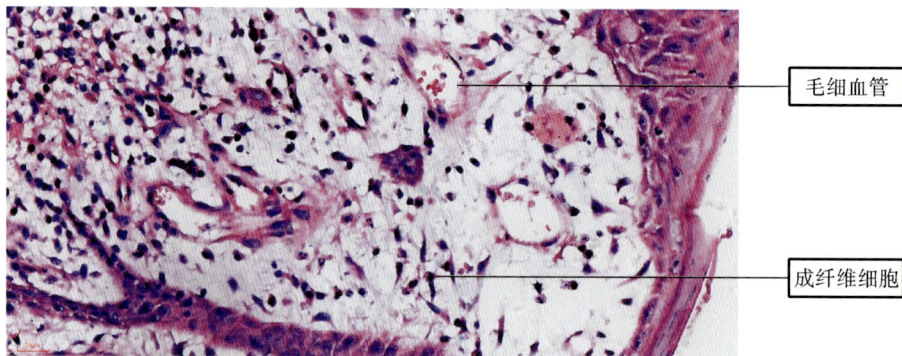

图 2-4　肉芽组织
肉芽组织由新生毛细血管、成纤维细胞及炎症细胞构成

2.镜下观　典型的结构是位于体表和管腔表面损伤处的肉芽组织,其表面常覆盖一层炎性渗出物及坏死组织。下方的肉芽组织主要由毛细血管、成纤维细胞和炎症细胞组成,其基本结构如下。①大量新生的毛细血管平行排列,与创面垂直,并在近表面处互相吻合形成弓状突起,故肉眼观察呈鲜红色细颗粒状。新生毛细血管的内皮细胞核体积较大,呈椭圆形,向腔内突出。②增生的成纤维细胞散在分布于毛细血管网络之间,很少有胶原纤维形成。③多少不等的炎症细胞浸润于肉芽组织之中。若为感染性损伤,则炎症细胞较多,且以中性粒细胞为主;若为非感染性损伤,则炎症细胞少,且以单核细胞、淋巴细胞等为主。

肉芽组织中一些成纤维细胞的细胞质中含有肌丝,这种细胞除具有成纤维细胞的功能外,还具有收缩功能,因而称其为肌成纤维细胞(myofibroblast)。随着成纤维细胞产生胶原越来越多,肉芽组织深面往往有一层由纤维细胞、大量胶原纤维和少量小血管构成的成熟的纤维结缔组织。

(二)肉芽组织的作用及结局

肉芽组织在组织损伤修复过程中有以下重要作用:①抗感染,保护创面;②填补创口及其他组织缺损;③机化或包裹坏死组织、血栓、炎性渗出物及其他异物。

肉芽组织的结局或成熟过程:肉芽组织在组织损伤后 2～3 天即可开始出现,自下向上(如体表创口)或从周围向中心(如组织内坏死)生长推进,以填补创口或机化异物。随着时间的推移(1～2周),肉芽组织按其生长的先后顺序逐渐成熟。其主要形态学标志:水分逐渐被吸收;炎症细胞减少并逐渐消失;毛细血管管腔闭塞、数量减少,根据正常功能的需要,少数毛细血管管壁增厚,改建成小动脉和小静脉;成纤维细胞产生越来越多的胶原纤维,同时成纤维细胞数量逐渐减少、胞核变细长且深染,成熟为纤维细胞。时间再长,胶原纤维量进一步增多,而且发生玻璃样变,细胞和毛细血管成分更少。至此,肉芽组织成熟转变为瘢痕组织。

二、瘢痕组织的形态及作用

瘢痕组织(scar tissue)是肉芽组织成熟转变至老化阶段的纤维结缔组织。

(一)瘢痕组织的形态

1.肉眼观 局部呈收缩状态,颜色为苍白色或灰白色,呈半透明状,质地硬韧且缺乏弹性。

2.镜下观 瘢痕组织由大量平行或交错分布的胶原纤维束组成。胶原纤维束常呈均质性红染,即发生玻璃样变,纤维细胞稀少,细胞核细长且深染,小血管稀少。

(二)瘢痕组织的作用

1.瘢痕组织的形成对机体有利的一面 ①它能把损伤的创口或其他缺损长期地填补并连接起来,可使组织器官保持完整性。②由于瘢痕组织含大量胶原纤维,虽然没有正常组织的抗拉力强,但比肉芽组织的抗拉力要强得多,因而这种填补及连接也是相当牢固的,可使组织器官保持其坚固性。

2.瘢痕组织的形成对机体不利或有害的一面 ①瘢痕收缩。特别是发生于关节附近和重要器官的瘢痕,常常引起关节挛缩或活动受限,如胃溃疡瘢痕可引起幽门狭窄等。瘢痕收缩可能是由其中的水分丧失或含有肌成纤维细胞所致。②瘢痕性粘连。特别是在各器官之间或器官与体腔壁之间发生纤维(瘢痕)性粘连,常不同程度地影响其功能。器官内广泛损伤导致广泛纤维化、玻璃样变,可引发器官硬化。③瘢痕组织增生过度,又称肥大性瘢痕。如果这种肥大性瘢痕突出于皮肤表面并向周围不规则地扩延,称为瘢痕疙瘩(keloid),临床上又常称为蟹足肿。瘢痕疙瘩的具体发生机制不清,一般认为与体质有关,也有人认为可能与瘢痕中缺血缺氧,促使其中的肥大细胞分泌生长因子,使肉芽组织增生过度有关。如果胶原形成不足或承受力大而持久,加之瘢痕缺乏弹性,则可造成瘢痕膨出,在腹壁可形成疝,在心室壁可形成心室壁瘤。

瘢痕组织内的胶原纤维在胶原酶的作用下,可逐渐被分解、吸收,从而使瘢痕缩小、软化。胶原酶主要来自成纤维细胞、中性粒细胞和巨噬细胞等。因此,要解决瘢痕收缩和器官硬化等的关键是在细胞生长调控和细胞外基质等分子病理水平上,阐明如何调控肉芽组织中胶原的合成和分泌,以及如何加速瘢痕中胶原的分解和吸收。

第三节 创 伤 愈 合

一、概念

创伤愈合(wound healing)是指机体遭受外力作用,皮肤等组织出现离断或缺损后的愈复过程,包括各种组织再生、肉芽组织增生以及瘢痕形成等复杂组合,表现出各种修复过程的协同作用。

二、皮肤的创伤愈合

轻度的创伤仅限于皮肤表皮层,重者有皮肤和皮下组织断裂,甚至可能出现肌肉、肌腱、神经的断裂以及骨折,并形成伤口。

(一)伤口的早期变化

伤口局部存在不同程度的组织坏死和出血,数小时内便会出现炎症反应,故局部呈现红肿状态。伤口中的血液和渗出的纤维蛋白原很快凝固形成凝块,有的凝块表面干燥后形成痂皮,凝块及痂皮起着保护伤口的作用。

(二)伤口收缩

2天后,伤口边缘的全层皮肤及皮下组织向伤口中心移动,伤口随之逐渐缩小,直到2周左右停止。伤口收缩的意义在于缩小创面。

(三)肉芽组织增生和瘢痕形成

从第2~3天开始,肉芽组织从伤口底部及边缘长出,逐渐填平伤口。自第5~6天起,成纤维细胞开始产生胶原纤维,随着胶原纤维越来越多,逐渐过渡为瘢痕组织,大约在伤后1个月瘢痕完全形成。可能由于局部张力的作用,瘢痕中的胶原纤维最终与皮肤表面平行。瘢痕可使创缘较为牢固地结合。伤口局部抗拉力的强度在伤口愈合后不久开始增加,在第3~5周抗拉力强度增加较快,至3个月左右抗拉力强度达到顶点,能达到正常皮肤强度的70%~80%。

(四)表皮及其他组织再生

创伤发生24 h内,伤口边缘的表皮基底细胞便可从凝块下面向伤口中心增生,形成单层上皮,覆盖在肉芽组织的表面。当这些细胞彼此相遇时,便停止前进,并增生、分化成为鳞状上皮。健康的肉芽组织对表皮再生十分重要,因为它可为上皮再生提供所需的营养及生长因子。如果肉芽组织发育不良,长时间不能将伤口填平(如弛缓性肉芽、水肿性肉芽),则上皮再生将延缓。此外,由于异物及感染等刺激而形成过度生长的肉芽组织,高出皮肤表面,也会阻碍表皮再生,因此,临床常需将其切除。若伤口过大,再生的表皮不能将伤口完全覆盖,则往往需要进行植皮。

皮肤附属器(毛囊、汗腺及皮脂腺)如遭完全破坏,无法完全再生,则由瘢痕组织修复。肌腱断裂后,初期也是瘢痕性修复,但可随着功能锻炼而不断改建,胶原纤维可按原来肌腱纤维的方向排列,最终达到完全再生。

(五)皮肤软组织创伤愈合的类型

根据组织损伤程度及有无感染,创伤愈合可分为以下三种类型。

1. 一期愈合 一期愈合(primary healing)见于组织缺损少、创缘整齐、无感染、经黏合或缝合后创面对合严密的伤口,如无感染的手术切口。这种伤口中只有少量血凝块,炎症反应轻微,表皮再生在1~2天内便可完成。肉芽组织在第3天就可从伤口边缘长出并很快将伤口填满,5~6天胶原纤维形成(此时可以拆线),2~3周愈合处见逐渐变白的线状瘢痕。一期愈合的时间短,形成瘢痕少,抗拉力强度大(图2-5)。

2. 二期愈合 二期愈合(secondary healing)见于组织缺损较大、创缘不整、哆开、无法整齐对合,或伴有感染的伤口,往往需要清创后才能愈合。二期愈合与一期愈合不同之处:①由于坏死组织多或感染,局部组织继续发生变性、坏死,炎症反应明显,只有等到感染被控制,坏死组织被清除以后,再生才能开始;②伤口大,伤口收缩明显,伤口内肉芽组织形成量多;③愈合的时间较长,形成的瘢痕较大,抗拉力强度较弱(图2-6)。

3. 痂下愈合 痂下愈合(healing under scab)是指伤口表面的血液、渗出物及坏死组织干燥后形成硬痂,在痂下进行上述愈合过程。待上皮再生完成后,痂皮即脱落。痂下愈合所需时间较

(a) 创缘整齐，组织破坏少 　(b) 经缝合，创缘对 　(c) 表皮再生，少量肉芽 　(d) 愈合后少量瘢痕形成
　　　　　　　　　　　　　　合，炎症反应轻　　　　　组织从伤口边缘长入

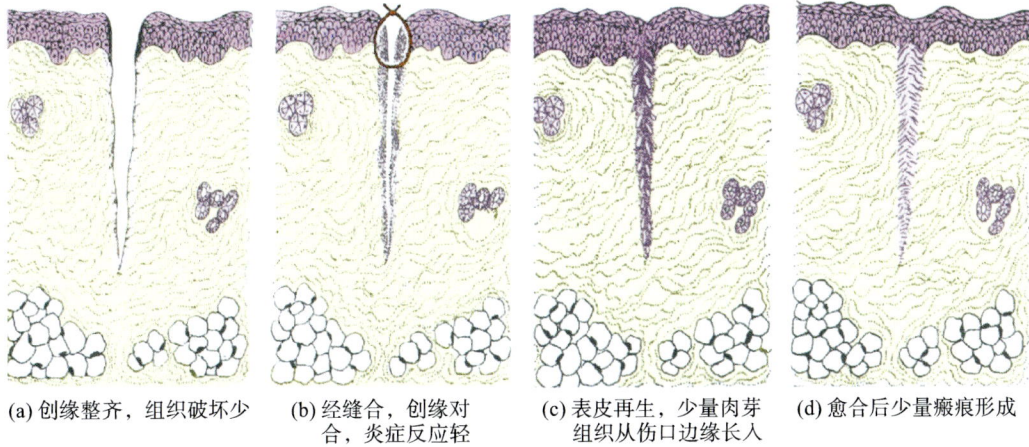

图 2-5　创伤一期愈合模式

(a) 创口大，创缘不 　(b) 伤口收缩，炎症反应重 　(c) 肉芽组织从伤口底部 　(d) 愈合后形成的瘢痕大
　　整，组织破坏多　　　　　　　　　　　　　　　及边缘将伤口填平，
　　　　　　　　　　　　　　　　　　　　　　　然后表皮再生

图 2-6　创伤二期愈合模式

长,这是因为表皮再生之前必须首先将痂皮溶解,然后表皮才能覆盖创面。痂皮由于干燥不利于细菌生长,因而对伤口有一定的保护作用。但如果痂下渗出物较多或已有细菌感染,痂皮反而影响渗出物的排出,使感染加重,不利于愈合。

知识拓展

贝尔蒙特团队取得细胞编程技术新突破

2018 年 9 月初,来自加利福尼亚州拉荷亚市的 Salk 研究所干细胞学者胡安·卡洛斯·伊斯皮苏阿·贝尔蒙特(Juan Carlos Izpisua Belmonte)领导的研究团队利用细胞重编程技术,将皮肤创口附近的细胞重新变成新的皮肤细胞,从而治愈创口。相关研究发表在国际顶尖的学术期刊《自然》杂志上。所谓的细胞重编程技术,就是让已分化的细胞,如人的上皮细胞重新恢复为像胚胎细胞一样的分化能力强的细胞,从而生成更多的皮肤上皮细胞。事实上,利用干细胞或细胞重编程技术来治疗身体大范围的皮肤创伤并不少见。早在 2006 年,日本京都大学干细胞学者山中伸弥(Shinya Yamanaka)将 4个细胞因子植入已分化的细胞中,使其重新恢复分化的能力,这种细胞后来被称为诱导

多能干细胞(iPSC),2012年山中伸弥凭借该技术获得诺贝尔生理学或医学奖。2016年，日本有学者利用 iPSC 来生成皮肤系统,并在小鼠身上初步取得成功。

三、骨折愈合

骨折(fracture)通常可分为外伤性骨折和病理性骨折两大类。骨的再生能力很强,骨折愈合的好坏、所需的时间与骨折的部位、性质、错位的程度、年龄以及引起骨折的原因等因素有关。一般而言,经过良好复位后的单纯性外伤性骨折,几个月内便可完全愈合,恢复正常的结构和功能。骨折愈合过程可分为以下四个阶段(图2-7)。

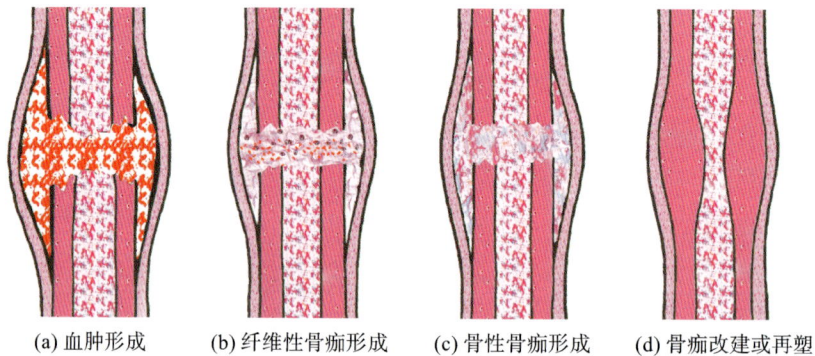

(a) 血肿形成　　(b) 纤维性骨痂形成　　(c) 骨性骨痂形成　　(d) 骨痂改建或再塑

图 2-7　骨折愈合过程模式

(一)血肿形成

骨组织和骨髓都有丰富的血管,在骨折的两端及其周围伴有大量出血,形成血肿,数小时后血肿发生凝固,与此同时常出现轻度的炎症反应。骨折时由于骨折处必然伴有血管的断裂,因此,在骨折的早期,常可见到骨髓组织的坏死,皮质骨亦可发生坏死。如果坏死范围不大,可被破骨细胞吸收;如果坏死范围较大,可形成游离的死骨片。

(二)纤维性骨痂形成

骨折后的2～3天,血肿开始机化。肉芽组织中的成纤维细胞主要来自骨内膜及骨外膜细胞(这些成纤维细胞以后逐渐分化为软骨母细胞及骨母细胞)。充填骨折断端的肉芽组织发生纤维化形成纤维性骨痂,或称暂时性骨痂。肉眼观察,骨折局部呈梭形肿胀。骨折后1周左右,上述增生的肉芽组织及纤维组织可进一步分化,形成透明软骨。透明软骨的形成一般多见于骨外膜的骨痂区,骨髓内骨痂区则少见。当骨痂内有过多的软骨形成时会延长骨折的愈合时间。

(三)骨性骨痂形成

纤维性骨痂逐渐分化出骨母细胞和软骨母细胞,并形成类骨组织和软骨组织,继之钙盐沉积,类骨组织转变为编织骨。软骨组织也经软骨化骨过程演变为骨组织,至此形成骨性骨痂。

(四)骨痂改建或再塑

编织骨的结构不够致密,骨小梁排列紊乱,故达不到正常功能需要的程度。为了在结构和功能上符合人体应力需求,编织骨进一步改建成为成熟的板层骨,皮质骨和髓腔的正常关系也重新恢复。改建是在破骨细胞对骨质的吸收及骨母细胞新骨形成的协调作用下完成的。

四、影响创伤愈合的因素

损伤的程度及组织的再生能力决定了创伤愈合的方式、愈合的时间及瘢痕的大小。损伤组

Note

织的再生与修复是机体在生物进化过程中获得的,因此,机体的全身和局部因素均可影响组织的再生性修复与创伤愈合。

(一)全身因素

1.年龄因素 儿童和青少年的组织再生能力较强,创伤愈合快。老年人则相反,组织再生能力差,愈合慢,这与老年人血管硬化、血液供应减少有很大的关系。

2.营养因素 蛋白质缺乏,如甲硫氨酸、胱氨酸等缺乏,组织再生能力降低,肉芽组织及胶原形成不良,伤口不易愈合。维生素C缺乏时,前胶原分子难以形成,从而影响了胶原纤维的形成。微量元素锌缺乏时,患者的创伤愈合缓慢。

3.内分泌因素 例如肾上腺皮质类固醇对修复具有抑制作用,而肾上腺盐皮质激素和甲状腺素则对修复有促进作用。

(二)局部因素

1.感染与异物 感染与异物严重影响再生性修复方式与时间。伤口感染后,渗出物增多,伤口内的压力增大,常使伤口裂开,导致感染扩散加重损伤。对于感染的伤口,应及早引流。当感染被控制后,修复才能进行。坏死组织及其他异物也妨碍愈合并加重感染,是二期愈合伤口特点。

2.局部血液循环 良好的血液循环在保证组织再生所需氧和营养供应、对坏死物质的吸收及控制局部感染方面起重要作用。因此,局部血液供应良好时,伤口愈合好;相反,如下肢血管有动脉粥样硬化或静脉曲张等时,则该处伤口愈合迟缓。

3.神经支配 完整的神经支配对损伤的修复有一定的作用,如麻风引起的溃疡不易愈合,就是神经受累的缘故。自主神经损伤,使局部血液循环发生紊乱,对再生的影响更为明显。

4.电离辐射 电离辐射能破坏细胞、损伤小血管、抑制组织再生,阻止瘢痕形成,因此会影响伤口愈合。

(三)影响骨折愈合的因素

上述全身和局部因素对骨折愈合都起作用,另外还与以下因素有关。

(1)骨折断端及时、正确的复位。

(2)骨折断端及时、牢靠的固定。

(3)早日进行全身和局部功能锻炼,保证局部良好的血液供应。

在线答题

(湖南医药学院 舒 旭)

第三章　局部血液循环障碍

学习目标

素质目标:通过宏观和微观观察分析病变组织,培养学生具备科学、严谨的学习态度和临床思维能力,坚定专业素养。

能力目标:熟练使用显微镜观察疾病的典型病变,使学生能应用局部血液循环障碍的理论知识,正确识别有关局部血液循环障碍标本的病理变化,解释相关疾病的临床表现。

知识目标:掌握充血和淤血的概念;肺、肝淤血的肉眼及镜下特点;血栓形成的条件、发生机制;血栓形成的过程、形态及结局;栓子的运行途径;栓塞对机体的影响;梗死的概念;梗死的类型及形态特点。熟悉出血的概念、原因、类型及后果。了解水肿的概念、发生机制、基本病理变化及对机体的影响。

完善的血液循环为细胞和组织提供氧和营养物,并维持内环境稳定。局部血液循环障碍可导致各器官、组织和细胞的代谢紊乱、功能障碍和形态异常,出现各种临床症状,严重时可致机体死亡。局部血液循环障碍可以由局部因素所致,也可能是全身血液循环障碍的局部表现。全身血液循环障碍患者可出现心功能不全、休克等,局部血液循环障碍患者常出现某个组织器官的淤血、梗死等,全身血液循环障碍和局部血液循环障碍密切相关、互相影响。

本章主要介绍局部血液循环障碍。局部血液循环障碍的表现如下(图3-1)。①局部组织血管内血量异常:充血和缺血。②血液内出现异常物质:血栓形成、栓塞和梗死。③血管内成分溢出血管:如水肿、积液和出血。

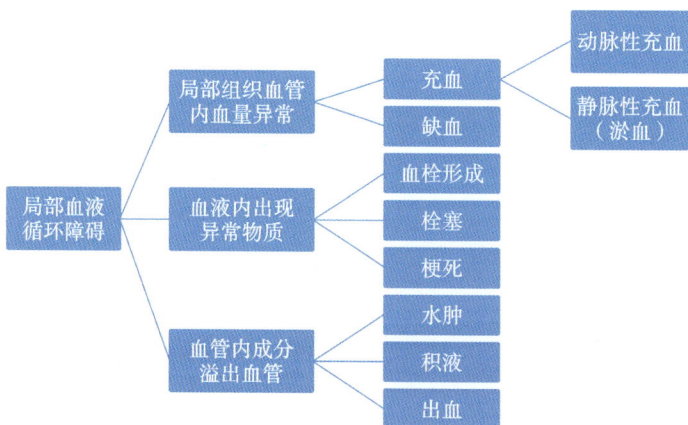

图 3-1　常见的局部血液循环障碍

第一节　充　　血

充血(hyperemia)指局部组织血管内血量增多,根据发生的部位、原因及机制,充血可分为动脉性充血和静脉性充血。

一、动脉性充血

器官或组织动脉输入血量增多,称动脉性充血(arterial hyperemia),简称充血,是一种主动过程,表现为局部组织或器官小动脉和毛细血管扩张,血液输入量增加。

(一)常见类型

多种原因可引起细动脉扩张,血流加快,动脉血液输入量增多。按发生原因,充血分为生理性充血和病理性充血。

1. 生理性充血　指局部组织或器官因生理需要和代谢增强而发生的充血。例如,进食后的胃肠道黏膜充血,运动时骨骼肌组织充血,妊娠时子宫充血等。

2. 病理性充血　指各种病理状态下局部组织或器官发生的充血。

(1)炎症性充血:较为常见的病理性充血,常见于炎症反应的早期,致炎因子引起的神经轴突反射使血管舒张神经兴奋以及血管活性胺类介质作用,导致细动脉扩张充血。

(2)减压后充血:长时间受压的局部组织或器官在压力突然解除后,细动脉反射性扩张引起的充血,称减压后充血。如绷带包扎肢体或腹水压迫腹腔内器官,若突然解开绷带或一次性大量抽取腹水,局部压力迅速解除,受压组织内的细动脉发生反射性扩张,导致减压后充血,体内血液重新分配可能引起晕厥。

课程思政教学案例

苏炳添,中国田径史上最优秀的短跑选手之一,男子 100 米亚洲纪录保持者,东京奥运会男子 4×100 米接力铜牌得主。2021 年东京奥运会,男子 100 米半决赛中苏炳添以 9.83 秒刷新亚洲纪录,成为首位晋级奥运会男子百米决赛的中国运动员。在比赛中,苏炳添冲向终点的时候,面色发红,头冒热气流汗,这是由于在运动过程中,运动员骨骼肌和细动脉发生生理性充血。比赛舞台上光鲜亮丽的背后,是运动员挥洒着淋漓的汗水。运动员满腔热血,不断突破自己,通过几年或十几年的努力与拼搏坚持不懈的奋斗才得来更好成绩,这激发了无数中国年轻人的爱国主义精神,让年轻人为国家的繁荣昌盛感到自豪和骄傲。

(二)病理变化

由于微循环内血液灌注量增多,动脉性充血的器官和组织体积轻度增大。充血若发生于浅表部位,由于局部微循环内氧合血红蛋白增多,局部组织颜色鲜红,因而代谢增强使局部温度增高。镜下可见局部细动脉及毛细血管扩张充血。

(三)后果

动脉性充血常是短暂的血管反应,原因消除后,局部血量恢复正常,通常对机体无严重后果。

但若患者有高血压或动脉粥样硬化等疾病,可因情绪激动等造成脑血管充血、破裂,严重时引起脑出血。

二、静脉性充血

局部组织或器官静脉血液回流受阻,血液淤积于小静脉和毛细血管内,导致血量增加,称静脉性充血(venous hyperemia),简称淤血(congestion)。淤血属于被动过程,可见于局部或全身。

(一)原因

1.静脉受压 多种因素压迫静脉引起静脉管腔狭窄或闭塞,导致血液回流障碍,组织或器官淤血。如肿瘤、炎症性包块压迫局部静脉引起相应组织淤血;妊娠时增大的子宫压迫髂总静脉引起下肢淤血;肝硬化时,肝内纤维组织增生和假小叶形成,常压迫肝血窦和小叶下静脉,使静脉回流受阻,门静脉压力升高,导致胃肠道和脾脏淤血。

2.静脉腔阻塞 静脉血栓形成或侵入静脉内的肿瘤细胞形成瘤栓,可阻塞静脉血液回流,局部出现淤血。例如,下肢深静脉血栓形成后,患者会出现患肢的淤血、水肿、疼痛等。组织内静脉有较多的分支,相互连通,可形成侧支循环;只有当较大的静脉发生阻塞或多条静脉阻塞,血液不能充分地通过侧支循环时,才会出现淤血。

3.心力衰竭 心力衰竭时心脏不能正常排出足够的血液进入动脉,心腔内血液滞留,压力增高,阻碍了静脉的回流,造成淤血。二尖瓣或主动脉瓣狭窄和关闭不全、高血压后期或心肌梗死等引起左心衰竭,肺静脉压增高,造成肺淤血。慢性支气管炎、支气管扩张症、硅沉着病等疾病引起慢性肺源性心脏病时,右心出现衰竭,导致体循环淤血,常见有肝淤血,严重时脾、胃肠道和下肢也出现淤血。

(二)病理变化

发生淤血的局部组织和器官常常体积增大、肿胀,重量增加。由于淤血时微循环的动脉血灌注量减少,血液内氧合血红蛋白含量减少而还原血红蛋白含量增加,发生于体表的淤血可见局部皮肤呈紫蓝色,称发绀(cyanosis)。由于局部血流停滞,毛细血管扩张,散热增加,体表温度下降。镜下可见细静脉及毛细血管扩张,过多的红细胞积聚。其中红细胞碎片被巨噬细胞吞噬,血红蛋白被溶酶体酶分解,析出含铁血黄素(hemosiderin)并堆积在吞噬细胞的细胞质内,这种细胞称含铁血黄素细胞。

(三)后果

淤血的后果取决于器官或组织的部位、淤血的程度和时间长短等因素。短时间的淤血后果轻微。长时间的淤血又称慢性淤血(chronic congestion),由于局部组织缺氧,营养物质供应不足和代谢中间产物堆积和刺激,因而实质细胞萎缩、变性,甚至死亡。

1.淤血性水肿 淤血时,小静脉和毛细血管内流体静压升高,加之缺氧损伤毛细血管,血管通透性增加,水、无机盐和小分子蛋白质漏出,液体潴留在组织内引起淤血性水肿(stagnation edema)。

2.淤血性出血 严重缺氧时,血管通透性进一步增高,红细胞从中漏出,引起小灶性出血,称为淤血性出血(congestive hemorrhage)。

3.实质细胞损伤 长期淤血,缺氧加重,大量代谢产物堆积,导致实质细胞变性坏死。

4.淤血性硬化 长期淤血,间质纤维组织增生,组织内网状纤维胶原化,器官逐渐变硬,出现淤血性硬化(congestive sclerosis)。

(四)重要器官的淤血

临床上常见的重要器官淤血为肺淤血和肝淤血。

1. 肺淤血 由左心衰竭引起,左心室内压力升高,阻碍肺静脉回流,造成肺淤血。

急性肺淤血时肺体积增大,呈暗红色,切面流出泡沫状红色血性液体。镜下,其特征是肺泡壁毛细血管扩张充血,肺泡壁变厚,可伴肺泡间隔水肿,部分肺泡腔内充满水肿液,可见出血。

慢性肺淤血时,肺泡壁毛细血管扩张充血更为明显,肺泡间隔增厚,纤维组织增生。肺泡腔内除有水肿液及出血外,还可见吞噬红细胞后胞质内含有大量含铁血黄素颗粒的巨噬细胞,即心衰细胞(heart failure cell)(图 3-2)。肺淤血性硬化时质地变硬呈棕褐色,称肺褐色硬化(brown induration of lung)。

肺淤血患者临床上表现为气促、发绀等,急性肺淤血发生严重肺水肿,患者咳大量粉红色泡沫痰,面色如土,呼吸困难,可出现心肺功能衰竭,危及生命。

2. 肝淤血 常由右心衰竭引起,肝静脉回流受阻,血液淤积在肝小叶循环的静脉端,致使肝小叶中央静脉及肝窦扩张淤血。

急性肝淤血时,肝脏体积增大,呈暗红色。镜下,小叶中央静脉和肝窦扩张,充满红细胞,严重时可有小叶中央肝细胞萎缩、坏死。小叶外围汇管区附近的肝细胞由于靠近肝小动脉,缺氧程度较轻,可仅出现肝脂肪变。

慢性肝淤血时,肝小叶中央区因严重淤血呈暗红色,两个或多个肝小叶中央淤血区可相连,而肝小叶周边部肝细胞则因脂肪变呈黄色,致使在肝的切面上出现红(淤血区)、黄(肝脂肪变区)相间的状似槟榔切面的条纹,称为槟榔肝(nutmeg liver)(图 3-3)。镜下,肝小叶中央区肝窦高度扩张淤血、出血,肝细胞萎缩或消失,肝小叶周边区肝细胞脂肪变。

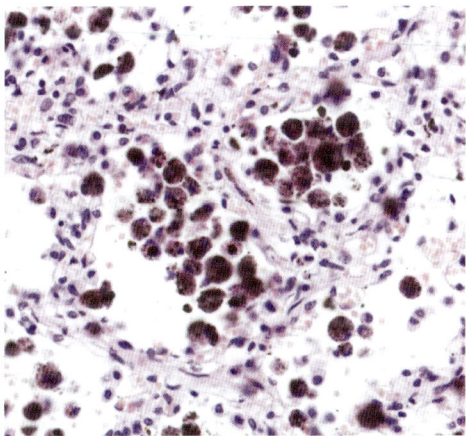

图 3-2 慢性肺淤血

肺泡壁毛细血管扩张、充血,肺泡腔内除有漏出的红细胞外,还可见心衰细胞

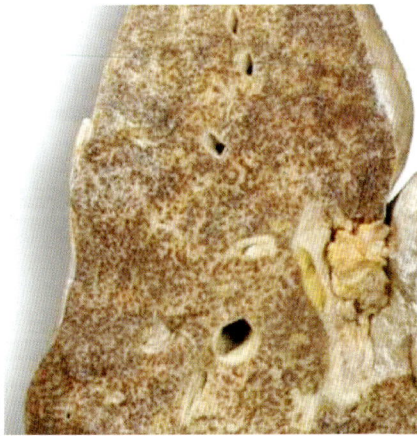

图 3-3 槟榔肝

慢性肝淤血时,肝的切面上出现红(淤血区)、黄(肝脂肪变区)相间的状似槟榔切面的条纹

如果长期严重肝淤血,肝小叶中央肝细胞广泛萎缩消失,网状纤维塌陷后胶原化,窦周隙内的贮脂细胞增生,产生细胞外基质,胶原纤维增多,加上汇管区纤维结缔组织的增生,致使整个肝脏的间质纤维组织明显增多,形成淤血性肝硬化(congestive cirrhosis)。

第二节 出 血

血液从血管或心腔溢出,称为出血(hemorrhage)。毛细血管出血常常发生于慢性淤血;大动脉、大静脉的破裂性出血则常由血管外伤引起,或由炎症和肿瘤侵蚀血管壁所引起。根据发生部位不同,出血可分为内出血(指血液溢入体腔或组织内)和外出血(指血液流出体外)。

一、病因和发病机制

出血包括生理性出血和病理性出血。前者如月经期的子宫内膜出血;后者多由创伤、血管病变及凝血机制障碍等引起。出血按血液溢出的机制可分为破裂性出血和漏出性出血。

(一)破裂性出血

破裂性出血由心脏或血管壁破裂所致,一般出血量较多。

1.血管机械性损伤 如割伤、刺伤、弹伤等。

2.血管壁或心脏病变 如心肌梗死后形成的室壁瘤、主动脉瘤或动脉粥样硬化等病变造成的破裂。

3.血管壁周围病变侵蚀 如恶性肿瘤侵及其周围的血管,结核性病变侵蚀肺空洞壁的血管,消化性溃疡侵蚀溃疡底部的血管等。

4.静脉破裂 常见于肝硬化时食管下段静脉曲张,静脉破裂出血。

5.毛细血管破裂 此类出血多发生于局部软组织的损伤。

课程思政教学案例

人民英雄邱少云,曾在抗美援朝战争中的一次战斗中担任发起冲击后扫除障碍的爆破任务,面对敌机低空扫射和燃烧弹的袭击,他全身被烈火焚烧,仍严守潜伏纪律,坚持完成任务,最终壮烈牺牲。抗日英雄杨靖宇表现出色,他率领部队与敌人周旋五天五夜,最终壮烈牺牲。这些英雄在战争中,有的被枪击,导致心脏破裂出血而亡,还有一些被刀刺伤或刀割伤,造成血管机械性损伤、破裂出血,最终死亡。即使英雄先烈已经不在,但我们不能忘记他们在战争当中表现出的非凡的勇气和自我牺牲奉献的精神,他们的事迹更让我们珍惜今日和平的来之不易。

(二)漏出性出血

由于微循环的毛细血管和毛细血管后静脉通透性增高,血液通过扩大的内皮细胞间隙和受损的基底膜漏出血管外,称为漏出性出血。常见原因如下。

1.血管壁的损害 这是很常见的出血原因,常由缺氧、感染、中毒等因素的损害引起。如脑膜炎球菌败血症、立克次体感染、肾综合征出血热、蛇毒、有机磷中毒等损伤血管壁致通透性增高;维生素 C 缺乏时,毛细血管壁脆性和通透性增加;过敏性紫癜时,由于免疫复合物沉着于血管壁引起变态反应性血管炎。

2.血小板减少或功能障碍 如再生障碍性贫血、白血病、骨髓内广泛性肿瘤转移等均可使血小板生成减少;原发性或继发性血小板减少性紫癜、弥散性血管内凝血(disseminated intravascular coagulation,DIC)使血小板破坏或消耗过多;某些药物在体内诱发免疫反应,所形成的抗原抗体免疫复合物吸附于血小板表面,使血小板连同免疫复合物被巨噬细胞吞噬;细菌的内毒素及外毒素也有破坏血小板的作用。在血液中,血小板数少于 50×10^9/L 时,即有出血倾向。

3.凝血因子缺乏 如凝血因子Ⅷ(血友病 A)、凝血因子Ⅸ(血友病 B)、血管性血友病因子(von Willebrand factor,vWF)等因子的先天性缺乏;肝实质疾病如肝炎、肝硬化、肝癌时,凝血因子合成减少;DIC 时凝血因子消耗过多等。

二、病理变化

(一)内出血

很多部位可以发生内出血,血液积聚于体腔内称体腔积血,如心包积血、胸腔积血、腹腔积血和关节腔积血。在组织内局限性的大量出血,称为血肿(hematoma),如硬脑膜下血肿、皮下血肿、腹膜后血肿等。少量出血时仅能在显微镜下看到,组织内有数量不等的红细胞或含铁血黄素沉积。微小的出血进入皮肤、黏膜、浆膜面形成直径 1~2 mm 的出血点称为瘀点(petechia);而直径 3~5 mm 的出血称为紫癜(purpura);直径超过 1 cm 的皮下出血灶称为瘀斑(ecchymosis)。

(二)外出血

鼻黏膜出血排出体外称为鼻出血;肺结核空洞或支气管扩张出血经口腔排出到体外称为咯血;消化性溃疡或食管静脉曲张破裂出血经口腔排出到体外称为呕血;结肠、直肠出血经肛门排出称为便血;泌尿道出血经尿排出称为尿血。有广泛性出血的患者,由于大量的红细胞崩解,胆红素释出,有时可发展为黄疸。

三、后果

缓慢少量的出血多可自行停止,主要由于局部受损血管发生反射性收缩使破损处缩小,或血管受损处血小板黏集经凝血过程形成血凝块,阻止继续出血。少量局部组织出血或体腔积血,可通过吸收或机化消除。较大的血肿吸收不完全则可机化或纤维包裹。

出血对机体的影响取决于出血的类型、出血量、出血速度和出血部位。破裂性出血,若出血过程迅速,在短时间内丧失循环血量的 20%~25% 时,可发生出血性休克。漏出性出血,若出血广泛,如肝硬化发生广泛性胃肠道黏膜出血,亦可导致出血性休克。发生在重要器官的出血,即使出血量不多,亦可引起严重的后果,如心脏破裂引起心包内积血,由于心脏压塞,可引起急性心功能不全。脑出血,尤其是脑干出血,可使重要的神经中枢受压,导致死亡。

第三节 血 栓 形 成

在活体的心脏和血管内,血液发生凝固或血液中某些有形成分凝集形成固体质块的过程,称为血栓形成(thrombosis)。所形成的固体质块称为血栓(thrombus)。

一、血栓形成的条件和机制

血液有凝血系统和抗凝血系统(纤维蛋白溶解系统)。在生理状态下,血液中的凝血因子不断而有限地被激活,产生凝血酶,形成微量的纤维蛋白,沉着于心血管内膜上,但其又不断地被激活的纤维蛋白溶解系统所溶解。同时,被激活的凝血因子也不断地被单核巨噬细胞吞噬。若在某些诱发凝血过程的因素作用下,上述的动态平衡被破坏,触发了凝血过程,便可形成血栓。

(一)心血管内皮细胞的损伤

心血管内膜的内皮细胞具有抗凝和促凝两种功能特性,在生理情况下,以抗凝作用为主,从而使心血管内血液保持液体状态。

1. 内皮细胞的抗凝作用机制

(1)屏障作用:完整的内皮细胞把血液中的血小板、凝血因子和有高度促凝作用的内皮下细胞外基质分隔开。

(2)抗血小板黏集:内皮细胞能合成前列环素(prostacyclin,PGI$_2$)和一氧化氮(nitric oxide,NO)等,这些物质具有抑制血小板黏集作用,也能分泌二磷酸腺苷酶(ADP 酶),降解 ADP 和抑制血小板聚集。

(3)合成抗凝血酶或凝血因子:①合成血栓调节蛋白,能与血液中凝血酶结合后激活抗凝血因子蛋白 C,后者与内皮细胞合成的蛋白 S 协同作用,灭活凝血因子 V 和凝血因子Ⅷ;②合成膜相关肝素样分子,该分子能与抗凝血酶Ⅲ结合,灭活凝血酶、凝血因子 X 和凝血因子Ⅸ等。

(4)促进纤维蛋白溶解:合成组织型纤溶酶原激活物(tissue-type plasminogen activator,t-PA),促使纤维蛋白溶解,以清除沉着于内皮细胞表面的纤维蛋白。

2.内皮细胞的促凝作用机制

(1)启动内源性及外源性凝血途径:内皮细胞损伤后,内皮下胶原纤维暴露,可激活凝血因子Ⅻ,从而启动内源性凝血途径;内皮细胞损伤时释放出组织因子,激活凝血因子Ⅶ,启动外源性凝血途径。

(2)辅助血小板黏附:内皮细胞损伤时释放出 vWF,介导血小板与内皮下胶原的黏附。在启动凝血过程中,血小板的活化极为重要,主要表现为以下三种连续的反应。①黏附反应:血小板黏附于内皮下胶原的过程需要 vWF 的参与,该因子将血小板表面的整合素(integrin)、糖蛋白与胶原纤维连接起来,介导血小板的黏附过程。②释放反应:黏附后,血小板被激活,释放含纤维蛋白原、纤维连接蛋白、V 因子、vWF、血小板第Ⅳ因子、血小板源性生长因子和转化生长因子等的 α 颗粒和含 ADP、ATP、Ca^{2+}、组胺、5-羟色胺(5-HT)、肾上腺素等的 δ 颗粒以及颗粒内的物质。③黏集反应:在 Ca^{2+}、ADP 和血小板产生的血栓素 A$_2$(thromboxane A$_2$,TXA$_2$)的作用下,血流中血小板不断黏集,同时又不断释放 ADP 和 TXA$_2$,使更多的血小板彼此黏集成血小板黏集堆。血小板黏集堆在形成初始阶段是可逆的,随着外源性凝血过程激活,凝血酶产生并与血小板表面的受体结合,使血小板黏集堆进一步增大、收缩,变为不可逆性血小板融合团块,凝血酶将纤维蛋白原转变为纤维蛋白,将血小板紧紧地交织在一起,成为血栓形成的起始点。

(3)抑制纤维蛋白溶解:内皮细胞分泌纤溶酶原激活物抑制物(plasminogen activator inhibitor,PAI),抑制纤维蛋白溶解。

心血管内皮细胞的损伤导致血栓形成,多见于风湿性和感染性心内膜炎、心肌梗死区的心内膜、严重动脉粥样硬化斑块溃疡以及创伤性或炎症性的动、静脉损伤部位等。缺氧、休克、败血症和细菌内毒素等可引起全身广泛的内皮损伤,激活凝血过程,造成弥散性血管内凝血,在全身微循环内形成血栓。

(二)血流状态的异常

血流状态异常主要指出现血流减慢和血流产生漩涡等改变,这种改变有利于血栓的形成。正常血流中,红细胞和白细胞在血流的中轴(轴流),其外是血小板,最外是一层血浆(边流)。血浆将血液的有形成分与血管壁隔开,阻止血小板与内膜接触和激活。当血流减慢或产生漩涡时,血小板可进入边流,增加与内膜的接触机会和黏附内膜的可能性。在血流减慢和产生漩涡时,被激活的凝血因子和凝血酶在局部易达到凝血所需的浓度。用光学显微镜观察时,难以察觉到血流缓慢时内膜的变化,但在电子显微镜下,可发现内皮细胞胞质出现空泡甚至溶解,内皮下的胶原被暴露。

临床上,静脉血栓发生率比动脉多 4 倍,而下肢深静脉和盆腔静脉血栓常发生于心力衰竭、久病和术后卧床患者。静脉血栓多见的原因如下:①静脉内静脉瓣膜处的血流不但缓慢,而且出现漩涡,因而静脉血栓形成常以瓣膜处为起始点;②静脉血流有时出现短暂的停滞;③静脉壁较薄,容易受压;④血流通过毛细血管到达静脉后,血液的黏性有所增加。虽然心脏和动脉内的血流快,不易形成血栓,但当二尖瓣狭窄时的左心房、动脉瘤内或血管分支处血流缓慢及出现漩涡时,则易并发血栓形成。

(三)血液凝固性增加

血液凝固性增加是指血液中血小板和(或)凝血因子增多,或纤维蛋白溶解系统活性降低,导致血液高凝状态(blood hypercoagulability)。此状态可见于原发性(遗传性)和继发性(获得性)疾病。

1. 遗传性高凝状态 较少见,最常见为第V因子基因突变。在有复发性深静脉血栓形成的患者中,出现第V因子基因突变率高达60%。突变的第V因子基因编码蛋白能抵抗激活的蛋白C对它的降解,蛋白C失去抗凝作用,第V因子容易处于激活状态,因此造成血液高凝状态。遗传性高凝血状态还与抗凝血酶Ⅲ、蛋白C或蛋白S的先天性缺乏有关。

2. 获得性高凝状态 广泛转移的晚期恶性肿瘤,如胰腺癌、肺癌、乳腺癌、前列腺癌和胃癌等,癌细胞释放出促凝因子,如组织因子等,导致多发性、反复发作的血栓性游走性脉管炎或非细菌性血栓性内膜炎。黏液癌细胞释出的黏液含半胱氨酸蛋白酶,能直接激活X因子,患者血浆凝血因子如凝血因子Ⅴ、凝血因子Ⅶ、凝血因子Ⅷ和纤维蛋白原也常升高,血液常处于高凝状态。出现DIC时,血液凝固性的增高是由一系列因素所诱发的凝血因子激活和组织因子的释放所致。在严重创伤、大面积烧伤、大手术后或产后导致大失血时,血液浓缩,血中纤维蛋白原、凝血酶原及其他凝血因子(凝血因子Ⅻ、凝血因子Ⅶ)的含量增多以及血中补充大量幼稚的血小板,血小板黏性增加,易于发生黏集而形成血栓。此外,血小板增多以及黏性增加也可见于妊娠高血压、高脂血症、冠状动脉粥样硬化、吸烟和肥胖症等。

上述血栓形成的三个条件往往同时存在。虽然心血管内皮细胞的损伤是血栓形成最重要和最常见的原因,但在不同的状态下,血流状态的异常及血液凝固性的增高也可能是重要的因素。

二、血栓形成的过程及血栓的形态

(一)血栓形成的过程

血栓形成的过程是血小板黏集和血液凝固两个过程。

1. 血小板黏集 心血管内皮细胞损伤,暴露内皮下的胶原,血小板与胶原黏附,血小板被活化,释放出Ca^{2+}、ADP、TXA_2、5-HT及血小板第Ⅳ因子等物质,血流中血小板不断黏集,更多血小板彼此黏集成血小板黏集堆。血小板黏集是血栓形成的第一步,但此时血小板的黏附是可逆的,可被血流冲散消失。

2. 血液凝固 内皮细胞进一步损伤,启动内外源性凝血系统,凝血酶原转变成凝血酶,凝血酶将纤维蛋白原转变为纤维蛋白。纤维蛋白和纤维连接蛋白结合,使血小板黏集堆牢牢固定于受损的血管内膜表面,变为不可逆的血小板血栓,成为血栓的起始点。凝血酶是血栓形成的核心成分,因此是临床治疗血栓的靶点。

血栓形成后的发展、组成以及血栓的大小则取决于血栓发生的部位和局部血流状态。

(二)类型和形态

血栓类型可分为以下四种。

1. 白色血栓(white thrombus) 常位于血流较快的心瓣膜、心腔内和动脉内,例如在急性风湿性心内膜炎时,二尖瓣闭锁缘上形成的血栓为白色血栓(图3-4)。在静脉性血栓中,白色血栓位于延续性血栓的起始部,即血栓的头部。肉眼可见白色血栓呈灰白色小结节或赘生物状,表面粗糙、质实,与血管壁紧密黏着不易脱落。镜下可见白色血栓主要由血小板及少量纤维蛋白构成,又称血小板血栓或析出性血栓。

2. 混合血栓(mixed thrombus) 静脉内的延续性血栓的体部为混合血栓。静脉血栓在形成血栓头部后,其下游血流减慢,漩涡形成,在血管壁上形成多个新的血小板黏集堆,并逐渐伸展形成血小板小梁,血小板小梁表面可见中性粒细胞黏附,血小板小梁之间出现纤维素网,网络中有许多红细胞。混合血栓在肉眼观察时呈灰白色和红褐色层状交替结构,又称为层状血栓。混合血栓粗糙、干燥、呈圆柱状,与血管壁粘连。镜下可见混合血栓主要由淡红色无结构的呈分支状或不规则珊瑚状的血小板小梁(肉眼呈灰白色)和充满小梁间纤维蛋白网的红细胞(肉眼呈红色)构成(图 3-5),血小板小梁边缘可见中性粒细胞附着,这是由于纤维蛋白崩解对白细胞有趋化作用。发生在心腔内、动脉粥样硬化溃疡处或动脉瘤内的混合血栓称为附壁血栓;发生在左心房内的混合血栓常呈球形,称为球状血栓。

3.红色血栓(red thrombus) 主要见于静脉内,当混合血栓逐渐增大并阻塞血管腔时,血栓下游局部血流停止,血液发生凝固,成为延续性血栓的尾部。红色血栓形成过程与血管外凝血过程相同。镜下可见纤维蛋白网眼内充满血细胞,其细胞比例与正常血液相似,绝大多数为红细胞和呈均匀分布的少量白细胞。肉眼观察,红色血栓呈暗红色,新鲜时湿润,有一定弹性,与血管壁无粘连,与死后血凝块相似,陈旧时血栓内的水分被吸收变得干燥、失去弹性、质脆易碎,易于脱落造成栓塞。

4.透明血栓(hyaline thrombus) 发生于微循环的血管内,主要在毛细血管,因此只能在显微镜下观察到,又称为微血栓(microthrombus)。镜下可见大量纤维蛋白呈均质红染状,又称纤维素性血栓(fibrinous thrombus),最常见于弥散性血管内凝血。

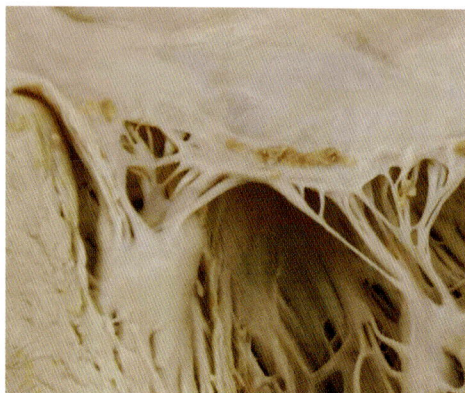

图 3-4 白色血栓

二尖瓣闭锁缘上形成串珠状的白色血栓

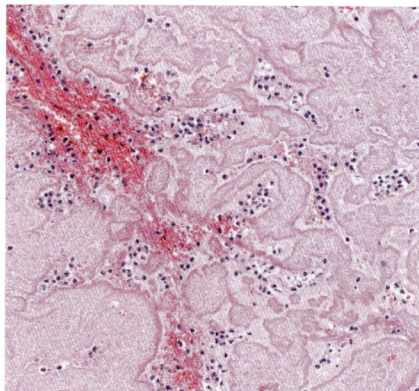

图 3-5 混合血栓

血小板小梁间充满大量红细胞,血小板小梁边缘可见中性粒细胞附着

三、血栓的结局

(一)软化、溶解和吸收

新形成血栓内的纤溶酶被激活,同时白细胞崩解释放的溶蛋白酶,可使血栓软化并逐渐被溶解。血栓溶解的快慢取决于血栓的大小和新旧程度。小的新鲜血栓可被快速完全溶解;大的血栓多呈部分软化状态,若被血液冲击,可形成碎片状或整个脱落,随血流运行到组织器官中,在与血栓大小相应的血管中停留,造成血栓栓塞(图 3-6)。

(二)机化和再通

如果纤溶酶系统活性不足,且血栓存在时间较长,则发生机化。在血栓形成后的 1～2 天,已开始有内皮细胞、成纤维细胞和肌成纤维细胞从血管壁长入血栓并逐渐取代血栓。由肉芽组织逐渐取代血栓的过程,称为血栓机化。较大的血栓约 2 周便可完全机化,此时血栓与血管壁紧密黏着不再脱落。在血栓机化过程中,由于水分被吸收,血栓干燥收缩或部分溶解而出现裂隙,周围新生的血管内皮细胞长入并被覆于裂隙表面形成新的血管,并相互吻合沟通,使被阻塞的血管部分重建血流,这一过程称为再通(recanalization)(图 3-7)。

图 3-6　血栓栓塞
血栓脱落,随血流运行到组织器官中,阻塞血管

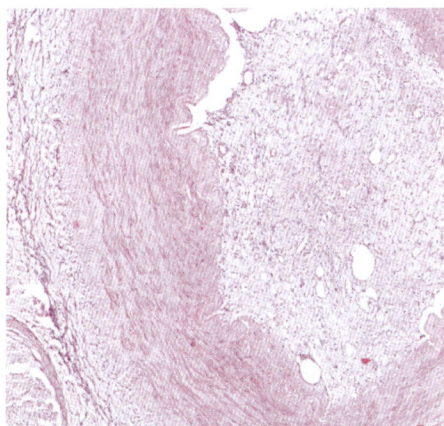

图 3-7　血栓机化和再通
肉芽组织逐渐取代血栓,周围新生的血管内皮细胞长入并被覆于裂隙表面形成新的血管

(三)钙化

若长时间存在的血栓发生钙盐沉着,则称为钙化(calcification)。血栓钙化后成为静脉石或动脉石。机化的血栓在纤维组织玻璃样变的基础上也可发生钙化。

四、血栓形成对机体的影响

血栓形成对破裂的血管起止血作用,这是对机体有利的一面。如慢性胃溃疡、十二指肠溃疡底部和肺结核性空洞壁的血管,在病变侵蚀前已形成血栓,可避免大出血的可能。但多数情况下,血栓形成对机体有不同程度的不利影响,这取决于血栓的部位、大小、类型和血管腔阻塞的程度以及有无侧支循环的建立。

(一)阻塞血管

动脉血管管腔未完全阻塞时,可引起局部器官或组织缺血,实质细胞萎缩。若完全阻塞而又无有效的侧支循环,则引起梗死。例如,脑动脉血栓引起脑梗死;心冠状动脉血栓引起心肌梗死;血栓闭塞性脉管炎时引起患肢梗死,合并腐败菌感染而发生坏疽等。

(二)栓塞

血栓整体脱落或血栓部分软化被血液冲击形成碎片状脱落成为栓子,随血流运行可引起栓塞。如下肢静脉内血栓脱落可造成肺动脉栓塞;左心腔血栓脱落可造成脑动脉栓塞。若栓子内含有细菌,可引起栓塞组织的败血性梗死或脓肿形成。

(三)心瓣膜变形

发生风湿性心内膜炎和感染性心内膜炎时,心瓣膜上可反复形成血栓,发生机化后可使瓣膜增厚变硬、瓣叶之间粘连,造成瓣膜口狭窄;瓣膜增厚、卷缩,腱索增粗、缩短,则会引起瓣膜关闭不全。

(四)出血

常见于 DIC,微循环内广泛纤维素性血栓形成导致出血。由于严重创伤、大面积烧伤、羊水栓塞、恶性肿瘤等,促凝物质释放入血液,可启动外源性凝血;或由于感染、缺氧、酸中毒等造成广泛性内皮细胞损伤,启动内源性凝血,引起微血管内弥漫纤维素性血栓形成。在纤维蛋白凝固过程中,凝血因子大量消耗,加上纤维蛋白形成后促使纤溶酶原激活,导致血液凝固障碍,可引起患者全身广泛性出血和休克。

Note

第四节 栓 塞

在循环血液中出现不溶于血液的异常物质,随血流运行阻塞血管腔的现象称为栓塞(embolism)。阻塞血管的异常物质称为栓子(embolus)。栓子可以是固体、液体或气体。最常见的栓子是脱落的血栓,还可见由脂肪滴、空气、羊水和肿瘤细胞团等形成的栓子。

一、栓子的运行途径

栓子一般随血流方向运行,最终停留在口径与其相当的血管并阻断血流。来自不同血管系统的栓子,其运行途径不同。

1.静脉系统和右心腔栓子 来自体循环静脉系统或右心腔的栓子随血流进入肺动脉主干及其分支,引起肺栓塞。某些体积小而又富于弹性的栓子(如脂肪栓子)可通过肺泡壁毛细血管回流入左心,再进入体循环系统,阻塞动脉小分支。

2.主动脉系统和左心腔栓子 来自主动脉系统或左心腔的栓子,随动脉血流运行,阻塞于各器官的小动脉内,常见于脑、脾、肾及四肢的指、趾部等。

3.门静脉系统栓子 来自肠系膜静脉等门静脉系统的栓子,可引起肝内门静脉分支的栓塞。

4.交叉性栓塞(crossed embolism) 又称反常栓塞(abnormal embolism),偶见来自右心腔或腔静脉系统的栓子,在右心腔压力升高的情况下通过先天性房(室)间隔缺损到达左心,再进入体循环系统引起栓塞。罕见有静脉脱落的小栓子经肺动脉未闭的动脉导管进入体循环而引起栓塞。

5.逆行性栓塞(retrograde embolism) 极罕见于下腔静脉内栓子,在胸、腹压突然升高(如咳嗽或深呼吸)时,栓子逆流至肝、肾、髂静脉分支并引起栓塞。

二、栓塞的类型和对机体的影响

栓塞主要分为血栓栓塞、脂肪栓塞、气体栓塞、羊水栓塞四种类型。

(一)血栓栓塞

由血栓或血栓的一部分脱落引起的栓塞称为血栓栓塞(thromboembolism)。血栓栓塞是栓塞最常见的类型,占所有栓塞的99%以上。由于血栓栓子的来源、大小和栓塞部位的不同,对机体的影响也有所不同。

1.肺动脉栓塞 造成肺动脉栓塞(pulmonary embolism)的栓子95%以上来自下肢膝以上的深部静脉,特别是腘静脉、股静脉和髂静脉,偶尔可来自盆腔静脉或右心附壁血栓。根据血栓栓子的大小和数量,其引起肺动脉栓塞的后果不同。

(1)中、小栓子多栓塞肺动脉的小分支:常见于肺下叶,除多发性或短期内多次发生栓塞外,一般不引起严重后果,因为肺有双重血液循环,肺动脉和支气管动脉间有丰富的吻合支,侧支循环可起代偿作用,这些栓子可被溶解而消失或机化。若在栓塞前,肺已有严重的淤血,微循环内压升高,使支气管动脉供血受阻,可引起肺组织的出血性梗死。

(2)大的血栓栓子栓塞肺动脉主干或大分支:较长的栓子可同时阻塞于肺动脉主干分叉处,称为骑跨性栓塞。患者可突然出现呼吸困难、发绀、休克等症状,严重者可因急性呼吸和循环衰竭死亡(猝死)。

(3)若栓子小且数目多,可广泛栓塞肺动脉多数小分支,因肺动脉压力增高引起右心衰竭而猝死。

肺动脉栓塞引起猝死的机制尚未完全清楚,一般认为:①肺动脉主干或大分支栓塞时,肺动脉内阻力急剧增加,造成急性右心衰竭;同时肺缺血缺氧,左心回心血量减少,冠状动脉灌流量不足,导致心肌缺血;②动物实验及临床资料表明,肺栓塞刺激迷走神经,通过神经反射引起肺动脉、冠状动脉、支气管动脉和支气管平滑肌的痉挛,导致急性右心衰竭和窒息;③血栓栓子内血小板释放 5-HT 及 TXA_2,可引起肺血管的痉挛,导致急性右心衰竭,故新鲜血栓栓子比陈旧性血栓栓子危害性大。

2. 体循环动脉栓塞 约 80% 体循环动脉栓塞的栓子来自左心腔,常见有亚急性感染性心内膜炎时心瓣膜上的赘生物、二尖瓣狭窄时左心房球状血栓、心肌梗死区心内膜上的附壁血栓。其余可见于动脉粥样硬化溃疡处或动脉瘤的附壁血栓。动脉栓塞的主要部位为下肢、脑、肠、肾和脾。栓塞的后果取决于栓塞的部位和局部侧支循环的情况以及组织对缺血的耐受性。当栓塞的动脉缺乏有效的侧支循环时,可引起局部组织的梗死。上肢动脉吻合支丰富,肝脏有肝动脉和门静脉双重血液供应,故很少发生梗死。

(二)脂肪栓塞

循环血流中出现较大脂滴并阻塞小血管,称为脂肪栓塞(fat embolism)。脂肪栓塞的栓子来源可见于以下 2 种情况。

1. 外伤致脂滴进入血液循环 多发生于长骨骨折、脂肪组织严重烧伤或创伤时,脂肪细胞因受损而破裂,游离出无数脂滴,从破裂的血管进入血液循环。脂肪肝时,由于上腹部受到猛烈挤压、撞击,肝细胞破裂释放出脂滴进入血液循环。

2. 血脂失去稳定性 在非创伤性的疾病(如糖尿病)、酗酒、慢性胰腺炎、血脂过高或精神受到强烈刺激、过度紧张时,机体处于应激状态,使呈悬乳状态的血脂不能保持稳定而游离并互相融合形成脂滴。

脂肪栓塞时,脂滴栓子从静脉入右心腔,再到达肺,直径大于 $20\mu m$ 的脂滴栓子可引起肺动脉分支、小动脉或毛细血管的栓塞;直径小于 $20\mu m$ 的脂滴栓子可通过肺泡壁毛细血管经肺静脉至左心达体循环的分支,引起全身多器官的栓塞。发生脂肪栓塞的患者在损伤后 1~3 天内可出现突发性的呼吸急促、呼吸困难和心动过速,从脂滴释出的游离脂肪酸还能引起局部中毒,损伤血管内皮细胞,出现特征性的瘀点、瘀斑,也可能与血小板黏附在脂滴上的数量迅速减少有关。脑脂肪栓塞引起的神经症状包括兴奋、烦躁不安、谵妄和昏迷等。

脂肪栓塞的后果取决于栓塞部位及脂滴数量的多少。少量脂滴入血,可被巨噬细胞吞噬吸收,或由血中脂酶分解清除,无不良后果。若大量脂滴(9~20 g)短期内进入肺循环,使 75% 的肺循环面积受阻时,可引起窒息或因急性右心衰竭而死亡。

(三)气体栓塞

大量空气迅速进入血液循环或原来溶解于血液内的气体迅速游离,形成气泡而阻塞心血管,称为气体栓塞(gas embolism),包括空气栓塞(air embolism)和减压病(decompression sickness)。

1. 空气栓塞 多由静脉损伤破裂,外界空气由缺损处进入血流所致。如头颈、胸壁和肺手术或创伤时损伤静脉、使用正压静脉输液以及人工气胸或气腹误伤静脉时,空气可因吸气时静脉腔内负压而被吸引,由损伤口进入静脉。分娩或流产时,由于子宫强烈收缩,可将空气挤入子宫壁破裂的静脉窦内。空气进入血液循环的后果取决于进入的速度和气体量。少量空气入血,可溶解于血液内,不会发生空气栓塞。若大量空气(多于 100 mL)迅速进入静脉,随血流到右心后,因心脏搏动,将空气与血液搅拌形成大量血气泡,使血液变成泡沫状充满心腔,阻碍了静脉血的回流和向肺动脉的输出,造成严重的循环障碍。患者可出现呼吸困难、发绀,严重时导致猝死。

2. 减压病 又称沉箱病(caisson disease)和潜水员病,是气体栓塞的一种。人体从高气压环境迅速进入常压或低气压环境,原来溶解于血液、组织液和脂肪组织的气体(包括氧气、二氧化碳和氮气)迅速游离形成气泡,其中氧气和二氧化碳可再溶解于体液内被吸收,但氮气在体液内溶解迟缓,导致在血液和组织内形成很多微气泡或融合成大气泡,引起气体栓塞,故又称为氮气栓塞(nitrogen embolism)。氮气析出时,若气体位于肌肉、肌腱、韧带内,会引起关节和肌肉疼痛;位于皮下组织内会引起皮下气肿;位于局部血管内会引起局部缺血和梗死,常见于股骨头、胫骨和髂骨的无菌性坏死;全身性特别是四肢、肠道等末梢血管阻塞可引起痉挛性疼痛;若短期内大量气泡形成,阻塞了多数血管,特别是阻塞冠状动脉时,可引起严重血液循环障碍甚至死亡。

(四)羊水栓塞

羊水栓塞(amniotic fluid embolism)是分娩过程中一种罕见严重并发症(1/50000),死亡率大于80%。在分娩过程中,若羊膜破裂或胎盘早期剥离,又逢胎儿阻塞产道时,由于子宫强烈收缩,宫内压增高,可将羊水压入子宫壁破裂的静脉窦内,经血液循环进入肺动脉分支、小动脉及毛细血管内引起羊水栓塞。少量羊水可通过肺的毛细血管经肺静脉达左心,引起体循环器官的小血管栓塞。羊水栓塞的证据是在显微镜下观察到肺小动脉和毛细血管内或母体血液涂片中有羊水的成分,包括角化鳞状上皮、胎毛、胎脂、胎粪和黏液。本病发病急,后果严重,患者常在分娩过程中或分娩后突然出现呼吸困难、发绀、抽搐、休克、昏迷,甚至死亡。

羊水栓塞引起猝死主要与以下机制有关:①羊水中胎儿代谢产物入血引起过敏性休克;②羊水栓子阻塞肺动脉及羊水内含有血管活性物质引起反射性血管痉挛;③羊水具有凝血致活酶样的作用引起DIC。

(五)其他栓塞

肿瘤细胞和胎盘滋养叶细胞均可侵蚀血管,骨折时骨髓细胞可进入血流,这些情况都可引起细胞栓塞;动脉粥样硬化灶中的胆固醇结晶脱落引起动脉系统的栓塞;寄生在门静脉的血吸虫及其虫卵可栓塞肝内门静脉小分支;细菌、真菌团和其他异物如子弹(弹片)偶尔可进入血液循环引起栓塞。

课程思政教学案例

某妇幼保健院内,一产妇林清(化名)在剖宫产过程中发生了羊水栓塞。手术中,产妇咳嗽,咳嗽后几秒内出现抽搐,血氧饱和度急剧下降。多个科室的医生迅速聚集到手术室开始抢救,产妇和胎儿最终全部成功得救。医生护士们是人民的天使,他们时刻以救死扶伤、全心全意为人民服务为天职。从上面这个案例中,我们还能感受到母爱的伟大,产妇在生产过程中生死一线,俗话说"女人生娃就是一脚踏进鬼门关",从古至今就有很多诗文歌颂母亲。各位学子,请时时记住"爱子心无尽,归家喜及辰",多多陪伴父母,常回家看看。

第五节 梗 死

器官或局部组织由于血管阻塞、血流阻断引起的缺血性坏死,称为梗死(infarct)。梗死常见于因动脉阻塞引起局部组织缺血缺氧而发生的坏死,有时静脉阻塞使局部血流停滞造成组织缺血缺氧,也可引起梗死。

一、梗死形成的原因和条件

(一)梗死形成的原因

任何引起血管腔阻塞,导致局部组织血液循环中断和缺血的因素均可引起梗死。

1.血栓形成 血管内血栓形成是引起梗死最常见的原因。主要见于冠状动脉、脑动脉粥样硬化合并血栓形成时引起的心肌梗死和脑梗死。伴有血栓形成的足背动脉闭塞性脉管炎可引起足部梗死。静脉内血栓形成一般只引起淤血、水肿,但肠系膜静脉血栓形成可引起所属静脉引流肠段的梗死。

2.动脉栓塞 多为动脉血栓栓塞,也可为气体、羊水、脂肪栓塞,常引起脾、肾、肺和脑的梗死。

3.动脉痉挛 在严重的冠状动脉粥样硬化或合并斑块内出血的基础上,冠状动脉若发生强烈和持续的痉挛,可引起心肌梗死。

4.血管受压闭塞 位于血管外的肿瘤压迫血管引起脑梗死、脾梗死;肠扭转、肠套叠和嵌顿疝时,肠系膜静脉和动脉受压或血流中断引起肠梗死;卵巢囊肿蒂扭转及睾丸扭转致血流供应中断等引起卵巢梗死、睾丸梗死。

(二)梗死形成的条件

血管阻塞后是否造成梗死,与下列因素有关。

1.器官血供特性 具有双重血液循环的器官,其中一条动脉阻塞,因有另一条动脉可以维持供血,通常不易引起梗死。如肺有肺动脉和支气管动脉供血,故肺动脉小分支的血栓栓塞通常不会引起肺梗死;肝梗死很少见,是因为有肝动脉和门静脉双重供血,故肝内门静脉阻塞一般不发生肝梗死。前臂和手有平行走向的桡动脉和尺动脉供血,二者之间有丰富的吻合支,因此,前臂和手罕见发生梗死。对吻合支不丰富的器官,如肾、脾及脑,动脉迅速发生阻塞时,由于不易建立有效的侧支循环,常易发生梗死。

2.局部组织对缺血的敏感程度 大脑的少突胶质细胞和神经细胞对缺血缺氧最为敏感,3~4 min 的缺血即引起梗死;心肌细胞对缺血也很敏感,缺血 20~30 min 就会梗死;骨骼肌、纤维结缔组织对缺血耐受性最强,较少发生梗死。严重的贫血或心功能不全时,血氧含量降低,可促进梗死的发生。

二、梗死的病变及类型

(一)梗死的形态特征

梗死是局部组织的坏死,其形态特征因不同组织器官而有所差异。

1.梗死灶的形状 梗死灶的形状取决于发生梗死的器官血管分布方式。多数器官的血管呈锥形分支,如脾、肾、肺等,故梗死灶也呈锥形,切面呈扇形或三角形,其尖端位于血管阻塞处,常指向脾门、肾门、肺门,底部为器官的表面;肠系膜血管呈扇形分支,每支血管支配某段肠段,故肠梗死灶呈节段形;心冠状动脉分支不规则,故心肌梗死灶的形状也不规则,呈地图状。

2.梗死灶的质地 梗死灶的质地取决于坏死的类型。实质器官(如心、脾、肾)的梗死为凝固性坏死,梗死灶新鲜时由于组织崩解,局部胶体渗透压升高而吸收水分,因而局部肿胀,表面和切面均有微隆起,浆膜面常有一层纤维素性渗出物被覆;陈旧性梗死因含水分较少,故梗死灶干燥,质地变硬,表面下陷。脑梗死为液化性坏死,梗死灶新鲜时质软疏松,日久后逐渐液化成囊状。

3.梗死灶的颜色 梗死灶的颜色取决于梗死灶内的含血量。含血量少时颜色灰白,称为贫血性梗死(anemic infarct)或白色梗死(white infarct)。含血量多时颜色暗红,称为出血性梗死(hemorrhagic infarct)或红色梗死(red infarct)。

Note

(二)梗死的类型

根据梗死灶内含血量的多少和有无合并细菌感染,将梗死分为以下三种类型。

1.贫血性梗死 贫血性梗死常发生于组织结构较致密、侧支循环不丰富并由终末动脉供血的实质器官,如脾、肾、心、脑等。当动脉分支阻塞时,局部组织缺血缺氧,使其所属微血管通透性增高,梗死灶边缘侧支血管内的血液通过通透性增高的血管漏出于梗死灶周围,在肉眼或在显微镜下呈现为梗死灶周围的出血带。梗死灶组织致密,故出血量反而不多,以后由于红细胞崩解,血红蛋白溶于组织液中并被吸收,梗死灶呈灰白色。发生于脾、肾的梗死灶呈锥形,尖端向血管阻塞的部位(图3-8),发生于心肌的梗死灶呈不规则地图状。梗死的早期,梗死灶与正常组织交界处因炎症反应常见一充血出血带,数日后因红细胞被巨噬细胞吞噬后转变为含铁血黄素而变成黄褐色。晚期病灶表面下陷,质地变坚实,黄褐色出血带消失,梗死灶发生机化,由肉芽组织取代,逐渐形成瘢痕组织。镜下可见贫血性梗死灶呈凝固性坏死,早期细胞尚可见核固缩、核碎裂和核溶解等改变,细胞质嗜伊红染色,均匀一致,组织结构轮廓尚保存。后期肉芽组织长入,最终被瘢痕组织代替。

此外,脑梗死一般为贫血性梗死,梗死灶的脑组织坏死、变软、液化,以后形成囊状,或被增生的星形胶质细胞和胶质纤维所代替,最后形成胶质瘢痕。

2.出血性梗死 出血性梗死常发生于组织疏松且具有双重血液循环的器官,如肺、肠等,梗死灶有明显的弥漫性出血。

(1)发生条件:①严重淤血:当器官原有严重淤血时,血管阻塞引起的梗死为出血性梗死,如肺淤血。严重淤血是肺梗死形成的重要先决条件,因为在肺淤血情况下,肺静脉和毛细血管内压增高,影响了肺动脉分支阻塞后建立有效的肺动脉和支气管动脉侧支循环,致肺出血性梗死。②组织疏松:肠和肺的组织较疏松,梗死初期疏松的组织间隙内可容纳大量漏出的血液,当组织坏死吸收水分而膨胀时,也不能把漏出的血液挤出梗死灶外,因而梗死灶为出血性。若肺因有炎症而实变时,所发生的肺梗死一般为贫血性梗死。

(2)常见类型:①肺出血性梗死:常位于肺下叶,尤好发于肋膈缘,常多发,梗死灶大小不等,呈锥形,尖端朝向肺门,底部紧靠肺膜,肺膜表面有纤维素性渗出物。梗死灶质实,因弥漫性出血组织呈暗红色,略向表面隆起,时间久后,由于红细胞崩解颜色变浅,肉芽组织长入逐渐机化,梗死灶变成灰白色,瘢痕组织收缩使梗死灶表面局部下陷。镜下,梗死灶呈凝固性坏死,可见肺泡轮廓,肺泡腔、小支气管腔及肺间质充满红细胞(图3-9)。早期(48 h内)红细胞轮廓尚保存,以后崩解。梗死灶边缘与正常肺组织交界处的肺组织充血、水肿及出血。②肠出血性梗死:肠梗死多发生于肠扭转、肠套叠、嵌顿疝等情况下。梗死灶呈节段性,暗红色,肠壁因淤血、水肿和出血明显增厚,随之肠壁坏死,质脆易破裂,肠浆膜面可有纤维素性脓性渗出物被覆。

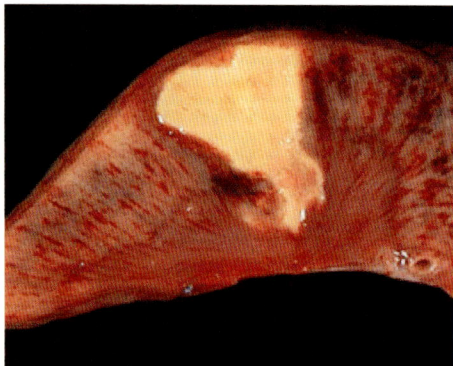

图3-8 贫血性梗死
灰白色梗死灶,呈锥形

图3-9 肺出血性梗死
肺泡腔、小支气管腔及肺间质充满红细胞

3.败血性梗死(septic infarct)　　败血性梗死由含有细菌的栓子阻塞血管引起。常见于急性感染性心内膜炎,为含细菌的血栓从心内膜脱落,顺血流运行而引起相应组织器官动脉栓塞所致。梗死灶内可见细菌团及大量炎症细胞浸润,若有化脓性细菌感染时,可形成脓肿。

三、梗死对机体的影响和结局

(一)梗死对机体的影响

梗死对机体的影响取决于发生梗死的器官、梗死灶的大小和部位以及有无细菌感染等因素。重要器官的大面积梗死可引起器官严重功能障碍,甚至导致患者死亡。例如,大面积心肌梗死可导致心功能不全或死亡;大面积脑梗死可导致瘫痪或死亡。梗死若发生在脾、肾,则对机体影响较小,常常仅引起局部症状。如肾梗死可出现腰痛和血尿,一般不影响肾功能。肺梗死时可出现胸痛、咳嗽和咯血。肠梗死常出现剧烈腹痛、呕吐、血便、麻痹性肠梗阻和腹膜炎的症状。肺、肠、四肢的梗死,若继发腐败菌感染,可引起坏疽,后果严重。

(二)梗死的结局

梗死属于坏死,其结局与坏死相似,梗死组织可被溶解、吸收,或发生机化、包裹和钙化。

知识拓展

栓塞与猝死

世界卫生组织(WHO)的猝死(sudden death,SD)定义:"平素身体健康或貌似健康的患者,在出乎意料的短时间内,因自然疾病而突然死亡即为猝死。"并认为具体时间量化为 6 h 之内,可以浓缩为患者"因病突然死亡"。淤血、血栓形成、栓塞、梗死等病理过程在临床实践中非常常见,其中,栓塞是猝死的常见原因,需要在临床工作中给予充分关注,尽可能减轻病变带来的不良后果,防止严重并发症的产生。如在骨科中,对骨折患者应尽量减少搬动,尽快固定患肢,减少骨折断端活动及组织的再损伤,降低脂肪栓塞的发生率;在产科临床工作中,应加强产前检查,及时发现并处理前置胎盘、胎盘早剥等并发症,密切关注产妇情况,谨防羊水栓塞的发生。

第六节　水　　肿

水肿(edema)是指过多的体液在组织间隙或体腔内的积聚。如果体液积聚在体腔,则称为积水。水肿不是一个独立的疾病,而是一种病理过程。按发病原因可分为肾性水肿、肝性水肿、心性水肿、营养不良性水肿、淋巴性水肿、炎性水肿等。按组织器官可分为脑水肿、肺水肿、皮下水肿等。按水肿波及的范围可分为全身性水肿和局部性水肿。全身水肿是指严重的全身性水肿,除浆膜腔积水外,还伴有明显的皮下组织水肿;局部性水肿包括炎性水肿、淋巴性水肿。

一、水肿的发生机制

正常人体组织间液量的相对恒定主要取决于血管内外液体交换和机体内外液体交换的平衡,这两种平衡的失调是发生水肿的基础。

(一)血管内外液体交换失衡

正常情况下,组织间液和血浆之间不断进行液体交换,使组织液的生成和回流保持动态平衡。血管内外液体的交换取决于以下四个因素:毛细血管血压(即毛细血管流体静压)、组织间液流体静压、血浆胶体渗透压和组织间液胶体渗透压。其中,毛细血管血压和组织间液胶体渗透压促进血管内液体向组织间隙转移;而组织间液流体静压和血浆胶体渗透压则促进组织间隙液体向血管内转移。上述一个或几个因素同时或相继失调,都可导致水肿的发生。常见因素如下。

1.毛细血管血压升高　主要由静脉压升高引起,常见于充血性心力衰竭、静脉血栓形成、肿瘤压迫静脉等,毛细血管血压升高使有效流体静压增高。

2.血浆胶体渗透压降低　血浆胶体渗透压主要取决于血浆白蛋白的含量。引起血浆白蛋白含量下降的原因如下:①蛋白质摄入不足,见于食物中蛋白质供给不足或胃肠道消化吸收障碍;②蛋白质合成障碍,见于肝功能不全时,肝脏合成蛋白质明显减少;③机体消耗或丢失过多,见于慢性感染、恶性肿瘤、肾病综合征、严重烧伤和创伤等;④稀释性低蛋白血症,见于大量水钠潴留或输入大量非胶体溶液时,使血浆白蛋白稀释。

3.毛细血管通透性增加　主要见于各种炎症,包括感染、烧伤、冻伤、化学伤、异常免疫反应等。正常时,毛细血管只允许微量蛋白质滤出,当毛细血管通透性增高时,不仅液体的滤出增加,而且伴有大量血浆白蛋白滤出。

4.淋巴回流受阻　常见原因包括淋巴管受压或阻塞,如丝虫病、恶性肿瘤细胞侵入并堵塞淋巴管、主要淋巴结手术摘除等。

(二)机体内外液体交换失衡

正常人钠水的摄入量和排出量处于动态平衡,从而保持机体体液量的相对恒定。其中,肾在调节钠、水平衡中起重要的作用,正常人体肾小球滤出的钠和水,99%～99.5%被肾小管重吸收,只有0.5%～1%从尿中排出。通常情况下,肾小球滤过液进入近曲小管后有65%～70%的钠和水被重吸收入血,远曲小管和集合管对钠和水的吸收主要受醛固酮和抗利尿激素的调控。任何原因使肾小球滤过率降低和(或)肾小管重吸收增多时,都会发生球管失衡,导致水钠潴留,成为水肿发生的重要机制。

1.肾小球滤过率下降　引起肾小球滤过率下降的常见原因如下。

(1)肾小球广泛受累:如急性和慢性肾小球肾炎,其肾小球的有效滤过面积明显减少,肾小球滤过率下降,导致水钠潴留。

(2)肾血流量减少:如充血性心力衰竭、肝硬化腹水形成、肾病综合征等。机体有效循环血量减少,使肾血流量减少,肾小球滤过率下降,继发的交感-肾上腺髓质系统、肾素-血管紧张素系统兴奋,使入球小动脉收缩,肾血流量进一步减少,肾小球滤过率下降,导致水钠潴留。

2.肾小管重吸收增加　无论肾小球滤过率是否下降,只要肾小管重吸收增加,即可造成水钠潴留,从而引起水肿。

(1)醛固酮增多:醛固酮能促进远曲小管对钠的重吸收,进而引起水钠潴留。引起醛固酮分泌增加的常见原因如下。①分泌增加:常见于充血性心力衰竭、肾病综合征及肝硬化腹水。②灭活减少:肝功能严重损害如肝硬化,肝细胞灭活醛固酮功能减退,引起醛固酮增多。

(2)抗利尿激素(ADH)增多:ADH有促进肾远曲小管和集合管重吸收水的作用。

(3)心房钠尿肽(ANP)分泌减少:ANP是由心房内心肌细胞所分泌的一种多肽激素,其分泌受血容量、血压和血Na^+含量的调节。ANP具有利钠利尿、扩张血管和降低血压的作用。

(4)肾滤过分数(renal filtration fraction,RFF)增加:肾小球滤过率与肾血浆流量的比值称为肾滤过分数。充血性心力衰竭或肾病综合征时,机体有效循环血量减少,肾血流量随之下降;在儿茶酚胺、血管紧张素Ⅱ等缩血管物质作用下,出球小动脉的收缩比入球小动脉明显,肾小滤过率降低幅度低于肾血浆流量,则肾滤过分数增高。

(5)肾内血流重新分布:在正常情况下,约90%的肾血流量通过皮质外层2/3的肾单位,只有小部分通过髓旁肾单位。在病理情况下,如有效循环血量减少(如休克、充血性心力衰竭等),可导致肾内血流重新分布,通过皮质外层肾单位的血流量明显减少,较多的血流转向髓旁肾单位。

以上是水肿的基本发生机制,临床上,水肿的发生通常是多种机制共同作用的结果(图3-10)。

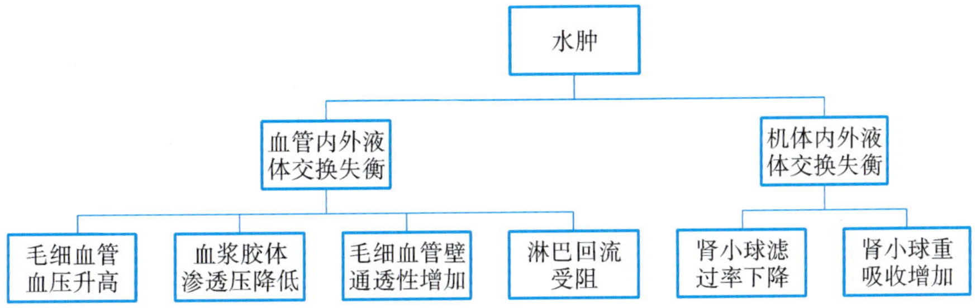

图3-10 水肿的基本发生机制

二、水肿的基本病理变化及对机体的影响

水肿是临床上常见的病理过程。水肿的大体改变为组织肿胀,颜色苍白而质软,切面有时呈胶冻样。镜下可见水肿液积聚于细胞和纤维结缔组织之间或腔隙内,HE染色为透亮空白区,细胞外基质成分被水肿液分隔。若水肿液内蛋白质含量多时,如炎症性水肿,可呈同质性微粒状深红染;蛋白质含量少时,如心性或肾性水肿,则呈淡红染。

(一)水肿的基本病理变化

不同原因引起的皮下水肿,其部位分布各异,可呈弥漫性,也可呈局部性。右心衰竭性水肿是典型的体位性水肿,长期站立时下肢水肿,而卧床时则骶部水肿。由肾功能不全或肾病综合征引起的水肿影响全身各部位。但早期时首先影响疏松结缔组织,如眼睑水肿。皮肤水肿时表面紧张苍白,用手指压时留下凹陷,称为凹陷性水肿(pitting edema)。

1.水肿液的性状特点 水肿液含有血浆的全部晶体成分,根据蛋白质含量的不同分为漏出液和渗出液。如炎症时,由于血管通透性增加引起的水肿,水肿液中蛋白质含量较高,称为渗出液。若水肿液中蛋白质含量较低,则称为漏出液,如肝性水肿时的腹水。

2.水肿的皮肤特点 皮下水肿是全身性或躯体局部性水肿的重要体征,水肿区域由于水肿液的积聚而肿胀,皮肤松软,皱纹被张力展平,颜色苍白,温度降低,用力按压可产生凹陷,即凹陷性水肿。但是在凹陷性水肿尚未出现前,水肿区域的组织间液量和组织的重量已有增加,可达原体重10%,称隐性水肿(occult edema)。这是因为水肿早期,组织间隙内的胶体网状物质可吸收大量的水肿液并膨胀。当超过其吸收能力而致组织间隙中具有高度移动性的游离液体时,按压点的外力可使游离液体向周围移动,形成凹陷;当外力去除后,液体缓慢返回原处,凹陷稍后自然平复。因此,对怀疑有早期水肿者,每天称量体重是较好的监测方式。

3.全身性水肿的分布特点 常见的全身性水肿有心性水肿、肝性水肿和肾性水肿。①心性水肿:首先出现在低垂部位。这是由于血流动力学变化受重力的影响较大,离心越远的低垂部位毛细血管内压越高,因此,坐位或立位时,水肿最先出现在下肢。长期仰卧位时,水肿最先出现在骶部。②肝性水肿:以腹水最为多见。肝脏病变时,由于肝静脉淤血及门静脉高压,腹腔毛细血管内压明显增加,水肿液易积聚于腹腔形成腹水。③肾性水肿:首先表现为眼睑或面部水肿。一般而言,组织结构疏松、皮肤伸展度大的部位容易积蓄水肿液,组织结构致密的部位如手指和足趾等,皮肤较厚而伸展度小,不易发生水肿。因此,肾性水肿因受毛细血管内压力和重力变化的影响较小,水肿液可首先在眼睑或面部等组织疏松、容易容纳水肿液的部位积聚。

（二）水肿对机体的影响

水肿对机体的影响取决于水肿的部位、程度、发生速度及持续时间。全身性皮下水肿常提示心力衰竭、肾功能衰竭或营养不良,对临床诊断有帮助。局部的皮肤水肿影响伤口的愈合和感染的清除。肺水肿影响通气功能,甚至引起死亡。肺水肿时,水肿液不但聚集在肺泡壁毛细血管周,阻碍氧气交换,而且聚集在肺泡腔内,形成有利于细菌感染的环境。脑水肿可引起颅内压增高、脑疝形成或压迫脑干血管供应,导致患者迅速死亡。喉头严重水肿时可引起气管阻塞,导致患者窒息死亡。

（井冈山大学　曾　婕）

Note

第四章　炎　　症

扫码看 PPT

临床案例讨论

学习目标

素质目标：以案例为导向，培养学生全面思考、综合分析问题的能力，将生活实例与基础医学、临床分析结合，培养学生的职业理念；思政教育以白求恩医生罹患败血症为例，培养学生严谨求实的专业素养和大爱无疆的奉献精神。

能力目标：加强学生的逻辑推理能力，从病例的诱因到过程到结果，逐步深入，从具象到抽象，从症状到病理特征分层理解。培养学生的科研创新能力，以炎症细胞和炎症因子的作用特点为切入点，启迪思考和创新。帮助学生初步建立临床思维能力，以案例导入引发学生思考，以基本病理改变为核心，以临床病理联系为拓展，使学生全面理解炎症的概念和病理学特征。

知识目标：掌握炎症的概念和炎症局部的基本病理变化；各种炎症细胞的形态特点；炎症的类型、各类型炎症的好发部位及其形态特征；炎性肉芽肿的形态特点及其与肉芽组织的区别。熟悉各类型炎症的相互关系及其后果；炎症的结局；急性炎症过程（血流动力学改变，血管通透性增加，白细胞渗出和吞噬作用）及其发生机制。了解炎症的原因，炎症介质的来源、种类及其在炎症过程中的作用；炎症的局部临床表现和全身性反应。

在各种内源性、外源性损伤因子的作用下，机体的器官、组织、细胞在受损的同时启动一系列复杂性保护反应，通过限制和消除损伤因子来吸收并清除坏死成分，修复损伤组织。这种以血管系统为中心的防御反应称为炎症反应。炎症反应对机体控制感染、修复损伤以及维系生存具有重要作用，但也可对机体造成一定程度的危害。

第一节　炎症的概述

一、炎症的概念

炎症（inflammation）是指具有血管系统的活体组织对各种损伤因子的刺激所发生的以防御反应为主的基本病理过程。炎症反应以血管反应为中心环节。围绕血管反应发生的充血、渗出等环节是炎症反应发生的基础。所以，不具有血管系统的单细胞和多细胞生物通过吞噬损伤因子或细胞、细胞器的肥大来应对刺激的方式不是炎症。只有当生物进化到具有血管系统时，才能在损伤刺激发生时以血管反应为中心，发挥吞噬和清除功能，即炎症反应。

炎症反应包括损伤、抗损伤和修复过程。在局部可表现为红、肿、热、痛和功能障碍，同时可伴有发热、末梢血白细胞数量改变等一系列全身反应。因此，炎症反应虽以防御为目的，但也会给机体带来不同程度的损伤，如过敏性疾病、自身免疫病等，故需客观看待，科学认知。

Note

二、炎症的原因

凡能引起组织、细胞损伤的因素都能引起炎症,称为致炎因子(inflammatory agent),分类如下。

(一)生物性因子

生物性因子是最常见、最重要的原因,如细菌、病毒、立克次体、真菌、螺旋体、原虫和寄生虫等,这些都可引起炎症。由生物性因子引起的炎症称为感染(infection)。部分病原体可以通过一定的传播途径在易感人群中引发相同的感染性疾病,即传染病。不同病原体引起炎症的机制不同,病毒可通过在细胞内复制而使被感染细胞损伤引起炎症;细菌可通过释放内毒素、外毒素或分泌酶引发炎症;寄生虫、结核分枝杆菌利用其抗原性诱发变态反应导致炎症。

(二)理化性因子

高温、低温、紫外线、放射线刺激、机械性损伤等属于物理性因子。强酸、强碱、强氧化剂和芥子气等属于外源性化学性因子。坏死组织的分解产物、病理条件下堆积的代谢产物等也可以引起损伤,诱发炎症反应,属于内源性化学性因子。

(三)变态反应

机体免疫失衡,引起不适或过度的变态反应,如溃疡性结肠炎、过敏性鼻炎等,都可引发炎症反应。

(四)组织坏死

组织坏死可引起炎症反应。如新鲜贫血性梗死灶周围的充血带即为炎症的表现。

(五)异物

手术缝线、物体碎片和二氧化硅晶体等残留于体内的异物均可引起炎症。

三、炎症的基本病理变化

变质(alteration)、渗出(exudation)和增生(proliferation)是炎症的基本病理变化。变质是损伤过程,渗出是抗损伤过程,增生是修复过程。三者在炎症中的发生常具有一定的先后顺序,如变质、渗出常发生在炎症前期,增生常发生在炎症后期。多数炎症中,三种基本病变都可发生;不同类型的炎症中,可以一种或两种基本病变为主;一定条件下,三种基本病变可相互转化。

(一)变质

损伤因子导致炎症局部组织发生的变性和坏死,统称为变质,可发生于实质细胞和间质细胞。实质细胞的变质包括细胞水肿、脂肪变性、细胞凝固性坏死和液化性坏死等,如急性重型肝炎时肝细胞的大片坏死。间质细胞的变质包括黏液样变和纤维素样坏死等。变质可由致炎因子直接引起,也可由炎症反应产物或血液循环障碍间接导致。变质的严重程度既取决于致炎因子的作用强度和种类,也与机体的自身反应相关。

(二)渗出

炎症局部组织血管通透性增加,血管内的液体成分、蛋白质和各种细胞通过血管壁进入组织间隙、体腔、体表和黏膜表面的过程称渗出。渗出的过程包括炎性充血、炎性渗出和炎症细胞浸润。炎性充血指血管口径和血流量的变化。这一过程为营养物质的运输和代谢产物的清除提供途径,是炎性渗出和炎症细胞浸润的基础。炎性渗出有赖于血管通透性的增加,所渗出的液体和细胞成分总称为渗出物或渗出液(exudate)。液体和蛋白质成分为被动渗出;白细胞为主动游出,游出的白细胞统称为炎症细胞,炎症细胞进入组织间隙称为炎症细胞浸润。

渗出是炎症反应,尤其是急性炎症的特征性表现。渗出液若集聚在组织间隙内,称为炎性水肿;渗出液若集聚于浆膜腔,则称为炎性浆膜腔积液。漏出液(transudate)也可造成组织水肿和浆膜腔积液。但漏出液是单纯由血液循环障碍、血管内外流体静压失衡造成的,与渗出液不同。在临床工作中,渗出液与漏出液需进行鉴别(表 4-1)。

表 4-1 渗出液与漏出液的鉴别

	渗出液	漏出液
原因	炎症	非炎症
蛋白量	>30 g/L	<30 g/L
细胞数	$>500\times10^6$/L	$<100\times10^6$/L
凝固性	能自凝	不自凝
比重	$\geqslant1.018$	<1.018
外观	浑浊	清亮

渗出液对机体具有重要作用。多数情况下具有积极意义:①带来液体、氧和营养物质,稀释和中和毒素,减轻局部组织的损伤。②带来抗体和补体,消灭病原体。③带来纤维素,可交织成网,限制病原微生物的扩散并有利于白细胞发挥吞噬功能,在炎症后期成为修复支架,有利于组织修复。④带来白细胞,吞噬杀灭病原体,清除坏死组织。⑤带走代谢产物,炎症局部的病原微生物、毒素随渗出液的淋巴回流到局部淋巴结,刺激机体产生体液免疫和细胞免疫。

当渗出液过多时,对周围组织和器官可产生压迫和阻塞作用,造成不良后果。例如,心包积液压迫心脏;急性肺水肿时,肺泡腔内充满渗出液,严重影响呼吸换气功能;严重喉头水肿导致窒息等。若渗出液当中的纤维素含量大且不能完全被吸收,则发生机化,导致器官功能受损或丧失,如心包粘连、肺肉质变等。

(三)增生

致炎因子、组织坏死产物和理化因素的刺激可导致炎症局部实质细胞和间质细胞数量的增多,称为增生。间质细胞的增生较多,主要包括巨噬细胞、内皮细胞、成纤维细胞、淋巴细胞和浆细胞等,具有限制炎症扩散和促进修复的作用。实质细胞的增生多发生于慢性炎症中,如慢性肝炎时肝细胞的增生。增生是炎症后期以修复为主的过程,但增生过度也会对机体造成不利影响。

四、炎症的局部表现和全身反应

(一)炎症的局部表现

1.红 炎症部位血管扩张充血导致局部呈鲜红色。

2.肿 主要是由局部血管通透性升高,炎性渗出物在炎症局部组织积聚导致肿胀。

3.热 炎症局部动脉性充血、血流加速、代谢旺盛,产热增多。另外,炎症介质中的白细胞介素-1(IL-1)、肿瘤坏死因子(TNF)和前列腺素 E(PGE)也有致热作用。

4.痛 多种因素可产生致痛作用。如渗出液的压迫作用,局部炎症病灶内钾离子、氢离子的积聚,前列腺素、缓激肽等炎症介质对感觉神经末梢的刺激作用等。

5.功能障碍 以上因素叠加可造成局部组织的功能障碍。如疼痛导致肢体活动不灵活,渗出液压迫导致局部血液循环障碍,纤维蛋白机化影响器官功能等。

(二)炎症的全身反应

损伤较严重或病原微生物在体内蔓延时,炎症反应强烈,机体可出现不同程度的全身反应,包括发热、寒战、外周血白细胞数量改变、全身单核巨噬细胞系统增生、血压升高、心率加快等。

1. 发热　导致发热的因素包括外源性和内源性致热原。外源性致热原主要来自细菌代谢产物，可刺激白细胞产生内源性致热原如 IL-1、TNF、白细胞介素-6（IL-6）和干扰素。IL-1、TNF 和干扰素可作用于下丘脑内的体温调节中枢，促进花生四烯酸形成 PGE，从而升高体温。IL-6 可以促进纤维蛋白原的合成，加快红细胞凝集速度，使患者红细胞沉降率（血沉）加快。

体温在一定程度内的升高具有积极意义，如增强机体代谢，加速形成抗体，促进吞噬细胞发挥吞噬功能，增强肝脏的解毒作用，抑制病原微生物生长，但体温过高会引起中枢神经系统的损害，实质细胞的变性和坏死。

2. 外周血白细胞数量改变　炎症反应强烈时，常伴有外周血白细胞数量的增加。正常外周血白细胞数量为（4～10）×10^9/L，细菌感染时可达（15～20）×10^9/L，如果高达（40～100）×10^9/L，称为类白血病反应。外周血白细胞数量的增加主要是由 IL-1、TNF 诱导骨髓中白细胞加速入血所致。故外周血中相对未成熟的杆状核中性粒细胞数量增加，即出现所谓核左移现象。若感染持续时间长，IL-1、TNF 还可诱导集落刺激因子（CSF）促进骨髓造血前体细胞增生。

不同感染类型中，发生数量改变的白细胞种类不同。多数细菌感染时以中性粒细胞的数量增多为主；过敏反应或寄生虫感染时，嗜酸性粒细胞数量增加；一些病毒感染时（如传染性单核细胞增多症），淋巴细胞数量增加。此外，立克次体、原虫、某些病毒感染（如流感）或某些细菌感染（如伤寒杆菌）会导致外周血中白细胞数量降低。故外周血白细胞分类计数检测有助于临床疾病的诊断和分析。

3. 单核巨噬细胞系统增生　常表现为局部淋巴结、肝、脾发生肿大，巨噬细胞增生，吞噬能力增强，是机体提高防御反应能力的表现。

4. 实质器官受损　感染严重时，高热、毒素的损伤和代谢产物的堆积等因素导致心、肝、肾等器官的实质细胞发生变性、坏死，引起不同程度的功能障碍。

五、炎症的分类

根据炎症发生的部位、持续时间（病程长短）、病变性质和病变程度进行不同维度的分类。病理学中常依据病变性质进行分类。

（一）依据炎症的基本病变性质进行分类

依据炎症的基本病变性质可分为变质性炎、渗出性炎、增生性炎。尽管炎症基本病理改变都包含变质、渗出和增生，但不同种类的炎症往往只以其中一种病变为主，因此病理学上常依据主要病理改变特征进行分类。变质性炎以病变器官的实质细胞发生变性、坏死为主，多伴有功能障碍。渗出性炎的病变以渗出为主，根据渗出物质的不同可分为浆液性炎、纤维素性炎、化脓性炎和出血性炎。增生性炎的病变以增生为主。

（二）依据炎症的发生部位进行分类

炎症的发生部位常用于炎症的命名，以病变器官名称加上"炎"字，如肝炎、肺炎、肾炎等。也可在命名前加上具体受累器官的解剖学部位或致病因子等加以修饰，如肾小球肾炎、病毒性心肌炎等。

（三）依据炎症的持续时间进行分类

依据炎症的持续时间可分为急性炎症和慢性炎症。急性炎症起病较急、发展快、持续时间短，一般不超过 1 个月。局部病变常以变质和渗出为主，炎症灶内浸润的白细胞主要为中性粒细胞。变质性炎、渗出性炎多属于急性炎症。慢性炎症持续时间较长，病程长达数月至数年。病变性质以增生为主，炎症灶内浸润的白细胞主要为淋巴细胞、巨噬细胞和浆细胞。此外，临床上还有介于急性炎症和慢性炎症之间的亚急性炎症，以及起病急、呈暴发性经过、短期内脏器实质损害严重的超急性炎症。

(四)依据炎症的病变程度进行分类

依据炎症的病变程度可将炎症分为轻度炎症、中度炎症和重度炎症。

第二节 急性炎症

急性炎症是机体对损伤因子的快速、早期反应,持续时间短,通常为几天到几周,一般不超过1个月。机体通过血管反应和白细胞反应将白细胞和血浆蛋白(抗体、补体和纤维素等)带到损伤部位,发挥吞噬和清除病原体与致炎因子的作用。

一、急性炎症过程中的血管反应

急性炎症过程中的血管反应包括血流动力学改变和血管通透性增加。

(一)血流动力学改变

局部组织受损后,立即发生血流动力学变化,包括血管口径和血流量的改变,过程如下(图 4-1)。

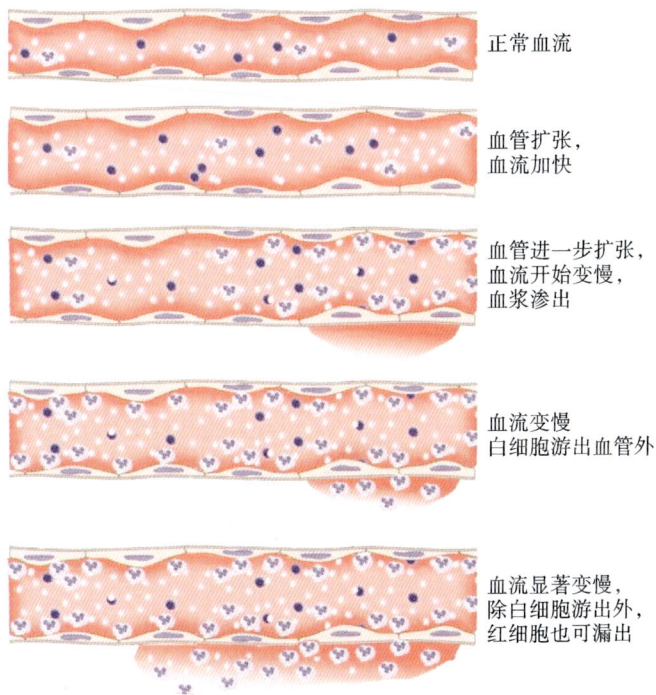

正常血流

血管扩张,
血流加快

血管进一步扩张,
血流开始变慢,
血浆渗出

血流变慢
白细胞游出血管外

血流显著变慢,
除白细胞游出外,
红细胞也可漏出

图 4-1　急性炎症时血流动力学改变模式

1. 细动脉短暂收缩 损伤发生后,通过神经反射或产生的炎症介质作用,局部细动脉出现短暂痉挛收缩,仅持续几秒钟。

2. 血管扩张和血流加速 在神经因素(轴突反射)和体液因素(炎症介质)调节下,细动脉扩张充血、毛细血管床开放,局部血流量增加、能量代谢增强。受损局部组织表现为颜色鲜红、温度升高。

3. 血流速度减慢 随着炎症进一步发展,静脉端毛细血管和小静脉扩张,血管通透性升高,血浆中液体和晶体成分渗出,导致血液黏度升高、红细胞浓度增加,血流速度减慢甚至血流淤滞(stasis)。这一过程有利于白细胞的渗出。

炎症局部血流动力学改变发生的速度和持续时间因致炎因子种类和作用程度而有所不同。极轻度刺激时,血流加速持续 10～15 min 后可恢复正常;轻度刺激时,血流加速可持续数小时,而后血流速度减慢甚至发生血流淤滞;较重刺激时,血流加速 15～30 min 后即可出现血流淤滞;而严重刺激时几分钟内即可发生血流淤滞。此外,不同部位的炎症病灶,血流动力学的改变也不同。例如,烧伤病灶中心已经发生血流淤滞,但周边部血管可能仍处于扩张充血状态。

(二)血管通透性增加

结构完整的血管壁和功能正常的血管内皮细胞是维系血管通透性、保障液体交换的必要条件。炎症发生时,血管通透性的增高有利于炎症局部血管内的液体成分、纤维素等蛋白质和各种炎症细胞渗出。血管通透性增加的发生机制如下(图 4-2)。

1. 内皮细胞收缩 组胺、白三烯、缓激肽、P 物质等许多化学介质可导致内皮细胞迅速收缩,形成 0.5～1.0 μm 的细胞间隙,导致血管通透性增高。这一过程常可逆性地发生于毛细血管后小静脉,持续 15～30 min,称为速发型短暂反应。另外,IL-1、TNF 等细胞因子及缺氧因素可导致血管内皮细胞骨架结构发生重组从而引起内皮细胞收缩,这一过程常发生于损伤后 4～6 h,持续时间可达 24 h 以上,称为迟发型持续反应,可同时累及毛细血管和小静脉。

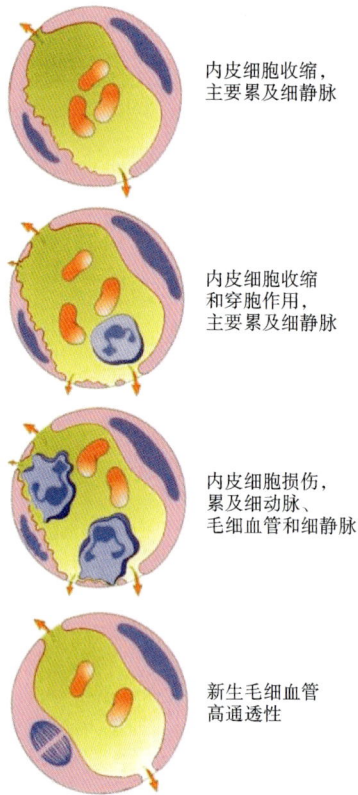

内皮细胞收缩,主要累及细静脉

内皮细胞收缩和穿胞作用,主要累及细静脉

内皮细胞损伤,累及细动脉、毛细血管和细静脉

新生毛细血管高通透性

图 4-2　血管通透性增加的主要机制模式

2. 内皮细胞损伤 炎症损伤严重时,如严重的烧伤、化脓菌感染可直接引起内皮细胞的坏死和脱落,导致血管通透性迅速、明显增加,持续数小时至数天,直至受损血管内形成血栓或内皮细胞再生修复,这种反应过程称为速发型持续反应。小动脉、毛细血管和小静脉等各级微循环血管均可受累。内皮细胞受损可启动凝血机制导致血栓形成。轻中度热损伤、X 射线、紫外线及某些细菌毒素也可引起血管内皮细胞的损伤,血管通透性的增加延迟 2～12 h 发生,持续时间长达数小时至数天,故为迟发型持续反应,仅累及毛细血管和细静脉。

另外,炎症早期黏附于内皮细胞的白细胞被激活,释放氧代谢产物和蛋白溶解酶,可导致内皮细胞损伤和脱落,血管通透性增加。

3. 内皮细胞穿胞作用增强 正常内皮细胞之间靠近连接处的细胞质中存在着一些囊泡性细胞器,它们相互连接构成穿胞通道。富含蛋白质成分的液体通过穿胞通道穿越内皮细胞的现象,称为穿胞作用(transcytosis)。炎症中的某些因子(如血管内皮生长因子(VEGF))和组胺、缓激肽、P 物质等化学介质可以增加这种穿胞通道的数量,增大穿胞通道的口径,导致血管通透性增加。

4. 新生毛细血管的高通透性 在炎症后期的修复过程中,新生毛细血管内皮细胞发育尚不健全,基底膜形成还不完整,细胞间连接不够紧密,使得血管通透性增加。另外,新生内皮细胞可诱导血管活性介质和 VEGF 受体的表达,导致穿胞作用增强、毛细血管壁的通透性增加。因此,新形成的肉芽组织中常有液体外渗,呈柔软湿润外观。

上述血管反应的过程又称为炎性充血,其结果是炎性渗出。炎性充血、炎性渗出、炎症细胞浸润是急性炎症的主要病理过程。

二、炎性渗出

渗出液中的物质按照分子量从小到大依次为液体成分、蛋白质成分和细胞成分。渗出液的成分及数量取决于血管通透性改变的程度。严重的血管壁损伤可导致红细胞漏出，如出血性炎。白细胞的渗出是主动过程，是炎症反应最重要的组织形态学特征。

三、急性炎症过程中的白细胞反应

白细胞的渗出过程复杂且连续，包括边集和滚动、黏附、游出，之后在趋化因子的作用下到达炎症病灶局部，在局部发挥重要的吞噬作用和免疫作用，同时介导组织损伤。

(一)白细胞的渗出过程

白细胞通过边集和滚动、黏附、游出一系列动作从血管内渗出到血管外，在趋化因子的作用下聚集到炎症病灶局部，这一过程是炎症反应发挥防御功能的重要经过(图4-3)。

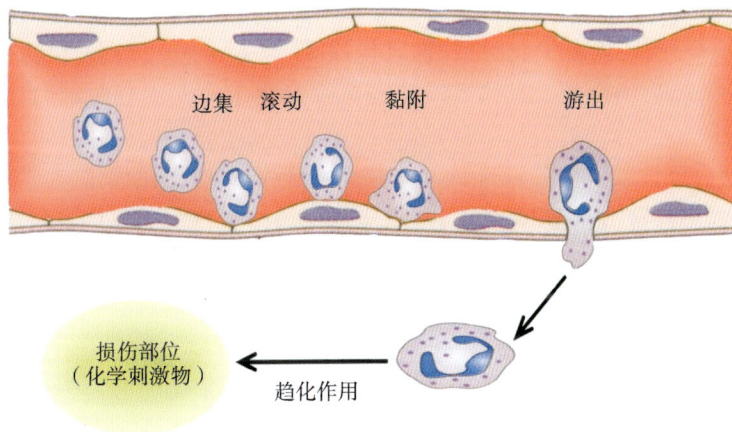

图 4-3 白细胞渗出模式

1.白细胞的边集和滚动 急性炎症过程中的血管反应导致血流速度减慢、血液浓缩，数量多、体积小、流速快的红细胞逐渐将体积较大、移动速度缓慢的白细胞推离轴流(血管中心)区域，使白细胞趋近于血管壁，称为白细胞边集(leukocytic margination)。此时，血管壁上的内皮细胞在细胞因子、组胺、凝血酶和血小板激活因子(PAF)等炎症介质的诱导下，表达细胞黏附分子，促使白细胞在内皮细胞表面翻滚、一过性地接触和黏着，即白细胞滚动(leukocytic rolling)。

细胞黏附分子(cell adhesion molecule，CAM)是介导细胞间、细胞与基质间相互接触与结合，参与细胞的识别、活化、信号转导以及细胞增殖和分化的一系列生物分子。CAM多为糖蛋白，以受体和配体结合的方式发挥作用。可分为四类：整合素家族、选择素家族、黏蛋白家族和免疫球蛋白超家族。其中，介导白细胞黏附、滚动的是选择素家族，介导白细胞和内皮细胞黏附的是整合素家族。正常情况下，内皮细胞低表达或不表达选择素；炎症反应时，炎症介质可诱导内皮细胞表达P选择素和E选择素，使之结合白细胞表面糖蛋白的Lewis X蛋白，从而诱发白细胞滚动。

2.白细胞黏附 在白细胞边集和滚动的基础上，进一步将白细胞较为稳定地结合在内皮细胞表面，才有可能使其游出到血管外。介导白细胞黏附的是白细胞表面的整合素和内皮细胞表面的免疫球蛋白超家族分子。整合素是由α和β链构成的异二聚体糖蛋白。既可介导内皮细胞与白细胞的黏附，又可介导白细胞与细胞外基质的黏附。正常情况下，整合素亲和力低，不与配体结合。炎症发生时，内皮细胞、巨噬细胞和成纤维细胞等释放趋化因子，能够激活白细胞表面整合素,提高其亲和力。同时,内皮细胞表面的配体被巨噬细胞释放的 TNF 和 IL-1 等细胞因子激活,促进整合素与配体结合,使白细胞紧密黏附于内皮细胞表面。

3. 白细胞游出 白细胞以阿米巴样运动的方式穿出血管壁的过程称为白细胞游出(leukocytic transmigration),通常发生于毛细血管后小静脉。这一过程中,趋化因子和血小板内皮细胞黏附分子 1(platelet endothelial cell adhesion molecule-1,PECAM-1,又称 CD31)参与介导。游出血管的白细胞可通过分泌胶原酶降解、穿越血管基底膜,游出到血管外。

炎症发展的不同时期,游出的白细胞种类不同。在急性炎症早期(6~24 h),以中性粒细胞游出为主;24~48 h,以单核细胞游出为主。原因如下:①炎症不同阶段激活的黏附分子和趋化因子不同;②中性粒细胞寿命短,24~48 h 即坏死、凋亡,而单核细胞寿命长;③中性粒细胞既能吞噬消灭病原体,也能产生并释放单核细胞趋化因子,导致中性粒细胞停止游出后,依然有单核细胞继续游出。

不同类型的炎症因致炎因子不同,游出的白细胞种类也不同。①细菌感染和化脓性炎以中性粒细胞浸润为主;②病毒感染时,以淋巴细胞浸润为主;③部分过敏反应和寄生虫感染时,以嗜酸性粒细胞浸润为主。

4. 趋化作用 介导游出血管的白细胞定向聚集到炎症病灶的化学物质称为趋化因子(chemokine)。白细胞游出血管后,沿着趋化因子的浓度梯度向炎症方向定向移动的过程称为趋化作用(chemotaxis)。

趋化因子包括内源性因子和外源性因子。最常见的外源性趋化因子是可溶性的细菌产物,尤其是含有 N-甲酰甲硫氨酸末端的多肽;内源性趋化因子包括补体成分(尤其是 C5a)、白三烯(主要是 LTB_4)和细胞因子(如 IL-8)。不同趋化因子对不同细胞发挥趋化作用,不同种类的白细胞对趋化因子的反应能力也不尽相同。如中性粒细胞和单核细胞对趋化因子敏感,而淋巴细胞对趋化因子反应较弱。

趋化因子通过结合白细胞表面受体激活 Rac/Rho/Cdc42 家族的 GTP 酶及其他激酶,刺激细胞内肌动蛋白、肌球蛋白重新分布,导致细胞骨架改变,伸出伪足从而拉动细胞移位。此外,趋化因子还能激活蛋白激酶 C,促进白细胞分泌溶酶体酶并脱颗粒发挥对病原体的吞噬作用;激活磷脂酶 A_2,将细胞膜磷脂转化为花生四烯酸代谢产物;调节细胞内的钙离子浓度,促进白细胞黏附等。

(二)白细胞的激活和作用

白细胞聚集到炎症局部,通过受体识别感染的微生物和坏死组织,被激活后发挥杀伤和清除致炎物质的作用。作用方式主要有吞噬作用和免疫作用。

1. 吞噬作用(phagocytosis) 指白细胞吞噬病原体、组织碎片和异物的过程。具有吞噬作用的白细胞有中性粒细胞、巨噬细胞和嗜酸性粒细胞,前两者是发挥吞噬作用的主要类型。

中性粒细胞,又称为小吞噬细胞,直径为 10~12 μm,细胞核深染,马蹄形或 2~5 叶分叶状核。常见于急性炎症早期和化脓性炎。中性粒细胞数量多、运动活跃、吞噬能力强,能够吞噬病原微生物、小的异物和坏死组织碎片。细胞质中富含中性颗粒,颗粒中的髓过氧化物酶(MPO)、溶菌酶等具有杀伤、降解微生物和组织碎片的作用;中性粒细胞还可以通过释放氧自由基、蛋白酶和炎症介质发挥炎症调节、病灶吸收和修复的作用。炎症早期,炎症细胞浸润以中性粒细胞为主,随后过渡为以巨噬细胞为主。

巨噬细胞,又称为大吞噬细胞,直径为 14~17 μm,椭圆形或肾形核。常见于急性炎症后期、慢性炎症。巨噬细胞主要来源于血液中的单核细胞,也可来自某些局部组织内的组织细胞,如肝内的库普弗(Kupffer)细胞、脾和淋巴结中的窦组织细胞、中枢神经系统中的小胶质细胞等。巨噬细胞的吞噬能力强,能够吞噬体积较大的病原微生物、异物和组织碎片;具有分泌功能,发挥杀伤和降解的作用;能够摄取、呈递抗原信息,参与免疫反应;能够分泌细胞因子,在慢性炎症中发挥重要作用。

嗜酸性粒细胞,直径为 $10\sim15~\mu m$,分叶核,细胞质中富含嗜酸性颗粒。颗粒中富含蛋白酶、过氧化物酶,故嗜酸性粒细胞主要出现于变态反应性疾病或寄生虫感染时。嗜酸性粒细胞的吞噬和运动能力较弱,主要吞噬抗原抗体复合物、释放炎症介质(如白三烯)。

除上述几种主要白细胞外,还有其他种类白细胞,虽然不能直接发挥吞噬功能,但在炎症反应中也发挥了重要作用,间接参与吞噬功能。

淋巴细胞是体积最小的白细胞,在黏附分子和化学趋化因子介导下,从血液中渗出到炎症部位。病毒感染、组织梗死、创伤及慢性炎症中均有淋巴细胞的浸润。在组织中,B 细胞接触到抗原后可分化为浆细胞产生抗体,亦可产生针对自身抗原的自身抗体;CD4[+] T 细胞接触到抗原后活化,并产生能够促进炎症反应的细胞因子。另外,T 细胞和巨噬细胞在慢性炎症中相互促进,发挥作用。巨噬细胞吞噬、处理抗原后呈递给 T 细胞,使其产生 IL-2;活化的 T 细胞能够产生细胞因子 IFN-γ,IFN-γ 又可激活巨噬细胞。活化的巨噬细胞释放 IL-1、TNF,进一步激活淋巴细胞,使炎症反应周而复始、连绵不断,形成慢性炎症中持续的炎症细胞浸润。

肥大细胞在结缔组织中广泛分布,在急、慢性炎症中都发挥作用。肥大细胞表面存在免疫球蛋白 IgE 的 Fc 受体,在对昆虫叮咬、食物和药物过敏反应以及对寄生虫的炎症反应中起重要作用。IgE 致敏的肥大细胞在过敏性休克反应中发挥重要作用。肥大细胞分泌的细胞因子可参与多种慢性炎症反应。

常见白细胞形态特征如图 4-4。

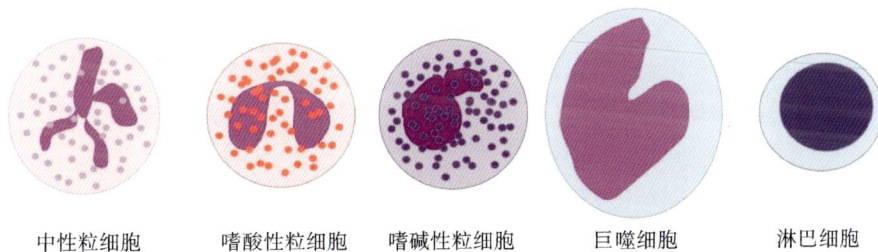

| 中性粒细胞 | 嗜酸性粒细胞 | 嗜碱性粒细胞 | 巨噬细胞 | 淋巴细胞 |

图 4-4　常见白细胞模式

吞噬过程包括识别和附着、吞入、杀伤和降解三个阶段。

(1)识别和附着(recognition and attachment):吞噬细胞通过细胞表面的甘露糖受体、清道夫受体和各种调理素受体识别、结合吞噬对象。血清中的调理素是一类能增强吞噬细胞活性的血清蛋白,包括免疫球蛋白 IgG、补体 C3b 和胶原凝集素等。调理素包裹病原微生物的过程称为调理作用。吞噬细胞表面的 Fc 受体、C3b 受体与包裹病原微生物的调理素结合,完成识别和附着。

(2)吞入(engulfment):附着了病原微生物的吞噬细胞表面受体激活细胞吞噬功能,吞噬细胞伸出伪足包绕病原体,经延伸、相互融合形成由吞噬细胞的细胞膜包围吞噬物的泡状小体,即吞噬体(phagosome)。吞噬体随后与初级溶酶体融合成吞噬溶酶体(phagolysosome)。

(3)杀伤和降解(killing and degradation):病原微生物被吞噬溶酶体中的活性氧、活性氮杀伤,被溶酶体酶降解。杀伤过程分为依赖氧和不依赖氧两种途径。

依赖氧的杀伤过程通过活性氧和活性氮完成。活性氧来自吞噬过程中被活化的白细胞氧化酶(NADPH 氧化酶)氧化 NADPH 产生的超氧负离子($O_2{}^-$)。大多数超氧负离子可经自发性歧化作用转变为杀伤作用不强的过氧化氢(H_2O_2),再被还原为活跃的羟自由基。中性粒细胞胞质中的嗜天青颗粒含有 MPO,MPO 可催化 H_2O_2 和卤素(Cl^-)生成次氯酸(HOCl)。HOCl 的杀菌作用比 H_2O_2 高 50 倍,所以 H_2O_2、MPO 和卤素构成中性粒细胞最有效的杀菌系统。

$$2O_2 + NADPH \xrightarrow{NADPH\ 氧化酶} 2O_2{}^- + NADP^+ + H^+$$

$$H_2O_2 + Cl^- \xrightarrow{MPO} HOCl + H_2O$$

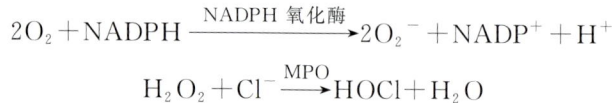

活性氮（主要是 NO）由精氨酸在一氧化氮合成酶的作用下产生。NO 与 $O_2{}^-$ 相互作用产生过氧亚硝基阴离子（$ONOO^-$），具有杀伤病原微生物的作用。

不依赖氧的杀伤过程如下。细菌通透性增加蛋白（bacterial permeability-increasing protein，BPI）增加细菌外膜的通透性；溶菌酶作用于细胞壁发挥水解作用；嗜酸性粒细胞中的主要碱性蛋白（MBP）对寄生虫发挥细胞毒性作用；白细胞颗粒中的防御素（defensin）对微生物细胞膜的损伤作用。

病原体被杀伤后，在吞噬溶酶体内被酸性水解酶降解。

2. 免疫作用　具有免疫功能的白细胞有巨噬细胞、淋巴细胞和浆细胞。抗原进入机体后，被巨噬细胞吞噬处理，并将抗原提呈给 T 细胞、B 细胞，激活的淋巴细胞释放淋巴因子或抗体，发挥免疫杀伤病原微生物的作用。

（三）白细胞介导的组织损伤作用

白细胞在趋化、激活、吞噬过程中，不仅向溶酶体内释放产物，也向细胞外间质中释放多种产物，如溶酶体酶、活性氧自由基和花生四烯酸代谢产物（前列腺素和白三烯）等，这些产物具有强烈的组织损伤作用，不仅损伤正常组织细胞，还会加重局部炎症反应。此外，坏死崩解的白细胞也能释放大量损伤性物质。白细胞介导的组织损伤可发生于多种疾病，如肾小球肾炎、缺血再灌注损伤、移植排斥反应、类风湿关节炎及动脉粥样硬化等。

（四）白细胞的功能缺陷

任何影响白细胞识别和附着、趋化、吞入、杀伤和降解的先天或后天性因素都能引起白细胞功能缺陷，影响其吞噬和免疫功能，导致机体防御功能障碍，容易感染或反复感染，甚至危及生命。

1. 黏附缺陷　白细胞黏附缺陷症（leukocyte adhesion deficiency，LAD）是一种常见的常染色体隐性遗传病。LAD-1 型是白细胞整合素 β_2 亚家族成员表达缺陷，导致白细胞黏附、迁移、吞噬和氧化激增反应障碍，引起患者反复的细菌感染和创伤愈合不良；LAD-2 型是岩藻糖代谢障碍使唾液酸化 Lewis X 蛋白缺乏，其临床表现较 LAD-1 型轻，也表现为反复细菌感染。

2. 吞噬溶酶体形成障碍　白细胞异常色素减退综合征（Chediak-Higashi 综合征）是常染色体隐性遗传病，表现为吞噬体与溶酶体融合时发生障碍，细胞毒性 T 细胞不能正常分泌具有溶解作用的颗粒，引起严重的免疫缺陷和反复的细菌感染。艾滋病患者因为体内 $CD4^+$ T 细胞被大量破坏而造成严重的免疫缺陷，常继发机会性感染而致死。

3. 杀菌活性障碍　吞噬细胞 NADPH 氧化酶某种成分的基因先天性遗传缺陷，导致依赖活性氧杀伤过程出现障碍，常可引起慢性肉芽肿性疾病。

4. 骨髓白细胞生成障碍　造成白细胞数量减少，主要见于再生障碍性贫血、肿瘤的化学药物治疗及肿瘤广泛的骨转移等。

四、炎症介质在炎症过程中的作用

炎症反应中的血管反应和白细胞反应大多是通过一系列化学介质的作用来完成的。能够参与并介导炎症反应的物质称为炎症介质或化学介质（inflammatory mediator）。

炎症介质虽然种类繁多，作用复杂，但具有一些共同特点：①来源包括内源性和外源性两大类。内源性炎症介质可来自血浆和细胞。来自血浆的炎症介质主要由肝脏合成，以前体形式存在，需经蛋白酶激活才具有生物活性。来自细胞的炎症介质储存于细胞的颗粒内，在炎症刺激下

Note

被释放到细胞外,或即刻合成。多种细胞可产生炎症介质,如中性粒细胞、单核巨噬细胞和肥大细胞,间质细胞(内皮细胞、平滑肌细胞、成纤维细胞)和多数上皮细胞等。②大多数炎症介质通过结合靶细胞表面受体来发挥作用。某些炎症介质具有酶活性或直接介导氧化损伤的作用。③炎症介质能刺激靶细胞产生次级炎症介质,导致初级炎症介质的功能作用被放大或抵消。④一种炎症介质可作用于一种或多种靶细胞,也可对不同的细胞和组织产生不同的作用。多数炎症介质兼具促炎与组织损伤作用。⑤炎症介质被激活或分泌到细胞外后,半衰期很短,很快被酶降解灭活,或被拮抗分子抑制、清除,功能被阻断。这有利于维持炎症介质的动态平衡。

(一)细胞释放的炎症介质

1. 血管活性胺(vasoactive amine) 包括组胺(histamine)和5-羟色胺(5-hydroxytryptamine,5-HT),储存在细胞的分泌颗粒中,在急性炎症反应时最先释放。

组胺主要存在于肥大细胞和嗜碱性粒细胞的颗粒中或血小板内。肥大细胞释放组胺称为脱颗粒。脱颗粒的影响因素如下:冷热刺激、机械性损伤、免疫反应(lgE与肥大细胞表面的Fc受体相结合)、补体片段过敏毒素蛋白(C3a和C5a)、中性粒细胞阳离子蛋白以及某些细胞因子(IL-1、IL-8)和神经肽等。组胺的作用是使细动脉扩张和细静脉通透性增加,对嗜酸性粒细胞有特异的趋化性。

5-HT又称血清素(serotonin),主要存在于血小板和肠嗜铬细胞中,胶原纤维、凝血酶、ADP和免疫复合物可刺激血小板释放,作用与组胺相似。

2. 花生四烯酸(arachidonic acid,AA)代谢产物 AA是一种广泛存在于细胞膜磷脂内的不饱和脂肪酸,正常状态下不游离于细胞内。炎症反应时,活化的炎症细胞胞质中磷脂酶 A_2 含量升高,刺激AA释放到细胞质中,再经环氧合酶途径产生前列腺素和血栓素,通过脂质氧合酶途径产生白三烯和脂质素,参与炎症反应。

(1)前列腺素(prostaglandin,PG):AA经环氧合酶途径生成代谢产物 PGE_2、PGD_2、$PGF_{2\alpha}$、PGI_2 和血栓素 A_2(TXA_2)等。在不同细胞中受不同催化酶的作用,AA生成的代谢产物也有所不同。如血小板中AA主要生成能够聚集血小板、促进血管收缩的 TXA_2;在血管内皮细胞中,AA则转换成具有抑制血小板凝集和扩张血管功能的 PGI_2;在肥大细胞中产生 PGD_2 等。多种细胞可生成 PGE_2 和 $PGF_{2\alpha}$,二者可与 PGD_2 协同引起血管扩张、血浆渗出并促进水肿发生。此外,PG具有致痛和发热作用,尤以 PGE_2 的致痛、诱导发热作用更为强烈。

(2)白三烯(leukotriene,LT):由AA经脂氧合酶途径产生的一组过氧化衍生物,包括5-羟基二十碳四烯酸(5-HETE)、LTA_4、LTB_4、LTC_4、LTD_4 和 LTE_4。

(3)脂质素:由AA经脂氧合酶途径产生的一类具有拮抗LT功能的内源性生物活性物质。脂质素能够抑制中性粒细胞的黏着及趋化作用,促进单核细胞黏着,是体内LT代谢的负调节因子,在炎症的消散中发挥作用。

AA的代谢产物在炎症反应中发挥重要作用。①扩血管作用:PGE_2、PGD_2、$PGF_{2\alpha}$、PGI_2 为血管扩张剂,主要作用于小动脉,可持续数小时。虽然启动较组胺慢,但能协同组胺提升血管通透性。LTC_4 和 LTD_4 能够显著增加血管通透性,作用强度为组胺的1000倍。②趋化作用:5-HETE和LT对白细胞都有趋化作用,其中 LTB_4 对中性粒细胞和单核巨噬细胞的趋化性最强。③致痛致热作用:PGE_2 可通过增加痛觉感受器的敏感性增强缓激肽的致痛作用,同时引起发热。

临床上大多数抗炎药物是通过抑制AA代谢产物的生成而发挥作用的。如解热镇痛类药物(阿司匹林、吲哚美辛等)通过抑制环氧合酶途径、减少PG的合成而达到治疗作用;齐留通可抑制脂质氧合酶减少LT的产生,用于哮喘的治疗;糖皮质激素通过抑制磷脂酶 A_2、环氧合酶-2和细胞因子(IL-1、TNF-α)的生成发挥抑制炎症的作用。

3.血小板激活因子(platelet activating factor,PAF) PAF 是由嗜碱性粒细胞、血小板、中性粒细胞、单核巨噬细胞和血管内皮细胞产生的磷脂类炎症介质,具有促进白细胞与内皮细胞黏附、白细胞趋化和脱颗粒反应;激活血小板、增加血管通透性以及引起支气管收缩等作用。

4.细胞因子(cytokine) 细胞因子是由多种细胞产生的多肽类物质,主要由激活的淋巴细胞和巨噬细胞产生,也可由内皮和上皮细胞产生。细胞因子种类、功能多样,参与机体多种免疫反应和炎症反应,如内毒素、免疫复合物和物理性因子等可以刺激巨噬细胞、肥大细胞和内皮细胞分泌 TNF 和 IL-1,发挥调节自然免疫、促进内皮黏附分子的表达以及其他细胞因子的分泌、促进肝脏合成各种急性期蛋白,促进骨髓向末梢血循环释放中性粒细胞以及引起患者发热、嗜睡及心率加快等功能;IL-2 能够促进淋巴细胞生长、分化,而 TGF-β 是免疫反应的负调节因子;化学趋化因子具有趋化作用,能够刺激白细胞渗出、调控白细胞分布;粒细胞-巨噬细胞集落刺激因子(GM-CSF)和 IL-3 能够刺激造血功能等。

5.活性氧 中性粒细胞和巨噬细胞受到各种炎症刺激后产生 O_2^-、H_2O_2、·OH^- 等氧自由基,能够杀死和降解吞噬的微生物和组织碎片。少量活性氧能促进趋化因子、细胞因子、内皮细胞-白细胞间黏附分子的表达,增强和放大炎症反应。大量活性氧则能直接损伤细胞、提高蛋白酶活性、破坏细胞外基质。

6.白细胞溶酶体酶 是中性粒细胞和单核细胞溶酶体颗粒中具有杀伤和降解吞噬物、引起组织损伤作用的多种酶类的集合,包括酸性水解酶、中性蛋白酶、溶菌酶等。①酸性水解酶能降解细菌及组织碎片;②中性蛋白酶包括弹力蛋白酶、胶原酶和组织蛋白酶,可降解胶原纤维、基底膜、纤维素、弹力蛋白和软骨基质等细胞外成分,有组织破坏作用;③中性蛋白酶能直接剪切 C3 和 C5,产生血管活性介质 C3a 和 C5a,促进缓激肽样多肽的生成,发挥致痛和扩血管的作用。

7.神经肽 神经肽(如 P 物质)是存在于肺和胃肠道神经纤维中的小分子蛋白类物质,可传导疼痛,引起血管扩张和血管通透性增加,还可调节血压、促进免疫细胞和内分泌细胞的分泌功能。

主要炎症介质的作用如表 4-2 所示。

表 4-2 主要炎症介质的作用

作用	主要炎症介质
血管扩张	前列腺素、NO、组胺
血管通透性增加	组胺、5-HT、C3a、C5a、缓激肽、LTC_4、LTD_4、LTE_4、PAF、P 物质
趋化作用	TNF、IL-1、化学趋化因子、C3a、C5a、LTB_4
发热	IL-1、TNF、前列腺素
致痛	前列腺素、缓激肽、P 物质
组织损伤	白细胞溶酶体酶、活性氧、NO

(二)血浆中的炎症介质

血浆中存在着三种相互关联且与炎症反应密切相关的系统,即激肽、补体和凝血系统/纤维蛋白溶解系统。炎症反应发生时,血管内皮损伤、胶原暴露、基底膜等刺激XII因子激活,启动三大系统中的炎症介质活化,参与炎症反应。

1.激肽系统 XII因子激活后,刺激前激肽原酶转化为激肽原酶,激肽原酶再催化激肽原生成缓激肽(bradykinin)。缓激肽具有扩张细动脉、增加小静脉血管通透性、刺激血管以外的平滑肌收缩和致痛的作用。由于缓激肽在血液中的半衰期极短(15s),因而其作用主要发生在血管通透性增加的早期。

2. 补体系统 又称为补体活化途径,由 20 多种血浆蛋白组成,通过经典途径(抗原-抗体复合物)、旁路途径(病原微生物细胞壁成分脂多糖)和凝集素途径(纤维胶凝蛋白)激活,产生多种炎症介质,发挥扩血管和增加血管通透性(C3a、C5a)、趋化白细胞(C3、C5)、杀伤细菌(C3b)等生物学功能。

3. 凝血系统/纤维蛋白溶解系统 Ⅻ因子活化后,启动凝血系统和纤维蛋白溶解系统,并产生多种炎症介质。如凝血酶可以促进白细胞黏附和成纤维细胞增生;纤维蛋白原降解为纤维蛋白后,既能趋化白细胞,又可以增加血管壁的通透性;凝血因子 Xa 可以增加血管通透性并促进白细胞游出;凝血酶可剪切 C5 产生 C5a,把凝血和补体系统联系起来;纤溶酶可剪切 C3 产生 C3a,促进血管扩张和血管通透性增加。

五、急性炎症反应的终止

急性炎症反应是机体的积极防御反应,但也可引起组织损伤,需要在严密调控下适时终止。机体终止炎症反应的机制如下:① 炎症介质的衰减;② 中性粒细胞发生凋亡;③ 炎症反应终止信号的分泌,如脂质素、TGF-β、IL-10 等。

六、急性炎症的病理学类型

急性炎症的病理形态学表现与受累器官的组织类型、组织反应的轻重程度以及炎症性致病因子类型等因素相关。依据基本病变性质的不同,可分为变质性炎和渗出性炎。

(一)变质性炎

变质性炎(alterative inflammation)是以实质细胞的变性、坏死为主要病变特征的急性炎症,同时有渗出和增生,但反应较轻微。变质性炎常发生于心、肾、肝、脑等实质器官,常见于严重感染、中毒及变态反应,实质细胞受损严重,常导致组织器官的功能障碍。如流行性乙型脑炎时,神经细胞变性、坏死及脑软化灶形成;白喉外毒素引起中毒性心肌炎,心肌细胞变性、坏死,导致心功能障碍;急性重症病毒性肝炎时,肝细胞大片坏死以致严重肝功能障碍。

(二)渗出性炎

渗出性炎(exudative inflammation)最常见,病变以渗出为主,炎症灶内见大量渗出物。根据血管壁损伤程度、渗出物的主要成分和局部组织的病变特点,将渗出性炎分为浆液性炎、纤维素性炎、化脓性炎和出血性炎。

1. 浆液性炎(serous inflammation) 浆液性炎是以浆液渗出为主的炎症。常发生于炎症程度较轻,血管壁损伤不严重时,渗出的液体主要为血浆成分,蛋白质含量低(3%~5%),混有少量中性粒细胞和纤维素。浆液性炎常见发生部位有黏膜、浆膜、滑膜、皮肤和疏松结缔组织。发生在黏膜的浆液性炎也称浆液性卡他性炎。卡他(catarrh)指渗出物沿黏膜表面顺势下流,如感冒初期,鼻黏膜排出大量浆液性分泌物;渗出性结核性胸膜炎为浆膜的浆液性炎,可形成胸膜腔积液;滑膜的浆液性炎如风湿性关节炎,可引起关节腔积液;皮肤浅Ⅱ度烧伤时,渗出液积聚于表皮下形成水疱(图 4-5);脚扭伤时的局部肿胀为发生于疏松结缔组织中的炎性水肿。

浆液性炎一般较轻,渗出液通过血管、淋巴管吸收,易于消退。但过多的浆液性渗出也会导致严重后果。如严重喉头水肿可引起窒息;胸腔和心包腔大量浆液积聚可影响心、肺功能。

2. 纤维素性炎(fibrinous inflammation) 纤维素性炎是以纤维蛋白原渗出为主,继而形成纤维蛋白的急性炎症。发生于血管壁损伤较为严重时,血管通透性较高,纤维蛋白原等大分子物质能够渗出到血管外并形成纤维蛋白,即纤维素。在 HE 切片中,纤维素呈红染、相互交织的网状、条状或颗粒状,常混有中性粒细胞和坏死细胞碎片。纤维素性炎好发于黏膜、浆膜和肺,多由某些细菌毒素(如白喉杆菌、痢疾杆菌和肺炎链球菌的毒素)或各种内源性和外源性毒物(如尿毒症

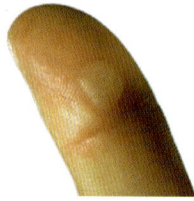

(a) 表皮下形成水疱 　　　　　　　(b) 表皮下浆液聚积

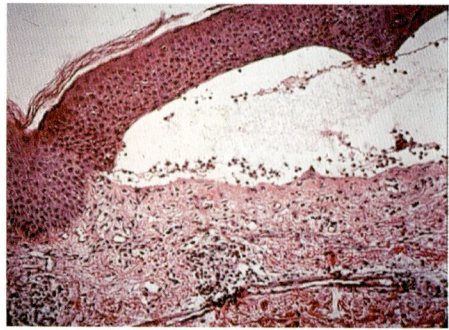

图 4-5　皮肤的浆液性炎

的尿素和汞中毒的汞)引起。黏膜发生的纤维素性炎,渗出的纤维素、坏死组织、中性粒细胞和病原微生物等可在黏膜表面形成一层灰白色膜状物,称为"假膜",故又叫作假膜性炎(pseudomembranous inflammation)(图 4-6)。如白喉棒状杆菌引起的白喉假膜性炎和细菌性痢疾时的假膜性结肠炎。白喉假膜性炎时,咽喉部黏膜与深部组织结合较牢固不易脱落,称为固膜性炎;而气管黏膜与其下组织结合较疏松,假膜较易脱落,称为浮膜性炎,可引起窒息。结核性胸膜炎、风湿病或尿毒症引起的心外膜炎("绒毛心")为发生于浆膜的纤维素性炎;肺组织发生的纤维素性炎,常见于大叶性肺炎,除了大量纤维素渗出外,还可见大量中性粒细胞渗出(图 4-7)。

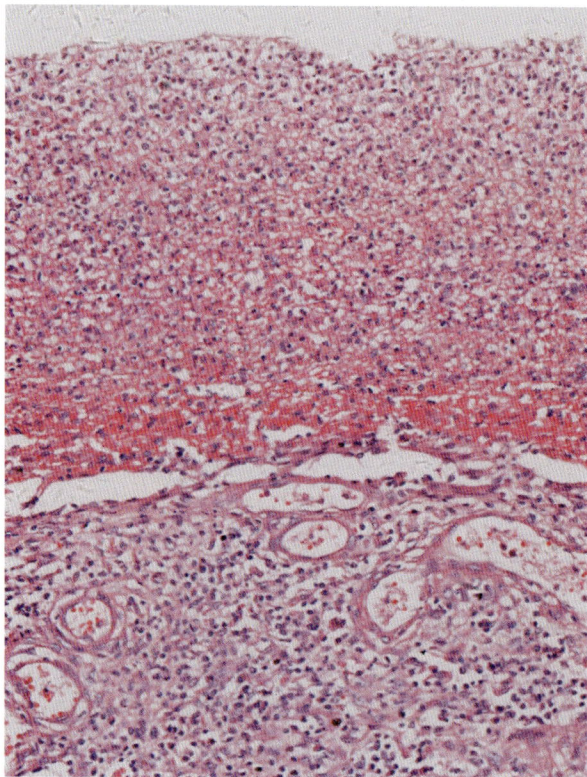

图 4-6　假膜性炎

黏膜表面覆盖着由纤维素、坏死组织、中性粒细胞和病原微生物构成的假膜

　　纤维素渗出较少时,可通过纤维蛋白酶降解、吞噬细胞搬运清除或通过自然管道排出体外,病变组织得以痊愈。若渗出的纤维素过多、渗出的中性粒细胞较少使蛋白酶含量不足或组织内抗胰蛋白酶(能够抑制蛋白酶活性)含量过多时,可导致渗出的纤维素不能被完全溶解吸收而发

生机化,如纤维蛋白性心包炎时心包脏、壁两层的纤维性粘连,造成心包腔闭塞;大叶性肺炎的并发症导致肺肉质变。

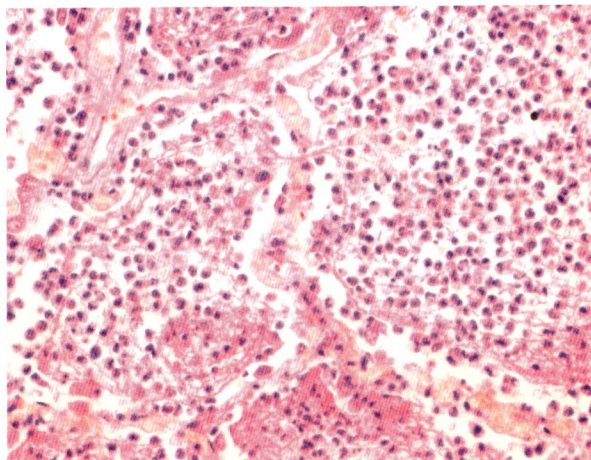

图 4-7 大叶性肺炎
肺泡腔内分布大量丝网状纤维素,网眼中可见中性粒细胞和巨噬细胞

3. 化脓性炎(suppurative inflammation, purulent inflammation) 化脓性炎是以中性粒细胞渗出为主,并伴有不同程度的组织坏死和脓液形成为特征的急性炎症。化脓性炎多由化脓菌(如葡萄球菌、链球菌、脑膜炎奈瑟菌、大肠埃希菌)感染所致,亦可由组织坏死、继发感染导致。化脓指渗出的中性粒细胞和坏死组织释放的蛋白酶溶解、液化坏死组织和纤维素的过程,所形成的液体称为脓液(pus),是浑浊的凝乳状液体,呈灰黄色或黄绿色。脓液中的中性粒细胞除极少数仍有吞噬能力外,大多数细胞已发生变性和坏死,这些变性、坏死的中性粒细胞称为脓细胞。除脓细胞外,脓液中还含有坏死组织碎片、细菌和少量浆液。不同细菌感染时,脓液的性状不同,如葡萄球菌感染时产生的脓液较浓稠;链球菌感染时产生的脓液较稀薄。根据化脓性炎的病因或发生部位的不同,又可将其分为表面化脓和积脓、蜂窝织炎、脓肿三种类型。

(1)表面化脓和积脓:表面化脓是指发生在黏膜和浆膜表面的化脓性炎(图 4-8)。黏膜或浆膜表面渗出明显,而黏膜下或浆膜下病变较轻。黏膜的化脓性炎又称脓性卡他(suppurative catarrh)性炎,如化脓性尿道炎和化脓性支气管炎,渗出的脓液可沿尿道、支气管排出体外。当化脓性炎发生于浆膜、阑尾、胆囊和输卵管时,脓液无法排出,积存于浆膜腔、阑尾、胆囊和输卵管腔,称为积脓(empyema)。

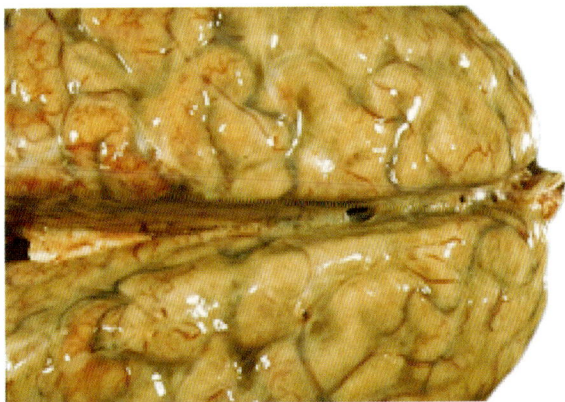

图 4-8 化脓性脑膜炎
脑膜血管扩张充血,脑沟中填充有大量脓性渗出物

(2)蜂窝织炎(cellulitis)：即弥漫性化脓性炎，常发生于疏松结缔组织，如皮下、肌肉和阑尾。蜂窝织炎主要由溶血性链球菌引起，链球菌分泌的透明质酸酶能降解疏松结缔组织中的透明质酸，分泌的链激酶能溶解纤维蛋白，因此，细菌易于通过组织间隙和淋巴管扩散，不易局限化。病变组织内大量中性粒细胞弥漫性浸润、高度水肿，形成细小蜂窝状的化脓灶，与周围组织界限不清(图 4-9)。单纯蜂窝织炎一般不发生明显的组织坏死和溶解，痊愈后一般不留痕迹，但严重病变可迅速扩散，并伴有局部淋巴结肿大和全身中毒症状。

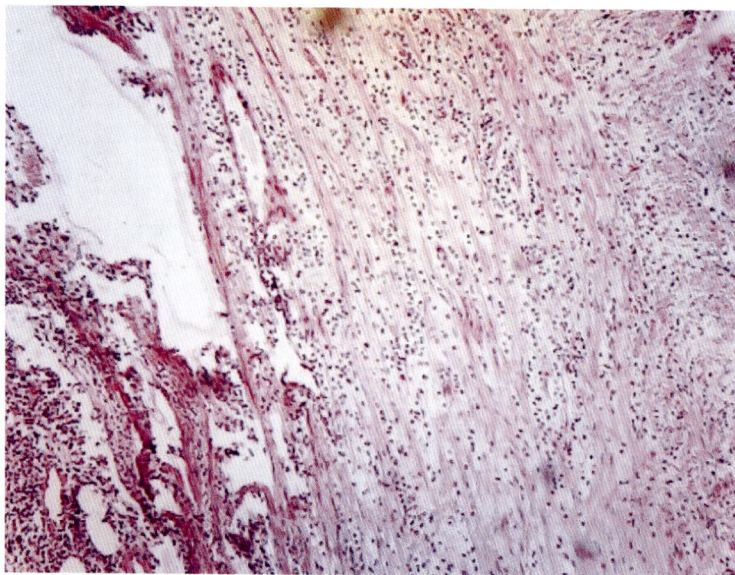

图 4-9 蜂窝织炎性阑尾炎
阑尾黏膜层、黏膜下层、肌层结构疏松，大量中性粒细胞弥散性浸润

(3)脓肿(abscess)：器官或组织内的局限性化脓性炎，主要表现为组织发生溶解坏死，形成充满脓液的腔，即脓腔。脓肿常发生于皮肤和肝、肺、肾、脑等实质器官，主要由金黄色葡萄球菌引起，细菌产生的毒素使局部组织坏死，继而大量中性粒细胞浸润、坏死形成脓细胞，并释放蛋白溶解酶使坏死组织液化。同时，金黄色葡萄球菌可产生血浆凝固酶，使渗出的纤维蛋白原转变成纤维蛋白，阻碍病灶向周围扩展，形成局限性脓腔(图 4-10)。金黄色葡萄球菌具有层粘连蛋白受体，此受体可使金黄色葡萄球菌黏着于血管壁，并通过血管壁在远部产生迁徙性脓肿。在脓肿早期，脓肿周围有充血、水肿和大量炎症细胞浸润；经过一段时间后，脓肿周围形成肉芽组织构成的脓肿膜，具有吸收脓液、限制炎症扩散的作用。脓肿较小时，病原菌被消灭，脓液可完全吸收、消散，肉芽组织填充修复。脓肿较大时，脓液量大，难以完全吸收，需要采取切开排脓或穿刺抽脓的方法进行治疗，残余脓肿腔由肉芽组织填充修复，最后形成瘢痕。

疖(furuncle)是毛囊、皮脂腺及其周围组织的脓肿。疖中心部分液化变软后，脓液便可破出(图 4-11)。痈(carbuncle)是多个疖的融合，在皮下脂肪和筋膜组织中形成多个相互沟通的脓肿，必须及时切开排脓方能愈合(图 4-12)。

发生于皮肤或黏膜的化脓性炎，因局部组织坏死、崩解后脱落，形成局部较深的缺损，称为溃疡。深部脓肿向体表或体腔穿破，形成窦道或瘘管。窦道是指只有一个开口的病理性盲管；而瘘管是指连接于体外与有腔器官之间或连接于两个有腔器官之间的有两个或两个以上开口且两端相连的病理性管道。窦道和瘘管是深部脓肿的排脓通道，例如，肛门周围组织的脓肿，可向皮肤穿破，形成窦道；也可既向皮肤穿破，又向肛管穿破，形成肛门-直肠瘘管。窦道或瘘管的管壁由肉芽组织构成，可长期不愈合，并从管中不断排出脓性渗出物。内脏器官中，脓肿的脓液排出后形成的空腔称为空洞(图 4-13)。

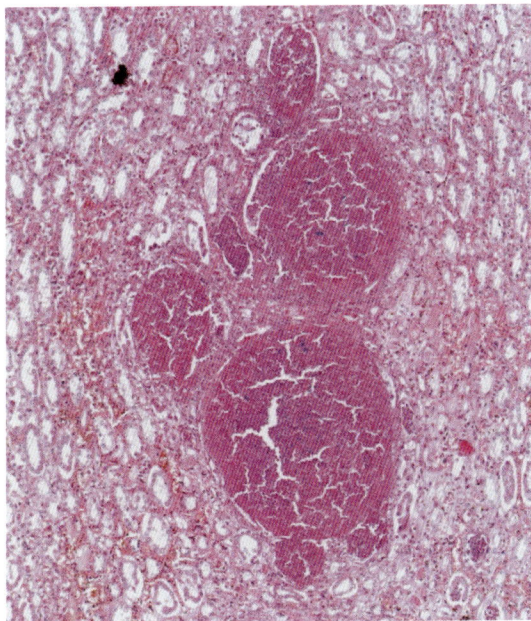

图 4-10　肾脓肿

肾组织内出现多个大小不一、圆形致密病灶(脓肿),病灶边界清晰,外周可见血管扩张

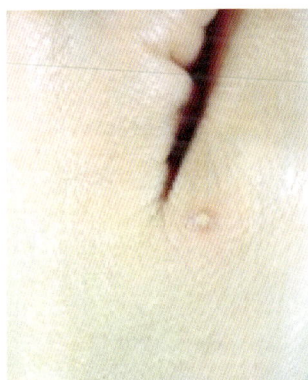

图 4-11　疖

皮肤局部肿胀隆起,中央隆起呈黄白色,周围红肿

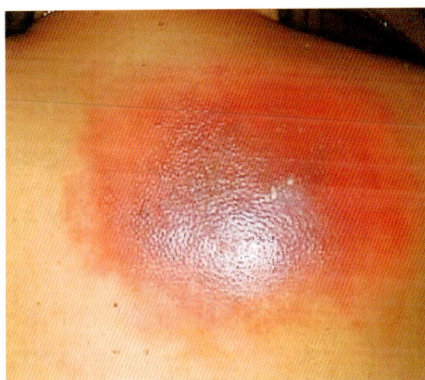

图 4-12　痈

皮肤大面积红肿

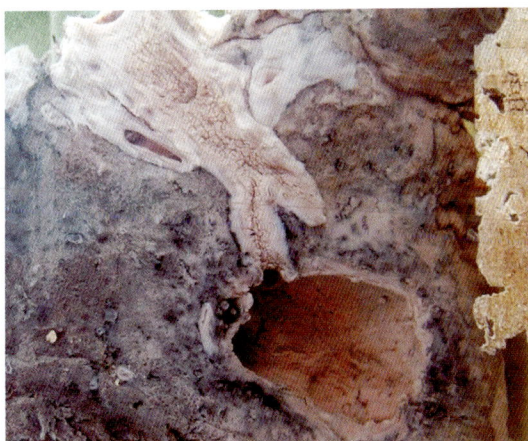

图 4-13　肺脓肿

肺实质内脓肿灶,脓液排出后形成空洞

4. 出血性炎（hemorrhagic inflammation）　　出血性炎是指炎症病灶的血管损伤严重,管壁坏死、破裂,渗出物中含有大量红细胞。出血性炎常与浆液性炎、纤维素性炎和化脓性炎混合存在。常发生于钩端螺旋体病、流行性出血热和鼠疫等急性传染病。

上述各型渗出性炎可以单独发生,亦可以合并存在,如浆液性纤维素性炎、纤维素性化脓性炎等。另外,在炎症的发展过程中,一种炎症类型可以转变成另一种炎症类型,如浆液性炎可以转变成纤维素性炎或化脓性炎。

七、急性炎症的结局

急性炎症发展过程中损伤的性质和强度、发生的部位以及机体的反应情况都可影响炎症的转归与结局。急性炎症大多数能够痊愈,少数迁延不愈发展为慢性炎症,极少数可蔓延扩散到全身。

（一）痊愈

损伤轻微、持续时间短时,局部组织破损不严重。在清除致炎因子后,血管通透性恢复正常,白细胞停止渗出,已渗出的中性粒细胞凋亡,炎症介质被降解清除。淋巴引流和巨噬细胞吞噬可清除局部组织碎片和水肿液,通过再生,病灶处可恢复组织原有结构和功能,称为完全愈复;若组织坏死较为广泛,无法再生修复,则以纤维性修复为主,称为不完全愈复。

（二）发展为慢性炎症

机体抵抗力低或治疗不彻底时,致炎因子不能在短期被清除,发挥持续性损伤作用,导致炎症迁延不愈,发展为慢性炎症。

（三）蔓延扩散

病原微生物数量多、毒力强或机体抵抗力低下时,病原微生物快速繁殖并向周围组织和全身蔓延扩散。

1. 局部蔓延　　炎症局部病灶的病原微生物不断繁殖、扩大病灶,或通过组织间隙、自然管道蔓延扩散。例如,急性膀胱炎可向上蔓延到输尿管和肾盂,肾结核经泌尿道引起输尿管结核、膀胱结核等。

2. 淋巴道蔓延　　淋巴回流可以引流水肿液、白细胞、组织碎片和病原微生物。病原微生物随淋巴液扩散,导致淋巴管炎和局部淋巴结炎。例如,足部感染时腹股沟淋巴结可肿大,在足部感染灶和肿大的腹股沟淋巴结之间出现红线,即为淋巴管炎。镜下可见淋巴结肿大、淋巴滤泡增大、窦内组织细胞增生。病原微生物可进一步通过淋巴系统入血,引起血行蔓延。

3. 血行蔓延　　机体免疫力低下或细菌毒力强时,炎症灶中的病原微生物可直接侵入血液循环或通过淋巴道间接侵入血液循环,病原微生物的毒性产物也可进入血液循环,引起菌血症、毒血症、败血症和脓毒败血症。

（1）菌血症（bacteremia）:细菌由局部病灶入血,细菌数量少、清除快,全身无中毒症状,但从血液中可查到细菌。一些炎症性疾病的早期有菌血症,如大叶性肺炎和流行性脑脊髓膜炎,或拔牙后出现的一过性菌血症。在菌血症阶段,肝、脾和骨髓的吞噬细胞可清除细菌。

（2）毒血症（toxemia）:细菌的毒性产物或毒素入血,引起高热、寒战等全身中毒症状。此时血培养无法查到病原菌,但心、肝、肾等器官的实质细胞会发生变性或坏死,甚至出现中毒性休克。

（3）败血症（septicemia）:细菌入血后大量繁殖并产生毒素,引起严重的全身中毒症状和病理变化。血培养可查出病原菌。败血症除有毒血症的高热、寒战等临床表现外,还常出现皮肤和黏膜的多发性出血斑点,以及脾大和淋巴结肿大等。脾脏肉眼可见体积增大,切面可刮下"果酱样"脾组织,镜下可见中性粒细胞浸润、脾窦扩张、脾小体萎缩、脾组织严重受损。

（4）脓毒败血症（septicopyemia）:化脓菌引起的败血症。除败血症的表现外,可在全身出现多发性栓塞性脓肿（embolic abscess），或称迁徙性脓肿或转移性脓肿（metastatic abscess）。显微镜下，小脓肿中央的小血管或毛细血管中可见细菌菌落，周围大量中性粒细胞局限性浸润并伴有局部组织的化脓性溶解破坏。

课程思政教学案例

伟大的共产主义国际战士、共产党员——亨利·诺尔曼·白求恩，是来自加拿大的著名胸外科医生。白求恩医术高超，在国际医疗界享有盛名。为了帮助中国人民抗击日寇的侵略，他受加拿大共产党和美国共产党的派遣，不远万里来到中国的抗日前线。在一次抢救重伤员的手术过程中，他左手中指被手术刀划破而感染，后因感染而罹患败血症，经抢救无效以身殉职，终年49岁。白求恩对人民、对同志极端热忱，对工作、对伤员高度负责，总是给予他们无微不至的关怀。作为医生，他救死扶伤，舍己为人。作为一名医学生、未来的医生，我们要树立立足岗位、无私奉献的精神理念，苦练职业技能，提高服务人民的本领，做到工作精益求精，增强职业道德，恪守职业操守，认真履职尽责。

第三节 慢 性 炎 症

慢性炎症是指持续数周甚至数年的炎症，多由急性炎症迁延而来，也可隐匿发生。损伤因子持续存在但致病力弱，导致炎症反应、组织损伤和修复反应相伴反复发生。以形态学为依据，可将慢性炎症分为两大类：一般慢性炎症（又称非特异性慢性炎）和肉芽肿性炎（又称特异性慢性炎）。

慢性炎症的常见原因如下。①病原微生物的持续感染：病原微生物持续存在，很难清除。例如，结核分枝杆菌、梅毒螺旋体及某些真菌难以被彻底清除，但能激发免疫反应，尤其是可激发迟发性过敏反应，有时可表现为特异性肉芽肿性炎。②长期暴露于内源性或外源性毒性因子导致慢性炎症。例如，长期吸入二氧化硅引发硅沉着病，慢性高脂蛋白血症导致动脉粥样硬化。③自身免疫病：机体对自身抗原或组织产生免疫反应，因抗原难以清除引起持续的免疫损伤，如类风湿关节炎和系统性红斑狼疮等。

一、一般慢性炎症的病理变化特点

（一）一般慢性炎症的特点

一般慢性炎症即非特异性炎症，持续时间长，可达数月至数年。其炎症反应特点与急性炎症反应时的血管反应、水肿和大量中性粒细胞浸润有所不同，主要表现为增生性反应。主要特点如下。①炎症细胞浸润：不同于急性炎症，病灶内主要为巨噬细胞、淋巴细胞和浆细胞浸润。②组织破坏：炎症细胞多种产物可导致局部组织破坏。③增生性改变：以成纤维细胞和血管内皮细胞增生为主，被覆上皮和腺上皮等实质细胞的增生也较为突出。

纤维结缔组织增生和瘢痕形成常同时发生，可导致管道性脏器发生狭窄。

（二）一般慢性炎症的特殊形态特征

黏膜慢性炎症时，局部黏膜上皮、腺体和肉芽组织增生，形成突出于黏膜表面、根部带蒂的肿块，称为炎性息肉，如肠息肉、子宫颈息肉和鼻息肉（图4-14）；镜下可见黏膜上皮及腺体、肉芽组织增生,大量炎症细胞浸润(图 4-15)。在肺或其他脏器可形成炎性假瘤(inflammatory pseudotumor)。炎性假瘤是由肉芽组织、炎症细胞、增生的实质细胞和纤维结缔组织构成的境界清楚的瘤样病变。炎性假瘤的本质是炎症,因形态类似于肿瘤而得名。

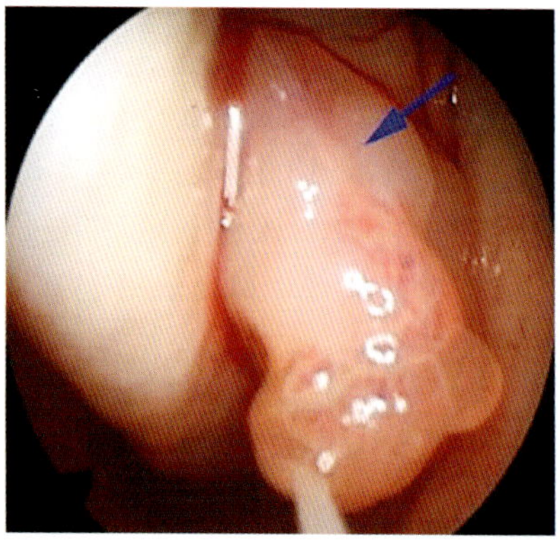

图 4-14 鼻息肉

鼻腔黏膜见光滑、质软、粉红色息肉样肿块

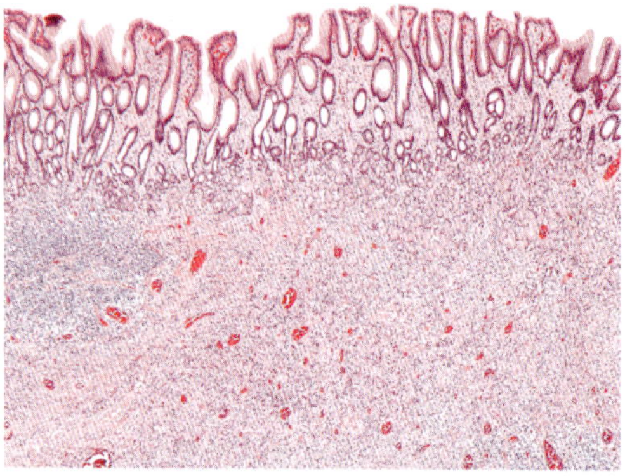

图 4-15 炎性息肉(鼻息肉)

黏膜下血管增生、扩张,大量炎症细胞浸润

二、肉芽肿性炎

(一)肉芽肿性炎的概念

肉芽肿性炎(granulomatous inflammation)为特异性慢性炎症,以肉芽肿形成为特点。肉芽肿(granuloma)指炎症局部巨噬细胞及其衍生细胞增生形成的境界清楚的结节状病灶,直径一般为 0.5～2.0 mm。巨噬细胞衍生的细胞包括上皮样细胞和多核巨细胞。肉芽肿的发生具有重要的临床意义,不同致病因子引起的肉芽肿形态往往不同,可作为病因诊断的依据。如果肉芽肿形态不典型,确定病因还需要辅以特殊检查,如抗酸染色、细菌培养、血清学检查和聚合酶链反应(PCR)等。

(二)肉芽肿性炎的常见类型

根据发病机制和病理形态学区别,又可将肉芽肿分为感染性肉芽肿、异物性肉芽肿和原因不明的肉芽肿。

1. 感染性肉芽肿　常见于:①细菌感染:结核分枝杆菌和麻风杆菌分别引起结核病和麻风。②螺旋体感染:梅毒螺旋体引起梅毒。③真菌和寄生虫感染:组织胞浆菌、新型隐球菌和血吸虫感染等。各种病原微生物进入机体后引起细胞免疫反应,故感染性肉芽肿又称为免疫性肉芽肿。巨噬细胞吞噬病原微生物后将抗原信息提呈给 T 细胞,使其产生 IL-2 和 IFN-γ 等细胞因子,其中 IL-2 可以进一步激活 T 细胞,IFN-γ 可导致巨噬细胞转变为上皮样细胞和多核巨细胞。感染性肉芽肿虽不能完全清除病原微生物,但可以起到物理隔离的作用,可限制病原微生物的扩散,从而发挥防御作用。

2. 异物性肉芽肿　常由无生命的外源性物质引起,如手术缝线、石棉、滑石粉、隆乳术的填充物、移植的人工血管等。异物刺激长期存在、无法去除,从而导致肉芽肿的形成。

3. 原因不明的肉芽肿　可见于结节病肉芽肿。

(三)肉芽肿的组成成分和形态特点

肉芽肿主要由上皮样细胞和多核巨细胞组成,具有诊断意义。上皮样细胞体积较大,界限不分明,细胞质丰富呈浅粉色,细胞核呈圆形或椭圆形,可见核膜折叠,细胞核浅染,1～2 个核仁;电镜下可见细胞核内常染色质增多,核仁增大,线粒体等细胞器增多。因这种细胞形态与上皮细胞相似,故称上皮样细胞。上皮样细胞具有分泌能力,但吞噬能力降低。结核性肉芽肿中多核巨细胞的细胞核呈马蹄形或花环形排列于细胞周边,细胞质丰富,称为朗汉斯巨细胞(Langhans giant cell)。异物多核巨细胞常出现于较大异物、角化上皮和尿酸盐等周围,与朗汉斯巨细胞不同的是,异物多核巨细胞细胞核分布无序。

感染性肉芽肿病因不同,肉芽肿形态也各不相同。以结核性肉芽肿为例,肉芽肿中央区域为干酪样坏死,周围是呈栅栏样或放射状排列的上皮样细胞,可见朗汉斯巨细胞,外围有大量淋巴细胞浸润(图 4-16),通过分泌 IL-2 维持巨噬细胞的激活状态。陈旧性肉芽肿中巨噬细胞持续释放细胞因子,导致周围有大量成纤维细胞和结缔组织的增生。

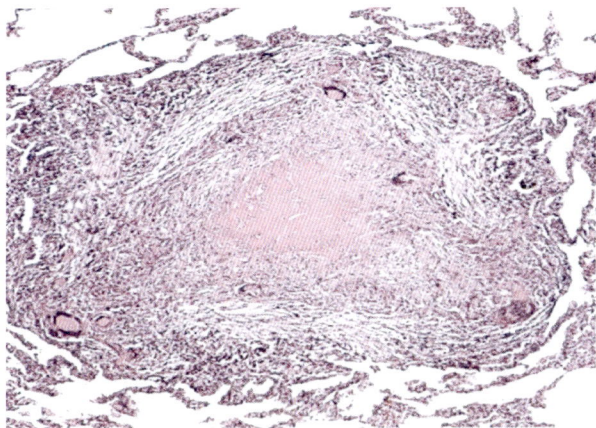

图 4-16 肉芽肿性炎(结核性肉芽肿)
病灶中央为粉染无结构的干酪样坏死区,周围可见上皮样细胞和朗汉斯巨细胞

异物性肉芽肿的形态学特点:中心为异物,周围包绕着数量不等的巨噬细胞或异物多核巨细胞,再向外为淋巴细胞和成纤维细胞等成分,形成结节状病灶。

知识拓展

炎症和衰老有关吗?

研究显示,衰老细胞能够分泌慢性促炎因子,同时,慢性炎症也会加速免疫细胞的衰老,进而弱化免疫功能,降低衰老细胞和炎症因子的清除效率,导致衰老。在细胞层面,免疫细胞的衰老可导致机体炎症介质减少、免疫功能下降,使机体应对内源性和外源性抗原刺激的能力降低,抵抗力减弱。在器官层面,器官的病理性衰老能够加重炎症水平,且机体自身修复能力受限,诱发疾病。在衰老的发生机制中,氧化应激对 DNA 的损伤放大了炎症反应;肠道菌群的失调降低了机体的炎症调节和自身免疫防御功能;炎症细胞的死亡增高了组织大分子的损伤水平,并刺激先天免疫系统,诱发炎症。尽管关于炎症和衰老的相关性已得到验证,但关于二者之间的因果关系还有待进一步探讨。

在线答题

(遵义医科大学 高一凡)

Note

第五章　肿　　瘤

学习目标

素质目标：掌握病理学的基本研究方法，培养学生严谨的科学态度和实事求是的工作作风。能够对临床疾病有初步的认识和辨别能力，培养学生自主学习和终身学习的能力。

能力目标：熟练使用显微镜观察疾病的典型病变，使学生能正确识别肿瘤标本的病理变化，应用肿瘤有关的理论知识，解释肿瘤相关疾病的临床表现。

知识目标：掌握肿瘤、癌和肉瘤、浸润性生长、膨胀性生长、转移、癌前病变、异型增生、原位癌的概念；肿瘤的形态、肿瘤的分化与异型性、肿瘤的命名、肿瘤的生长与扩散、肿瘤的分级和分期、肿瘤对机体的影响；良性肿瘤与恶性肿瘤的区别；癌与肉瘤的区别。熟悉肿瘤发生的分子基础；遗传与肿瘤；肿瘤免疫。了解肿瘤的分类；环境致瘤因素；常见肿瘤举例。

肿瘤（tumor，neoplasm）是一类常见病、多发病，其中的恶性肿瘤已成为危害人类健康和生命的重大疾病之一。世界卫生组织/国际癌症研究机构（WHO/IARC）于 2020 年发布了《2020 全球癌症报告》，预估了全球 185 个国家和地区 36 种癌症类型的发病率、死亡率情况，以及癌症发展趋势。2020 年，全球新发病例数排名前十的癌症分别是：乳腺癌 226 万（11.7%）、肺癌 220 万（11.4%）、结直肠癌 193 万（10.0%）、前列腺癌 141 万（7.3%）、胃癌 109 万（5.6%）、肝癌 91 万（4.7%）、子宫颈癌 60 万（3.1%）、食管癌 60 万（3.1%）、甲状腺癌 59 万（3.0%）和膀胱癌 57 万（3.0%）。全球死亡病例数排名前十的癌症分别是：肺癌 180 万（18.0%）、结直肠癌 94 万（9.4%）、肝癌 83 万（8.3%）、胃癌 77 万（7.7%）、乳腺癌 69 万（6.9%）、食管癌 55 万（5.5%）、胰腺癌 47 万（4.7%）、前列腺癌 38 万（3.8%）、子宫颈癌 34 万（3.4%）、白血病 31 万（3.1%）。2020 年我国癌症新发病例数排名前十的癌症分别是：肺癌 82 万、结直肠癌 56 万、胃癌 48 万、乳腺癌 42 万、肝癌 41 万、食管癌 32 万、甲状腺癌 22 万、胰腺癌 12 万、前列腺癌 12 万、子宫颈癌 11 万，这十种癌症病例数占新发癌症病例数的 78%。

恶性肿瘤不仅危害患者生命，而且增加患者的精神压力和经济负担。长期以来，各个国家和国际医学组织对肿瘤的发病原因、发生机制、诊断以及治疗与预防开展了深入研究，形成了病理学一个重要分支——肿瘤病理学。本章从病理学角度介绍肿瘤的基本概念、形态特点、分类、病因和发病机制，掌握这些基本知识，对于理解肿瘤的本质、指导临床治疗和预防具有重要意义。

第一节　概　　述

一、肿瘤的概念

肿瘤是机体在各种致瘤因素的作用下，局部组织细胞基因调控异常，导致局部组织细胞克隆性增殖而形成的新生物，通常表现为局部的异常组织团块（肿块）。

二、肿瘤性增殖与非肿瘤性增殖的区别

机体细胞异常增殖导致肿瘤形成,细胞的异常增殖称为肿瘤性增殖(neoplastic proliferation)。肿瘤性增殖具有如下特征:①肿瘤性增殖与机体不协调,对机体有害;②肿瘤性增殖是克隆性的,即一个肿瘤中的肿瘤细胞群是由发生致瘤性转化(neoplastic transformation)的单个细胞反复分裂繁殖产生的子代细胞组成的,这一特点称为肿瘤的克隆性(clonality);③肿瘤细胞的形态、代谢和功能均有异常,不同程度失去分化成熟的能力;④肿瘤细胞生长旺盛、失去控制,具有相对自主性,即使致瘤因素消失,子代细胞仍持续自主生长。

与肿瘤性增殖相对的是非肿瘤性增殖(non-neoplastic proliferation),见于正常的细胞更新和炎症、组织修复等情况,是机体需要的生理过程,细胞增殖受到机体调控,有一定限度,当引起细胞增殖的因素消除后细胞不再生长。增殖的细胞可分化成熟。非肿瘤性增殖一般是多克隆性增殖,即使是同一类型的细胞也是从不同的亲代细胞衍生而来。

根据肿瘤生物学特性及其对机体的危害不同,肿瘤一般分为良性和恶性两大类。这种分类在肿瘤诊断、治疗和预防上具有十分重要的现实意义。

第二节 肿瘤的形态

一、肿瘤的大体形态

肿瘤的大体形态包括肿瘤的数目、大小、形状、颜色、质地等,通过大体形态观察,有助于判断肿瘤的类型和良、恶性。

1.肿瘤的数目和大小 肿瘤数目不一,可以是一个肿瘤(单发肿瘤),也可以是同时或先后发生的多个原发肿瘤(多发肿瘤)。肿瘤的大小与肿瘤的性质、生长时间和发生部位等有关。发生在体表或较大体腔(如腹腔)内的肿瘤,生长空间大,体积可以很大;生长在狭小腔道(如颅腔、椎管)内的肿瘤则一般较小。

一般良性肿瘤生长缓慢,生长时间可以很长;体积可以很大;生长迅速的恶性肿瘤,短时间就可以发生转移或是导致患者死亡,肿瘤体积不一定很大。

2.肿瘤的形状 肿瘤的形状各种各样,有息肉状、乳头状、绒毛状、结节状、分叶状、囊状、溃疡状等(图 5-1)。肿瘤的形状与肿瘤组织类型、发生部位、生长方式及良、恶性密切相关。

3.肿瘤的颜色 肿瘤的颜色由组成肿瘤的组织、细胞及其产物的颜色决定,如血管瘤常呈红色,脂肪瘤呈黄色,纤维组织肿瘤多呈灰白色。此外,肿瘤的继发性改变,如变性、坏死、出血等,也可使肿瘤原来的颜色发生变化。

4.肿瘤的质地 肿瘤质地与肿瘤组成有关,如脂肪瘤质地较软,而骨瘤则较硬;还与肿瘤细胞和间质的比例有关,如纤维间质较少,肿瘤质地较软,反之则较硬。肿瘤组织发生坏死时变软,有钙盐沉积或骨质形成(骨化)时则变硬。

二、肿瘤的组织形态

肿瘤的组织形态多种多样,肿瘤组织结构可以分为实质和间质两个部分,是肿瘤组织病理诊断(pathological diagnosis of tumor tissue)的基础。

1.肿瘤实质(parenchyma) 肿瘤细胞构成肿瘤的实质,决定肿瘤的良、恶性和类型。通常根据肿瘤实质细胞的形态识别肿瘤来源,判断肿瘤分化程度,进行肿瘤命名和分类以及组织学诊断。

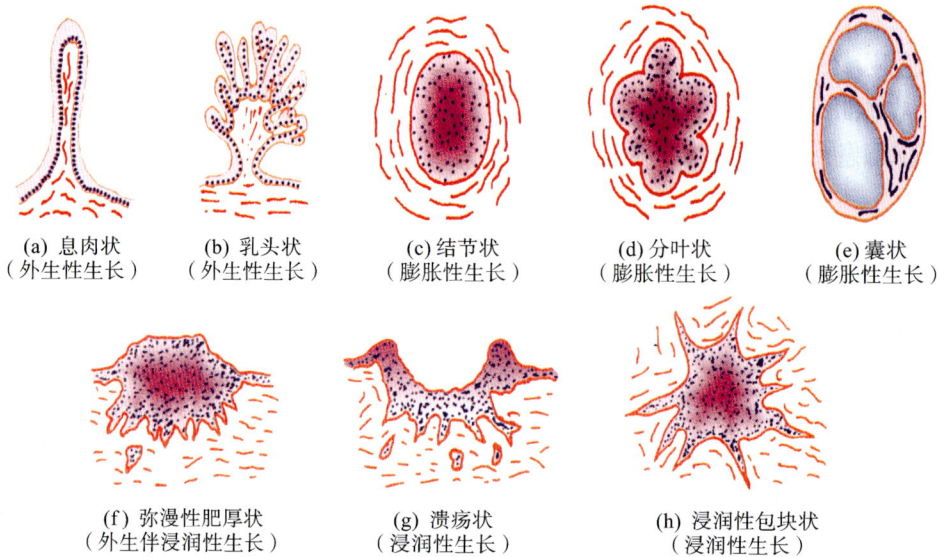

(a) 息肉状　　(b) 乳头状　　(c) 结节状　　(d) 分叶状　　(e) 囊状
（外生性生长）　（外生性生长）　（膨胀性生长）　（膨胀性生长）　（膨胀性生长）

(f) 弥漫性肥厚状　　(g) 溃疡状　　(h) 浸润性包块状
（外生伴浸润性生长）　（浸润性生长）　（浸润性生长）

图 5-1　肿瘤的形状

2. 肿瘤间质（mesenchyme，stroma） 肿瘤间质一般由结缔组织和血管组成，对肿瘤实质起支持和营养作用。肿瘤间质内常可见淋巴细胞浸润，这是机体对肿瘤组织的免疫反应。

第三节　肿瘤的分化与异型性

一、概念

肿瘤的分化（differentiation）是指肿瘤组织在形态和功能上与其起源的正常组织的相似之处；相似的程度称为肿瘤的分化程度（degree of differentiation）。肿瘤组织形态和功能类似于其起源的正常组织，说明该肿瘤分化程度高或分化好；与正常组织相似性越小，说明肿瘤分化程度低或分化差。

肿瘤组织结构和细胞形态与相应的正常组织有不同程度的差异，这种差异称为肿瘤的异型性（atypia）。肿瘤异型性小，说明肿瘤与其起源的正常组织相似，肿瘤组织分化程度高；肿瘤异型性大，表示该肿瘤与其起源的正常组织相似程度低，肿瘤组织分化程度低。

间变（anaplasia）原意是指已分化成熟细胞和组织的退分化，返回原始的幼稚状态。现代病理学中的间变是指恶性肿瘤细胞缺乏分化状态或异型性明显。间变的肿瘤细胞具有明显的多形性，即肿瘤细胞在大小和形状上有很大变异，有时很难确定其组织来源。有的恶性肿瘤主要由未分化细胞构成，称为间变性肿瘤（anaplastic tumor）。

二、肿瘤组织结构的异型性和细胞的异型性

肿瘤的异型性包括组织结构的异型性和细胞的异型性（图 5-2）。

（一）肿瘤组织结构的异型性

肿瘤组织结构的异型性是指肿瘤组织在空间排列方式与相应正常组织的差异，包括细胞的极向、排列结构，以及肿瘤实质与间质之间的关系（图 5-3）。良性肿瘤细胞与其起源的正常细胞相似，良性肿瘤的异型性主要表现为组织结构的异型性，因此诊断良性肿瘤的主要依据是组织结

Note

构的异型性。例如,纤维瘤的肿瘤细胞和正常纤维细胞相似,只是其排列与正常纤维组织不同,肿瘤细胞呈编织状排列,结构紊乱。恶性肿瘤细胞排列更加紊乱,失去正常排列结构、极性,如腺上皮发生的恶性肿瘤,肿瘤细胞形成不规则腺体或腺样结构。

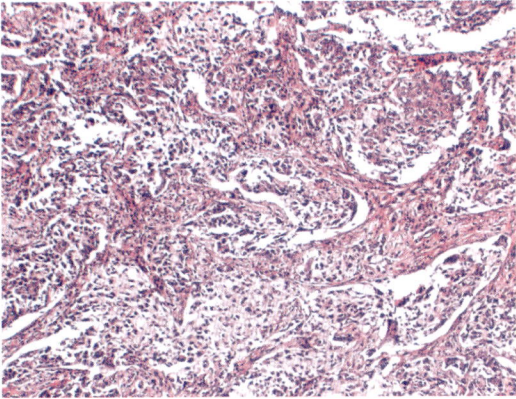

图 5-2 肿瘤的异型性(肺癌)
肿瘤组织结构和细胞均有异型性

图 5-3 肿瘤组织结构的异型性(肠腺瘤)
增生的腺体大小不等,排列不规则,组织结构的异型性明显,而细胞的异型性不明显

(二)肿瘤细胞的异型性

良性肿瘤细胞的异型性比较小,分化程度比较高;恶性肿瘤细胞具有高度异型性,主要表现为以下几个方面。

1.肿瘤细胞的多形性 恶性肿瘤细胞形态多样,呈圆形、卵圆形或不规则形。恶性肿瘤细胞大小不等,但普遍较正常细胞大,可见体积巨大的肿瘤细胞,即瘤巨细胞(tumor giant cell)。

2.肿瘤细胞核的多形性 恶性肿瘤细胞核的体积大,细胞核和细胞质的比例(核质比)增大,正常上皮细胞的核质比为 1:(4~6),恶性上皮肿瘤细胞的核质比则接近 1:1。核的大小、形状和染色不一,可见双核、多核、巨核或畸形核。核内 DNA 增多,核深染,染色质呈粗颗粒状,分布不均匀,常堆积在核膜下。核仁明显,数目增多。核分裂象(mitotic figure)增多,出现不对称核分裂、多极性核分裂等病理性核分裂象(图 5-4)。

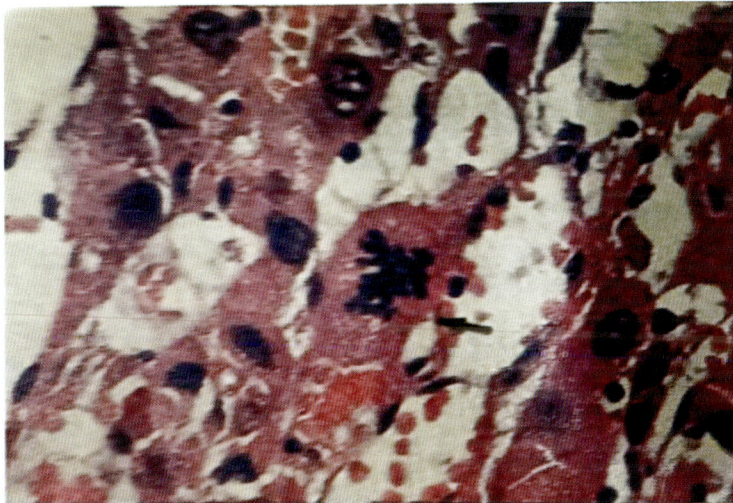

图 5-4 病理性核分裂象
可见多极性核分裂象

3. 肿瘤细胞质的变化 恶性肿瘤细胞的细胞质由于核糖体增多而嗜碱性增强。一些肿瘤细胞可产生异常分泌物或代谢产物而具有不同特点，如激素、黏液、糖原、脂质、角质和色素等，有助于对其进行区别。

4. 肿瘤细胞超微结构的改变 从超微结构水平可以观察到各种提示肿瘤来源或分化方向的细胞器。如神经内分泌颗粒，提示为神经内分泌肿瘤；张力原纤维（tonofibril）和细胞间桥粒（desmosome），提示为鳞状细胞来源肿瘤；而肌丝（myofilament）和密体（dense body），则提示为平滑肌源性肿瘤等。超微结构对鉴别肿瘤的起源有一定意义，尤其在鉴别癌和肉瘤、鳞状细胞癌和腺癌以及黑色素瘤的诊断上。目前尚未发现可以区别良恶性肿瘤的特殊超微结构的改变。

第四节　肿瘤的命名和分类

一、肿瘤的命名

人体肿瘤种类繁多，命名十分复杂，一般根据其组织来源和生物学行为进行命名。

（一）良性肿瘤的命名

良性肿瘤的命名是在其来源组织或细胞类型的名称后面加"瘤"字（英文为后缀-oma）。例如，发生在腺上皮的良性肿瘤，称为腺瘤（adenoma）；发生于脂肪组织的良性肿瘤，称为脂肪瘤（lipoma）。有时还结合肿瘤的形态特点命名，如发生在鳞状上皮的肿瘤，外观呈乳头状，称为鳞状上皮乳头状瘤（papilloma）。

（二）恶性肿瘤的命名

1. 癌 上皮组织来源的恶性肿瘤统称为癌（carcinoma）。命名时在其来源组织名称之后加一个"癌"字。如来源于鳞状上皮的恶性肿瘤称为鳞状细胞癌（squamous cell carcinoma），来源于腺上皮的恶性肿瘤称为腺癌（adenocarcinoma）。有些癌还结合其形态特点命名，如形成乳头状的腺癌，称为乳头状腺癌。未分化癌（undifferentiated carcinoma）指形态学和免疫组化表型可以确定是癌，但缺乏特定的上皮组织分化特征的癌。

2. 肉瘤 间叶组织的恶性肿瘤统称为肉瘤（sarcoma）。间叶组织包括纤维结缔组织、脂肪、肌肉、脉管、骨和软骨等，命名方式是在间叶组织名称之后加"肉瘤"二字，如脂肪肉瘤（liposarcoma）、血管肉瘤（angiosarcoma）、骨肉瘤（osteosarcoma）等。未分化肉瘤（undifferentiated sarcoma）是肉瘤中一种特殊亚型，指形态学和免疫组化表型可以确定是肉瘤，但缺乏明确的间叶组织分化特征的肉瘤。

3. 癌肉瘤 同时具有癌和肉瘤两种成分的恶性肿瘤称为癌肉瘤（carcinosarcoma）。近年研究表明，真正的癌肉瘤罕见，多数为呈梭形细胞的低分化癌，称为肉瘤样癌（sarcomatoid carcinoma）。

平时说的癌症（cancer）泛指所有的恶性肿瘤，包括癌、肉瘤和癌肉瘤。

（三）肿瘤的特殊命名

由于历史原因，少数肿瘤的命名已经约定俗成，不完全按照上述命名原则。①有些肿瘤的形态类似发育过程中的幼稚细胞或组织，称为母细胞瘤（-blastoma），良性肿瘤如骨母细胞瘤（osteoblastoma），恶性肿瘤如肾母细胞瘤（nephroblastoma）等。②以"病"或"瘤"字结尾的恶性肿瘤，如白血病（leukemia）。③在肿瘤的名称前加"恶性"，如恶性黑色素瘤、恶性脑膜瘤。④以人名命名的恶性肿瘤，如尤因（Ewing）肉瘤、霍奇金（Hodgkin）淋巴瘤。⑤按肿瘤细胞的形态命名，如透明细胞肉瘤。⑥肿瘤多发的状态以"……瘤病"命名，如神经纤维瘤病（neurofibromatosis）。⑦畸胎瘤（teratoma）是性腺或胚胎剩件中的全能细胞发生的肿瘤，一般含有两个以上胚层的多种成分，分为良性和恶性。

二、肿瘤的分类

肿瘤通常依据其组织来源、细胞类型和生物学行为进行分类。每一大类又分为良性与恶性，各组织来源的主要肿瘤类型详见表 5-1。

表 5-1　肿瘤分类举例

组织来源	良性肿瘤	恶性肿瘤
上皮组织		
鳞状上皮	鳞状细胞乳头状瘤	鳞状细胞癌
基底细胞		基底细胞癌
腺上皮	腺瘤	腺癌
尿路上皮（移行上皮）	尿路上皮乳头状瘤	尿路上皮癌
间叶组织		
纤维组织	纤维瘤	纤维肉瘤
脂肪	脂肪瘤	脂肪肉瘤
平滑肌	平滑肌瘤	平滑肌肉瘤
横纹肌	横纹肌瘤	横纹肌肉瘤
血管	血管瘤	血管肉瘤
淋巴管	淋巴管瘤	淋巴管肉瘤
骨和软骨	软骨瘤、骨软骨瘤	骨肉瘤、软骨肉瘤
间皮		恶性间皮瘤
淋巴造血组织		
淋巴细胞		淋巴瘤
造血细胞		白血病
神经组织和脑脊膜		
神经鞘膜组织	神经鞘瘤、神经纤维瘤	恶性周围神经鞘膜瘤
胶质细胞		胶质母细胞瘤
神经细胞	节细胞神经瘤	髓母细胞瘤、神经母细胞瘤
脑脊膜	脑膜瘤、脊膜瘤	恶性脑膜瘤、恶性脊膜瘤
其他肿瘤		
黑色素细胞		恶性黑色素瘤
胎盘滋养叶细胞	葡萄胎	侵蚀性葡萄胎、绒毛膜癌
生殖细胞		精原细胞瘤
		无性细胞瘤
		胚胎性癌
性腺或胚胎剩件中的全能细胞	成熟性畸胎瘤	不成熟性畸胎瘤

肿瘤分类在病理学实际工作中有重要作用，不同类型的肿瘤具有不同的临床特点、治疗反应和预后。肿瘤的正确分类是拟定治疗计划、判断患者预后的重要依据。

世界卫生组织（WHO）聘请各国专家对各系统肿瘤进行分类，并根据临床与基础研究的进展，不断予以修正。

为了方便统计和分析，WHO 国际疾病分类（International Classification of Diseases，ICD）的肿瘤学部分（ICD-O）对每一种肿瘤性疾病进行编码，用一个由四位数字组成的主码代表一种特定的肿瘤性疾病，再用一个斜线和一个附加的数码代表肿瘤的生物学行为，并置于该肿瘤的主码之后，/0 代表良性（benign）肿瘤；/1 代表交界性（borderline）或生物学行为未确定（unspecified）或不确定（uncertain）的肿瘤；/2 代表原位癌（carcinoma in situ，CIS），包括某些部位的Ⅲ级上皮内瘤变（grade Ⅲ intraepithelial neoplasia），以及某些部位的非浸润性肿瘤；/3 代表恶性（malignant）肿瘤。例如，肝细胞肿瘤编码为 8170，肝细胞腺瘤的完整编码是 8170/0，肝细胞癌的完整编码是 8170/3。

第五节　肿瘤的生长和扩散

恶性肿瘤最重要的生物学特性是局部浸润和远处转移能力，也是恶性肿瘤威胁患者健康与生命的主要原因。因此，对肿瘤生长与扩散的生物学特性研究是肿瘤病理学的重要内容。

一、肿瘤的生长

（一）肿瘤的生长方式

肿瘤的生长方式（growth pattern）主要有三种：膨胀性生长、浸润性生长和外生性生长。

1. 膨胀性生长（expansive growth）　实质器官的良性肿瘤多呈膨胀性生长，肿瘤生长速度较慢，体积逐渐增大，将周围组织推开或挤压，但与周围组织界限清楚，不侵袭周围组织（图 5-5）。通常肿瘤组织有完整包膜，触诊时常可推动，手术容易摘除，不易复发。

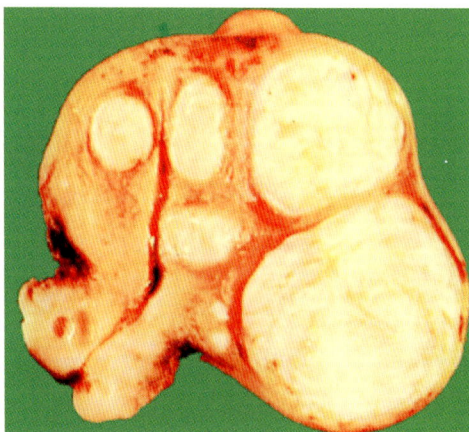

图 5-5　肿瘤的膨胀性生长

子宫平滑肌瘤界限清楚，切面灰白色，呈编织状

2. 浸润性生长（infiltrative growth）　大多数恶性肿瘤的生长方式。肿瘤细胞长入并破坏周

围组织间隙、淋巴管或血管,如同扎入土壤的树根,与周围组织界限不清(图5-6)。临床触诊时,肿瘤固定、活动度差,手术切除范围广,若切除不彻底,术后容易复发。

3.外生性生长(exophytic growth) 发生在体表、体腔或管道器官(如消化道)表面的肿瘤,常突向表面,呈乳头状、息肉状、蕈伞状或菜花状(图5-7)。良性或恶性肿瘤都可呈外生性生长,但恶性肿瘤在外生性生长的同时,还向基底部浸润性生长。由于恶性肿瘤生长迅速,血液供应不足,中心容易发生坏死,坏死组织脱落后底部形成高低不平、边缘隆起的恶性溃疡。

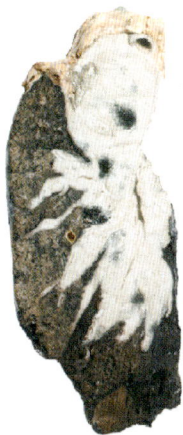

图5-6 肿瘤的浸润性生长

肺癌组织像树根扎入土壤一样,向周围组织蔓延,呈浸润性生长

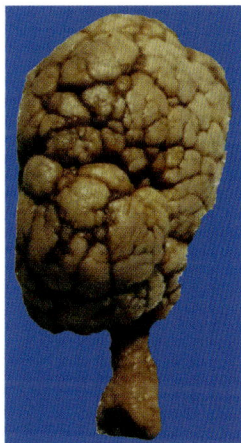

图5-7 肿瘤的外生性生长

皮肤乳头状瘤向表面呈外生性生长

(二)肿瘤的生长速度及生长动力学

肿瘤的生长速度主要取决于肿瘤细胞的分化程度。一般来讲,良性肿瘤生长速度较慢,生长时间可达几年甚至几十年。恶性肿瘤生长速度较快,特别是分化差的肿瘤,短时间内可形成明显肿块。影响肿瘤细胞生长速度的因素很多,主要与以下三个因素有关。

1.生长分数(growth fraction) 肿瘤细胞生长分数是指肿瘤细胞群体中处于增殖状态的细胞比例。当细胞处于增殖阶段时,不断分裂增殖。恶性肿瘤形成初期,肿瘤细胞分裂增殖活跃,肿瘤生长速度快。但随着肿瘤持续生长,有的肿瘤细胞进入静止期,停止分裂增殖。目前大多数化疗药物针对的是分裂期的细胞,因此,生长分数高的肿瘤对化疗敏感。对于生长分数低的肿瘤,可以先进行放疗或手术,缩小或去除大部分瘤体,残存的静止期肿瘤细胞可再进入增殖期,从而增加肿瘤对化疗的敏感性。

2.肿瘤细胞的生成与死亡 肿瘤细胞的生成与死亡的比例是影响肿瘤生长速度的一个重要因素。肿瘤在生长过程中,一些肿瘤细胞会死亡,通常以凋亡的形式发生。促进肿瘤细胞死亡和抑制肿瘤细胞增殖,是肿瘤治疗的两个重要方面。

3.肿瘤血管生成 肿瘤有诱导血管生成(angiogenesis)的能力,临床与动物实验证实,如果没有新生血管形成来供应营养,肿瘤直径达 $1\sim2$ mm(10^7 个细胞左右)时就不再增大。因此,具有诱导血管形成的能力是恶性肿瘤细胞生长、浸润和转移的前提之一。

肿瘤细胞和周围炎症细胞能产生血管生长因子(angiogenic factor),如血管内皮细胞生长因子(vascular endothelial growth factor,VEGF)、成纤维细胞生长因子(fibroblast growth factor,FGF)、转化生长因子-α(transforming growth factor-α,TGF-α)等,它们与受体结合后,促进血管内皮细胞分裂和毛细血管出芽生长。近年研究显示,肿瘤细胞本身可形成类似血管、具有基底膜

Note

的小管状结构,可与血管交通,作为不依赖于血管生成的肿瘤微循环或微环境成分,称为"血管生成拟态"。抑制肿瘤血管形成已成为肿瘤治疗的一个新途径。

二、肿瘤的扩散

恶性肿瘤不仅可在原发部位浸润性生长,侵及周围组织或器官,还可以通过多种途径扩散到身体其他部位,称为肿瘤的扩散(spread of tumor),是恶性肿瘤的主要生物学特征。

(一)肿瘤的扩散方式

1. 局部浸润和直接蔓延　恶性肿瘤连续不断地浸润、破坏周围组织或器官的现象称为直接蔓延(direct spreading)。恶性肿瘤细胞常连续不断地沿着组织间隙、淋巴管、血管的外周间隙,以及神经束衣浸润,破坏邻近正常组织或器官,并继续生长。例如,胰头癌可蔓延到肝、十二指肠,晚期乳腺癌可穿过胸肌和胸腔蔓延至肺。

2. 转移(metastasis)　恶性肿瘤细胞从原发部位侵入淋巴管、血管或体腔,迁徙到其他部位继续生长,形成同种类型的肿瘤,这个过程称为转移。所形成的肿瘤称为转移瘤(metastatic tumor)或继发瘤(secondary tumor)。恶性肿瘤通过以下3种途径转移。

(1)淋巴道转移(lymphatic metastasis):恶性肿瘤细胞侵入淋巴管(图5-8)后,随着淋巴液到达局部淋巴结,聚集在边缘窦,以后累及整个淋巴结,受累淋巴结肿大,质地变硬。肿瘤细胞侵出被膜可使相邻淋巴结融合成团。局部淋巴结转移后,可继续转移至淋巴循环下一站的其他淋巴结,最后可经胸导管进入血液,继发血道转移。有的肿瘤可以发生逆行转移或越过引流淋巴结发生跳跃式转移(skip metastasis)。

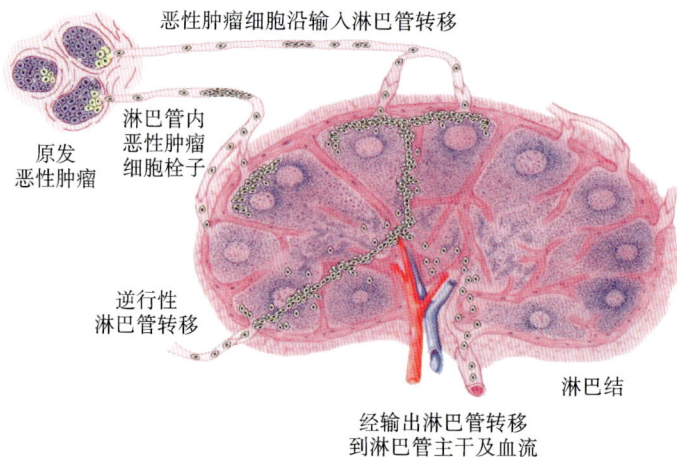

图 5-8　淋巴道转移模式图
恶性肿瘤细胞首先侵入淋巴结边缘窦,而后累及整个淋巴结

(2)血道转移(hematogenous metastasis):恶性肿瘤细胞侵入血管后,可随血流到达远处的器官继续生长,形成转移瘤。由于静脉管壁比较薄且血管内压力比较低,因而肿瘤细胞多经静脉入血,少数也可经淋巴管间接入血。肿瘤细胞血道转移途径和栓子运行途径相同,侵入体循环静脉的肿瘤细胞经右心到肺,在肺内形成转移瘤;侵入门静脉系统的肿瘤细胞,首先发生肝转移;原发性肺肿瘤或肺内转移瘤的肿瘤细胞可直接侵入肺静脉或通过肺毛细血管进入肺静脉,经左心随主动脉血流达到全身各器官,常转移到脑、骨、肾及肾上腺等处;侵入胸、腰、骨盆静脉的肿瘤细胞,也可以通过吻合支进入脊椎静脉丛。

恶性肿瘤可通过血道转移累及许多器官,最常受累的器官是肺和肝。临床上判断恶性肿瘤有无血道转移时,应进行肺和肝影像学检查。转移瘤的形态学特点是边界清楚,常多发,散在分布,多靠近器官表面,位于器官表面的瘤结节中央常出血、坏死而下陷,形成"癌脐"。

(3)种植性转移(transcoelomic metastasis):发生在胸、腹腔等体腔内器官的恶性肿瘤侵及器官表面时,肿瘤细胞可以脱落,像播种一样种植在体腔其他器官的表面,形成转移瘤。种植性转移是一种比较少见的恶性肿瘤转移方式,多见于腹腔脏器的恶性肿瘤。如胃癌,特别是胃印戒细胞癌,癌细胞突破浆膜后,可在腹腔和盆腔器官表面形成广泛的种植性转移。发生在卵巢的这种转移瘤称为库肯伯格(Krukenberg)瘤,表现为双侧卵巢体积增大,镜下可见富于黏液的印戒细胞癌弥漫性浸润。值得注意的是,手术和穿刺也可造成医源性种植性转移。

(二)恶性肿瘤局部浸润蔓延和转移的机制

1. 肿瘤的演进与异质化 恶性肿瘤在生长过程中变得越来越富有侵袭性的现象称为肿瘤的演进(progression),表现为生长速度加快、浸润周围组织和发生远处转移。肿瘤的演进与肿瘤的异质化有关。肿瘤的异质化是指单克隆来源的肿瘤细胞在生长过程中,其子代细胞可出现不同的基因改变或其他大分子的改变,其在生长速度、侵袭能力、对生长信号反应、对抗癌药物的敏感性等方面都可以有差异。这时,这一肿瘤细胞群体不再由完全一样的肿瘤细胞组成,而是具有异质性的肿瘤细胞群体,是具有各自特性的"亚克隆"。例如,机体的抗肿瘤反应可杀死具有较高抗原性的亚克隆,而抗原性低的亚克隆可以逃避机体的免疫监视。由于这种选择,肿瘤生长过程中能保留适应存活、生长、浸润和转移的亚克隆。

2. 局部浸润和直接蔓延 肿瘤的局部浸润和直接蔓延的机制比较复杂。以癌为例,癌细胞的浸润转移大致归纳为以下四个步骤:①癌细胞表面黏附分子减少。正常上皮细胞表面有各种细胞黏附分子,将其彼此黏附在一起,不能单独分离。当细胞发生恶变时,细胞之间的黏附力减弱,使细胞容易分离。②癌细胞和基底膜的黏附力增强。正常上皮细胞与基底膜附着是通过上皮细胞基底面的一些分子介导的,如整合素(integrin)受体和层粘连蛋白(laminin, LN)。癌细胞表达更多的层粘连蛋白受体,并且分布在整个细胞表面,癌细胞和基底膜黏着增加。③细胞外基质(extracellular matrix,ECM)的降解。癌细胞本身分泌或是诱导间质细胞产生蛋白酶,如基质金属蛋白酶(matrix metalloproteinase,MMP)、Ⅳ型胶原酶、尿激酶型纤溶酶原激活物、组织蛋白酶 D(cathepsin D),溶解细胞外基质,使基底膜局部形成缺损,有利于癌细胞通过。④癌细胞迁移(migration)。癌细胞借阿米巴样运动通过基底膜缺损处移出。癌细胞穿过基底膜后,分解间质结缔组织,在间质中移动。到达血管壁时,癌细胞以同样的方式穿过基底膜进入血管。目前,研究已发现肿瘤细胞产生自分泌移动因子(autocrine motility factor)可介导癌细胞移动,促进癌细胞浸润和转移。

3. 转移 进入血管的恶性肿瘤细胞形成新的转移灶的可能性小于千分之一。单个肿瘤细胞多被自然杀伤细胞(NK cell)消灭,但与血小板凝集成团的肿瘤细胞形成肿瘤细胞栓子后则不易被消灭,肿瘤细胞栓子可与血管内皮细胞黏附,穿过血管内皮和基底膜,形成新的转移灶(图 5-9)。由于肿瘤的异质化,高侵袭性的肿瘤细胞亚克隆更容易形成广泛性血道转移。

肿瘤的血道转移部位和器官分布具有一定的选择性。如:肺癌易转移到肾上腺和脑;甲状腺癌、肾癌和前列腺癌易转移到骨;乳腺癌常转移到肺、肝、骨、卵巢和肾上腺等。产生这种现象的原因可能与以下因素有关:①这些器官的血管内皮细胞上的配体与肿瘤细胞表面的黏附分子特异性结合;②这些器官释放吸引肿瘤细胞的化学趋化物质;③这些组织或器官的微环境适合该种肿瘤细胞生长,表现出肿瘤细胞对这些器官的"亲和性",而另外一些组织或器官的微环境不适合该种肿瘤细胞生长,这是负选择的结果。

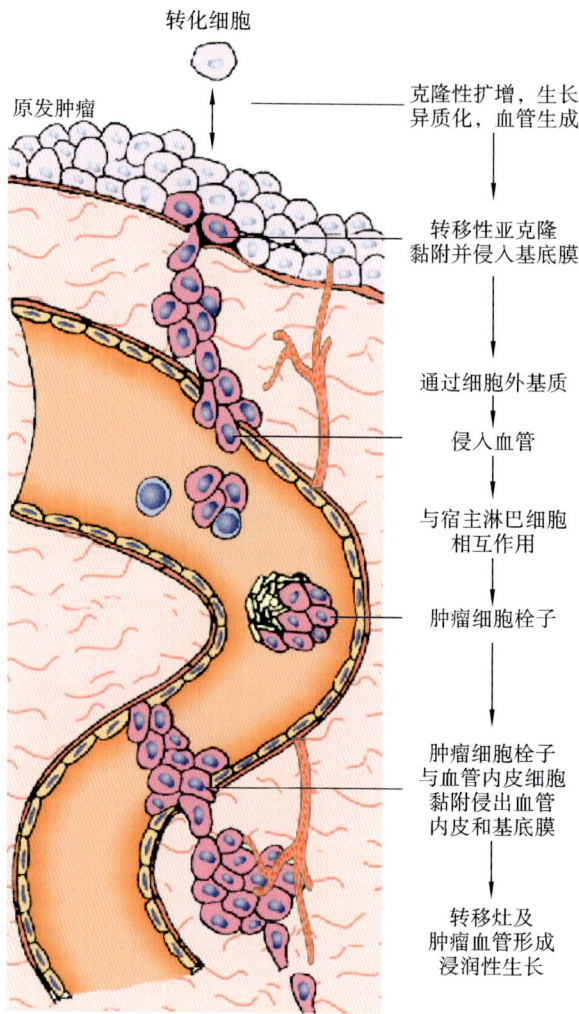

图 5-9 恶性肿瘤浸润和血道转移机制

第六节 肿瘤的分级和分期

恶性肿瘤的分级（grade）是描述其恶性程度的指标。病理学上，常根据恶性肿瘤的分化程度、异型性以及核分裂象的数目等对恶性肿瘤进行分级。目前常用的是三级分级法，Ⅰ级为高分化（well differentiated），分化良好，属于低度恶性；Ⅱ级为中分化（moderately differentiated），中度恶性；Ⅲ级为低分化（poorly differentiated），属于高度恶性。对某些肿瘤（如尿路上皮肿瘤）采用两级分级法，低级别（low grade）表示分化较好，高级别（high grade）表示分化较差。

肿瘤的分期是指原发肿瘤的大小和扩散范围。通常根据原发肿瘤的大小、浸润的深度和范围、转移情况等进行分期。目前有多种方案，应用最广泛的是国际抗癌联盟（Union for International Cancer Control，UICC）的 TNM 分期系统。T 指肿瘤原发病灶，随着肿瘤体积增大依次用 $T_1 \sim T_4$ 表示，T_{is} 表示原位癌。N 指局部淋巴结受累情况，N_0 表示无淋巴结受累。随着淋巴结受累程度加深和范围增加，依次用 $N_1 \sim N_3$ 表示。M 指远处转移，通常指血道转移。无远处转移用 M_0 表示，有远处转移用 M_1 表示。

肿瘤的分级和分期是临床制定治疗方案和评估预后的重要指标。一般来说,分级和分期越高,患者生存率越低。医学上,常使用"3 年生存率""5 年生存率"和"10 年生存率"等统计指标衡量恶性肿瘤的恶性程度和对治疗的反应。

第七节 肿瘤对机体的影响

肿瘤因其生物学性质、大小和发生部位不同,对机体的影响也不同。

一、良性肿瘤对机体的影响

良性肿瘤由于分化程度高,生长缓慢,无浸润和转移,一般对机体影响较小。是否引起较为严重的后果,主要取决于发生部位和继发性改变。

(一)局部压迫和阻塞

局部压迫和阻塞是良性肿瘤对机体最主要的影响。若肿瘤发生在腔道或重要器官,如突向肠腔的平滑肌瘤可引起肠梗阻或肠套叠;颅内良性肿瘤压迫脑组织、阻塞脑室系统而引起颅内压增高等相应的神经系统症状和体征。

(二)产生激素或激素样物质

内分泌系统良性肿瘤由于某种激素分泌过多而对机体产生影响,如垂体前叶腺瘤分泌大量的生长激素,如果是儿童,可引起巨人症,成人则引起肢端肥大症;胰岛素瘤(insulinoma)分泌过多的胰岛素可引起阵发性低血糖;肾上腺嗜铬细胞瘤合成和分泌肾上腺素和(或)去甲肾上腺素导致阵发性高血压。

(三)继发性改变

良性肿瘤的继发性改变也可对机体造成不同程度影响。例如,子宫黏膜下肌瘤常伴有子宫内膜浅表糜烂或溃疡,可出现出血和感染。又如,支气管腺瘤阻塞气道后引起分泌物潴留,导致肺部感染。

二、恶性肿瘤对机体的影响

恶性肿瘤分化程度低,生长快,浸润并破坏周围组织,并可发生转移,对机体影响严重,治疗效果不甚理想,患者的死亡率高,生存率低。

(一)继发性改变

恶性肿瘤除了引起压迫和阻塞症状外,还易并发溃疡、出血、穿孔及感染等。特别是出血,常会引起医生或患者的警觉。例如,膀胱癌的无痛性血尿,子宫颈癌的阴道不规则流血,直肠癌的黏液血便等。肿瘤累及局部神经时可引起顽固性疼痛。恶性肿瘤患者晚期由于机体免疫力下降,常并发感染。

(二)恶病质

恶性肿瘤晚期,患者严重消瘦、无力、贫血、全身衰弱和代谢异常的状态称为恶病质。其机制尚未完全阐明,可能由进食减少、出血、感染、发热或因肿瘤组织坏死所产生的毒性产物等引起机体的代谢紊乱所致。此外,恶性肿瘤所致的顽固性疼痛,肿瘤快速生长消耗大量营养物质等,也是导致恶病质的重要因素。

Note

(三)异位内分泌综合征和副肿瘤综合征

一些非内分泌器官发生的肿瘤能产生、分泌激素或激素类物质,引起内分泌紊乱而出现相应的临床症状,称为异位内分泌综合征(ectopic endocrine syndrome)。此类肿瘤称为异位内分泌肿瘤(ectopic endocrine tumor),大多为恶性肿瘤,以癌多见,如肺癌、胃癌、肝癌等。异位激素的产生可能和肿瘤细胞的基因表达异常有关。

肿瘤的产物(包括异位激素)、异常的免疫反应(如交叉反应、免疫复合物沉着等)或其他不明原因,可引起内分泌、神经、消化、造血、运动等系统的异常,出现相应的临床表现。这些表现不是由原发肿瘤或转移瘤直接引起的,而是通过上述途径间接引起的,称为副肿瘤综合征(paraneoplastic syndrome)。异位内分泌综合征属于副肿瘤综合征,但是内分泌腺的肿瘤(如垂体腺瘤)产生原内分泌腺固有的激素(如生长激素)导致的病变或临床表现,不属于副肿瘤综合征。

第八节　良性肿瘤与恶性肿瘤的区别

良性肿瘤和恶性肿瘤的生物学行为及对机体的影响差别很大,因此准确地判断肿瘤的良、恶性对于临床治疗非常重要。良性肿瘤一般对机体影响较小,治疗效果好;恶性肿瘤对机体危害较大,治疗措施复杂,治疗效果不理想。如果把良性肿瘤误诊为恶性肿瘤,可能导致过度治疗,增加患者的经济和精神负担;相反,把恶性肿瘤误诊为良性肿瘤,会延误治疗而造成肿瘤复发、转移。因此,区别良性肿瘤与恶性肿瘤具有重要意义。良性肿瘤与恶性肿瘤的主要区别详见表 5-2。

表 5-2　良性肿瘤和恶性肿瘤的主要区别

	良性肿瘤	恶性肿瘤
分化程度	分化好,异型性小	不同程度分化障碍或未分化,异型性大
核分裂象	无或少,不见病理性核分裂象	多,可见病理性核分裂象
生长速度	缓慢	较快
生长方式	膨胀性或外生性生长	浸润性或外生性生长
继发改变	少见	常见,如出血、坏死、溃疡形成等
转移	不转移	可转移
复发	不复发或很少复发	易复发
对机体的影响	较小,主要为局部压迫或阻塞	较大,破坏原发部位和转移部位的组织;坏死、出血,合并感染;恶病质

肿瘤的良、恶性是指其生物学行为的良、恶性。很多情况下,病理诊断是通过形态学等指标判断肿瘤的良、恶性,借以对其生物学行为和预后进行评估。但是,肿瘤的生物学行为受到很多因素的影响,非常复杂,且我们对许多因素还知之甚少。

还有一些肿瘤不能直接划分为良性或恶性,需要根据其形态特点评估其复发转移的风险度(高、中、低风险)。良性肿瘤和恶性肿瘤之间并没有绝对界限,生物学行为介乎二者之间的肿瘤,称为交界性肿瘤(borderline tumor),如卵巢交界性浆液性或黏液性肿瘤。有些交界性肿瘤有发展为恶性的倾向,在临床上应加强随访。此外,肿瘤的良、恶性不是一成不变的,有些良性肿瘤可转变为恶性肿瘤,如肠道的绒毛状腺瘤发展为癌的风险较高;极个别恶性肿瘤也可以停止生长甚至完全自然消退,如视网膜母细胞瘤偶有自发性消失。但这种情况极少见,绝大多数恶性肿瘤不能自然逆转为良性。

　　临床工作具有复杂、精细等特点,需要医护人员及不同部门的配合。病理科医生通过观察组织形态特点判断肿瘤性质,进而对其生物学行为和预后进行评估,为临床治疗提供指导。但是,影响肿瘤生物学行为的因素很多,病理科医生的观察只是一个方面,诊断时还需要与手术医生做好沟通;反过来,治疗时临床医生也需要征求病理科医生的意见。因此,在医学实践活动中团队合作非常重要,每位医学生都需要具有大局意识和团队合作精神。

第九节　常见肿瘤举例

一、上皮组织肿瘤

　　上皮组织包括被覆上皮和腺上皮。上皮组织肿瘤常见,人体的恶性肿瘤大部分是上皮组织恶性肿瘤,对人类危害大。

(一)上皮组织良性肿瘤

　　1. 乳头状瘤　鳞状上皮、尿路上皮等被覆上皮组织发生的良性肿瘤。乳头状瘤向体表或体腔外生性生长,形成指状或乳头状突起,呈菜花状或绒毛状外观。肿瘤底部有蒂与周围正常上皮组织相连。镜下可见每个乳头表面覆盖所在组织上皮,乳头的轴心由血管和结缔组织等间质成分构成(图5-10)。发生在外耳道、阴茎的乳头状瘤容易恶变。

　　2. 腺瘤　发生在腺上皮的良性肿瘤,如甲状腺、乳腺、涎腺、肠道和卵巢等发生的腺瘤。黏膜的腺瘤多呈息肉状;腺器官内的腺瘤多呈结节状,与周围组织界限清楚,并且常有包膜。腺瘤的腺体与其起源的腺体形态结构相似,并且具有分泌功能。

　　根据腺瘤的组成成分或形态特点,腺瘤又可分为囊腺瘤、纤维腺瘤、多形性腺瘤和息肉状腺瘤。

　　(1)囊腺瘤(cystadenoma):腺瘤中腺体分泌物蓄积,腺腔逐渐扩大并互相融合,形成大小不等的囊腔,好发于卵巢。卵巢囊腺瘤有两种主要组织类型:一种是浆液性乳头状囊腺瘤(serous papillary cystadenoma),腺上皮向囊腔内呈乳头状生长,并分泌浆液;另一种是黏液性囊腺瘤(mucinous cystadenoma),肿瘤表面光滑,分泌黏液,常呈多房性,乳头比较少见。

　　(2)纤维腺瘤(fibroadenoma):常见于青年女性乳腺。肿瘤界限清楚,有完整包膜,切面呈分叶状或结节状。镜下可见增生的导管上皮细胞,间质增生并伴有不同程度的黏液样变或透明变。

　　(3)多形性腺瘤(pleomorphic adenoma):涎腺最多见的肿瘤,以腮腺发生最多。肿瘤细胞形态多样,组织结构复杂,主要由腺上皮、肌上皮、黏液样基质和软骨样组织构成(图5-11)。手术后易复发。

　　(4)息肉状腺瘤(polypoid adenoma):常见于直肠和结肠。发生于黏膜,呈息肉状,有蒂与黏膜相连。镜下可见肿瘤性腺上皮形成分化好的小管或绒毛状结构,或两种成分混合存在,绒毛状者恶变率较高。

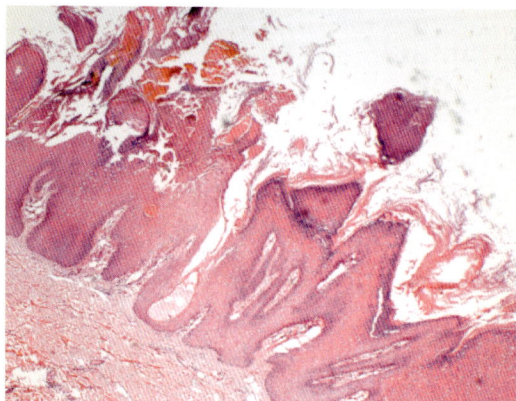

图 5-10　鳞状细胞乳头状瘤(皮肤)

肿瘤向体表呈外生性生长,表面覆盖增生的上皮细胞,
乳头的轴心是血管和结缔组织等间质成分

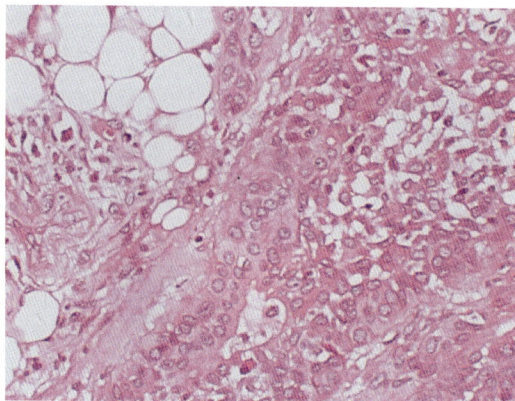

图 5-11　腮腺多形性腺瘤

肿瘤组织结构复杂,由腺上皮、肌上皮、黏液样基质和软
骨样组织构成

(二)上皮组织恶性肿瘤

上皮组织恶性肿瘤(癌)是人类最常见的恶性肿瘤,常发生在 40 岁以上人群。癌以浸润性生长为主,癌组织与周围正常组织界限不清。发生在体表、体腔黏膜处肿瘤呈息肉状、蕈伞状或菜花状,表面常有坏死或溃疡形成。发生在器官内肿瘤常为不规则的结节状,呈树根或蟹足状向周围组织浸润生长。切面常为灰白色,质地较硬。

镜下,分化较好的癌细胞可呈巢状、腺管状或条索状排列,与间质分界一般较清楚;低分化或未分化的癌细胞呈弥漫浸润性生长,与间质分界不清。癌早期通常发生淋巴道转移,晚期发生血道转移。

1. 鳞状细胞癌　简称鳞癌,常发生在鳞状上皮覆盖的部位,如皮肤、口腔、食管、子宫颈、阴道和阴茎等。也可在鳞状上皮化生的基础上发生鳞状细胞癌,如气管、胆囊、肾盂等处。

鳞状细胞癌大体常呈菜花状,也可因坏死呈溃疡状。镜下,癌细胞呈巢状或片状分布,肿瘤实质与间质分界清楚。分化好的鳞状细胞癌癌巢中央出现层状角化物,称为角化珠(keratin pearl)或癌珠,细胞之间可见细胞间桥(图 5-12)。分化较差的鳞状细胞癌无角化珠形成,细胞间桥少或无,细胞异型性明显并见较多的病理性核分裂象。

2. 基底细胞癌(basal cell carcinoma)　多见于老年人,好发于头面部等处。镜下,癌巢由深染的基底细胞样癌细胞构成,有浅表型、结节型等组织类型,周边癌细胞呈栅栏状排列。癌组织生长缓慢,表面常形成溃疡,可见坏死,浸润性生长可深达深部软组织和骨组织。但很少发生转移,对放疗敏感,临床上表现为低度恶性生物学行为。

3. 腺癌　发生于腺上皮的恶性肿瘤,多见于甲状腺、胃肠道、肺、乳腺和女性生殖系统等。癌细胞形成大小不等、形状不一、排列不规则的腺样结构。癌细胞常不规则排列成多层,细胞核大小不一,核分裂象多见(图 5-13)。当有大量乳头状结构形成时,称为乳头状腺癌(papillary adenocarcinoma);腺腔高度扩张呈囊状的腺癌称为囊腺癌(cystadenocarcinoma);伴乳头状生长的囊腺癌称为乳头状囊腺癌(papillary cystadenocarcinoma)。

分泌大量黏液的腺癌称为黏液腺癌(mucinous adenocarcinoma),肉眼呈灰白色半透明胶冻状,故又称胶样癌(colloid carcinoma)。

4. 尿路上皮癌(urothelial carcinoma)　也称移行细胞癌,发生在膀胱、输尿管或肾盂等处。肿瘤常多发,呈乳头状、菜花状或斑块状。镜下,癌细胞似尿路上皮,呈多层排列,有异型性。分为低级别尿路上皮癌和高级别尿路上皮癌。

图 5-12 鳞状细胞癌

分化好的鳞状细胞癌,在癌巢中央可见角化珠(癌珠)

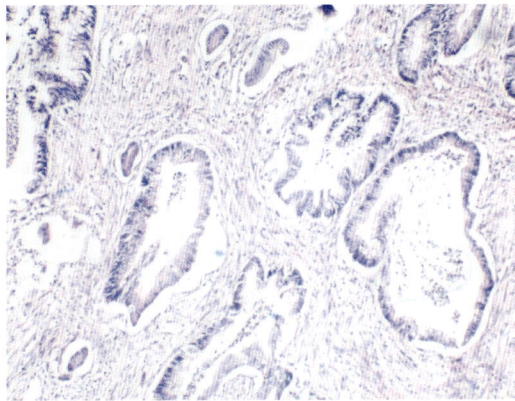

图 5-13 结肠腺癌

癌细胞形成大小不等、形状不一、排列不规则的腺样结构

二、间叶组织肿瘤

间叶组织包括结缔组织、脂肪、肌肉、脉管、骨和软骨等。起源于间叶组织的肿瘤种类很多,分为良性和恶性,良性的比较多见,恶性肿瘤(肉瘤)比较少见。其中,骨以外的间叶组织肿瘤又常称为软组织肿瘤(soft tissue tumor)。

(一)间叶组织良性肿瘤

1.脂肪瘤 最常见的良性间叶组织肿瘤,主要发生于成人,好发于背、肩、颈和四肢近端皮下组织。外观常呈分叶状或扁结节状,有包膜,质地柔软,切面淡黄色。镜下与正常脂肪组织几乎无区别,主要区别是有包膜及纤维间隔(图 5-14)。一般无明显症状,手术易切除。

2.血管瘤(hemangioma) 此瘤多为先天性,小儿多见。全身任何部位均可发生,头颈部多见,四肢和内脏亦可累及。大体上,肿瘤无包膜,呈浸润性生长。发生在皮肤或黏膜者呈突起的鲜红肿块,或呈暗红色或紫红色斑,内脏血管瘤多呈结节状。根据形态特点可分为毛细血管瘤(由增生的毛细血管构成)、海绵状血管瘤(由扩张的血窦构成)及静脉性血管瘤(由厚壁扩张的静脉血管构成)等类型(图 5-15)。

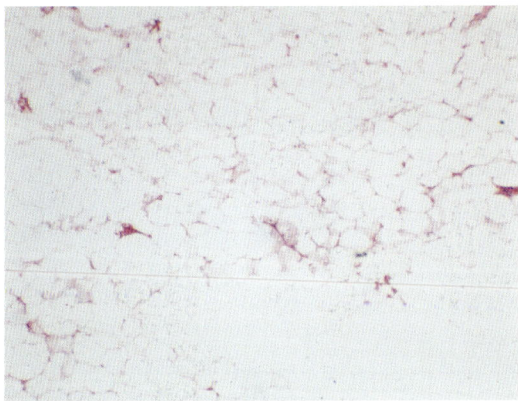

图 5-14 脂肪瘤

由成熟的脂肪细胞构成,有纤维间隔

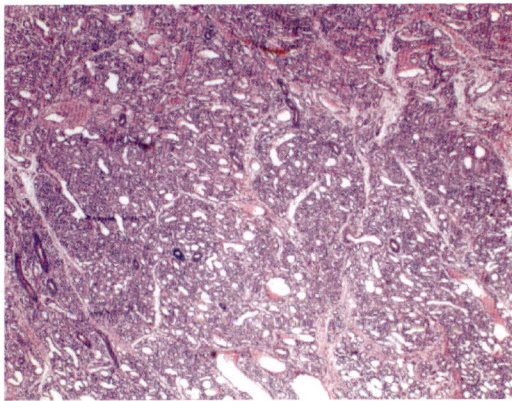

图 5-15 毛细血管瘤

由增生的毛细血管构成

3.淋巴管瘤(lymphangioma) 由增生的淋巴管构成,内含淋巴液。淋巴管可呈囊性扩张并互相融合,内含大量淋巴液,称为囊状水瘤(cystic hygroma),多见于小儿颈部。

4. 平滑肌瘤（leiomyoma）　多见于子宫、消化道和膀胱等内脏器官。肿瘤细胞形态较一致，呈梭形，细胞核长杆状，两端钝圆。瘤细胞排列成束状、编织状（图 5-16）。

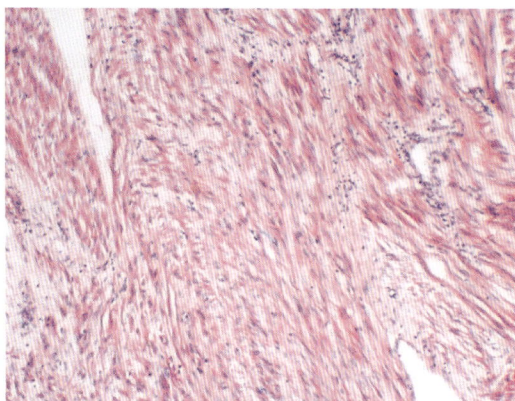

图 5-16　平滑肌瘤
瘤细胞形态较一致，排列成束状

5. 骨软骨瘤（osteochondroma）　最常见的良性骨肿瘤，好发于 10～30 岁，多发于四肢长骨的干骺端，多为单发，偶为多发。肿瘤由骨皮质向外突出，呈蘑菇或分支状。镜下，肿瘤表面为薄层纤维组织，其下为软骨帽，可见成熟的骨小梁，骨小梁间有正常的骨髓成分。

（二）间叶组织恶性肿瘤

间叶组织恶性肿瘤统称为肉瘤，较癌少见，部分类型多见于儿童或青少年，部分类型多见于中老年人。肉瘤体积通常较大，质软，呈鱼肉状，切面多呈灰红色，易发生出血、坏死、囊性变等继发性改变。镜下，肉瘤细胞大多呈弥漫性分布，实质与间质分界不清，肉瘤细胞间有网状纤维。间质结缔组织少，但血管较丰富，故肉瘤多先发生血道转移。

癌和肉瘤的区别见表 5-3。

表 5-3　癌与肉瘤的区别

	癌	肉瘤
组织来源	上皮组织	间叶组织
发病率	较高，约为肉瘤的 9 倍，多见于 40 岁以上的成人	较低，部分类型多见于儿童或青少年，部分类型多见于中老年人
大体特点	质较硬，灰白色	质软，灰红色，鱼肉状
镜下特点	多形成癌巢，实质和间质分界清楚，纤维组织常有增生	肉瘤细胞多弥漫性分布，实质和间质分界不清，间质内血管丰富，纤维组织少
网状纤维	癌细胞间多无网状纤维	肉瘤细胞间多有网状纤维
免疫组化	角蛋白（keratin）阳性	波形蛋白（vimentin）常阳性
转移	多经淋巴道转移	多经血道转移

1. 脂肪肉瘤（liposarcoma）　成人多见的肉瘤之一，一般体积较大，呈深在性、无痛性，常发生于下肢、腹膜后、肾周、肠系膜区以及肩部。大体观，为淡黄色或黄白色，多呈结节状或分叶状，无包膜，切面可呈黏液样或鱼肉状，质地较软，常见出血、坏死。镜下，肿瘤细胞大小形态多样，形态学特征是出现脂肪母细胞，为单核或多核细胞，胞质内有多少不等、大小不一的脂质空泡，可把胞核推至一侧，呈印戒状；或胞核仍位于细胞中央，但被小空泡压成锯齿状。病理类型有高分化脂

肪肉瘤、黏液样脂肪肉瘤、去分化脂肪肉瘤、多形性脂肪肉瘤和黏液样多形性脂肪肉瘤。

2. 横纹肌肉瘤（rhabdomyosarcoma） 儿童间叶组织恶性肿瘤最常见的类型,多发生于 10 岁以下儿童。肿瘤可发生于全身各个部位,常见于头颈部、四肢和泌尿生殖器官。肿瘤由不同分化阶段的横纹肌母细胞组成,分化好的横纹肌母细胞为梭形、带状,核位于中央,核仁明显,可见横纹。横纹肌肉瘤有胚胎性横纹肌肉瘤、腺泡状横纹肌肉瘤、多形性横纹肌肉瘤和硬化性横纹肌肉瘤等组织类型。肿瘤恶性程度高,生长迅速,易早期发生血道转移,预后差。

3. 平滑肌肉瘤（leiomyosarcoma） 多见于子宫、胃肠道、腹膜后、肠系膜以及皮肤等处。分化好的平滑肌肉瘤细胞大小不一,呈棒状,细胞核两端钝圆,深染。分化差的平滑肌肉瘤细胞呈多形性,弥漫成片,核异型性明显,病理性核分裂象多见。

4. 血管肉瘤（angiosarcoma） 好发于皮肤、深部软组织和实质脏器,皮肤以头皮多见,发生于实质脏器的血管肉瘤可见于肝、脾等处。大体观,肿瘤常为暗红色,边界不清。皮肤处的血管肉瘤呈丘疹或结节状,隆起于皮肤表面。镜下,肿瘤细胞有不同程度异型性,高分化的血管肉瘤类似良性血管瘤,形成大小不一、形状不规则的血管腔样结构,呈浸润性生长。低分化者仍有形成血管腔的倾向,肿瘤细胞排列成乳头状或裂隙状,腔隙内可见红细胞。

5. 纤维肉瘤（fibrosarcoma） 以成纤维细胞为主的恶性肿瘤,可发生身体的任何部位或器官,以四肢特别是大腿的皮下组织多见。肿瘤呈浸润性生长,切面灰白色,鱼肉状,常有出血、坏死。镜下,分化好的肿瘤细胞多呈梭形,排列呈"鲱鱼骨"状;分化差的肿瘤细胞较肥胖,异型性明显(图 5-17)。

6. 骨巨细胞瘤（giant cell tumor of bone） 又称破骨细胞瘤（osteoclastoma）。好发于四肢长骨两端,尤其是股骨下端、胫骨上端和桡骨下端。肿瘤可以引起局部骨皮质膨胀和破坏,常有出血和坏死,形成大小不等的空腔。镜下,骨巨细胞瘤由单核基质细胞和多核巨细胞构成。单核基质细胞呈梭形或卵圆形,胞质红染,可见核分裂象;多核巨细胞大多由单核基质细胞融合而来。间质可见薄壁小血管(图 5-18)。

图 5-17 纤维肉瘤

肿瘤细胞呈梭形,排列呈"鲱鱼骨"状

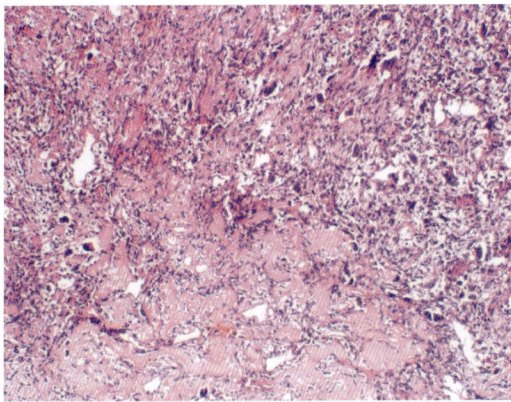

图 5-18 骨巨细胞瘤

骨巨细胞瘤由单核基质细胞和多核巨细胞构成,间质可见薄壁小血管

7. 骨肉瘤（osteosarcoma） 最常见的骨恶性肿瘤。多见于青少年,好发于四肢长骨干骺端,尤以股骨下端、胫骨上端和腓骨上端多见。肿瘤体积较大,切面可呈灰红色、灰白色,鱼肉状,伴有出血、坏死。影像学检查显示骨破坏区骨密度减低,呈筛孔状、虫蚀样。肿瘤刺激骨膜产生新生骨,并与肿瘤上、下两端骨皮质构成 Codman 三角。由于骨皮质被掀起,在骨外膜和骨皮质之间形成与骨表面垂直的放射状反应性新生骨小梁,X 线片上表现为日光放射状阴影。镜下,肿瘤细胞异型性明显,可呈梭形、多角形、卵圆形,直接形成肿瘤性骨样组织或骨组织,有时可见瘤巨

细胞,病理性核分裂象多见。骨肉瘤恶性程度高,生长迅速,早期发生血道转移(图 5-19)。

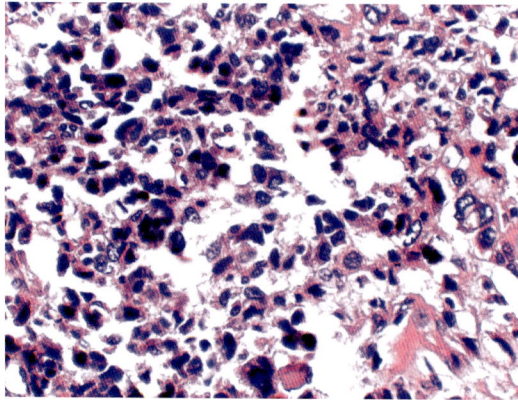

图 5-19　骨肉瘤
肿瘤细胞异型性明显、呈梭形、多角形、卵圆形,病理性核分裂象多见

三、神经外胚叶肿瘤

胚胎早期的外胚叶有一部分发育为神经系统,称为神经外胚叶,包括神经管和神经嵴。神经管发育成脑、脊髓、视网膜、神经垂体等;神经嵴分化为神经节、施万细胞、肾上腺髓质嗜铬细胞、黑色素细胞等。起源于神经外胚叶的肿瘤种类繁多。

中枢神经系统原发肿瘤中约 40% 为胶质瘤(glioma)。在儿童恶性肿瘤中,中枢神经系统恶性肿瘤的发病率仅次于白血病。周围神经系统常见的肿瘤是神经鞘瘤和神经纤维瘤。

视网膜母细胞瘤(retinoblastoma)是儿童眼内最常见的恶性肿瘤,特别是 3 岁以下婴幼儿。约 60% 的病例是散发的,其余病例有家族史,为常染色体显性遗传病。镜下,肿瘤细胞呈圆形或椭圆形,胞质较少,排列形成特征性的 Flexener-Wintersteiner 菊形团结构,间质较少。预后不良,患者多在发病后一年半左右死亡,偶见自发性消退。

色素痣(nevus pigmentosus)是由黑色素细胞(痣细胞)组成的良性局限性增生性病变,可单发或多发。根据组织形态分为皮内痣(最常见的类型,痣细胞主要在真皮层内,痣细胞呈巢状或条带状)、交界痣(发生在真皮和表皮交界处,痣细胞呈巢状,此型易恶变)和复合痣(具有皮内痣和交界痣的病变特点)。

恶性黑色素瘤(malignant melanoma)是一种较常见的能产生黑色素的恶性肿瘤,可发生于全身许多器官和组织,以皮肤和黏膜多见,偶见于内脏,内脏和黏膜的恶性黑色素瘤预后一般较皮肤的恶性黑色素瘤差。部分皮肤发生的肿瘤由色素痣,特别是肢体易摩擦部位的色素痣恶变形成。肿瘤细胞可含有黑色素或不含。其预后与类型和分期关系密切。

第十节　癌前病变、异型增生和原位癌

一、癌前病变

癌前病变(precancerous lesion)是指具有癌变潜在可能的良性病变,可先天遗传,也可以后天获得,如果长期存在可能转变为癌。因此,早期发现与及时治疗癌前病变,对于肿瘤预防具有重要的意义。

临床上常见的癌前病变或癌前疾病有以下几种。

1. 黏膜白斑（leukoplakia） 常发生于口腔、外阴、阴茎等处。黏膜上皮过度角化和过度增生，可出现异型性。大体呈白色斑块。长期不愈可能转变为鳞状细胞癌。

2. 大肠腺瘤（adenoma of large intestine） 消化系统常见的良性肿瘤，其中绒毛状腺瘤（villous adenoma）发生癌变的风险高，特别是家族性腺瘤性息肉病（familial adenomatous polyposis，FAP），几乎都会发生癌变。

3. 慢性萎缩性胃炎伴肠上皮化生 与胃癌发生有一定关系，特别是幽门螺杆菌感染与胃癌、胃黏膜相关淋巴组织（mucosal-associated lymphoid tissue，MALT）淋巴瘤等发生关系密切，被WHO列为第一类生物致癌因子。

4. 皮肤慢性溃疡（chronic ulcer） 长期慢性刺激导致鳞状上皮细胞增生和非典型增生，可进一步引起鳞状细胞癌发生。

5. 溃疡性结肠炎（ulcerative colitis，UC） 一种原因不明的慢性肠炎，在肠黏膜反复发生溃疡和黏膜增生的基础上可发生结肠腺癌。

6. 乳腺导管上皮非典型增生（atypical ductal hyperplasia of the breast） 乳腺导管上皮细胞增生伴异型增生。乳腺导管上皮非典型增生患者进展为浸润性乳腺癌患者的风险是普通人群的5倍。

二、异型增生和原位癌

异型增生（dysplasia）用于描述肿瘤形成相关的非典型增生，主要表现为增生的细胞大小不一，细胞核大，染色加深，核质比增大，可见核分裂象；细胞排列紊乱，细胞层次增多，极向消失。

异型增生多发生在被覆上皮，根据异型性程度和（或）受累范围分为轻度、中度和重度三级。轻度异型性小，累及上皮层的下 1/3；中度异型性中等，累及上皮层的下 2/3；重度异型性大，累及上皮层的下 2/3 以上，但未累及全层。

原位癌（carcinoma in situ，CIS）指异型增生的细胞累及上皮全层，但未突破基底膜向下浸润性生长，如子宫颈、皮肤、食管等的原位癌。也可见于发生鳞状上皮化生（简称鳞化）的黏膜表面，如鳞化的支气管黏膜。

由于重度异型增生和原位癌在组织形态上难以截然区分，并且临床处置基本一致，因此，近年来多使用上皮内瘤变这一术语描述上皮从异型增生到原位癌这一连续病变过程，将轻度异型增生称为上皮内瘤变Ⅰ级，中度异型增生称为上皮内瘤变Ⅱ级，重度异型增生和原位癌称为上皮内瘤变Ⅲ级。

目前，多采用低级别和高级别的两级分类法，如胃肠道黏膜的低级别上皮内瘤变（轻度和中度异型增生）、高级别上皮内瘤变（重度异型增生和原位癌），而子宫颈上皮内瘤变（cervical intraepithelial neoplasia，CIN）的新分类中，将 CIN Ⅰ级归为低级别鳞状上皮内病变（low-grade squamous intraepithelial lesion，LSIL），CIN Ⅱ级和Ⅲ级归为高级别鳞状上皮内病变（high-grade squamous intraepithelial lesion，HSIL）。

第十一节　肿瘤的病因学与发病学

肿瘤病因学是一门研究肿瘤发生发展相关因素的学科，分子细胞生物学的发展推动了人类对肿瘤发生机制的研究。

目前认为，肿瘤的形成是多因素、多阶段、多基因相互作用的复杂过程。在这个过程中会发生多种细胞遗传学、分子遗传学改变，同时也涉及细胞生长、增殖、分化和凋亡等调控。

一、肿瘤发生的分子生物学基础

大量研究表明,非致死性基因损伤引起生长相关调控基因紊乱是肿瘤发生的分子基础,包括原癌基因激活、肿瘤抑制基因的失活、凋亡调节基因以及 DNA 修复调节基因的改变等。

(一)原癌基因和癌基因

原癌基因是编码生长因子、受体、信号转导或转录因子的基因,它们协同作用以控制细胞周期的进入(如促进生长)。在正常情况下,这些基因的表达受到精确的控制,并与机体的需要相协调。当原癌基因异常激活或活性异常增加时,则被称为癌基因或细胞癌基因(cellular oncogene, c-onc),具有促进细胞恶性转化的潜力。

某些 RNA 病毒含有与原癌基因互补的核酸序列,并且可以通过逆转录酶产生与动物宿主细胞基本相同的病毒 DNA 序列,只是缺少内含子。这些序列被称为病毒癌基因(viral oncogene, v-onc)。许多,也许是所有的致癌 RNA 逆转录病毒都含有这样的序列,它们在相应的肿瘤中被发现。目前,人们认为致癌 RNA 逆转录病毒是通过重组样机制从动物细胞中整合 c-onc 而获得 v-onc 序列的。

肿瘤转化的发生是由于生长促进基因(原癌基因)的激活,或抑制基因的失活或丢失。由此产生的活化的原癌基因被称为活化的癌基因或简单地被称为 c-onc。激活和失活可能通过几种机制发生:①突变;②易位到基因组的不同部分;③在邻近位点插入致癌病毒;④基因扩增;⑤引入 v-onc;⑥去表达。致癌基因被认为是显性的,即使存在正常的等位基因,它们仍能转化细胞。主要的癌基因及其激活机制和相关的人类肿瘤见表 5-4。

表 5-4　主要的癌基因及其激活机制和相关的人类肿瘤

分类	原癌基因	激活机制	相关的人类肿瘤
生长因子			
PDGF-β 链	*sis*	过度表达	星形细胞瘤、骨肉瘤
成纤维细胞生长因子 　(fibroblast growth factor，FGF)	*hst-1*	过度表达	胃癌
	int-2	扩增	膀胱癌、乳腺癌、黑色素瘤
生长因子受体			
EGF 受体家族	*erb-B1*	突变	肺癌
	neu(erb-B2)	扩增	乳腺癌、卵巢癌、肾癌
信号转导蛋白			
G 蛋白	*ras*	点突变	肺癌、结肠癌、胰腺癌、白血病
非受体型酪氨酸激酶	*abl*	易位	慢性粒细胞白血病、急性淋巴细胞白血病
转录因子			
	C-myc	转位	伯基特(Burkitt)淋巴瘤
	N-myc	扩增	神经母细胞瘤、小细胞肺癌
	L-myc	扩增	小细胞肺癌

(二)肿瘤抑制基因

肿瘤抑制基因(tumor suppressor gene)是对正常细胞生长和增殖发挥负性调节的基因,这些基因编码的蛋白质能抑制细胞的生长。其功能丧失则可促进细胞转化。肿瘤抑制基因的失活主要通过等位基因的两次突变、缺失(纯合子)和甲基化的方式实现。

主要肿瘤抑制基因和相关的人类肿瘤见表 5-5。

表 5-5 主要肿瘤抑制基因和相关的人类肿瘤

基因	功能	相关的体细胞肿瘤	与遗传突变相关的肿瘤
APC	抑制信号转导	胃癌、结肠癌、胰腺癌、黑色素瘤	家族性腺瘤性息肉病、结肠癌
RB	调节细胞周期	视网膜母细胞瘤、骨肉瘤	家族性视网膜母细胞瘤、骨肉瘤
p53	调节细胞周期和转录	大多数人类肿瘤	利-弗劳梅尼(Li-Fraumeni)综合征,多发性癌和肉瘤
WT-1	转录调控	肾母细胞瘤	家族性肾母细胞瘤
p16	分泌周期蛋白依赖性激酶抑制因子(CKI)	胰腺癌、食管癌	家族性黑色素瘤
NF-1	间接抑制 ras 信号通路	神经鞘瘤	I 型神经纤维瘤病、恶性周围神经鞘膜瘤
BRCA-1	修复 DNA		女性家族性乳腺癌和卵巢癌
BRCA-2	修复 DNA		男性和女性乳腺癌
VHL	调节低氧诱导因子(HIF)	肾细胞癌	遗传性肾细胞癌、小脑血管母细胞瘤

1. 视网膜母细胞瘤基因(retinoblastoma gene,RB 基因) RB 基因位于染色体 13q14 上,是最早发现的肿瘤抑制基因,是在视网膜母细胞瘤的研究中发现的。40% 的视网膜母细胞瘤是家族性的,其余的为散发性。为了解释家族性和散发性,Knudson 提出了"两次打击"假说。对于视网膜母细胞瘤的发生,RB 基因的两个正常等位基因都必须灭活(两个被灭活)。在家族性病例中,孩子在种系中遗传了一个有缺陷的 RB 基因拷贝(第一次打击),另一个拷贝是正常的,当正常的 RB 基因由于体细胞突变而丢失时,就会发生视网膜母细胞瘤。在散发性病例中,两个正常的 RB 等位基因必须都通过体细胞突变而丢失(两次打击),才能导致视网膜母细胞瘤的发生。

后来研究发现,RB 基因的丢失或突变不仅见于视网膜母细胞瘤,也可见于膀胱癌、肺癌、乳腺癌、骨肉瘤等。但是 RB 基因抗肿瘤的作用机制尚不清楚,其产物核蛋白可能是 DNA 合成的抑制因子。

2. p53 基因 (p53 gene) 位于染色体 17p13 上,是人类癌症中较常发生突变、研究较广泛的基因之一。p53 基因的正常功能如下:①在细胞周期的 S 期之前通过阻滞细胞进入 G 期来修复受损的 DNA,直到损伤被修复;②诱导细胞凋亡,如存在广泛的 DNA 损伤,在 DNA 受损的细胞中,p53 蛋白水平升高,直到损伤被修复或细胞凋亡。这可以防止可能的突变基因的繁殖。当 p53 基因缺失或突变时,其编码的蛋白质结构会发生改变,失去抑制肿瘤细胞生长的功能。突变的 p53 基因可以使肿瘤细胞对常规的化疗、放疗产生抗性。

(三)凋亡调节基因和 DNA 修复调节基因

肿瘤细胞的增殖不仅和促进生长的癌基因的激活和(或)抑制生长的肿瘤抑制基因的失活有关,还可能是由调节细胞凋亡的基因突变所致。癌细胞的凋亡可能在凋亡通路的多个位点受到抑制。例如,CD95(Fas)为一种死亡受体,当它与它的配体 FasL 结合时,就会触发凋亡信号的转导。在肝细胞癌中,CD95 水平降低,使肿瘤细胞不易被 FasL 诱导凋亡。另一个因子 Bcl-2 是由 Bcl-2 基因编码的抗凋亡蛋白。在滤泡性淋巴瘤中,Bcl-2 的过度表达可防止淋巴细胞凋亡,并使其存活较长时间,从而导致 B 细胞的增殖和肿瘤的发生发展。

调节受损 DNA 修复的基因也与肿瘤发生有关。它们通过影响机体修复其他基因(包括原癌基因、肿瘤抑制基因和凋亡调节的基因)非致死性损伤的能力,间接影响细胞生长或存活。DNA 修复基因的失能可导致基因组中广泛的突变和肿瘤转化。

(四)端粒、端粒酶和肿瘤

大多数正常的人类细胞经过 60~70 次分裂后,失去分裂能力并进入衰老阶段。这种现象归因于染色体末端端粒的逐渐缩短。在生殖细胞中,端粒酶可以使缩短的端粒恢复。正常细胞中通常不含端粒酶,或者端粒酶水平很低。如果一个细胞中端粒酶能够重新激活,这个细胞就能够避免死亡。然而,在端粒酶激活之前的基因组不稳定时期,大量突变可能积累,帮助细胞向恶性肿瘤发展。大多数恶性肿瘤细胞中端粒酶活性较高,并与其恶性程度有关。

(五)多步骤癌变的分子基础

恶性肿瘤的发生是一个长期、多因素参与、多步骤过程,是由多种突变的积累引起的。细胞的完全恶性转化,包括数个癌基因的激活,或肿瘤抑制基因的失活,以及其他基因的变化。每个变化都是正常细胞向恶性肿瘤细胞发展的关键步骤。肿瘤发生的这一多步骤过程,在结肠癌研究中得到详细的证实。首先是结肠上皮增生,随后是腺瘤的形成,腺瘤逐渐增大,最终发生恶性转化。在这个过程中,首先发生 APC 抑癌基因失活,然后发生 RAS 激活,最后发生 18q 上一个肿瘤抑制基因缺失和 p53 基因缺失。在不同器官和不同肿瘤类型中,突变的精确时间序列可能是不同的。

二、环境致癌因素及致癌机制

(一)化学致癌因素

导致动物细胞恶变的化学物质很多,大多数化学致癌物需要在体内(肝脏)代谢活化后才致癌,称为间接致癌物。少数化学致癌物不需要在体内进行代谢转化直接致癌,称为直接致癌物。所有化学致癌物具有亲电子结构基团,与细胞大分子(如 DNA)的亲核基团共价结合,导致 DNA 突变。化学致癌物引发的初始变化称为激发作用。

1. 直接化学致癌物 主要是烷化剂和酰化剂。有些烷化剂是癌症化疗药物,通常是弱致癌物。使用相当长时间后可诱发第二种癌症。应用此类化学物质的非肿瘤性疾病(如类风湿关节炎或韦格纳肉芽肿(Wegener granulomatosis))患者,以后发生恶性肿瘤的风险高于正常人。

2. 间接化学致癌物

(1)多环芳烃:主要存在于石油、煤焦油中。致癌性特别强的有 3,4-苯并芘、1,2,5,6-双苯并蒽。3,4-苯并芘是煤焦油的主要致癌成分,可由有机物燃烧产生。近几十年肺癌发病率逐渐增高,与吸烟和大气污染有密切关系。烟熏和烧烤的鱼、肉等食品中也含有较多多环芳烃,与某些地区胃癌的发病率较高有关。

(2)芳香胺类和氨基偶氮染料:如乙萘胺、二甲氨基偶氮苯。前者与印染工人膀胱癌发生率较高有关,后者可引起实验性大白鼠肝细胞癌。

(3)亚硝胺类:具有较强烈的致癌作用,并且致癌谱广。亚硝酸盐广泛存在于自然环境中,特别是在烟熏或盐腌食物中含量较高。亚硝酸盐进入人体后,可以和胃内的胺类物质结合形成强致癌物亚硝胺。

(4)真菌毒素:目前已知有数十种真菌毒素具有致癌性,其中黄曲霉毒素研究最多。黄曲霉毒素 B1 是黄曲霉毒素中毒性最大的一种,肝脏中的特定 P450 酶可以将黄曲霉毒素催化生成具有基因毒性的黄曲霉毒素-8,9-环氧乙烷,后者可与细胞内的蛋白质结合导致细胞死亡,或是与 DNA 产生反应,诱发肝细胞癌。

(二)物理致癌因素

现已证实物理致癌因素主要是电离辐射,如紫外线、X 射线、核裂变、放射性核素,都是公认的致癌物。无保护的放射性元素采矿者的肺癌发病率增高10倍。电离辐射的致癌特性与其致突变作用有关,它会导致染色体断裂、易位,以及不太常见的点突变。从生物学上讲,双链断裂是辐射造成的DNA损伤中最重要的形式。也有一些证据表明,非致死剂量的辐射可能导致基因组不稳定,有助于致癌。

此外,热辐射(如烧伤后的致癌)、慢性炎性刺激(如慢性皮肤溃疡、慢性胃溃疡等发生癌变)或异物(如石棉引起胸膜间皮瘤)等也与肿瘤的发生有关。

(三)生物致癌因素

许多DNA病毒和RNA病毒已被证明具有致癌性,其中1/3为DNA致瘤病毒,2/3为RNA致瘤病毒。有大量的研究显示,某些人类肿瘤与病毒感染有关。此外,幽门螺杆菌(*Helicobacter pylori*,HP)感染与胃的一些肿瘤有关。

1. RNA致瘤病毒 RNA致瘤病毒是逆转录病毒(retrovirus),可分为急性转化病毒和慢性转化病毒。急性转化病毒的病毒癌基因(如*src*、*abl*、*myb*等)是从细胞的原癌基因转导的,这些病毒感染细胞后,将以其病毒RNA为模板通过逆转录酶合成DNA片断,整合(integration)到宿主的DNA链中并表达,导致细胞的转化。慢性转化病毒(如鼠乳腺癌病毒)本身并不含有癌基因,但是有肿瘤促进基因,当感染宿主细胞后促进基因也可由于逆转录酶的作用而插入宿主细胞DNA链中的原癌基因附近,引起正常的或突变的原癌基因激活并且过度表达,使宿主细胞转化。

人类T细胞白血病/淋巴瘤病毒1(human T-cell leukemia/ lymphoma virus 1, HTLV-1)是唯一一种被证明会导致人类癌症的逆转录病毒,HTLV-1与在日本、加勒比海地区高发的一种T细胞白血病/淋巴瘤有关,其主要通过性接触、输入血液制品或母乳喂养等途径感染T细胞而引起人类之间传播。HTLV-1编码一种病毒TAX蛋白,该蛋白在被感染的T细胞中开启细胞因子及其受体的基因表达。这就建立了刺激T细胞增殖的自分泌和旁分泌信号循环。尽管这种增殖最初是多克隆的,但增殖的T细胞发生继发性突变的风险增加,从而导致单克隆白血病的发生。

2. DNA致瘤病毒 DNA病毒感染宿主细胞后,如果病毒DNA未能被整合到宿主的基因组中,病毒的复制不会受到干扰,大量的病毒复制最终使宿主细胞死亡;如果病毒DNA整合到宿主的基因组中并且作为宿主细胞的基因加以表达,可引起宿主细胞转化。与人类肿瘤发生有关的DNA病毒有以下三种。

(1)人乳头瘤病毒(human papilloma virus,HPV):与人类上皮性肿瘤(主要是子宫颈和肛门生殖器区域的鳞状细胞癌)的关系密切,近年来已有大量资料予以证实。HPV-16、18型与子宫颈癌的发生有关。HPV的致癌机制还不完全清楚,早期病毒基因产物E6和E7蛋白,极易与*Rb*和*p53*基因的产物结合并中和其抑制细胞生长的功能。

(2)EB病毒(Epstein-Barr virus,EBV):伯基特淋巴瘤和鼻咽癌与之有关。EBV主要感染人类口咽部上皮细胞和B细胞。EBV能使受染的B细胞发生多克隆性增生。在此基础上再发生附加的突变(如t(8:14)),而后者可使*c-myc*激活,导致进一步的生长控制丧失,并在其他附加基因损伤的影响下,最终导致单克隆性肿瘤出现。

鼻咽癌在东南亚地区和我国南方流行,EBV的基因组也在肿瘤细胞中被发现,EBV在鼻咽癌发生中的作用还需要其他因素的配合。

(3)乙型肝炎病毒(hepatitis B virus,HBV):与肝细胞癌的发生有密切的关系,但是HBV本身并不含有可以编码癌蛋白的基因。HBV的致癌作用是多方面的:①慢性乙型肝炎患者存在持续性肝脏损伤和肝细胞异常再生,若同时合并其他致癌因素(如黄曲霉毒素B1)的致突变作用,容易发生癌变;②HBV编码一种称为X蛋白的调节成分,使受染肝细胞的几种原癌基因激活;③HBV的整合可导致*p53*基因的失活。由此可见,肝细胞癌的发生也可能是多步骤的。

3. 幽门螺杆菌　幽门螺杆菌感染与胃腺癌和胃淋巴瘤的发生有关。幽门螺杆菌诱发胃癌的机制是多方面的,包括免疫介导慢性炎症、刺激胃黏膜上皮细胞增殖和产生致 DNA 损伤的活性氧。幽门螺杆菌致病性基因,如 *CagA*,也可能通过刺激生长因子途径发挥作用。幽门螺杆菌感染导致多克隆 B 细胞增殖,并最终出现单克隆 B 细胞肿瘤,发生 MALT 淋巴瘤（MALT lymphoma）。

三、影响肿瘤发生、发展的内在因素与其作用机制

肿瘤发生发展除了受外界致癌因素作用外,机体内在因素也起着重要作用。这些内在因素是复杂的,至今尚未阐明,有待进一步研究。

（一）遗传因素

研究表明,许多类型的肿瘤,包括最常见的肿瘤,不仅受环境影响,还存在遗传倾向。遗传性肿瘤可分为三类。

1. 常染色体显性遗传的肿瘤　遗传性癌症综合征,如家族性视网膜母细胞瘤患者出生时已有一个 *RB* 等位基因缺陷,当另一个 *RB* 等位基因发生丢失即可形成肿瘤,而约 60% 的散发性患者则需要两条同源染色体上的 *RB* 等位基因经过体细胞都失活时才发生视网膜母细胞瘤。家族性腺瘤性息肉病是另一种遗传病,具有极高的癌变风险。遗传常染色体显性突变的个体,在出生时或出生后不久,就有无数的结肠息肉样腺瘤,几乎 100% 的患者在 50 岁时患上结肠癌。在这些疾病中,肿瘤抑制基因(如 *RB*、*p53*、*APC*)突变或缺失。

2. 常染色体隐性遗传的肿瘤　除了显性遗传的癌前病变外,还有一小部分常染色体隐性遗传病以染色体或 DNA 不稳定性为特征。如干皮色素沉着症患者皮肤对紫外线特别敏感,紫外线照射后细胞容易死亡,存活下来的细胞由于 DNA 修复酶缺陷而不能正常修复,常导致血管瘤、基底细胞癌等肿瘤发生。

3. 遗传因素与环境因素在肿瘤发生中起协同作用　一些肿瘤与多基因遗传因素相关。目前发现不少常见肿瘤有家族史,如乳腺癌、胃癌、肠癌、食管癌、肝癌、鼻咽癌、白血病、子宫内膜癌、前列腺癌、黑色素瘤等。

（二）宿主对肿瘤的反应——肿瘤免疫

肿瘤细胞由于其 DNA 发生改变而产生新的分子(新抗原,肿瘤相关抗原),机体的免疫系统将这些新抗原识别为外来抗原,并产生细胞毒性免疫反应,破坏肿瘤细胞。而肿瘤细胞只有在逃避免疫系统的识别和破坏时才能产生临床可检测到的肿瘤。

1. 肿瘤抗原　引起免疫反应的抗原已在许多实验诱导的肿瘤和一些人类癌症中得到证实。根据它们的表达模式,大致分为两类:①肿瘤特异性抗原（tumor specific antigen,TSA）,只存在于肿瘤细胞,而不存在于任何正常细胞;②肿瘤相关抗原（tumor associated antigen,TAA）,存在于肿瘤细胞上,也存在于一些正常细胞上。肿瘤特异性抗原可以来源于细胞内或细胞外蛋白,并且可以被 T 细胞识别,肿瘤相关抗原可以用作肿瘤分类或监测疾病进展的标记物。

化学致癌物诱导的肿瘤模型发现,肿瘤特异性抗原是个体独特的,即不同个体中同一致癌物诱导的同一组织类型肿瘤有不同的特异性抗原。病毒诱导的肿瘤,同一病毒诱导的肿瘤之间往往表现出交叉反应性。病毒感染可能导致"自我修改",即 CD8[+] 的细胞毒性 T 细胞（cytotoxic T cell,Tc cell）通过其表面的 T 细胞受体识别,并与主要组织相容性复合体（major histocompatibility complex,MHC）分子组成复合物的肿瘤特异性抗原,释放一些酶以杀伤肿瘤细胞。

肿瘤相关抗原可分为肿瘤胚胎抗原和肿瘤分化抗原。前者在正常情况下出现在发育中的胚胎组织。当组织或器官发生恶变时也可出现,如与肝细胞癌相关的甲胎蛋白（AFP）和主要与结肠癌相关的癌胚抗原（CEA）。

2. 抗肿瘤的免疫效应机制 细胞介导的免疫反应是体内主要的抗肿瘤机制,包括细胞毒性T细胞(CTL)、自然杀伤细胞(NK细胞)和巨噬细胞。CTL被白细胞介素-2(IL-2)激活后通过其T细胞受体识别肿瘤细胞上的MHCI类分子而释放某些溶解酶将肿瘤细胞杀死,主要是针对病毒相关肿瘤(如EBV诱导的伯基特(Burkitt)淋巴瘤和HPV诱导的肿瘤)。NK细胞是一种淋巴细胞,能够在没有致敏和MHC限制的情况下破坏肿瘤细胞,是抵抗肿瘤细胞的第一道防线。NK细胞也介导抗体依赖细胞介导的细胞毒作用(antibody-dependent cell-mediated cytotoxicity, ADCC)。巨噬细胞对肿瘤细胞表现出细胞毒性,无论T细胞存在与否,都介导ADCC杀伤肿瘤细胞。NK细胞激活后可溶解多种肿瘤细胞。T细胞产生干扰素-γ激活巨噬细胞,后者产生肿瘤坏死因子-α(TNF-α),参与杀伤肿瘤细胞。

3. 免疫监视 先天性免疫缺陷者或免疫抑制的移植受者和获得性免疫缺陷综合征患者患恶性肿瘤的风险增加。大约有5%的先天性免疫缺陷者会患上癌症,这一比例是无先天性免疫缺陷者的200倍。恶性肿瘤患者随着病程的发展和病情恶化可伴有免疫功能普遍下降,特别是晚期患者。但大多数恶性肿瘤发生在没有明显免疫缺陷的个体。肿瘤细胞如何逃脱免疫监视并破坏免疫系统功能的机制还不完全清楚,可能与以下因素有关:①抗原阴性变异的选择性结果。在肿瘤进展过程中,强免疫原性亚克隆可能被消除,而无抗原性或抗原性弱的亚克隆则形成肿瘤。②组织相容性分子表达缺失或减少。肿瘤细胞可能无法表达正常水平的MHC Ⅰ类分子,从而逃避CTL的攻击。③免疫抑制。许多致癌物质(如化学物质和电离辐射)抑制免疫反应。肿瘤或肿瘤产物也可能具有免疫抑制作用。例如,许多肿瘤大量分泌的TGF-β是一种潜在的免疫抑制剂。在某些情况下,肿瘤诱导的免疫反应可能会抑制肿瘤免疫。

知识拓展

多态微生物与肿瘤

微生物是一类存在于自然界中需要借助显微镜才能观察到的微小生物,包括细菌、病毒、真菌等。微生物常与人体屏障组织(如表皮和黏膜)共生,特别是在胃肠道、肺、乳腺以及泌尿生殖系统中。常驻细菌和真菌(微生物组)形成的生态系统对健康和疾病有着深远的影响,特别是下一代测序和生物信息技术的应用推动了这一认识的传播。对于肿瘤,越来越多的研究表明,不同个体之间微生物组的多态性变异可以影响肿瘤的表型。肠道微生物、器官黏膜微生物和肿瘤内的微生物通过影响肿瘤的生长、炎症反应、免疫逃逸、基因组不稳定及肿瘤抵抗来影响肿瘤的生物学行为。现在学术界普遍认为微生物是通过其衍生物的代谢物、毒素及抗原影响宿主的抗肿瘤免疫,调控肿瘤细胞代谢以及重塑肿瘤微环境等影响肿瘤发生、发展。免疫-肿瘤学-微生物组轴(IOM轴)是肿瘤研究的热点之一。

此外,研究证实在肿瘤内普遍存在微生物组并且具有免疫活性,微生物组对肿瘤治疗有很大的影响。对肠道微生物的研究发现,饮食、药物、益生菌等都可以改变肠道和肿瘤微生物组,如化疗药物可以使肠道微生物组的构成改变,提高治疗效果。化疗药物也可以被微生物组降解从而减弱其治疗效果,这些都提示微生物组在治疗肿瘤过程中或许具有双向作用。并且,微生物组在肿瘤治疗过程中还存在污染性、生物毒性等问题,因此,对微生物组及其衍生物进行安全性改造也是研究的一大趋势。

在线答题

(河北工程大学 王 蕾)

第六章　免疫性疾病

学习目标

素质目标：通过宏观和微观角度观察、分析病变组织，培养学生具备科学、严谨的学习态度和临床思维能力，坚定专业素养。

能力目标：熟练使用显微镜观察疾病的典型病变，使学生能正确识别有关皮肤的红斑狼疮和狼疮性肾炎标本的病理变化，应用系统性红斑狼疮的理论知识，能够解释相关疾病的临床表现。

知识目标：掌握系统性红斑狼疮典型的病理改变；类风湿关节炎典型的病变特征；艾滋病的病理变化。熟悉自身免疫病的类型；系统性红斑狼疮、类风湿关节炎的概念；移植排斥反应的类型及病理变化。了解自身免疫病的概念和发病机制；系统性红斑狼疮、类风湿关节炎的病因及发病机制；免疫缺陷病的概念和分类；各类移植排斥反应的类型及发病机制。

免疫（immunity）是指在机体免疫功能正常的情况下，机体免疫系统所起到的抵抗感染、保护机体的作用。免疫系统包括免疫器官和组织，其通过免疫细胞和免疫活性物质发挥作用，从而保护机体免受环境致病因素的侵害。免疫功能低下会增加机体感染的机会，如果持续存在功能低下，可能危及生命；另外，免疫功能亢进也会给机体带来伤害，因此，免疫功能低下或亢进，免疫活动的平衡紊乱均可引起疾病的发生。免疫性疾病（immune diseases）是指免疫调节失衡，影响机体免疫应答，从而引起机体损伤的疾病。本章简要介绍免疫亢进、缺陷或平衡紊乱引起的疾病，包括自身免疫病、免疫缺陷病和移植排斥反应。

第一节　自身免疫病

自身免疫病（autoimmune disease）是指由机体自身产生的抗体或致敏淋巴细胞破坏、损伤自身细胞、组织，造成组织损害和器官功能障碍的原发性免疫性疾病。值得注意的是，自身抗体的存在并不等同于自身免疫病，无自身免疫病的正常人尤其是老年人亦可存在自身抗体，如抗甲状腺球蛋白抗体、抗胃壁细胞抗体和抗双链 DNA 抗体等。除此之外，受损或抗原性发生变化的组织亦可激发自身抗体的产生，如心肌发生梗死后，机体能产生相应的抗心肌自身抗体，但此抗体并无致病作用，此抗体的产生是一种继发性自身免疫反应的体现。所以，要确定自身免疫病的存在，一般需要 3 个条件：①有自身免疫反应的存在；②排除继发性免疫反应的可能；③排除其他病因的存在。

一、发病机制

免疫耐受（immunologic tolerance）指个体对特定抗原的无反应状态，自身耐受（self tolerance）指机体对自身组织抗原不产生免疫应答。自身免疫耐受性的终止和破坏是自身免疫病发生的根本机制,虽然确切机制尚未完全明了,但是一般认为与以下因素有关。

(一)免疫耐受的丧失及隐蔽抗原的暴露

根据 T 细胞和 B 细胞的成熟程度、接触的自身抗原的量及方式的不同,获得免疫耐受的机制亦不同。耐受状态可通过下述机制获得:①中枢耐受(central tolerance),发生于中枢免疫器官,指胚胎期及 T、B 细胞发育过程中,接触自身抗原形成的耐受,又称为中枢删除;②外周耐受(peripheral tolerance),发生于外周淋巴组织,T、B 细胞遇到内源性或外源性抗原,不产生免疫应答,包括 T 细胞无能、T 细胞外周抑制和活化诱导的细胞死亡。

通常情况下,机体对自身抗原是耐受的,但是下列情况可导致自身耐受的丧失。

1.T 细胞"免疫不应答"功能丧失 抗原特异性 T 细胞的激活需要同时识别两类分子,淋巴主要组织相容性复合体和协同刺激分子(costimulatory molecule)。从中枢耐受中逃脱的有潜在自身反应能力的 T 细胞遇到自身抗原后,如果缺乏协同刺激分子,则表现为"免疫不应答"或无能(anergy)。但是,如果正常组织细胞在某些情况下产生了协同刺激分子(如 B7-1 和 B7-2),则"免疫不应答"丧失。感染、炎症反应等均可激活巨噬细胞表达协同刺激分子,如类风湿关节炎、银屑病和多发性硬化症等疾病中,可见协同刺激分子 B7-1 的高表达。

2.活化诱导的细胞死亡功能丧失 正常情况下,T 细胞识别自身抗原后,会收到信号,促使其自身凋亡。具体有 2 条途径:①活化的 T 细胞上调 Bcl-2 家族成员中能够促进凋亡的蛋白 Bim 的表达,激发线粒体凋亡途径的启动;②Fas-Fas 配体途径诱导的自身凋亡。如果 T 细胞激活时无法诱导细胞凋亡,则外周淋巴组织中的自身反应性 T 细胞会持续增殖,从而引发自身免疫病。例如,自身免疫性淋巴增殖综合征中存在 *Fas* 基因的突变。

3.Ts 细胞和 Th 细胞功能失衡 Ts 细胞和 Th 细胞对自身反应性 B 细胞的调控作用十分重要,当 Ts 细胞功能过低或 Th 细胞功能过强时,可形成大量自身抗体。

4.共同抗原诱导交叉免疫反应 共同抗原是指与机体某些组织抗原成分相同或相似的外来抗原,由共同抗原刺激机体产生的抗体即为共同抗体。共同抗体可与相应组织发生交叉免疫反应,引起机体的免疫损伤。例如,A 组乙型溶血性链球菌细胞壁的 M 蛋白与人体心肌纤维的肌膜具有共同抗原,故链球菌感染后,机体产生的抗链球菌抗体可与心肌纤维发生交叉免疫反应,造成心肌损害,导致风湿性心肌炎的发生。

5.隐蔽抗原(veiled antigen)释放 有些器官组织的抗原从胚胎期起就与免疫系统相隔离,形成隐蔽抗原,机体对这些组织、细胞的抗原成分没有免疫耐受性。如果发生外伤、感染或其他原因导致隐蔽抗原释放,则可引起自身免疫反应。例如,一侧眼球外伤后,免疫系统攻击健侧眼睛相应细胞,导致双侧眼球发生交感性眼炎(sympathetic ophthalmia)。

(二)遗传因素

自身免疫病具有遗传易感性,其发生与遗传因素密切相关:①系统性红斑狼疮、自身免疫性溶血性贫血、自身免疫性甲状腺炎等自身免疫病,通常有家族史。②部分自身免疫病与人类白细胞抗原(human leucocyte antigen,HLA),特别是 Ⅱ 类抗原相关。例如,系统性红斑狼疮与 DR_2、DR_3 相关,类风湿关节炎与 DR_1、DR_4 相关,自身免疫性甲状腺炎与 DR_3 相关。③自身免疫病具有相关基因。例如,人类强直性脊柱炎(ankylosing spondylitis)与 *HLA-B27* 基因关系密切,将 *HLA-B27* 基因转导至胚系小鼠,该转基因小鼠即可发生强直性脊柱炎,此模型为自身免疫遗传调节提供了直接证据。

自身免疫中 HLA 的精确作用尚未完全阐明,但是目前认为是 *HLA-Ⅱ* 类基因影响了自身抗原向 T 细胞的提呈过程。此外,HLA 以外的抗原也与自身免疫病的易感性有关,其机制尚不清楚。

(三)微生物因素

各种微生物,包括细菌、病毒、支原体等的感染可导致自身免疫病的发生。其发生机制包括以下几个方面。①在微生物作用下,自身抗原表位发生改变,或微生物抗原与机体组织的抗原结合形成复合抗原,从而回避了 T 细胞的耐受;②某些细菌产物和病毒(如 EB 病毒)可激活非特异性多克隆 B 细胞,从而产生自身抗体;③导致 T 细胞功能丧失;④自身抗原的存在。紫外线照射、局部组织损伤可导致自身抗原的改变,诱导自身免疫反应的发生。自身免疫病以女性发病居多,提示女性性激素可能对某些自身免疫病的发生有促进作用。

二、病理变化

有炎症性反应和非炎症反应性病变,其病理变化随不同的靶器官和组织的损伤而不同。炎症反应性病变为免疫反应引起,主要表现为局部组织出现大量淋巴细胞、巨噬细胞、浆细胞浸润和聚集,非炎症反应性病变多为血管炎性病变基础上的血管壁增厚、管腔狭窄,造成局部组织器官缺血而形成的病理变化。

三、类型

(一)系统性红斑狼疮

系统性红斑狼疮(systemic lupus erythematosus,SLE)是一种多系统损害的自身免疫病。血清中有以抗核抗体(antinuclear antibody,ANA)为代表的多种自身抗体。好发于女性,尤其是 20～40 岁育龄期女性,更年期前男、女发病率的比例约为 1∶9,儿童与老年人发病率的比例约为 1∶3。SLE 的临床表现多样,早期症状可不典型,典型症状为发热,皮肤、肾脏、关节、血液系统及浆膜等损害,病程迁延反复并累及重要器官者,预后不良。免疫耐受的破坏和终止,引起机体 B 细胞活化,产生大量自身抗体是本病发生的根本原因。

1. 病因及发病机制 SLE 患者发病与以下因素有关。①遗传因素:第一代 SLE 患者中,其子代患 SLE 的概率是无家族史患 SLE 者的 8 倍,单卵双胞胎患 SLE 的概率是异卵双胞胎患 SLE 的 5～10 倍。然而大部分病例并无遗传性,推测 SLE 属多基因遗传相关疾病。②环境因素:紫外线可使皮肤上皮细胞 DNA 损伤,形成 DNA-抗 DNA 免疫复合物,此免疫复合物可活化 T 细胞,在活化 T 细胞作用下,B 细胞能产生大量不同类型的自身抗体,造成组织器官损伤,某些药物、化学试剂及病原微生物也有类似作用。③雌激素:雌激素可促使本病发生,可能与雌激素使 B 细胞产生自身抗体增多,而雄激素则抑制此反应有关。

SLE 造成组织损伤的主要原因如下。

(1)致病性自身抗体:①以 IgG 型为主;②抗血小板及抗红细胞抗体;③抗磷脂抗体等,此类损伤主要由 Ⅱ 型变态反应介导。

(2)致病性免疫复合物:主要为 DNA-抗 DNA 免疫复合物,通过 Ⅲ 型变态反应介导组织器官损伤。免疫复合物增多的原因包括清除免疫复合物的机制异常,免疫复合物形成过多,免疫复合物大小不等、难以清除等。

(3)T 细胞和 NK 细胞功能失调:SLE 患者的 $CD8^+$ T 细胞和 NK 细胞功能失调,失去抑制 $CD4^+$ T 细胞功能,因此在 $CD4^+$ T 细胞作用下,B 细胞持续活化,产生大量自身抗体。

2. 病理变化 SLE 的基本病理改变为动脉炎症反应,常见于小动脉和细动脉,可出现在全身任何器官。急性活动期以血管壁炎症、纤维蛋白样坏死为主;慢性期出现血栓形成、血管壁纤维化、管腔狭窄,继而出现局部组织器官缺血和功能损伤。

其特征性病变如下。①狼疮小体(苏木素小体):细胞核与ANA接触后肿胀、呈均质状,并被挤出胞体而形成,HE染色呈紫色。②洋葱皮样病变:小动脉周围有明显的向心性纤维增生,多见于脾中央动脉。

约80%的患者有皮肤损害,常表现为面部蝶形红斑。镜下表皮常有萎缩、角化过度、毛囊口扩大,有角质栓塞、棘层萎缩、基底细胞液化变性,血管及皮肤附属器周围有成片淋巴细胞及少量浆细胞和巨噬细胞浸润(图6-1、图6-2),免疫荧光可见真皮与表皮交界处有IgG、IgM及补体C3的沉积,形成颗粒或团块状的荧光带,即"狼疮带",这是SLE皮肤病变的特征性改变。50%的SLE患者有肾脏损害的临床表现,而肾脏活检则显示100%有肾脏损伤。原发性肾小球肾炎的各种组织学类型在狼疮性肾炎中均可见,以弥漫增生型最多见,占40%~50%。典型狼疮性肾炎免疫病理表现为IgG、IgA、IgM、补体C3、补体C4、补体C1q均为阳性,称为"满堂亮"(图6-3)。

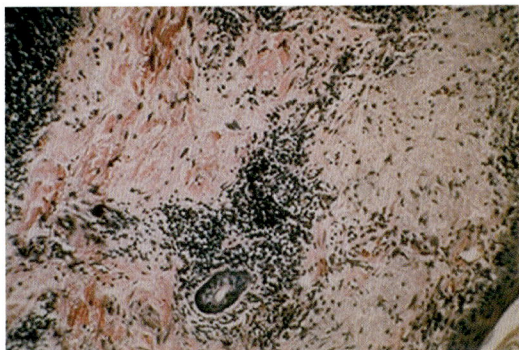

图6-1 SLE患者的皮肤血管炎(低倍镜)

SLE患者的皮肤显示血管炎和真皮慢性炎症细胞浸润

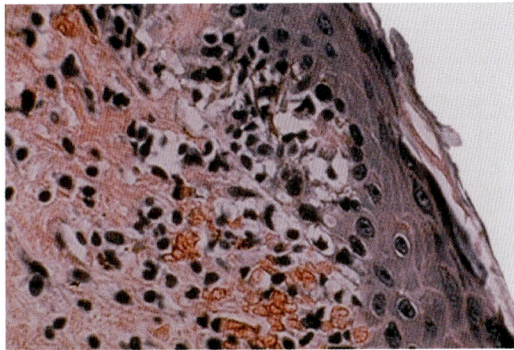

图6-2 SLE患者的皮肤血管炎(高倍镜)

SLE患者真皮层中有更严重的炎症细胞浸润,其中表皮的基底层空泡化和溶解,并且见红细胞外渗到真皮上部

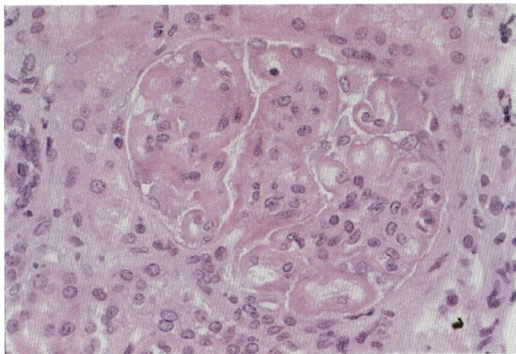

图6-3 狼疮性肾炎

狼疮性肾炎患者的肾小球,带有增厚的粉红色毛细血管环,即所谓的"线环",周围的肾小管不明显

(二)类风湿关节炎

类风湿关节炎(rheumatoid arthritis,RA)是以侵蚀性、对称性、多发性关节炎为主要表现的慢性自身免疫病,也可累及全身。炎症的加剧和缓解反复交替进行,引起关节结构破坏和功能减退,甚至丧失,主要表现为关节滑膜炎及关节软骨、关节囊的破坏,炎症迁延终致骨破坏。

1.病因和发病机制 我国类风湿关节炎的患病率是0.32%~0.36%,女性多发。确切发病机制不明,可能与遗传易感性、感染因素和免疫紊乱有关。免疫紊乱是类风湿关节炎主要的发病机制,关节滑膜病变中可见大量的活化的$CD4^+$ T细胞,该细胞可分泌多种细胞因子如TNF-α、IL-1、IL-6、IL-8等,继而激活其他免疫细胞如B细胞、巨噬细胞等,激活的细胞再分泌炎症介质和组织蛋白降解因子,这些因子和介质使滑膜细胞和成纤维细胞增殖,同时刺激组织分泌蛋白酶和基质降解酶,进一步破坏关节软骨和骨,最终导致关节畸形。

2. 病理变化 类风湿关节炎的基本病理变化是滑膜炎和血管炎,其中滑膜炎是关节病变的基础,而血管炎则是关节外病变的基础。急性期滑膜炎表现为滑膜下层小血管扩张、内皮细胞肿大、细胞间隙增大、间质水肿和中性粒细胞浸润;病变进入慢性期,滑膜变得肥厚,形成绒毛样突起,突向关节腔内或浸入软骨和软骨下的骨质。绒毛样突起又名血管翳,是关节破坏、畸形、功能障碍的病变基础。在显微镜下表现为滑膜细胞层由原来的1~3层增生到3~5层或更多层,其中大部分为具有巨噬细胞样功能的a型细胞及成纤维细胞样功能的b型细胞。滑膜下层有大量淋巴细胞,呈弥漫状分布或聚集成结节状,形似淋巴滤泡。其中大部分为CD4⁺T细胞,其次为B细胞和浆细胞。此外,尚有新生血管和大量被激活的成纤维细胞以及随后形成的纤维组织;血管炎见于关节外的任何组织,多累及中小动脉和(或)静脉,管壁有淋巴细胞浸润、纤维蛋白沉着,内膜有增生,导致血管腔狭窄或闭塞。病变累及浆膜则可导致纤维蛋白性胸膜炎和心包炎。1/4患者可出现皮下类风湿结节(rheumatoid nodule),是本病的特征性表现。类风湿结节是血管炎的一种,镜下可见结节中央区为纤维蛋白样坏死组织,周围有呈栅栏状或放射状排列的上皮样细胞,外围为增生的成纤维细胞、淋巴细胞、浆细胞及巨噬细胞等。

第二节 免疫缺陷病

免疫缺陷病(immunodeficiency disease,IDD)是由遗传因素或其他多种因素造成免疫系统先天发育不全或后天损伤而导致的免疫成分缺失、免疫功能障碍所引起的疾病。免疫缺陷病的临床表现多样,共同特点为反复、慢性和难以控制的感染;常伴发自身免疫、变态反应和炎症性疾病;易发生肿瘤,特别是淋巴系统恶性肿瘤。

一、分型

免疫缺陷病按病因不同分为两大类:①原发性免疫缺陷病(primary immunodeficiency disease,PIDD);②继发性免疫缺陷病(secondary immunodeficiency disease,SIDD)。多数原发性免疫缺陷病与遗传因素有关,多发生于婴幼儿。根据发病机制可分为:①T、B细胞联合免疫缺陷;②抗体免疫缺陷为主的免疫缺陷;③补体缺陷;④吞噬细胞数量、功能先天性缺陷;⑤天然免疫缺陷;⑥自身炎症反应性疾病;⑦免疫失调性疾病;⑧其他定义明确的免疫缺陷综合征(如共济失调毛细血管扩张症)。继发性免疫缺陷病较原发性免疫缺陷病更为常见,可发生于任何年龄,感染(如某些病毒、细菌和寄生虫等感染)、恶性肿瘤(如血液系统肿瘤)、自身免疫病(如SLE、类风湿关节炎)、营养不良(如肾病综合征、营养缺乏)、医源性免疫缺陷(如应用免疫抑制剂,进行放疗、化疗)等均可不同程度影响机体免疫系统,导致机体发生获得性免疫缺陷。

由人类免疫缺陷病毒(human immunodeficiency virus,HIV)感染后诱发的获得性免疫缺陷综合征(acquired immunodeficiency syndrome,AIDS),常称为艾滋病。HIV主要侵犯宿主CD4⁺T细胞以及表达CD4分子的单核巨噬细胞、树突状细胞和小胶质细胞等。HIV感染后,CD4⁺T细胞数目不断减少,淋巴组织结构逐渐被破坏,最终导致严重的细胞免疫和体液免疫缺陷。

二、AIDS病理变化

AIDS有全身淋巴组织变化、继发感染和恶性肿瘤等三个方面变化。

1. 全身淋巴组织变化 早期淋巴结肿大,镜下见淋巴滤泡明显增多、增大,髓质内出现较多浆细胞;后逐渐出现滤泡外层淋巴细胞减少或消失,小血管增生,生发中心被零落分割;后期淋巴结呈现大片荒芜,淋巴细胞几乎消失殆尽,仅留有少许巨噬细胞和浆细胞,另外,脾、胸腺也见淋巴细胞减少。

2.继发性感染 多发机会性感染是本病的重要特点。感染范围广泛,可累及各器官和组织,以肺、皮肤、消化道、中枢神经系统病变多见。

3.恶性肿瘤 多为淋巴瘤,约 30％的患者可发生卡波西(Kaposi)肉瘤。

课程思政教学案例

社会共治,终结艾滋,共享健康

2024 年 12 月 1 日是第 37 个"世界艾滋病日",我国的宣传活动主题为"社会共治,终结艾滋,共享健康"(英文主题为"Take the rights path"),旨在号召政府、部门、单位、个人等各方行动起来,共同担起防艾责任,昂首迈向 2030 年终结艾滋病公共卫生威胁的目标,形成强大合力,共建健康中国。

知识拓展

鸡尾酒疗法

临床上治疗艾滋病常用药是抗逆转录药物。目前有四类抗逆转录药物:核苷类逆转录酶抑制剂、非核苷类逆转录酶抑制剂、蛋白酶抑制剂、整合酶抑制剂。鸡尾酒疗法系指"高效抗逆转录病毒治疗",由美籍华裔科学家何大一于 1996 年提出,是通过联合使用三种或三种以上的抗病毒药物来治疗艾滋病。鸡尾酒疗法的应用克服了抗药性的问题,最大限度地抑制了病毒的复制,第一次让长期控制艾滋病成为可能,从而延缓艾滋病病程进展,延长患者生命,提高患者生活质量,因而成为标准的治疗手段。

鸡尾酒疗法虽然能够消灭人体内的大部分 HIV,但是,仍有很少的病毒隐藏在淋巴结内。在以往的治疗中,医生们为了评价 HIV 感染者免疫力变化情况,只关注了 T 细胞中 CD4 水平。鸡尾酒疗法也正是抓住患者感染后的最佳时机,设法增加患者体内的 CD4,以重建或部分地重建患者的免疫系统。但是,最近的发现证明,T 细胞的另一个重要标记 CD8 才是能强力对抗 HIV 的利器。因此,艾滋病的治疗之路仍然任重而道远,需要一代代抗艾人为之付出不懈的努力。

第三节　移植排斥反应

在组织或器官移植中,受者接受供者的移植物后,受者的免疫系统与供者的移植物相互作用而发生的免疫应答,称为移植免疫。研究移植免疫的主要目的是了解移植排斥反应发生的机制,以预防和控制排斥反应的发生,使移植物能在受者体内长期存活。根据移植物来源及供、受者遗传背景的差异，组织器官移植一般分为 4 类：①自体移植（autologous transplantation）：移植物取自受者自身，如烧伤后将自身健康的皮肤移植到烧伤创面，不发生排斥反应。②同系移植（syngenic transplantation）：遗传背景完全相同的两个个体之间移植，如同卵双生子间的移植，一般不发生排异反应。③同种异体移植（allogeneic transplantation）：同种内遗传基因不同的个体间移植，临床移植多属此类型，一般会发生排异反应。④异种移植（xenotransplantation）：不同种属个体间的移植，移植后可能发生严重的排斥反应。本节主要讨论同种异体移植。

一、发病机制

同种异体间的器官移植一般会发生排斥反应，其由淋巴细胞介导，主要是受者免疫系统对供者移植物产生的一种特异性免疫应答，具有特异性和记忆性；少数是由供体移植物中的抗原特异性淋巴细胞对受者组织产生的特异性免疫应答。

二、分型

移植术后，受者免疫系统识别移植物抗原并产生免疫应答，移植物中免疫细胞也可识别受者组织抗原并产生免疫应答，前者称宿主抗移植物反应（host versus graft reaction，HVGR），后者称移植物抗宿主反应（graft versus host reaction，GVHR）。

（一）宿主抗移植物反应

受者宿主免疫系统对移植物发动攻击，导致移植物被排斥。根据排斥反应发生的时间、强度、机制和病理表现可分为超急性排斥、急性排斥和慢性排斥反应三类。

（二）移植物抗宿主反应

移植物中的抗原特异性淋巴细胞识别受者组织抗原所引起的排斥反应，发生后一般难以逆转，并影响受者生命。

三、临床病理联系与结局

（一）宿主抗移植物反应

1. 超急性排斥反应（hyperacute rejection）　移植后数分钟至 24 h 内发生的排斥反应，见于多次输血、长期血液透析、再次移植的个体。多见于受者体内预先存有抗供体组织抗原的抗体（多为 IgM 类）的情况，本质上属Ⅲ型变态反应。移植物内出现广泛分布的急性小动脉炎，主要由受者体内抗体与移植物组织抗原结合，通过激活补体系统，中性粒细胞浸润，直接导致毛细血管和小血管损伤，继而纤维蛋白沉积和大量血小板聚集，形成血栓，导致移植器官发生不可逆性缺血、变性和坏死。免疫抑制剂治疗效果不佳。

2. 急性排斥反应（acute rejection）　同种异体移植中最常见的一类排斥反应，一般在移植术后数天至 2 周发生，80%～90%发生于术后 1 个月内，主要为细胞免疫应答异常。病理学检查发现移植物组织出现大量巨噬细胞和淋巴细胞等浸润、血补体下降、血小板减少，小部分患者以体液免疫为主，出现血管炎性损伤，逐渐出现移植物缺血、坏死。早期给予适当免疫抑制剂治疗，急性排斥反应多可获缓解（图 6-4）。

3. 慢性排斥反应（chronic rejection）　发生于移植后几个月到 1 年后，表现为移植器官的组织结构逐渐消失，伴随功能损害甚至衰竭。其对免疫治疗不敏感，是影响移植物长期存活的主要原因。慢性排斥反应的机制尚未完全阐明，主要有：①免疫学机制：血管慢性排斥，表现为血管内皮损伤；以体液免疫为主，CD4$^+$ T 细胞发挥关键作用，对血管内皮细胞产生排斥反应；急性排斥反应反复发作，使移植物血管内皮细胞反复损伤，并产生多种细胞生长因子，导致血管平滑肌细胞增生、动脉硬化、血管壁炎症细胞浸润。②非免疫学机制：与组织器官退行性变有关，原因有供者年龄偏大或偏小,供者有高血压、糖尿病、高血脂、慢性感染(如巨细胞病毒感染)等疾病,移植物缺血时间过长,免疫抑制剂的副作用等,明显的病理变化是血管内膜纤维化,管腔严重狭窄,致移植物慢性缺血、出现萎缩,功能丧失(图 6-5)。

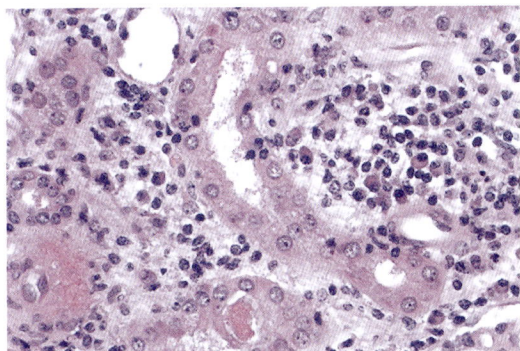

图 6-4 移植肾急性排斥反应
高倍镜下,移植肾发生急性排斥反应患者的肾小管周边有淋巴细胞和浆细胞浸润

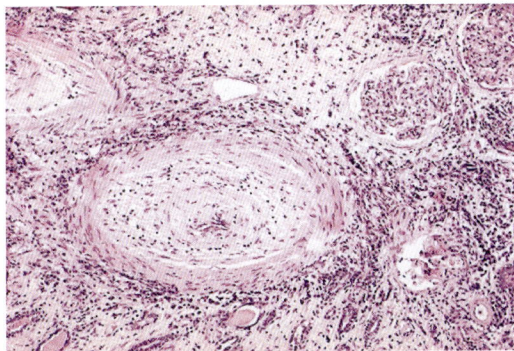

图 6-5 移植肾慢性排斥反应
高倍镜下,移植肾发生慢性排斥反应患者的肾动脉明显增厚和纤维化。有间质纤维化和慢性炎症细胞浸润

(二)移植物抗宿主反应

移植物抗宿主反应发生于具有免疫活性细胞或其前体细胞的移植中,最常见于骨髓(造血干细胞)移植后。移植物抗宿主反应发生与受者、供者间 HLA 型别不符,移植物中有大量成熟 T 细胞,受者处于免疫功能低下或免疫失能状态有关。在移植物抗宿主反应发生时,移植物中成熟 T 细胞被受者的型别不同的组织相容性抗原激活,增殖分化为效应 T 细胞,游走于受者全身,并对受者组织和器官进行免疫攻击。

(湖南医药学院 方贤磊)

在线答题

113

第七章　心血管系统疾病

学习目标

　　素质目标：心血管系统疾病目前居于主要致死性疾病的首位，因此对心血管疾病的认识、诊断至关重要，培养学生作为医学生的神圣使命感和社会责任感，树立科学严谨的学习态度和职业价值观。

　　能力目标：引导学生理解动脉粥样硬化、心肌梗死、高血压病、风湿性心脏病、感染性心内膜炎、心瓣膜病、心肌病及心肌炎的病理变化，学会用所学的病理知识解释患者的临床表现。通过案例，促进学生将知识应用到临床实践中去，提高其实践能力。

　　知识目标：掌握动脉粥样硬化的病理变化及后果；心肌梗死的病理变化及后果；高血压病的类型、病理变化及后果；风湿病的基本病变和风湿性心脏病的病变特点；感染性心内膜炎的病理变化和后果。熟悉动脉粥样硬化的病因和发病机制；高血压病、风湿性心脏病的病因和发病机制；感染性心内膜炎的病因及发病机制。了解心肌纤维化和冠状动脉性猝死的病因和发病机制；心瓣膜病的类型和病变特点；心肌病和心肌炎的类型和病变特点。

　　心血管系统由心脏、动脉、静脉和毛细血管组成。心脏是循环系统中的动力器官，通过心脏有节律的跳动，推动血液经动脉系统到达全身各个组织器官的毛细血管，完成物质交换和气体交换，之后静脉血经上、下腔静脉回流至右心房，再经右心室、肺动脉到达肺脏，在肺内完成气体交换，静脉血变成动脉血，再经肺静脉、左心房流至左心室。

　　心血管系统疾病是严重威胁人类生命健康的一大类疾病，目前其发病率和死亡率持续性升高，为我国居民的首位死亡原因。心血管疾病种类很多，本章主要介绍常见的心血管系统疾病。

第一节　动脉粥样硬化

一、概念

　　动脉硬化（arteriosclerosis）泛指动脉管壁增厚、变硬、失去弹性的一类疾病，主要包括三种类型：动脉粥样硬化（atherosclerosis，AS）、小动脉硬化（arteriolosclerosis）和动脉中层钙化（arterial medial calcification）。

　　动脉粥样硬化是心血管系统中常见的疾病，主要累及大、中动脉，以动脉内膜层脂质沉积、灶状纤维化和粥样斑块形成为病变特征，导致动脉管壁增厚、变硬，管腔狭窄，引起组织器官缺血性病变，严重者可危及患者生命。动脉粥样硬化多见于 40 岁以上的中老年人，近年来发病有年轻化趋势。

Note

二、病因及发病机制

(一)危险因素

动脉粥样硬化的病因尚未完全阐明,已知多种因素与动脉粥样硬化的发病密切相关。

1.高脂血症(hyperlipidemia)　高脂血症是动脉粥样硬化最重要的危险因素,是指血浆总胆固醇(total cholesterol,TC)和(或)甘油三酯(triglyceride,TG)异常增高。高脂血症主要与进食过多脂类,特别是进食过多动物性脂肪有关。流行病学调查研究发现,大多数动脉粥样硬化患者血浆 TC 水平比正常人高,并且病变随 TC 水平的升高而加重。

血浆中的脂质以脂蛋白的形式在血液循环中进行转运,因此高脂血症实际上可认为是高脂蛋白血症。血浆脂蛋白分为乳糜微粒(CM)、极低密度脂蛋白(VLDL)、低密度脂蛋白(LDL)及高密度脂蛋白(HDL)等,其中 LDL 和 VLDL 水平升高与动脉粥样硬化的发生呈正相关。LDL 在动脉壁内皮下被单核巨噬细胞吞噬并氧化修饰,形成氧化型 LDL(ox-LDL),可损伤血管内皮细胞和平滑肌细胞,同时 ox-LDL 不能被正常 LDL 受体识别,而是被单核巨噬细胞的清道夫受体识别而被快速摄取,促进单核巨噬细胞转变为泡沫细胞,从而导致粥样斑块的形成。因此,目前认为 ox-LDL 是最重要的致动脉粥样硬化因子。

与上述脂蛋白相反,HDL 水平的升高与动脉粥样硬化的发病呈负相关。HDL 具有抗氧化作用,能够抑制 LDL 氧化修饰,可竞争性抑制 LDL 与内皮细胞的受体结合而减少其摄取,同时 HDL 可通过胆固醇逆向转运机制清除血管壁上的胆固醇,将其运输到肝脏进行代谢。因此,HDL 具有抗动脉粥样硬化和冠心病发病的作用,被称为"血管清道夫"。

2.高血压(hypertension)　高血压患者与同年龄、同性别的无高血压的患者相比,动脉粥样硬化发病较早,病变较重。高血压促进动脉粥样硬化发生的机制还不十分清楚。研究证明,高血压时血流对血管壁的机械性压力和冲击作用较强,动脉内膜易受损伤,血管通透性增加,从而有利于血浆脂蛋白渗入内膜;同时血小板黏附并释放血小板因子,刺激动脉中膜平滑肌细胞移入内膜,促进动脉粥样硬化的发生和发展。病理上,腹主动脉后壁和主动脉各分支开口处,受血流冲击较大的部位最常发生粥样硬化也支持这一点。

3.吸烟　研究表明,吸烟可促进动脉粥样硬化的发生,这可能是由于大量吸烟使血中一氧化碳浓度升高,碳氧血红蛋白增多,血管内膜发生缺氧性损伤;吸烟可使血中 LDL 易于氧化形成 ox-LDL,促进血液单核巨噬细胞迁入内膜并转化为泡沫细胞;同时吸烟可刺激内皮细胞释放各种生长因子,促使中膜平滑肌细胞向内膜迁入并增生。以上这些都可促进动脉粥样硬化的发生。

4.致继发性高脂血症的疾病

(1)糖尿病:糖尿病在我国的发病率呈逐年上升趋势,糖尿病患者中动脉粥样硬化发生较早并更为常见,且病变较重。糖尿病患者血中 VLDL 水平明显升高,而 HDL 水平降低,同时高血糖可致 LDL 氧化,形成 ox-LDL,促使血液单核巨噬细胞迁入内膜并转变为泡沫细胞。

(2)高胰岛素血症:血中胰岛素水平升高可促进动脉壁平滑肌细胞增生,而且能降低血中 HDL 的含量。

(3)甲状腺功能低下和肾病综合征:这两种疾病均可引起高胆固醇血症,致血中 LDL 水平明显升高。

5.遗传因素　研究显示家族性高胆固醇血症患者动脉粥样硬化的发病率显著高于正常人群,同时动脉粥样硬化患者具有家族聚集现象,以上证据表明动脉粥样硬化的发生与遗传因素有一定的关系。目前研究较为清楚的是 LDL 受体,当 LDL 受体基因发生突变时,血浆 LDL 水平极度升高,即使年龄很小也可发生动脉粥样硬化。

6. 其他因素

（1）年龄：动脉粥样硬化的发病率随年龄的增长而增加。

（2）性别：由于雌激素具有改善血管内皮细胞的功能、降低血 TC 水平的作用，故女性在绝经期前发生动脉粥样硬化的概率低于同年龄组男性，而女性在绝经期后，两性间的这种差异消失。

（3）肥胖：肥胖人群易患高血压、高脂血症和糖尿病，间接促进动脉粥样硬化的发生。

（二）发病机制

关于动脉粥样硬化的发病机制学说众多，至今尚未完全明确。目前较多学者认可的是脂质渗入学说、内皮损伤学说、单核巨噬细胞作用学说、平滑肌突变学说等。动脉粥样硬化的发病机制是复杂的，任何一种学说均不能单独而全面地解释动脉粥样硬化的发生发展过程。

1. 脂质渗入学说 该学说认为动脉粥样硬化的发生是血浆中含量高的脂质沉积在内膜并刺激纤维结缔组织增生的结果。高脂血症可以直接引起内皮细胞损伤和使内皮细胞通透性增加，从而使脂质易于沉积在内膜，内皮细胞和单核巨噬细胞可使 LDL 氧化修饰成为 ox-LDL，而 ox-LDL 具有更强的促动脉粥样硬化的作用。ox-LDL 对动脉粥样硬化病变的形成具有以下几种作用：对血液中的单核细胞具有较强的趋化作用，使单核细胞在病灶内蓄积；通过内皮细胞黏附分子增加对单核细胞的黏附；可与单核巨噬细胞的清道夫受体结合使之形成泡沫细胞；对内皮细胞和平滑肌细胞产生细胞毒性作用等。

2. 内皮损伤学说（损伤应答学说） 多种危险因素（如机械性压力、高脂饮食、免疫复合物沉积、吸烟等）均可引起内皮细胞的损伤。内皮细胞通透性增加可使血液中的脂质易于沉积在内膜，损伤的内皮细胞分泌生长因子，可吸引血液中的单核细胞和中膜平滑肌细胞迁入内膜，吞噬沉积的脂质，形成泡沫细胞。

3. 单核巨噬细胞作用学说 单核细胞的黏附被认为是动脉粥样硬化的早期病变。在动脉粥样硬化的早期，单核细胞可在内皮细胞表达的黏附分子的作用下黏附于内皮细胞表面，并在趋化因子作用下迁入内膜，转化成巨噬细胞，其表面的特异性受体与 ox-LDL 结合，从而摄取大量的脂质，形成泡沫细胞。被激活的巨噬细胞可以释放多种生长因子和细胞因子，促进中膜平滑肌细胞的迁移和增生。巨噬细胞还可产生多种生物活性物质，参与动脉粥样硬化病变的形成，如产生 IL-1 和 TNF 促进白细胞的黏附；产生单核细胞趋化因子（MCP-1）等化学趋化因子，使白细胞进入斑块内，T 细胞也被趋化吸引到内膜，通过与巨噬细胞相互作用，使慢性炎症状态下的细胞免疫反应激活，产生一系列炎症介质，刺激巨噬细胞、血管内皮细胞和平滑肌细胞增生。

总之，动脉粥样硬化的发病机制十分复杂，血脂升高是病变发生的物质基础，动脉壁的结构和功能的改变促进了动脉粥样硬化的发生，上述多种因素在综合作用下，推动了动脉粥样硬化的发生和发展。

三、病理变化

动脉粥样硬化主要累及大、中动脉，最常累及腹主动脉，其次依次为冠状动脉、降主动脉、颈动脉和基底动脉环（Willis 环）。动脉粥样硬化的基本病变是在动脉内膜形成典型的粥样斑块，常发生于主动脉后壁及血管的分支开口处，这些部位的血管壁承受的血流冲击力较大，因此内膜易受损伤，病变较明显。

动脉粥样硬化病变的发展过程可分为以下几个时期。

（一）脂纹

脂纹（fatty streak）是动脉粥样硬化的早期病变。最早可出现于儿童期，但并非都会发展为纤维斑块，这是一种可逆性病变。肉眼观：在动脉的内膜表面可见淡黄色针头大小的斑点或长短不一的条纹，条纹宽 1～2 mm，平坦或略微隆起（图 7-1）。镜下观：病灶处内皮下有大量泡沫细胞聚集。泡沫细胞体积大，呈圆形或椭圆形，在石蜡切片上胞质呈空泡状（图 7-2），苏丹Ⅲ染色为橘红色，证明是脂质成分。大多数泡沫细胞为巨噬细胞源性泡沫细胞，少数为平滑肌细胞源性泡沫细胞。

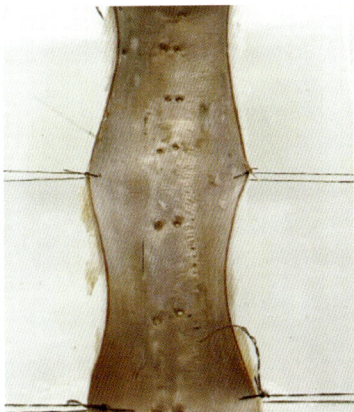

图 7-1　动脉粥样硬化（脂纹）
动脉内膜表面可见淡黄色、
长短不一的条纹或斑点

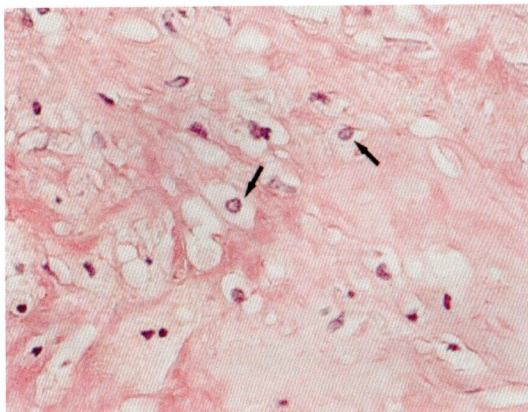

图 7-2　泡沫细胞
泡沫细胞体积较大，胞质呈空泡状（箭头所示）

（二）纤维斑块

纤维斑块（fibrous plaque）由脂纹进一步发展而来。肉眼观：内膜表面散在分布不规则隆起的斑块。随着斑块表面胶原纤维的增多及玻璃样变，斑块的颜色由黄色变为瓷白色，状如凝固的蜡滴（图 7-3）。斑块大小不等并可相互融合。镜下观：病灶表层是由大量的胶原纤维、散在的平滑肌细胞、少数弹性纤维及蛋白聚糖形成的纤维帽，这些胶原纤维可发生玻璃样变。在纤维帽下方可见数量不等的泡沫细胞、平滑肌细胞、细胞外基质及炎症细胞。

（三）粥样斑块

粥样斑块（atheromatous plaque）又称粥瘤（atheroma），由纤维斑块深层细胞坏死发展而来，为动脉粥样硬化的典型病变。肉眼观：动脉内膜面可见灰黄色斑块，既向内膜表面隆起，又向深部压迫中膜。切面可见斑块的管腔面为白色质硬组织，深部为黄色或黄白色质软的粥糜样物质。镜下观：在玻璃样变的纤维帽下方有大量无定形的坏死崩解产物、胆固醇结晶（针状空隙），有时可见钙化（图 7-4）。斑块底部和边缘可见肉芽组织、少量泡沫细胞和淋巴细胞。粥样斑块处的中膜因受压而萎缩变薄。

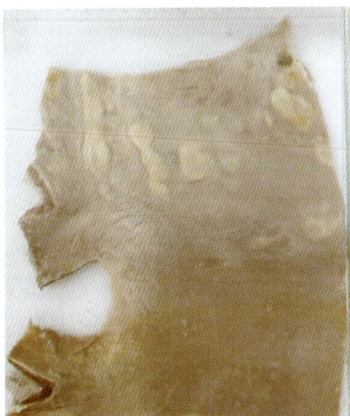

图 7-3　动脉粥样硬化（纤维斑块）
动脉内膜表面可见黄白色、不规则隆起的斑块

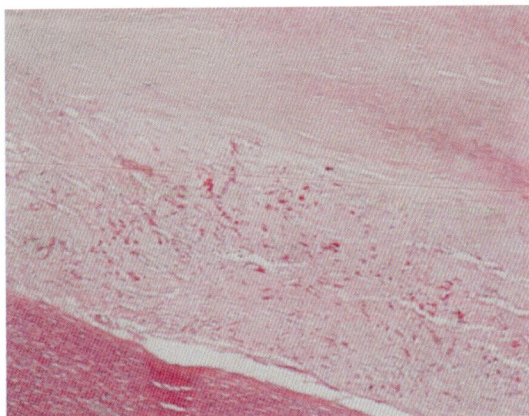

图 7-4　动脉粥样硬化（粥样斑块）
斑块表面为纤维帽，深层可见坏死崩解产物和胆固醇结晶

（四）继发性病变

继发性病变是指在纤维斑块和粥样斑块基础上的继发改变，常见有以下5种。

1.斑块内出血 斑块底部和边缘有许多新生薄壁的毛细血管，易破裂出血，形成斑块内血肿。其结果可致斑块体积突然增大，使动脉管腔进一步狭窄甚至完全闭塞，导致局部急性供血中断，致使该动脉供血器官发生梗死，如冠状动脉粥样硬化伴斑块内出血可致心肌梗死。

2.斑块破裂 斑块表面的纤维帽撕裂，粥糜样物质自撕裂口进入血流，形成胆固醇性栓子，可引起栓塞。纤维帽破裂处形成粥瘤性溃疡，易导致血栓形成（图7-5）。

临床上将动脉粥样硬化斑块分为两类：一类是稳定型斑块，表面被覆的纤维帽较厚而脂质核心较小；另一类是不稳定型斑块，其表面被覆的纤维帽较薄，脂质核心较大而容易破裂。

3.血栓形成 病灶处的内皮细胞损伤和斑块破裂后遗留的粥样斑块性溃疡，使内皮下的胶原纤维裸露，血小板在局部黏附、聚集而形成血栓，进一步加重动脉管腔的狭窄程度，甚至阻塞管腔导致梗死。若血栓脱落，可引起栓塞。

4.钙化 钙化多发生在陈旧性病灶内。钙盐沉积于纤维帽及粥样斑块病灶内，可致动脉进一步变硬、变脆，易于破裂（图7-6）。

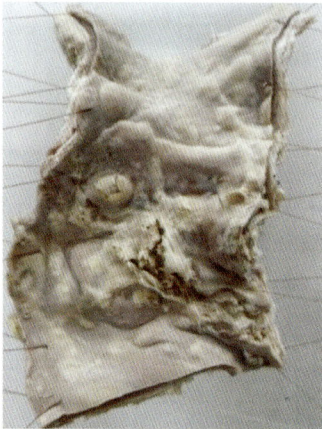

图 7-5 粥样斑块破裂

动脉内膜可见散在分布、明显隆起的灰黄色粥样
斑块，部分斑块已破裂，局部形成粥瘤性溃疡

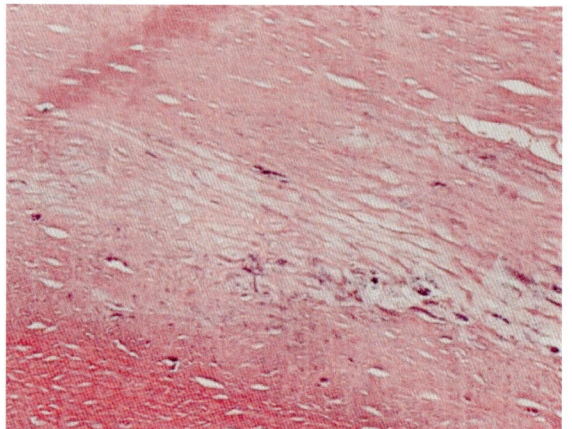

图 7-6 动脉粥样硬化斑块钙化

在纤维帽下面可见深蓝色、颗粒状的钙盐沉积

5.动脉瘤形成 严重的粥样斑块底部的中膜平滑肌可发生不同程度的萎缩变薄、弹性减弱，在血管内压力作用下，动脉管壁局限性扩张、膨出，形成动脉瘤。动脉瘤破裂可导致致命性大出血。此外，血流可从斑块溃疡处进入动脉中膜，或中膜内血管破裂，导致中膜撕裂，形成夹层动脉瘤。

知识拓展

易损斑块的识别及意义

易损斑块（vulnerable plaque）是指那些不稳定和有血栓形成倾向的斑块，主要包括破裂斑块、侵蚀性斑块和部分钙化结节性病变。破裂斑块的主要特征是有富含胆固醇结晶的坏死核心和较薄的纤维帽，纤维帽中平滑肌细胞较少而有大量的泡沫细胞、T细胞、肥大细胞聚集。研究显示，当粥糜样物质在斑块中所占的比例大于40%时，斑块破裂的可能性将明显增加。近年来较薄的纤维帽也逐渐引起人们的重视。大量研究表明，破裂斑块的纤维帽的平均厚度为（23±19）mm，其中95%的纤维帽厚度≤64 mm，因

Note

此纤维帽厚度<65 mm 被认为是易损斑块的主要特征之一。斑块破裂倾向于发生在斑块的边缘或肩周区,主要是由于这些区域的纤维帽较薄、易坏死或被大量的巨噬细胞浸润,过多的细胞外脂质池增加了纤维帽的张力。临床上,斑块破裂是继发性血栓形成的主要原因。25%～50%的血栓形成处没有斑块破裂,但可见到内皮被侵蚀的现象,血栓形成处的内膜含有大量的平滑肌细胞与糖蛋白基质,炎症反应较轻,这就是侵蚀性斑块。这种斑块一旦出现,往往是弥散性的,其内膜深处有细胞外脂质池,但坏死不多见。侵蚀性斑块可能是冠状动脉局部反复痉挛的结果。若斑块内钙化成分形成的坚硬结节突出于斑块表面,可能直接破坏纤维帽的完整性,或因血流冲击导致局部应力集中,增加斑块破裂的风险,因此钙化结节也是易损斑块的一个危险因素。临床上易损斑块是引起急性冠状动脉综合征的主要原因,早期识别易损斑块,并及时进行积极有效的干预,对于预防急性心血管事件的发生具有重大意义。

四、重要器官的动脉粥样硬化

(一)主动脉粥样硬化

主动脉粥样硬化最常见,病变多见于主动脉后壁及其分支开口处,以腹主动脉病变最为严重,其次为胸主动脉、主动脉弓和升主动脉。由于主动脉管腔大,一般不引起血流阻塞,故临床症状不明显。但病变严重者,由于中膜平滑肌萎缩变薄,易受血压的作用形成动脉瘤。发生腹主动脉瘤时可于腹部触及搏动性肿块,听到血流杂音。动脉瘤破裂可引起致命性大出血。

(二)冠状动脉粥样硬化及冠状动脉粥样硬化性心脏病

1.冠状动脉粥样硬化(coronary atherosclerosis)　冠状动脉粥样硬化是冠状动脉最常见的疾病,占95%～99%。冠状动脉靠近心室,承受的收缩压撞击力最大,此外,冠状动脉血管树受心脏外形影响,有多次方向改变,承受了较大的血流剪切力,易发生内膜损伤,导致动脉粥样硬化的发生。冠状动脉粥样硬化是动脉粥样硬化中对人体构成威胁最大的疾病,一般较主动脉粥样硬化症晚发 10 年。

冠状动脉粥样硬化病变的分布一般是左冠状动脉多于右冠状动脉;大支多于小支;同一支的近端多于远端,即主要累及在心肌表面走行的一段,而进入心肌部分很少受累。按病变检出率和统计结果,冠状动脉粥样硬化最常发生于左冠状动脉前降支,其余依次为右主干、左主干或左旋支、后降支。病变严重者可有一支以上的动脉受累,但各支的病变程度可以不同,且常为节段性受累。

冠状动脉粥样硬化具有动脉粥样硬化的基本病变。根据其解剖学结构和相应的力学特点,走行于心肌表面的动脉靠近心壁侧的缓冲余地小,内皮细胞受到的血流冲击力大而易于发生损伤,因而粥样斑块多位于血管壁的心壁侧,横切面上呈新月形,使管腔呈不同程度的狭窄。按管腔的狭窄程度可分为 4 级:Ⅰ级≤25%;Ⅱ级 26%～50%;Ⅲ级 51%～75%;Ⅳ级≥76%。

冠状动脉粥样硬化常伴有冠状动脉痉挛,痉挛可加剧原有管腔的狭窄程度,甚至导致供血中断,引起心肌缺血及相应的心脏病变,并可成为心源性猝死的原因。

2.冠状动脉性心脏病(coronary artery heart disease,CHD)　冠状动脉性心脏病简称冠心病,是指因冠状动脉狭窄而引起心肌缺血的心脏病,又称缺血性心脏病(ischemic heart disease,IHD)。因冠状动脉粥样硬化是冠心病最常见的病因,因此习惯上把冠心病视为冠状动脉粥样硬化性心脏病(coronary atherosclerotic heart disease)。世界卫生组织统计,冠心病检出率在 20～50 岁之间有性别差异,男性多于女性;绝经后女性与男性发病无明显区别。

冠心病虽然基本上是由冠状动脉粥样硬化引起,但只有在冠状动脉粥样硬化引起心肌缺血、

Note

缺氧的功能性和（或）器质性病变时，才可称为冠心病。目前倾向于只有当冠状动脉管腔狭窄程度＞50％，有临床症状，或有下列证据，如心电图、放射性核素心肌显影或病理学检查显示有心肌缺血表现时，才属于冠心病。

冠心病时心肌缺血、缺氧的原因：①冠状动脉供血不足：当冠状动脉粥样硬化斑块引起管腔狭窄＞50％时，常伴有继发性病变或冠状动脉痉挛，使冠状动脉血流量减少。②心肌耗氧量剧增：如过度劳累、情绪激动、心动过速等导致心脏负荷增加，冠状动脉出现供血相对不足。

冠心病的主要临床表现：心绞痛、心肌梗死、心肌纤维化和冠状动脉性猝死。

心绞痛（angina pectoris）是因冠状动脉供血不足和（或）心肌耗氧量骤增致使心肌急性、暂时性的缺血、缺氧所引起的以心前区疼痛为特征的临床综合征。典型的临床表现为阵发性胸骨后、心前区疼痛或压迫感，可放射至左肩和左上臂，持续 3～5 min，经休息或用硝酸酯类制剂可缓解。

心绞痛的发生是由于心肌缺血、缺氧而造成无氧糖酵解的酸性产物或多肽类物质堆积，刺激心脏局部的神经末梢，信号经第 1～5 胸交感神经节和相应脊髓节段传至大脑，产生痛觉。所以，心绞痛是由心肌缺血所引起的反射性症状。

根据引起的原因和疼痛的程度不同，临床上将心绞痛分为以下三种。①稳定型心绞痛（stable angina pectoris），又称轻型心绞痛，一般不发作，可稳定数月，仅在重体力劳动时发作。主要原因是冠状动脉粥样硬化引起动脉狭窄＞75％，冠状动脉供血不足，同时心肌耗氧量增加。一般无心肌坏死，症状持续几分钟，适当休息或舌下含硝酸甘油后迅速消失。②不稳定型心绞痛（unstable angina pectoris），是一种进行性加重的心绞痛。临床上发作颇不稳定，在工作负荷时、休息时均可发作，疼痛较重，持续时间更长或更频繁。患者多有一支或多支冠状动脉较大主干的高度狭窄，并继发斑块破裂、血栓形成、血管收缩等，致急性或亚急性心肌缺氧，从而引起心绞痛。休息或舌下含硝酸甘油只能暂时或不完全缓解症状。③变异型心绞痛（variant angina pectoris），又称 Prinzmetal 心绞痛，一般无明显诱因，常在休息或梦醒时发作，仅少数在工作负荷中发作。主要原因是在冠状动脉粥样硬化的基础上发生血管痉挛。

心肌梗死（myocardial infarction，MI）是冠状动脉供血急剧减少或中断，局部严重而持续性缺血所致的心肌组织坏死。临床上有剧烈而较持久的胸骨后疼痛，休息及舌下含硝酸甘油不能完全缓解，伴白细胞增多、发热、血清心肌酶活性增高及进行性心电图变化，可并发心律失常、休克或心力衰竭等。多发生于 40 岁以上的中老年人，男性略多于女性，冬春季发病较多。

（1）病因：心肌梗死大多是在冠状动脉粥样硬化的基础上，继发斑块内出血、血栓形成或持续性痉挛，使冠状动脉血流量进一步减少或中断。此外，过度劳累使心脏负荷加重，心肌相对缺血，也可诱发心肌梗死。

（2）部位：心肌梗死的发生部位与闭塞的冠状动脉的供血区域一致。心肌梗死多发生在左心室，最常见的梗死部位是左心室前壁、心尖部及室间隔前 2/3，约占全部心肌梗死的 50％，这些部位是冠状动脉左前降支的供血区；25％～30％发生于左心室后壁、室间隔后 1/3 及右心室，相当于右冠状动脉的供血区；15％～20％见于左旋支供血的左心室侧壁、膈面及左心房，可累及房室结。

（3）类型：根据梗死灶的范围和深度，心肌梗死可分为以下两种类型。

①心内膜下心肌梗死（subendocardial myocardial infarction）：梗死仅累及心室壁心腔侧 1/3 的心肌，并波及肉柱及乳头肌。通常表现为多发性、小灶性坏死。坏死分布区域不限于某一支冠状动脉的供血区，而是不规则地分布于左心室四周。病变严重者梗死灶扩大融合、累及整个心内膜下心肌，形成环状梗死（circumferential infarction）。患者通常有冠状动脉三大分支的严重粥样硬化性狭窄，当过度劳累、心动过速或休克时，冠状动脉供血严重不足，引起各冠状动脉分支的最末梢区域（心内膜下心肌组织）缺血、缺氧，从而导致广泛的多灶性心内膜下心肌梗死。

②透壁性心肌梗死（transmural myocardial infarction）：为典型的心肌梗死类型。梗死灶累及心室壁全层或虽未累及全层，但已达心室壁 2/3 以上，梗死范围常较大。透壁性心肌梗死常为

相应的冠状动脉分支病变严重,并继发血栓形成或动脉痉挛所致。

(4)病理变化:心肌梗死的形态变化是一个动态演变的过程。肉眼观:心肌梗死属于贫血性梗死,一般梗死6 h后肉眼才能辨认。梗死灶呈不规则地图状,苍白色,镜下观:梗死灶边缘的心肌纤维随心脏收缩牵拉呈波浪状,肌质不匀。8 h后梗死灶呈土黄色,镜下观:心肌纤维呈早期凝固性坏死,如核碎裂、溶解消失、胞质红染,有少量中性粒细胞浸润(图7-7)。2天后,镜下观:心肌细胞坏死明显,心肌细胞核消失,胞质呈不规则颗粒状,肌纤维呈条索状,病灶内中性粒细胞浸润达高峰,可见间质水肿、漏出性出血。5天后,梗死灶轮廓清晰,呈淡黄色或黄褐色,边缘有暗红色的充血出血带,镜下观:心肌纤维肿胀、空泡变,坏死的心肌细胞被巨噬细胞吞噬,边缘区肉芽组织增生并长入,梗死灶开始机化(图7-8)。10天后,梗死区凹陷变软,呈黄色或红褐色,在梗死灶边缘可见肉芽组织。3周后,梗死灶机化呈灰白色、质硬,为肉芽组织成熟后形成的瘢痕组织。

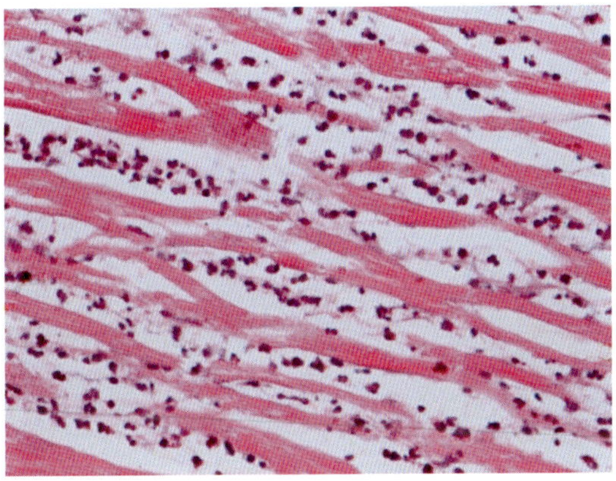

图7-7　心肌梗死

心肌细胞核消失,组织轮廓尚存,胞质红染,有中性粒细胞浸润

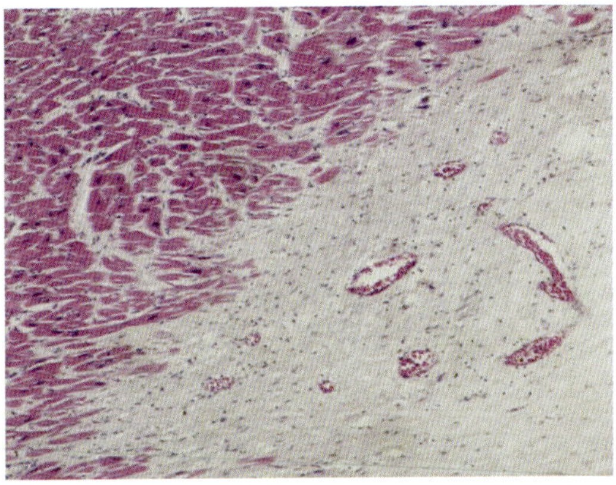

图7-8　心肌梗死

梗死灶内有肉芽组织增生,对梗死灶进行修复

(5)生化改变:心肌缺血30 min,心肌细胞内的糖原即消失。心肌细胞坏死后,心肌细胞内的肌酸激酶(CK)、乳酸脱氢酶(LDH)、谷草转氨酶(AST)及谷丙转氨酶(ALT)等透过损伤的细胞膜释放入血,引起相应酶在血液内浓度升高。其中肌酸激酶同工酶(CK-MB)和乳酸脱氢酶同工酶(LDH_1)对心肌梗死的诊断特异性最高。及时检测血液中这些酶的变化,有助于心肌梗死的早期诊断。

(6)并发症:心肌梗死尤其是透壁性心肌梗死时,常可导致以下并发症。

①心力衰竭:这是心肌梗死最常见的死亡原因。梗死区的心肌收缩力丧失,可引起左心衰竭、右心衰竭或全心衰竭。此外,若病变累及二尖瓣,二尖瓣乳头肌因缺血、坏死等发生收缩功能障碍,可引起不同程度的二尖瓣脱垂或关闭不全,也可导致心力衰竭。

②心脏破裂:较少见,是透壁性心肌梗死的严重并发症,占致死病例的3%~13%,常发生于梗死后的2周内。好发部位是左心室前壁下1/3处。主要是由于梗死灶失去弹性,坏死的心肌细胞、中性粒细胞和单核细胞释放大量蛋白酶,使坏死组织发生溶解,加之心脏收缩,心腔内压力剧增,导致心脏破裂。心脏破裂后血液涌入心包腔,造成心包积血,可引起急性心脏压塞而猝死。若为室间隔破裂穿孔,左心室血液流入右心室,可致急性右心室功能不全。

③心室壁瘤(ventricular aneurysm):梗死的心肌组织或瘢痕组织在心室内压力的作用下形成的局限性向外膨隆。可发生在心肌梗死急性期,但更常见于愈合期。多发生于左心室前壁近心尖处,可继发血栓形成、心功能不全。X线检查及超声心动图可见心缘有局部膨出,该处搏动减弱或出现反常搏动。

④附壁血栓(mural thrombus):由于梗死区心内膜粗糙或梗死修复后由于心室壁瘤形成致

局部出现涡流等,可继发血栓形成。较小的血栓可发生机化,若附壁血栓脱落可引起栓塞。

⑤心源性休克:当梗死面积>40%时,心肌收缩力极度减弱,心排血量显著下降,可发生心源性休克,导致患者死亡。

⑥心律失常:心肌梗死累及心脏传导系统时,可引起传导紊乱,或出现异常点兴奋,严重时可致心搏骤停、猝死。

⑦急性心包炎:15%～30%的患者心肌梗死后 2～4 天发生,由于梗死灶累及心外膜,可引起纤维蛋白性心包炎。

心肌纤维化(myocardial fibrosis)是由于冠状动脉粥样硬化致管腔中到重度狭窄、心肌纤维持续性和(或)反复加重的缺血、缺氧所产生的结果。肉眼观:心脏体积增大,所有心腔扩张,以左心室明显,心室壁厚度可正常,可见多灶性、白色纤维条索,心内膜增厚并失去正常光泽,有时可见机化的附壁血栓。镜下观:广泛性、多灶性心肌纤维化,伴邻近心肌纤维萎缩和(或)肥大,部分心肌纤维肌质空泡化,尤以心内膜下区明显。由心肌纤维化所致的慢性缺血性心脏病可逐渐发展为心力衰竭。

冠状动脉性猝死(sudden coronary death)是心源性猝死中最常见的一种,可发生于某种诱因(如劳累、饮酒、争吵或运动)后,患者突然昏倒,四肢抽搐、小便失禁,或突然发生呼吸困难、口吐白沫、迅速昏迷,可立即死亡或在 1 h 甚至数小时后死亡,也可在无人察觉的情况下死于夜间。冠状动脉性猝死多见于 40～50 岁的患者,男性多于女性。

尸检发现大多数患者冠状动脉呈中、重度粥样硬化性狭窄,部分病例有继发性病变(如血栓形成或斑块内出血)。而少数患者冠状动脉粥样硬化病变程度较轻,可能与合并冠状动脉痉挛有关。冠状动脉血流突然中断,心肌组织急性缺血,可引起心室颤动等致死性心律失常。

(三)颈动脉及脑动脉粥样硬化

颈动脉及脑动脉粥样硬化一般在 40 岁以后才出现,病变常位于颈内动脉起始部、基底动脉、大脑中动脉和 Willis 环。动脉粥样硬化斑块常导致动脉管腔出现不同程度的狭窄,甚至闭塞。由于脑动脉管腔狭窄,脑组织长期供血不足可致脑萎缩,表现为脑回变窄,皮质变薄,脑沟变宽变深,患者智力及记忆力减退,精神失常或痴呆。若急性供血中断可致脑梗死(脑软化),患者出现偏瘫、失语,甚至死亡。因脑小动脉管壁较薄,脑动脉粥样硬化病变可继发小动脉瘤,常见于Willis 环处,当患者血压突然升高时,小动脉瘤破裂可引起致命性脑出血。

(四)肾动脉粥样硬化

肾动脉粥样硬化最常累及肾动脉开口处及主干近侧端,亦可累及叶间动脉、弓形动脉。因斑块致动脉管腔狭窄,肾组织缺血,肾实质萎缩,间质纤维组织增生。若斑块继发出血、血栓形成而使管腔完全闭塞,可导致肾组织梗死,梗死灶机化后形成较大凹陷性瘢痕,大量瘢痕形成可使肾脏体积缩小,称为动脉粥样硬化性固缩肾。

(五)四肢动脉粥样硬化

四肢动脉粥样硬化以下肢动脉病变为重,常发生于髂动脉、股动脉及前后胫动脉。四肢动脉吻合支较丰富,较小的动脉管腔狭窄甚至闭塞时,一般不会导致严重后果。当较大的动脉管腔明显狭窄时,可引起下肢供血不足,患者行走时出现疼痛,休息后好转,即所谓间歇性跛行(intermittent claudication)。当管腔完全阻塞而侧支循环不能代偿时,可引起局部缺血性梗死甚至坏疽。

(六)肠系膜动脉粥样硬化

肠系膜动脉因粥样斑块致管腔狭窄甚至闭塞时,可引起肠梗死,患者出现剧烈腹痛、腹胀和发热,还可有便血、麻痹性肠梗阻、休克等症状。

第二节 高 血 压 病

高血压病是最常见的心血管系统疾病,是一种以体循环动脉血压持续升高为主要特点的临床综合征。成人收缩压≥140 mmHg(18.4 kPa)和(或)舒张压≥90 mmHg(12.0 kPa)被定为高血压。2024年中国高血压防治指南发布了中国高血压的诊断标准,见表7-1。

表 7-1　高血压的定义和分期(2024 年中国高血压防治指南)

类别	收缩压/mmHg		舒张压/mmHg
正常血压	<120	和	<80
正常高值血压	120~139	和(或)	80~90
高血压	≥140	和(或)	≥90
1 级高血压(轻度)	140~159	和(或)	90~99
2 级高血压(中度)	160~179	和(或)	100~109
3 级高血压(重度)	≥180	和(或)	≥110
单纯收缩期高血压	≥140	和	<90
单纯舒张期高血压	<140	和	≥90

高血压分为原发性高血压和继发性高血压两大类。继发性高血压(secondary hypertension)较少见,占5%~10%,是由某些疾病引起的血压升高,本身有明确的病因,这种血压升高是某种疾病的症状之一,故又称为症状性高血压(symptomatic hypertension)。如慢性肾小球肾炎、肾盂肾炎所引起的肾性高血压,肾上腺皮质功能亢进和嗜铬细胞瘤所引起的内分泌性高血压。如能及时治愈原发病,血压可能不再升高。绝大多数高血压是病因尚未完全明确的一种独立性疾病,称为原发性高血压(essential hypertension)或特发性高血压,又称为高血压病(hypertensive disease),最多见,占所有高血压病例的90%以上,是本节重点叙述的内容。

高血压病是一种原因未明的、以体循环动脉血压升高为主要表现的独立性全身性疾病。多见于40岁以上的中、老年人,随着年龄增长其发病率呈增加趋势。高血压病的基本病变是全身细小动脉硬化,早期症状不明显,不易被发现,发展至晚期常引起心、脑、肾及眼底的病变并出现相应的临床表现,严重者可因心力衰竭、脑出血和肾功能衰竭而死亡。

一、病因和发病机制

高血压病的病因和发病机制很复杂,至今尚未完全阐明。目前多认为本病主要是受遗传因素影响,在环境因素的综合作用下,机体血压调节机制紊乱引起的。已知高血压病的危险因素和发病机制如下。

(一)危险因素

1.遗传因素　高血压病患者具有明显的家族聚集性。单亲或双亲有高血压病史者的患病率比无高血压家族史者明显增高。据统计,约75%的高血压病患者具有遗传倾向。目前认为高血压病是一种多基因遗传病。近年来研究显示高血压病患者和有高血压倾向者常有一种以上的与血压调节相关的基因异常,已发现有些高血压病患者伴有肾素-血管紧张素系统(RAS)编码基因的多种缺陷,如血管紧张素原基因突变和血管紧张素Ⅱ的Ⅰ型受体位点的多态性。

Note

2. 饮食因素 最重要的是钠盐的摄入量,人群中钠盐摄入量与血压水平和高血压病患病率呈正相关。日均钠盐摄入量高的人群,高血压病患病率高于日均钠盐摄入量低的人群。若减少钠盐摄入或用药物增加 Na^+ 的排泄可降低血压。世界卫生组织建议每人每日钠盐摄入量应控制在 5 g 以下,可预防高血压病。钾盐摄入量与血压水平呈负相关,K^+ 摄入减少,可导致 Na^+/K^+ 值升高,促进高血压的发生。目前膳食中钙对血压的作用还存在争议,多数认为高钙饮食可降低高血压病的发病率。

3. 职业和社会心理因素 研究表明,长期精神过度紧张或从事相关职业的人,其高血压病发病率高于正常人群。可能是由于其大脑皮质功能紊乱,失去对皮质下血管舒缩中枢的调控能力,当血管舒缩中枢长期产生以收缩为主的兴奋时,可引起全身细小动脉痉挛,外周阻力增加,而致血压升高。这类高血压病患者经休息或精神放松后,临床症状和高血压水平往往可获得一定改善。此外,应激事件如过度惊恐、暴怒等可使神经、精神受到剧烈刺激,也可导致高血压病的发生。

4. 其他因素

(1)超重或肥胖:约 1/3 的高血压病患者有不同程度的肥胖。肥胖程度越高,患高血压病的概率就越大。随着社会经济发展和人民生活水平的提高,我国超重和肥胖的人数均明显增加,这将成为我国高血压病患病率增长的又一重要危险因素。

(2)吸烟:吸烟可刺激交感神经末梢释放去甲肾上腺素,使血压升高,还可损伤血管内皮细胞,影响血管的舒张功能,导致外周血管阻力增加,从而引起高血压。

(3)睡眠呼吸暂停低通气综合征(SAHS):SAHS 患者中约 50% 患有高血压病,血压升高的程度与 SAHS 病程和严重程度有关。

(4)药物:服用避孕药物的女性血压升高的发生率及程度与服药时间长短有关。口服避孕药物引起的高血压一般为轻度,并且是可逆性的,通常在停止服药后 3~6 个月血压可恢复正常。

(二)发病机制

动脉血压水平主要取决于心排血量和外周血管阻力。心排血量受心率、心肌收缩力和血容量的影响;外周血管阻力受神经、体液和局部自动调节因素的影响。因此,凡能引起心率、心肌收缩力、血容量、外周血管阻力增加的因素,均可能使动脉血压升高。

高血压病的发病机制尚不完全清楚,目前比较认可的是神经机制、水钠潴留、血管机制等共同参与了高血压的发生。

1. 神经机制 长期紧张、焦虑等可致大脑皮质高级中枢功能失调,失去对皮质下血管舒缩中枢的调控能力,当产生以收缩为主的冲动时,交感神经兴奋,分泌大量的去甲肾上腺素作用于细小动脉壁上的平滑肌 α 受体,导致细小动脉收缩,外周血管阻力增加,血压水平升高。此外,交感神经兴奋引起细小动脉收缩,肾组织缺血,刺激肾脏分泌肾素,激活肾素-血管紧张素系统,通过血管紧张素Ⅱ引起全身细小动脉强烈收缩,机体动脉血压升高。

2. 水钠潴留 各种原因引起肾性水钠潴留,可使细胞外液量增多,血容量和心排血量增加,导致动脉血压升高。日常饮食中钠盐摄入过多且对钠盐敏感者,主要是通过水钠潴留的途径引起高血压病;多种肾脏疾病可引起肾利钠功能障碍,引起肾性水钠潴留,血压升高。交感神经兴奋,肾组织缺血,激活肾素-血管紧张素系统,醛固酮分泌增多,也可引起水钠潴留,增加血容量,使血压升高。

3. 血管机制 血管壁内表面的内皮细胞能生成、激活和释放多种血管活性物质,如一氧化氮(NO)、前列环素(PGI_2)、内皮素1(ET-1)等,调节心血管功能。年龄增长及各种心血管危险因素导致血管内皮细胞功能异常时,可使舒张血管的 NO 水平下降或活性降低,从而导致血压升高。

二、类型和病理变化

高血压病分为良性高血压和恶性高血压两种类型。

(一)良性高血压

良性高血压(benign hypertension)又称缓进型高血压(chronic hypertension),约占高血压病的95%,多见于中、老年人,病情进展缓慢,病程长,可达十余年至数十年。晚期患者常并发心、脑病变而死亡,死于肾病变者较少见。按病变的发展进程可分为三期。

1. 功能紊乱期 此期为良性高血压的早期阶段,主要表现是全身的细小动脉呈间歇性痉挛,可伴有高级中枢神经功能失调,但无血管及其他脏器的器质性病变。血管痉挛解除后血压可恢复正常。细小动脉是指动脉中膜仅有1~2层平滑肌细胞的细动脉和血管口径在1 mm以下的小动脉。此期患者临床表现不明显,仅为波动性血压升高,可有头晕、头痛,经适当休息或服用镇静药物后血压可恢复正常,症状即减轻或消失,不一定需服用降压药物。

长期反复的细小动脉痉挛和血压升高,使受累的血管内膜逐渐发生损伤,病变由此进入下一期。

2. 动脉病变期 主要表现为全身细小动脉硬化。

(1)细动脉硬化:细动脉硬化是高血压病的基本病变,表现为细动脉玻璃样变,常累及肾小球入球动脉、视网膜动脉等。细动脉发生玻璃样变是由于管壁长期痉挛,血管内压力持续性升高,内皮细胞及基底膜损伤、间隙增大,导致内膜通透性增高,血浆蛋白渗入内皮下甚至更深的中膜;同时,平滑肌细胞分泌大量的细胞外基质,继而平滑肌细胞因缺氧变性坏死,动脉壁逐渐由上述血浆蛋白和细胞外基质所代替,正常管壁结构消失,形成均质、红染、无结构的玻璃样物质,即发生玻璃样变。细动脉玻璃样变导致血管管壁增厚、变硬,管腔缩小甚至闭塞(图7-9)。

(2)小动脉硬化:主要累及肌型小动脉,如肾弓形动脉、小叶间动脉及脑的小动脉等。肌型小动脉内膜胶原纤维及弹性纤维增生、内弹力膜分裂,中膜平滑肌细胞增生和肥大,并伴有胶原纤维及弹性纤维增生,致使血管壁增厚,管腔狭窄。

(3)大动脉:弹力肌型及弹力型大动脉无明显病变或并发动脉粥样硬化。

此期全身细小动脉硬化,导致外周阻力增加,临床上患者血压进一步升高,持续在较高水平,并失去波动性,常需服用降压药物才能使血压降低。

3. 内脏病变期 高血压病后期,由于血压持续升高,常引起心、肾、脑等重要器官的病变。

(1)心脏:由于细小动脉硬化,外周阻力增高,左心室因压力性负荷增加而发生代偿性肥大,维持正常的心搏出量。因此高血压病时心脏的病变主要表现为左心室肥大。由于左心室代偿能力很强,所以在相当长的时间内,心脏通过不断肥大来进行代偿。当心脏处于代偿期时,心脏体积增大,重量增加,可达400 g以上(正常为250~350 g)。左心室壁增厚,可达1.5~2.0 cm(正常者小于1.2 cm);乳头肌和肉柱明显增粗;心腔不扩张,甚至相对缩小,称为向心性肥大(concentric hypertrophy)(图7-10)。镜下观:心肌纤维增粗、变长,伴有较多分支;细胞核大而深染。随着病变不断发展,左心室压力负荷持续性增加,肥大的心肌组织因供血相对不足而收缩力下降,逐渐发生失代偿。在失代偿期,心脏体积仍然很大,左心室心腔扩张,心室壁相对变薄,肉柱、乳头肌变扁平,称为离心性肥大(eccentric hypertrophy)。

由高血压病引起的左心室肥大、扩张,心肌收缩力减弱甚至心力衰竭的心脏病,称为高血压心脏病(hypertensive heart disease)。临床上,由于早期左心室向心性肥大能够完全代偿心功能,故不引起明显症状。病变后期,左心室离心性肥大,心功能失代偿,导致左心衰竭。高血压心脏病患者出现心力衰竭则预后不良,存活5年以上者仅有50%。

(2)肾脏:高血压病时,肾脏的细小动脉硬化,管壁增厚、管腔狭窄,病变部位的肾小球因缺

图 7-9　脾细动脉玻璃样变
脾细动脉管壁上可见均质、红染的玻璃
样物质沉积，管壁增厚，管腔狭窄

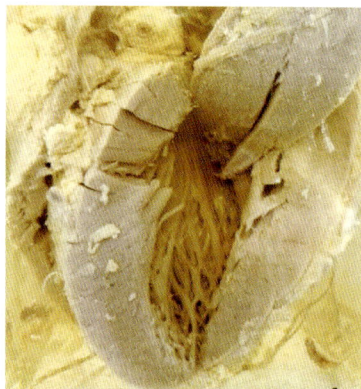

图 7-10　高血压心脏病
心脏体积增大，左心室壁明显增厚

血、缺氧而发生萎缩、纤维化，导致肾的萎缩硬化，逐渐形成原发性颗粒性固缩肾（primary granular atrophy of the kidney）。肉眼观：双侧肾脏体积对称性缩小，重量减轻，质地变硬，表面呈均匀弥漫的细颗粒状。切面肾皮质变薄，一般在 2 mm 左右（正常 3～5 mm），皮髓质分界不清，肾盂周围脂肪组织出现填充性增生（图 7-11）。镜下观：肾入球小动脉玻璃样变及肌型小动脉硬化，病变区的肾小球萎缩、纤维化和玻璃样变，所属肾小管萎缩、消失。间质纤维组织增生伴淋巴细胞浸润。周围相对健存的肾小球发生代偿性肥大，所属肾小管代偿性扩张，肾小管内可见蛋白管型（图 7-12）。病变区因肾实质萎缩和纤维组织收缩而形成凹陷性病灶，代偿区因肾单位肥大、扩张而向表面隆起，病变区与代偿区弥漫性交错分布，致使肾脏表面形成肉眼可见的细小颗粒。

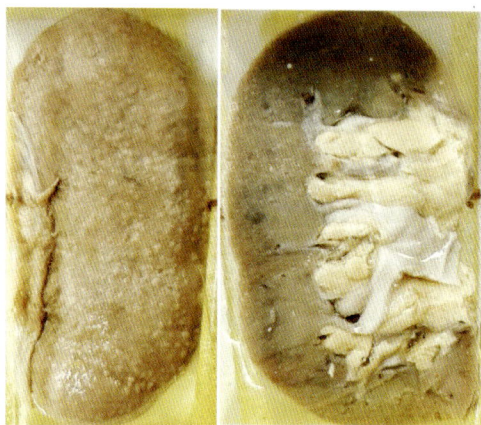

图 7-11　原发性颗粒性固缩肾（肉眼观）
肾脏体积缩小，表面可见弥漫性细小颗粒，切面肾皮质变
薄，皮髓质分界不清，肾盂周围出现淡黄色的脂肪组织增生

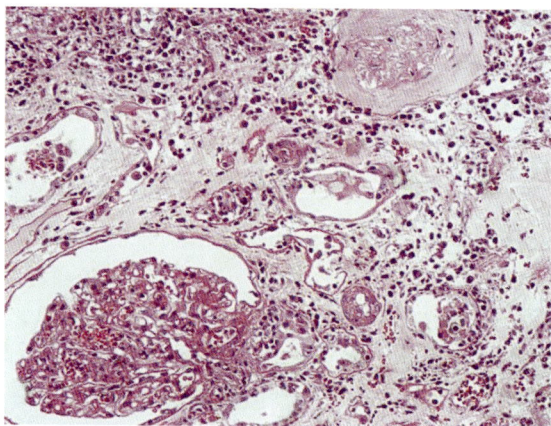

图 7-12　原发性颗粒性固缩肾（镜下观）
部分肾小球纤维化、玻璃样变，肾小管萎缩消失；
部分肾小球代偿性肥大，肾小管代偿性扩张

　　临床上早期可无明显症状，但随着病变的肾单位增多，肾功能逐渐下降，不足以排出体内代谢废物时，可发生肾功能障碍，严重者可出现尿毒症。由于高血压病时心、脑病变出现更早且严重，因此多数患者在出现尿毒症之前已死于心、脑并发症。

　　（3）脑：高血压病时，由于脑细小动脉痉挛和硬化，动脉管壁增厚、管腔狭窄，患者脑部可出现一系列病变，主要有三种：高血压脑病、脑软化和脑出血。

　　①高血压脑病（hypertensive encephalopathy）：由于脑内细小动脉硬化和痉挛，局部脑组织缺血，毛细血管通透性增加，引起脑水肿、颅内压升高，患者出现以中枢神经系统功能障碍为主要表

现的综合征,称为高血压脑病,表现为头痛、头晕、视物模糊和呕吐等。有时患者血压急剧升高,出现剧烈头痛、抽搐甚至昏迷等,称为高血压危象(hypertensive crisis),如不及时救治易引起死亡,可出现于高血压病的各个时期。

②脑软化(encephalomalacia):由于脑细小动脉硬化致管壁增厚、管腔狭窄,局部脑组织缺血而发生液化性坏死。镜下观:可见染色浅、质地疏松的筛网状病灶。高血压病引起的脑软化通常为多发而较小的坏死灶,故称微梗死灶,或脑腔隙状梗死(cerebral lacunar infarct),一般不引起严重后果。后期坏死组织被吸收,由周围胶质细胞增生形成胶质瘢痕而修复。

③脑出血(cerebral hemorrhage):脑出血为高血压病最严重且往往是致命性的并发症。高血压病时脑出血的主要原因是脑内细小动脉硬化,血管壁变脆,当血压突然升高时血管易破裂。此外,血管壁病变使其自身弹性降低,可发生微小动脉瘤(microaneurysm),加之脑组织较软,对血管的支持作用较弱,如血压升高或剧烈波动,可致微小动脉瘤破裂、出血。脑出血最常发生于基底节、内囊,其次为大脑白质、脑桥和小脑,约15%发生于脑干。出血区的脑组织完全被破坏,形成充满血凝块和坏死脑组织的囊腔(图7-13)。当出血范围大时,可破入侧脑室。脑出血之所以多见于基底节区域(尤以豆状核区最多见),是因为供应该区域血液的豆纹动脉从大脑中动脉呈直角分出,而且比较细,直接承受压力较高的血流冲击,因而易使已有病变的豆纹动脉破裂出血。

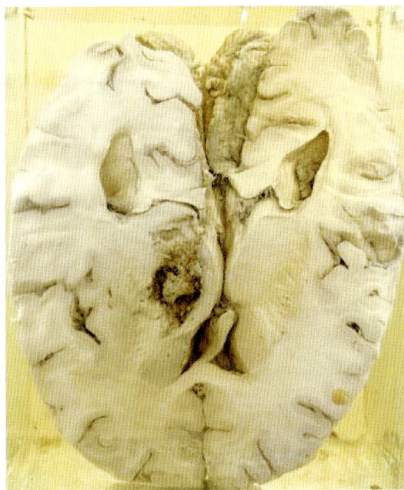

图 7-13 高血压性脑出血

内囊区脑出血后形成囊腔,其内可见血凝块和坏死的脑组织

脑出血的临床表现和影响取决于出血部位和出血量的大小。内囊出血可引起患者对侧肢体偏瘫及感觉丧失;若出血破入侧脑室,患者可发生昏迷,甚至死亡。左侧脑出血常引起失语;脑桥出血可引起同侧面神经及对侧上、下肢瘫痪。此外,脑出血因血肿占位及脑水肿,可引起颅内高压,并发脑疝形成。小血肿可被机体吸收、胶质瘢痕修复;中等量的出血灶可被胶质瘢痕包裹,形成血肿或液化成囊腔。

(4)视网膜病变:视网膜血管是人体唯一可直接观察到的细动脉。高血压病时,视网膜血管的改变与全身细小动脉的病变相一致,故临床上可通过检查视网膜血管的变化来判断高血压病的程度及预后。眼底镜检查可见视网膜中央动脉因硬化而变细、迂曲、反光增强,或动静脉交叉处压迫征等;晚期可见视乳头水肿,视网膜出血,导致视力下降。

(二)恶性高血压

恶性高血压(malignant hypertension)又称急进型高血压(accelerated hypertension)。本病少见,约占高血压病的5%。多数为原发性,少数由良性高血压恶化而来。多见于青少年,起病急,血压升高显著,尤以舒张压为明显,常高于130 mmHg。本病病程短,病变进展迅速,可发生高血压脑病,较早即可出现肾功能衰竭,预后差。

恶性高血压的特征性病变是增生性小动脉硬化(proliferative arteriolar sclerosis)和坏死性细动脉炎(necrotizing arteriolitis),主要累及肾。增生性小动脉硬化主要发生在小叶间动脉及弓形动脉等,表现为动脉内膜显著增厚,伴有平滑肌细胞增生,胶原纤维增多,导致血管壁呈层状洋葱皮样增厚,血管腔狭窄。坏死性细动脉炎主要表现为动脉内膜和中膜发生纤维蛋白样坏死,周围有单核细胞、中性粒细胞浸润。肾的入球小动脉最常受累,病变可波及肾小球,使肾小球毛细血管袢发生节段性坏死。上述病变亦可累及脑血管,可引起脑组织缺血、微梗死形成和脑出血。

Note

临床上患者血压显著升高,常超过 230/130 mmHg,可发生高血压脑病、视网膜出血及视乳头水肿,常有持续性蛋白尿、血尿及管型尿等,其中以肾脏的病变最为严重。患者多在一年内迅速发展为尿毒症而死亡,也可因脑出血或心力衰竭而死亡。

课程思政教学案例

目前心血管疾病的发病率和死亡率一直居高不下,有着"人类第一杀手"的称号。在各种心血管疾病中,高血压病最为常见,不仅发病率逐年攀升,而且呈现出年轻化发展的趋势。除遗传因素外,高血压病的发生与不健康的生活方式有着密切关系,如高盐饮食、吸烟、过度饮酒、长期过度焦虑、不良的精神刺激、缺乏运动和肥胖等,都有可能引起高血压病。目前我国高血压病患者已超过 2 亿人,患病人数如此之多,但对本病的知晓率和治疗率大约只有 50%。作为医学生,应将高血压病的基础知识普及给身边的人,让更多的人深入了解高血压病。为了自身健康,每一个人都应该行动起来,清淡饮食,作息规律,保持良好的心态,并且进行适度的运动,从而有效地预防高血压。

第三节　风　湿　病

风湿病(rheumatism)是一种与 A 组乙型溶血性链球菌感染有关的变态反应性炎症性疾病。主要累及全身结缔组织,常形成特征性的风湿性肉芽肿,即风湿小体,对风湿病的诊断具有重要意义。风湿病最常累及心脏和关节,其次为皮肤、皮下组织、脑和血管等,其中以心脏病变最为严重,危害最大。急性期有发热,称为风湿热(rheumatic fever),为风湿病活动期。临床上除有心脏和关节症状外,常伴有发热、皮肤环状红斑、皮下结节、小舞蹈症等,实验室检查可有白细胞增多、血沉加快、血中抗链球菌溶血素抗体 O 滴度升高,心电图示 PR 间期延长等。风湿病常反复发作,多次发作后,常造成轻重不等的心脏病变,特别是心瓣膜的器质性损伤,可形成风湿性心瓣膜病。

本病可发生于任何年龄,多见于 5～15 岁儿童,其中以 6～9 岁为发病高峰,男女患病率无差别。风湿病以冬春季节多发,多发生于寒冷、潮湿地区,热带地区少见。

一、病因和发病机制

(一)病因

风湿病的发生与咽喉部 A 组乙型溶血性链球菌感染有关,其根据如下。①风湿病患者在发病前 2～3 周常有咽峡炎、扁桃体炎等链球菌感染史。②发病时患者血中抗链球菌溶血素抗体 O 滴度升高。③风湿病多发生在链球菌感染盛行的冬、春季节及咽部链球菌感染好发的寒冷、潮湿地区。④临床上应用抗生素预防和治疗链球菌感染,可明显减少风湿病的发生和复发。

虽然风湿病与 A 组乙型溶血性链球菌感染有关,但风湿病并不是由链球菌感染直接引起的,其根据如下。①病变性质不同:风湿病的典型病变是变态反应性炎常有的纤维蛋白样坏死及迟发型变态反应引起的肉芽肿性病变,与链球菌感染所引起的化脓性炎完全不同;②发病时间不同:风湿病发病不在链球菌感染当时,多在感染后的 2～3 周;③病变部位不同:风湿病病变不在链球菌感染的原发部位,而是在远离感染灶的心脏、关节、脑及皮肤,在这些病变部位从未培养出链球菌。

感染链球菌的患者较常见,但研究显示感染后仅 1%～3% 的患者发生风湿病,提示机体抵抗力和反应性在风湿病发病中具有重要作用。此外,寒冷、潮湿及病毒感染等因素都可能参与诱发本病。

(二)发病机制

风湿病的发病机制仍然不十分清楚,目前多数学者倾向于抗原抗体交叉反应学说,即链球菌细胞壁的 C 抗原(糖蛋白)引起的抗体可与结缔组织(如心脏瓣膜、关节等)中的糖蛋白发生交叉免疫反应,细菌细胞壁的 M 抗原(蛋白质)引起的抗体可与心肌及血管平滑肌的某些成分发生交叉反应,形成的抗原抗体复合物可启动补体系统产生活性物质,引起免疫反应性损伤。

二、基本病理变化

风湿病主要是累及全身结缔组织的变态反应性炎症性疾病,典型的病变发展过程可分为三期。

(一)变质渗出期

变质渗出期为风湿病的早期阶段。首先是心脏、关节、皮肤等处的纤维结缔组织发生黏液样变性,继而胶原纤维肿胀、断裂、崩解,发生纤维蛋白样坏死,病灶中还有浆液渗出,以及少量淋巴细胞、浆细胞、单核细胞浸润。本期约持续 1 个月。此后,病变或者被机体完全吸收,或者纤维化而愈合;有些病变,特别是成人心脏的病变,常常继续发展,进入增生期。

(二)增生期或肉芽肿期

本期的主要改变是形成具有特征性的肉芽肿性病变,称为风湿小体,此小体对风湿病的诊断具有较大意义。

在变质渗出期纤维蛋白样坏死的基础上,病变周围的巨噬细胞增生、聚集,吞噬纤维蛋白样坏死物后转变成风湿细胞,又称为阿绍夫细胞(Aschoff cell)。风湿细胞体积较大,呈圆形、多边形,胞质丰富,略嗜碱性;核大,呈圆形或卵圆形,单核或双核,核膜清晰,染色质集中于中央并呈细丝状向核膜放散,因而细胞核的横切面呈枭眼状,称为枭眼细胞(owl-eye cell),纵切面呈毛虫状,称为毛虫细胞(caterpillar cell)。典型的风湿小体中央为纤维蛋白样坏死物,周边有大量的风湿细胞,外周可见少量的淋巴细胞、浆细胞等(图 7-14)。风湿小体多为椭圆形或梭形,多数较小,肉眼难以分辨,但少数在皮肤、关节形成的风湿小体直径也可达 1 cm。本期持续 2～3 个月。

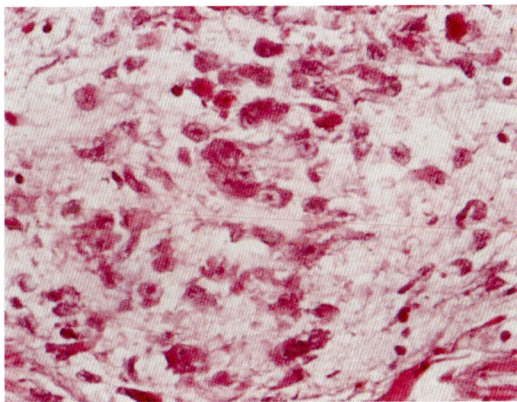

图 7-14　风湿小体
风湿小体由纤维蛋白样坏死物、风湿细胞和淋巴细胞等构成

(三)纤维化期或愈合期

风湿小体中的纤维蛋白样坏死物逐渐被溶解、吸收，风湿细胞转变为成纤维细胞，产生胶原纤维，使风湿小体纤维化，最终形成梭形小瘢痕而愈合。本期持续2～3个月。

风湿病整个病程为4～6个月。由于病变常反复急性发作，因而受累的器官和组织中新旧病变并存。病情持续反复进展，纤维化的瘢痕不断形成，逐渐破坏组织结构，影响器官功能。

三、风湿病的各器官病变

(一)风湿性心脏病

风湿性心脏病(rheumatic heart disease)包括急性期的风湿性心脏炎和静止期的慢性风湿性心脏病(主要是心瓣膜病)。风湿性心脏炎(rheumatic carditis)包括风湿性心内膜炎、风湿性心肌炎和风湿性心外膜炎(即风湿性心包炎)。若病变累及心脏全层则称为风湿性全心炎(rheumatic pancarditis)。病变反复发作，可能引起心瓣膜病、心肌(间质)纤维化、心包粘连或缩窄性心包炎，此时称为慢性风湿性心脏病，简称风心病。

1.风湿性心内膜炎(rheumatic endocarditis)　风湿性心内膜炎是风湿病最重要的病变，主要累及心瓣膜，引起瓣膜炎，也可累及瓣膜邻近的心内膜和腱索，引起瓣膜变形和功能障碍。病变以二尖瓣受累最多见，其次为二尖瓣和主动脉瓣同时受累，三尖瓣、肺动脉瓣极少受累。

肉眼观：病变早期，受累的瓣膜肿胀、增厚，失去光泽。由于肿胀的瓣膜在开启、关闭时不断进行摩擦，导致瓣膜表面尤其是闭锁缘向血流面的内皮细胞变性、坏死、脱落，内皮下的胶原纤维暴露，血小板在此处黏附、凝集，形成灰白色、半透明、粟粒大小的疣状赘生物(verrucous vegetation)。赘生物在瓣膜的闭锁缘上呈串珠状单行排列，与瓣膜黏着紧密，不易脱落。镜下观：受累瓣膜内可见黏液样变性、纤维蛋白样坏死、浆液渗出和炎症细胞浸润；赘生物是由血小板和纤维蛋白构成的白色血栓，其周围可见少量散在分布的风湿细胞。病变后期，赘生物发生机化，心内膜下风湿病变纤维化及瘢痕组织形成。其中，左心房后壁因病变瓣膜关闭不全，受血液的反流冲击力较强，故该处病变较重，常形成纤维性增厚的斑块，称为McCallum斑。

由于风湿病常反复发作，病变瓣膜上有大量瘢痕组织形成，导致瓣膜增厚、变硬、卷曲、短缩，瓣叶之间相互粘连，腱索增粗和缩短，最终发展为风湿性心瓣膜病。

2.风湿性心肌炎(rheumatic myocarditis)　病变主要累及心肌间质的结缔组织。发生于成人者，常表现为灶性间质性心肌炎，特征是在心肌间质内，尤其是在小血管附近形成风湿小体(图7-15)。风湿小体多见于室间隔、左心室后壁上部、左心室后乳头肌及左心房后壁等处。反复发作者，可导致心肌间质内形成梭形小瘢痕。发生于儿童者，常表现为弥漫性间质性心肌炎，心肌间质明显水肿，弥漫性炎症细胞浸润，心肌细胞水肿及脂肪变性，严重者可发生急性心力衰竭。

3.风湿性心外膜炎或风湿性心包炎(rheumatic pericarditis)　常与风湿性心内膜炎和风湿性心肌炎同时发生，主要累及心包脏层，病变表现为浆液性和(或)纤维蛋白性炎。当渗出以纤维蛋白为主时，覆盖于心包脏层表面的纤维蛋白随着心脏搏动不断被牵拉而呈绒毛状，称为绒毛心(cor villosum)，即干性心包炎(图7-16)。临床上患者可有心前区疼痛，听诊可闻及心包摩擦音。若渗出以大量浆液为主，则形成心包积液，即湿性心包炎。临床上患者可有胸闷不适，听诊心音弱而遥远，X线检查显示心脏呈烧瓶状等。恢复期，渗出的浆液和纤维蛋白可被机体溶解吸收，若渗出的纤维蛋白较多，未被完全溶解吸收，则发生机化粘连，甚至形成缩窄性心包炎，严重时可影响心脏的功能。

(二)风湿性关节炎

约75%的患者在风湿病的早期可出现风湿性关节炎(rheumatic arthritis)。多见于成年患者，儿童少见。常侵犯髋、膝、肩、肘、踝等大关节，多个大关节常先后反复受累，故称为游走性关

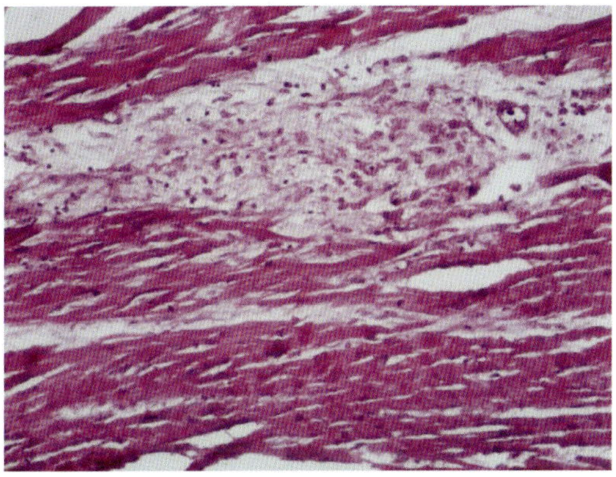

图 7-15 风湿性心肌炎
心肌间质内小血管附近可见一近似梭形的风湿小体

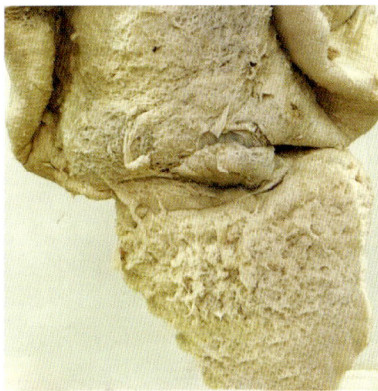

图 7-16 风湿性心外膜炎(绒毛心)
心包脏层表面可见大量灰白色的纤维蛋白渗出,呈绒毛状

节炎。临床表现为受累关节红、肿、热、痛、活动受限等。病变主要为关节滑膜的浆液性炎,周围组织充血、水肿,有时可见少数不典型的风湿小体形成。风湿性关节炎病程短,病变消退后,渗出物易被完全吸收,一般不遗留关节畸形。

(三)皮肤病变

风湿病累及皮肤时,可出现环状红斑和皮下结节,具有诊断意义。

1.环状红斑(erythema annulare) 属于渗出性病变,临床上少见($<5\%$)。多见于躯干和四肢皮肤,出现环状或半环状淡红色斑,直径约 3 cm,边缘红,中央皮肤色泽正常。镜下观:红斑处真皮浅层血管扩张充血,周围组织水肿,淋巴细胞、单核细胞及少许中性粒细胞浸润。环状红斑常在 1~2 日内自行消退。

2.皮下结节(subcutaneous nodule) 属于增生性病变。多见于腕、肘、膝、踝等大关节处的伸侧面皮下,结节直径为 0.5~2 cm,圆形或椭圆形,质地较硬,境界清楚,可活动,压之不痛。镜下观:为风湿性肉芽肿性病变,结节中央为纤维蛋白样坏死,周围有增生的成纤维细胞和风湿细胞,伴有淋巴细胞浸润。数日至数周后结节逐渐纤维化而形成小瘢痕。

(四)风湿性动脉炎

风湿性动脉炎(rheumatic arteritis)时大、小动脉均可受累,如冠状动脉、肾动脉、肠系膜动脉、脑动脉及肺动脉等,并以小动脉受累较为常见。急性期表现为血管壁的纤维蛋白样坏死和炎症细胞浸润,可有风湿小体形成。后期,血管壁因纤维化而增厚,导致管腔狭窄,甚至闭塞。

(五)风湿性脑病

多见于 5~12 岁儿童,女孩较多。主要累及大脑皮质、基底节、丘脑及小脑皮质。病变表现为脑的风湿性动脉炎和皮质下脑炎。镜下观:神经细胞变性、胶质细胞增生及胶质结节形成。当病变累及基底节(尤其纹状体)和尾核等锥体外系时,患儿可出现面部肌肉和肢体的不自主运动,称为小舞蹈症(chorea minor)。

第四节 感染性心内膜炎

一、概念和分类

感染性心内膜炎(infective endocarditis,IE)是由病原体经血行途径直接侵犯心内膜尤其是心瓣膜而引起的炎症性疾病。主要由细菌引起，又称为细菌性心内膜炎，少数也可以由真菌、立克次体、衣原体等引起。特征性病变是在受累瓣膜表面形成体积较大的赘生物，常伴有败血症和栓塞现象。

感染性心内膜炎可发生于任何年龄，以成年男性多见。根据病因和病程，感染性心内膜炎通常分为急性感染性心内膜炎和亚急性感染性心内膜炎两种。其中急性感染性心内膜炎常由毒力强的病原体所致，患者有严重的全身中毒症状，未经治疗可在数天或数周内死亡；亚急性感染性心内膜炎临床上更多见，病原体毒力较弱，病程较长，中毒症状相对较轻。此外根据瓣膜类型，感染性心内膜炎可分为自体瓣膜心内膜炎（native valve endocarditis）和人工瓣膜心内膜炎（prosthetic valve endocarditis）；根据病原体不同，感染性心内膜炎又可分为金黄色葡萄球菌性心内膜炎、真菌性心内膜炎等。

二、病因和发病机制

（一）病因

急性感染性心内膜炎的病原体以金黄色葡萄球菌最为多见，少数为肺炎链球菌、A 组链球菌、流感嗜血杆菌等。亚急性感染性心内膜炎以草绿色链球菌引起最多见，但近年来所占比例有所下降，而肠球菌、表皮葡萄球菌、厌氧球菌、真菌等感染呈增加趋势，这可能与心血管手术、介入性治疗、广谱抗生素及免疫抑制剂的应用有关。此外，自体瓣膜心内膜炎中 5%～10% 由非肠道革兰阴性杆菌如嗜血杆菌属、放线杆菌属、人类心杆菌以及金氏杆菌属等感染引起，极少数由真菌、立克次体和衣原体感染引起。人工瓣膜心内膜炎的病原体以凝固酶阳性的表皮葡萄球菌居多，其次为金黄色葡萄球菌、革兰阴性杆菌、类白喉杆菌等。

（二）发病机制

感染性心内膜炎可发生于无基础心脏病的患者，但更多见于有器质性心脏病（如风湿性心瓣膜病、先天性心脏病以及老年性退行性心脏病等）患者。研究资料显示，感染性心内膜炎患者中约 80% 有风湿性心脏病，8%～15% 有先天性心脏病，而无器质性心脏病者仅占 2%～10%。

感染性心内膜炎的发生多数是由于机体某部位存在感染灶，如扁桃体炎、牙周炎、骨髓炎等，当机体抵抗力下降时，这些病原体可侵入血流，也可因一些医源性操作如拔牙、心脏手术、血液透析等使病原体进入血液循环，引起菌血症。正常情况下，通过不同途径进入血液循环的病原体可被机体的防御机制所清除。但若有心脏器质性病变，血流状态发生了改变，引起血液强力喷射或形成涡流，局部心内膜受损，内皮下胶原纤维暴露，激活血小板，促使血小板积聚和纤维蛋白沉积，为病原体的侵入创造了条件。反复的菌血症可刺激机体血液循环中产生抗体如凝集素，将有利于病原体在损伤部位黏附，并与血小板、纤维蛋白、坏死物等共同形成赘生物。赘生物不断增大，加重瓣膜损伤；由于赘生物附着不牢固，其碎裂脱落后可致栓塞。

三、病理变化和临床病理联系

（一）急性感染性心内膜炎

急性感染性心内膜炎（acute infective endocarditis）是一种化脓性炎，主要是由致病力强的化脓菌（如金黄色葡萄球菌、溶血性链球菌和肺炎链球菌等）直接侵袭和破坏心瓣膜引起，又称急性细菌性心内膜炎（acute bacterial endocarditis）。病变多发生在正常的心内膜上，常单独累及二尖瓣或主动脉瓣，肺动脉瓣和三尖瓣很少受累。

肉眼观：受累的瓣膜发生急性化脓性炎，局部组织坏死、脱落形成溃疡，在破溃瓣膜表面形成赘生物。赘生物体积较大，呈灰黄色或浅绿色，质脆易脱落。镜下观：受累瓣膜局部组织坏死，周围有大量中性粒细胞浸润。赘生物主要由血小板、纤维蛋白、坏死组织、炎症细胞和细菌等成分构成。由于赘生物质地松脆,碎裂脱落后可形成含有细菌的栓子,引起动脉系统的栓塞和相应器官的败血性梗死。病变瓣膜损伤严重时,可因瓣膜穿孔或腱索断裂而致急性心瓣膜关闭不全。

本病起病急,病程短,病情进展迅速,患者多在数日或数周内死亡。随着抗生素的广泛应用,目前死亡率已明显降低,但随着赘生物机化、瘢痕组织形成而逐渐转为慢性心瓣膜病。

(二)亚急性感染性心内膜炎

亚急性感染性心内膜炎(subacute infective endocarditis)临床上比急性感染性心内膜炎多见,主要由毒力相对较弱的病原体(如草绿色链球菌、肠球菌、表皮葡萄球菌等)引起,又称为亚急性细菌性心内膜炎(subacute bacterial endocarditis)。

1.病理变化 病变多发生在已有病变的二尖瓣和主动脉瓣。肉眼观:在原来已有病变的瓣膜上形成赘生物,这些赘生物大小不一(大至 1 cm),可为单个或多个,颜色灰黄污秽,干燥质脆,易脱落。镜下观:赘生物主要由血小板、纤维蛋白、细菌、炎症细胞和坏死组织组成。

2.临床病理联系

(1)心脏:大多数经抗生素治疗后可痊愈,但受累瓣膜上的赘生物机化后形成瘢痕组织,易引起严重的瓣膜变形而使瓣膜口狭窄和(或)关闭不全。少数严重病例可因瓣膜破坏穿孔或腱索断裂而导致急性瓣膜功能不全。

(2)血管:瓣膜上的赘生物碎裂脱落后可形成栓子,引起动脉系统的栓塞和相应部位的梗死。栓塞最多发生于脑,其次是脾、肾等。由于栓子常来自赘生物的表层,不含细菌或含极少量的细菌,加之其毒力弱,故常为无菌性梗死。部分患者由于皮下小动脉炎,于指、趾末节腹面、足底或大、小鱼际处,可出现紫红色、微隆起、有压痛的小结节,称奥斯勒结节(Osler node)。

(3)变态反应:主要累及肾脏。由病原体引发的异常免疫反应可引起肾小球肾炎。大多数表现为局灶性肾小球肾炎,少数也可发生弥漫性肾小球肾炎。

(4)败血症:由于赘生物中的细菌和毒素不断侵入血流,导致患者出现长期发热,白细胞增多,脾大,皮肤、黏膜和眼底常有小出血点等败血症的表现。

本病病程较长,可迁延数月甚至 1 年以上。瓣膜赘生物的机化和瘢痕形成,极易造成瓣膜变形,从而引起心瓣膜病,少数严重病例可发生心力衰竭而死亡。

第五节 心瓣膜病

一、概念

心瓣膜病(valvular heart disease)是心瓣膜受到各种致病因素损伤后或先天性发育异常所造成的器质性病变,表现为瓣膜口狭窄和(或)关闭不全,是常见的慢性心脏病之一。

心瓣膜病大多是由风湿性心内膜炎和感染性心内膜炎引起,少数亦可由动脉粥样硬化、梅毒性主动脉炎或先天性发育异常等所致。瓣膜口狭窄(valvular stenosis)是指瓣膜开放时不能充分张开,使瓣膜口缩小,导致血流通过障碍;瓣膜关闭不全(valvular insufficiency)是指瓣膜关闭时不能完全闭合,使部分血液反流。瓣膜口狭窄和(或)瓣膜关闭不全可单独发生,也可合并存在。病变可仅累及一个瓣膜,也可两个或两个以上瓣膜同时或先后受累,后者称为联合瓣膜病。若一个瓣膜既有瓣膜口狭窄又有关闭不全则称为瓣膜双病变。

心瓣膜病最常累及二尖瓣,其次为二尖瓣和主动脉瓣联合受累。肉眼观:受累瓣膜增厚、变硬、卷曲、短缩,瓣叶之间相互粘连;或瓣膜破损、穿孔,腱索融合缩短等。病变若以瓣叶粘连、瓣膜环缩窄为主时,可引起瓣膜狭窄;若瓣膜以卷曲、短缩或破裂、穿孔为主时,则引起瓣膜关闭不全。

心瓣膜病对机体的主要影响是引起血流动力学紊乱,加重心脏的负荷,导致相应心腔代偿性肥厚。在代偿期,无明显的血液循环障碍征象;失代偿后则导致心功能不全,并发全身血液循环障碍。

二、心瓣膜病的常见类型

(一)二尖瓣狭窄

二尖瓣狭窄(mitral stenosis)大多数是由风湿性心内膜炎反复发作引起,少数可由感染性心内膜炎所致,偶见于先天性发育异常。正常成人二尖瓣开放时面积约为 5 cm²,可通过两个手指,严重瓣膜口狭窄时,可缩小至 1~2 cm²,甚至是 0.5 cm²,或只能通过医用探针。根据二尖瓣面积缩小的程度不同,其可分为三级:①轻度狭窄,瓣膜口面积小于正常值,但大于 1.5 cm²;②中度狭窄,瓣膜口面积为 1.0~1.5 cm²;③重度狭窄,瓣膜口面积小于 1.0 cm²。根据二尖瓣瓣膜病变的程度可分为两种类型:①隔膜型:瓣膜轻中度增厚,以小瓣严重,主瓣仍可轻度活动,瓣叶间粘连。②漏斗型:瓣膜严重增厚,瓣叶间严重粘连,失去活动性,瓣膜口狭窄呈鱼口状。腱索、乳头肌明显粘连缩短,常合并二尖瓣关闭不全。

1. 血流动力学和心脏变化 病变早期,在左心室舒张期,由于二尖瓣狭窄,血液从左心房流入左心室受阻,左心房发生代偿性肥大,心肌收缩力增强,使血液在加压的情况下快速通过狭窄的瓣膜口,从而引起漩涡和振动,产生心尖区舒张期隆隆样杂音。病变后期,左心房代偿失调,心肌收缩力减弱,部分血液滞留,导致左心房明显扩张、压力升高,肺静脉血液回流受阻,引起肺淤血、肺水肿或漏出性出血。

当肺淤血引起肺静脉压升高超过一定限度(>25 mmHg)时,通过神经反射引起肺内小动脉收缩或痉挛,肺动脉压升高。反复发作后,肺小动脉出现内膜增生、中膜肥厚,管腔变小,肺动脉压将进一步升高并持续性存在。长期肺动脉压升高,可引起右心室代偿性肥大,继而失代偿,右心室扩张。当右心室高度扩张时,三尖瓣环随之扩大,可导致三尖瓣相对性关闭不全。收缩期部分血液自右心室反流至右心房,引起右心房淤血扩张,最终导致右心功能不全,引起体循环淤血。而左心室由于长期流入血量减少,可无明显变化或出现轻度缩小。

2. 临床病理联系 二尖瓣狭窄时,由于舒张期血液在加压情况下快速通过瓣膜口流入左心室,可引起漩涡与振动,因此听诊时在心尖区可闻及舒张期隆隆样杂音。当左心房失代偿引起肺淤血、水肿及漏出性出血时,肺内气体交换障碍,患者可出现呼吸困难、发绀、咳嗽、咳粉色泡沫样痰等左心衰竭的表现;当发生右心衰竭时,体循环淤血,可出现颈静脉怒张、肝淤血肿大、下肢水肿及浆膜腔积液等。在二尖瓣狭窄的病程中,左心房、右心室、右心房均肥大扩张,而左心室不增大或略缩小,心脏呈现"三大一小",X线检查时显示为倒置的"梨形心"。

(二)二尖瓣关闭不全

二尖瓣关闭不全(mitral insufficiency)最常见的病因是风湿性心内膜炎,其次由亚急性感染性心内膜炎引起,偶为先天性畸形。二尖瓣关闭不全也是常见的慢性心瓣膜病,常与二尖瓣狭窄同时出现。

1. 血流动力学和心脏变化 二尖瓣关闭不全时,在心室收缩期,左心室部分血液通过关闭不全的瓣膜口反流到左心房,在局部引起漩涡或振动,产生心尖区收缩期吹风样杂音。左心房既有部分血液反流又接受肺静脉血液回流,容量负荷增加,压力升高,久之左心房发生代偿性肥大。在心室舒张期,左心房将多于正常的血液排入左心室,左心室因血容量增多、负荷加重而发生代偿性肥大。以后,左心房、左心室均可发生失代偿(左心衰竭),又相继出现肺淤血、肺动脉高压、右心室和右心房代偿性肥大进而失代偿,引起右心衰竭和体循环淤血。

2.临床病理联系 由于二尖瓣关闭不全,部分血液反流,听诊时在心尖区可闻及收缩期吹风样杂音。全心衰竭时,左心房、左心室、右心房、右心室均肥大扩张,X线检查时显示为"球形心"。其他心力衰竭的表现与二尖瓣狭窄相同。

(三)主动脉瓣狭窄

主动脉瓣狭窄(aortic valve stenosis)主要由风湿性主动脉瓣炎引起,少数可由先天性发育异常或动脉粥样硬化引起瓣膜钙化所致。常与二尖瓣病变同时存在而发生联合瓣膜病。

1.血流动力学和心脏变化 主动脉瓣狭窄时,在心室收缩期,左心室血液排出受阻,左心室因压力负荷增高而发生代偿性肥大,心室壁增厚,而心腔不扩张,表现为向心性肥大。血液在加压的情况下快速通过狭窄的瓣膜口而产生漩涡与振动,引起主动脉瓣区喷射性杂音。病变后期,由于左心室代偿失调,心肌收缩力下降,部分血液滞留,导致左心室扩张。当左心室高度扩张时,可引起瓣膜环扩张而导致二尖瓣相对关闭不全,收缩期部分血液反流至左心房,加重左心房的工作负荷。久之,又相继出现左心衰竭、肺淤血、肺动脉高压、右心衰竭和体循环淤血。

2.临床病理联系 由于血液在加压的情况下通过狭窄的主动脉瓣口,听诊在主动脉瓣听诊区可闻及收缩期喷射性杂音。当主动脉瓣口严重狭窄时,心排血量明显减少,冠状动脉供血不足,心肌缺血,可出现心绞痛,严重时可引起猝死。也可因脑组织缺血而出现头晕、晕厥。晚期,出现左心衰竭,引起肺淤血。由于心排血量下降,血压降低,脉压减小。主动脉瓣狭窄时,左心室明显肥大扩张,X线检查显示心脏呈"靴形心"。

(四)主动脉瓣关闭不全

主动脉瓣关闭不全(aortic insuffciency)主要见于风湿性心内膜炎、亚急性感染性心内膜炎累及主动脉瓣时,瓣膜增厚、变硬、缩短、弹性下降,引起瓣膜环扩张,导致瓣膜关闭不全。此外,亦可因梅毒性主动脉炎、类风湿性主动脉炎等引起。

1.血流动力学和心脏变化 主动脉瓣关闭不全时,在心室舒张期,主动脉部分血液经未完全关闭的主动脉瓣口反流至左心室,加之左心房排入的血液,左心室因容量负荷增加而发生代偿性肥大。当左心室失代偿而高度扩张时,二尖瓣相对关闭不全,加重左心房的负荷。以后又依次引起左心衰竭、肺淤血、肺动脉高压、右心衰竭和体循环淤血。

2.临床病理联系 由于部分血液反流,听诊时在主动脉瓣区可闻及舒张期吹风样杂音。由于左心室容量负荷增加,心排血量增多,收缩压升高,而舒张期部分血液反流致舒张压下降,故脉压增大。临床上患者可出现水冲脉、血管枪击音和毛细血管搏动现象等。因舒张压下降,可引起冠状动脉供血不足,有时可出现心绞痛。

第六节 心 肌 病

一、概念

心肌病(cardiomyopathy)通常是指除冠状动脉粥样硬化性心脏病、高血压心脏病、心脏瓣膜病、先天性心脏病和肺源性心脏病等以外的以心肌病变为主的一类心脏病。一般将病因不明确的心肌病称为原发性或特发性心肌病(primary cardiomyopathy),而将相对具有明确的病因,或伴随其他全身系统性疾病的心肌病,称为特异性心肌病(specific cardiomyopathy,SCM)或继发性心肌病(secondary cardiomyopathy)。1995年世界卫生组织和国际心脏病学会工作组以病理生理或病因学(发病学)为中心,更新了心肌病的定义和分类。心肌病是指合并有心脏功能障碍的心肌疾病，其类型包括扩张型心肌病、肥厚型心肌病、限制型心肌病、致心律失常型右心室心肌病、特异性心肌病和未分类型心肌病。心肌病的病因多种多样，以遗传性多见，可以仅累及心脏，也可以是全身系统性疾病的一部分。

二、心肌病的常见类型

(一)扩张型心肌病

扩张型心肌病(dilated cardiomyopathy,DCM)是原发性心肌病中最常见的一种类型，男性多于女性，20～50 岁多见。以进行性的心脏增大、心腔高度扩张和心肌收缩力下降为特征，又称为充血性心肌病(congestive cardiomyopathy,CCM)。

1.病因 扩张型心肌病可以是特发性、病毒和(或)免疫性、家族/遗传性、酒精/中毒性或者是已知心血管疾病的心功能损害但不能以心脏负荷状态或缺血损伤程度来解释的特异性心肌病。研究证实大多数扩张型心肌病的发生与持续性病毒感染和自身免疫反应有关。抗心肌抗体、抗 β_1-受体抗体、抗肌球蛋白重链抗体等被公认为是扩张型心肌病的免疫标记物。

2.病理变化 肉眼观:心脏体积增大，重量增加，可达 500 以上(诊断标准:男性＞350 g，女性＞300 g);各心腔均明显扩张，心室壁正常或略增厚，甚至可能略薄;心尖区室壁常呈钝圆形，心内膜增厚，可有附壁血栓形成;二尖瓣和三尖瓣可因心室扩张而相对关闭不全。镜下观:部分心肌细胞不均匀性肥大、伸长，细胞核大、深染，核型不整。部分心肌细胞萎缩，肥大和萎缩的心肌细胞交错排列。心肌细胞常发生空泡变、小灶性肌溶解。心内膜下及心肌间质纤维化，可见多数小瘢痕。肉柱间隐窝内常可见小的附壁血栓。部分病例心肌间质内可见多量淋巴细胞和单核细胞浸润。

临床上患者常有运动后气急、乏力、胸闷、心律失常等，主要是由充血性心力衰竭所致。心电图显示心肌劳损和心律失常。本病主要死亡原因是严重的心力衰竭和心律失常，部分患者可发生猝死。

(二)肥厚型心肌病

肥厚型心肌病(hypertrophic cardiomyopathy,HCM)主要表现为左心室显著肥厚、室间隔不对称性肥厚、心室腔缩小、舒张期心室充盈受限。根据左心室流出道是否梗阻，肥厚型心肌病可分为梗阻性和非梗阻性两型。流行病学资料显示本病有家族史者占 50%，男、女之比为 2:1，发病平均年龄为 38 岁，常可引起猝死。

1.病因 本病常为家族性，亦可为散在性。多数研究认为本病为常染色体显性遗传病，由编码心肌的肌节蛋白基因突变所致。部分患者由代谢性或浸润性疾病引起。内分泌紊乱、原癌基因表达异常及钙调节异常是肥厚型心肌病的促进因子。

2.病理变化 肉眼观:心脏体积增大，重量增加，可为正常的 1～2 倍，成人患者心脏常达 500 g 以上。两侧心室壁肥厚，室间隔增厚更为显著，以室间隔非对称性肥厚尤为突出，室间隔厚度大于左心室游离壁，并明显突向左心室，使左心室腔和左心室流出道狭窄。肉柱和乳头肌肥大，心室腔缩小。二尖瓣和主动脉瓣下的心内膜纤维性增厚。此外，还可见心尖部肥厚。镜下观:心肌细胞弥漫性高度肥大，单个心肌细胞横切面直径＞40 μm(正常约 15 μm)，核大深染;心肌细胞排列紊乱是最显著的组织学特征，尤以室间隔深部及左心室游离壁明显，紊乱面积占心室肌的 30%～50%。心肌间质见数量不等的纤维化结构或大小不等的瘢痕。

由于左心室壁及室间隔肥厚，心腔缩小，流出道狭窄，致心排血量下降，冠状动脉供血不足，临床上患者可出现心悸、心绞痛等;长期左心室压力负荷过大，可引起心力衰竭。

(三)限制型心肌病

限制型心肌病(restrictive cardiomyopathy,RCM)是以单侧或双侧心室充盈受限和舒张期容量降低为特点的心肌病。典型病变为心室内膜及内膜下心肌进行性纤维化,导致心室壁顺应性降低,心腔狭窄,舒张期心室充盈受限,又称为心内膜心肌纤维化。此病少见,男、女之比为 3∶1,大多数患者年龄在 15～50 岁。

1. 病因 本病病因可能与非化脓性感染、自身免疫、营养不良、过敏反应等因素有关。限制型心肌病属于混合性心肌病,约一半为特发性,另一半为病因清楚的特殊类型,其中最多见的是心肌淀粉样变。

2. 病理变化 肉眼观:心室内膜纤维性增厚,可达 2～3 mm,灰白色,质地较硬,尤以心尖部为重,心腔狭窄。病变向上蔓延,累及二尖瓣或三尖瓣,可导致瓣膜关闭不全。镜下观:心内膜纤维化、玻璃样变,可见钙化及附壁血栓形成,内膜下心肌常见萎缩、变性改变。

临床上,心室内膜及内膜下心肌纤维化,导致心肌僵硬,影响心脏舒缩,心室充盈受限,静脉回流受阻,患者可出现颈静脉怒张、水肿、肝淤血肿大等。本病预后差,患者常死于进行性加重的心力衰竭,少数可发生猝死。

(四)致心律失常型右心室心肌病

致心律失常型右心室心肌病(arrhy-thmogenic right ventricular cardio-myopathy,ARVC)又称为致心律失常型右心室发育不良,是一种原因不明的心肌疾病。常为家族性发病,多呈常染色体显性遗传。多见于中青年,男性多发。主要病变特点为右心室局部或全部心肌被脂肪组织或纤维组织所替代。左心室亦可受累。临床上以室性心动过速、右心室扩大和右心衰竭为特点。

(五)特异性心肌病

特异性心肌病又称继发性心肌病,包括克山病、酒精性心肌病、药物性心肌病、缺血性心肌病、围生期心肌病等。

1. 克山病 克山病(keshan disease,KD)又称为地方性心肌病(endemic cardiomyopathy),1935 年曾在我国黑龙江省克山县暴发流行,发病具有明显的地域性,因此以地名命名为克山病,并一直沿用至今。主要病变特征是心肌变性、坏死和瘢痕组织形成。本病主要流行于我国东北、西北、华北和西南一带的山区或丘陵地带,其他省市也有一些散发病例。临床上常引起急、慢性心力衰竭的表现。

(1)病因:至今尚未阐明。目前多数研究认为克山病的发生可能与当地的粮食、土壤中缺乏微量元素硒有关,体内低硒可抑制抗氧化酶谷胱甘肽过氧化物酶的活性,心肌细胞易发生过氧化损伤。研究显示发病区粮食中硒含量明显低于非发病区,患者头发和血液中的硒含量也明显低于非发病区人群,口服亚硒酸钠可降低克山病的发病率,由此说明低硒与克山病的发生关系密切。但发病区居民头发中的硒含量不随季节变化,而克山病发病具有明显的季节性,因此除低硒外,克山病的发病可能还有其他因素的参与。此外,还有人认为克山病与柯萨奇 B 组病毒感染有关,但尚需进一步研究证实。

(2)病理变化:克山病的病变主要发生在心肌,表现为心肌不同程度的变性、坏死和瘢痕组织形成。

肉眼观:心脏不同程度地增大,大者为正常心脏的 2 倍以上;心脏重量增加,慢性病例更为明显,重者可达 500 g 以上,心脏外观呈球形。心腔明显扩张尤其是左心室最为显著,严重的心腔扩张使心壁变薄,尤以心尖部明显,肉柱及乳头肌扁平,心腔内可有附壁血栓形成。切面可见正常红褐色的心肌内散在分布数量不等的变性、坏死灶(灰黄色)及机化的瘢痕病灶(灰白色)。心肌的新鲜病变与陈旧性瘢痕以不同的比例同时存在,色泽斑驳。心脏的各部分心肌均可发生病变,通常以左心室及室间隔的病变为重,右心室较轻,心室重于心房,心室壁内侧重于外侧。

镜下观:心肌细胞变性、坏死及瘢痕形成。变性主要表现为水样变性和脂肪变性。坏死主要为凝固性坏死和液化性肌溶解。凝固性坏死表现为心肌细胞核消失,肌原纤维崩解、凝集成许多与肌纤维垂直、宽窄不等的均质红染的横带。液化性肌溶解则由心肌细胞水样变性发展而来,肌原纤维逐渐溶解,整个心肌纤维变成一空壳,心肌间质保留,成为网状空架。两种坏死灶大小、形状不一,有时围绕冠状动脉分支呈袖套状分布。坏死的心肌纤维可被巨噬细胞吞噬、消化或自溶吸收。此外,还可见到由机化到瘢痕形成的陈旧性病灶,是以前的坏死灶修复的结果。

临床上根据发病急缓、病程长短及心脏代偿情况,将本病分为急型、亚急型、潜在型和慢型四种类型。急型克山病起病急,心肌组织出现广泛而严重的变性、坏死,致心肌收缩力明显减弱,心排血量在短时间内急剧减少,严重者可出现心源性休克。亚急型克山病的病情进展稍慢,心肌变性、坏死较急型轻,心肌收缩力也明显减弱,患者出现明显的心力衰竭尤其是急性左心衰竭。潜在型克山病主要表现为小范围的坏死或瘢痕形成,心脏代偿功能尚好,患者多数无明显的症状。慢型克山病多由潜在型发展而来,病情进展缓慢,主要病变表现为心肌较广泛的陈旧性瘢痕形成、心脏代偿性肥大及心腔扩张,患者出现慢性心功能不全的症状和体征。

2. 酒精性心肌病 酒精性心肌病(alcoholic cardiomyopathy)常见于 30～55 岁的男性,患者通常有 10 年以上过度嗜酒史,近年来发病呈上升趋势。主要是由于长期大量的酒精(乙醇)摄入,乙醇及其代谢产物乙醛对心肌组织具有直接毒性作用,引起心肌损伤。临床上主要表现为心功能不全和心律失常,患者可出现心悸、胸闷、呼吸困难、窦性心动过速、奔马律等。预防本病的重点在于控制饮酒。

3. 药物性心肌病 药物性心肌病(drug-induced cardiomyopathy)是指患者在接受某些特殊药物治疗时,因药物对心肌组织的毒性作用,心肌受到损害,导致心肌肥厚和(或)心脏扩大的心肌病变。临床上主要表现为心力衰竭、心律失常,少数可猝死。常见的药物包括抗肿瘤药物、抗精神病药物、抗抑郁药物等。患者曾服用以上这些药物,无心脏病病史,服药后出现心律失常、心脏扩大、心功能不全,又不能被其他心脏病解释者,可诊断为本病。

4. 围生期心肌病 围生期心肌病(peripartum cardiomyopathy)是指在妊娠末期或产后 5 个月内首次发生以累及心肌为主的一种心肌病,患者既往无心脏病病史。主要表现为呼吸困难、咳血痰、肝大、水肿等心力衰竭的症状,类似于扩张型心肌病。其发病可能与病毒感染、自身免疫等因素有关。如能早期诊断,给予及时合理的治疗,一般预后良好。

第七节　心　肌　炎

一、概念

心肌炎(myocarditis)是各种因素引起的心肌炎症性疾病的统称。炎症可累及心肌细胞、间质、心瓣膜、心包甚至整个心脏。引起心肌炎的因素很多,如病毒、细菌、真菌、寄生虫、免疫反应、理化因素等,其中以病毒性心肌炎最为常见。

二、心肌炎的常见类型

(一)病毒性心肌炎

病毒性心肌炎(viral myocarditis)在临床上颇为常见,是由嗜心肌病毒感染引起的以心肌间质原发性非特异性炎症为主要特征的心肌炎。病变常累及心包,引起心包心肌炎。

1. 病因和发病机制 引起心肌炎的病毒种类很多,其中最常见的是柯萨奇 B 组 2～5 型和柯萨奇 A 组 9 型病毒,其次是埃可病毒和腺病毒,还有风疹病毒、巨细胞病毒、流感病毒、肝炎病毒、流行性腮腺炎病毒、脊髓灰质炎病毒和合胞病毒等三十余种。病毒复制可直接损伤心肌细胞,也可通过 T 细胞介导的免疫反应,在攻击杀伤病毒的同时造成心肌损伤。柯萨奇病毒和风疹病毒感染除引起成人心肌炎症性病变外,若孕妇在妊娠早期感染这些病毒,还可能引起胎儿的先天性心脏畸形。

2. 病理变化 肉眼观:心脏略增大或无明显变化。镜下观:以心肌损害为主的心肌炎表现为心肌细胞水肿、肌质溶解和坏死;以间质损害为主的心肌炎表现为间质内炎症细胞浸润,初期主要为中性粒细胞,以后代之以淋巴细胞、巨噬细胞和浆细胞浸润以及肉芽组织形成。晚期间质明显纤维化,伴心肌代偿性肥大及心腔扩张。在成人,病变多累及心房后壁、室间隔及心尖区,有时可累及传导系统。

临床表现轻重不一,常表现为不同程度的心律失常。一般预后较好,但病变严重者或婴幼儿可出现心力衰竭等并发症。

(二)细菌性心肌炎

细菌性心肌炎(bacterial myocarditis)是由细菌感染引起的心肌炎症。常由化脓菌引起,如葡萄球菌、链球菌、脑膜炎双球菌、肺炎链球菌等。本病的发生可以是细菌直接感染心肌,或细菌产生的毒素对心肌的损伤作用,或是由细菌产物所致的变态反应而引起。

肉眼观:心脏表面及切面可见散在分布的灰黄色小脓肿,周围有暗红色的充血出血带。镜下观:心肌及间质内有多个小脓肿形成,脓肿内心肌细胞变性、坏死、溶解,有大量脓细胞和数量不等的细菌菌落。细菌性心肌炎也可表现为心肌的蜂窝织炎。

(三)孤立性心肌炎

孤立性心肌炎(isolated myocarditis),20～50 岁多见,又称为特发性心肌炎(idiopathic myocarditis),以往称 Fiedler 心肌炎。病因不明,常突然发病,短期内引起心力衰竭而死亡。

病理变化依组织学变化可分为两型。

1. 弥漫性间质性心肌炎(diffuse interstitial myocarditis) 主要病理变化为心肌间质或小血管周围有大量淋巴细胞、浆细胞和巨噬细胞浸润,有时也可见到嗜酸性粒细胞及少量中性粒细胞。心肌细胞较少发生变性、坏死。病程较长者,心肌间质可见纤维化及瘢痕形成。

2. 特发性巨细胞性心肌炎(idiopathic giant cell myocarditis) 病变特点是心肌内有灶性坏死及肉芽肿形成。病灶中央可见红染、无结构的坏死组织,周围有淋巴细胞、浆细胞、巨噬细胞和嗜酸性粒细胞浸润,并可见较多的多核巨细胞。多核巨细胞大小、形态变异较大,可为朗汉斯巨细胞或异物巨细胞。

(四)免疫反应性心肌炎

免疫反应性心肌炎(immunoreactive myocarditis)主要由一些变态反应性疾病引起,如风湿性心肌炎、类风湿性心肌炎、系统性红斑狼疮、结节性多动脉炎等,这些疾病都可以同时伴有心肌的损伤,其中最常见的是风湿性心肌炎。此外,某些药物如青霉素、四环素、磺胺类、抗癫痫药等可引起过敏性心肌炎。

病变主要表现为间质性心肌炎。在心肌间质及小血管附近可见嗜酸性粒细胞、淋巴细胞、巨噬细胞浸润,心肌细胞有不同程度的变性、坏死。

(首都医科大学燕京医学院 张丹丹)

在线答题

第八章　呼吸系统疾病

学习目标

素质目标：通过宏观和微观角度观察、分析病变组织，培养学生科学、严谨的学习态度和临床思维能力，夯实专业素养。

能力目标：熟练使用显微镜观察疾病的典型病变，能正确识别有关呼吸系统常见疾病标本的病理变化，应用呼吸系统常见疾病的病理学理论知识，解释相关疾病的临床表现。

知识目标：掌握大叶性肺炎、小叶性肺炎的概念及病理变化。掌握慢性阻塞性肺疾病的概念、分型及病理变化。掌握肺心病的概念及病理变化。掌握硅肺的病理变化。掌握肺癌的分型及病理变化。熟悉大叶性肺炎的并发症。熟悉慢性阻塞性肺疾病的病因及发病机制。了解肺癌的病因及发病机制。

第一节　呼吸道炎症性疾病

一、概述

呼吸系统是人体与外界相通并进行气体交换的主要门户，随空气进入呼吸道的病原微生物及有害物质常可导致呼吸道炎症性疾病的发生。呼吸道炎症性疾病是呼吸系统最常见的一类疾病。

二、肺炎

肺炎（pneumonia）通常是指肺部发生的急性渗出性炎症，是呼吸系统的常见病和多发病。

肺炎的病因有多种，各种病原体感染最常见，此外还有理化因素、免疫因素、过敏因素等。病因不同、机体反应性不同，肺炎的病变性质和累及的范围也不同，出现的肺炎类型也不同。根据病因的不同，可分为细菌性、病毒性、支原体性、真菌性、寄生虫性、过敏性、放射性、类脂性和吸入性肺炎；根据不同病变累及的部位和范围，可分为大叶性、小叶性和间质性肺炎；根据病变性质，可分为浆液性、纤维蛋白性、化脓性、出血性、肉芽肿性肺炎等。其中，细菌性肺炎最常见，约占肺炎的80%。

（一）细菌性肺炎

病原体包括革兰阳性球菌，如肺炎链球菌、金黄色葡萄球菌、溶血性链球菌等；革兰阴性杆菌，如肺炎克雷伯杆菌、大肠杆菌、流感嗜血杆菌等。随着抗生素的普遍使用、预防手段的进步与新的致病菌的出现，细菌性肺炎的致病菌分布规律正在发生变化。结合病变累及的部位和范围，可分为大叶性肺炎和小叶性肺炎。

1. 大叶性肺炎 大叶性肺炎(lobar pneumonia)又称肺炎链球菌肺炎。主要由肺炎链球菌引起,病变累及一个肺段以上范围的肺组织,是以肺泡内弥漫性纤维蛋白渗出为主的急性渗出性炎症。一般病变始于局部肺泡,并迅速通过肺泡间孔、呼吸性细支气管等结构波及一个肺段乃至整个大叶。大叶性肺炎多为原发性疾病,患者以青壮年男性多见,临床表现为起病急、寒战、高热、胸痛、咳嗽、咳铁锈色痰、呼吸困难等。病程在 1 周左右,此后体温骤降,症状消失。

(1)病因及发病机制:90%以上大叶性肺炎由肺炎链球菌引起,以 1、2、3、7 型多见,尤其以 3 型毒力最强,此外,金黄色葡萄球菌、溶血性链球菌、流感嗜血杆菌等也可引起。肺炎链球菌是机体口腔、鼻咽部正常寄生菌,当受凉、过度疲劳、醉酒、上呼吸道感染、麻醉等使呼吸道防御功能降低时,肺炎链球菌侵入肺泡,通过变态反应使肺泡壁毛细血管通透性升高,导致浆液、纤维蛋白渗出,细菌在富含蛋白质的渗出物中迅速繁殖,并通过肺泡间孔及呼吸性细支气管向周围肺组织蔓延扩散,波及一个肺段乃至整个肺叶。肺大叶之间的蔓延则是通过叶支气管播散所致。

(2)病理变化及临床病理联系:大叶性肺炎的主要病变是肺泡腔的纤维蛋白性炎,一般累及单侧肺组织,以下叶多见,尤其是左肺下叶多见,也可先后或同时累及两个以上肺叶。典型的自然病程大致分四期。

①充血水肿期:发病后 1~2 天。肉眼观:病变肺叶肿胀、充血,暗红色,重量增加,挤压切面可见粉红色浆液溢出。镜下观:肺泡壁毛细血管扩张充血,肺泡腔内可见大量淡粉红色浆液渗出,内含少量红细胞、中性粒细胞和巨噬细胞。渗出液中常可检出肺炎链球菌。

此期临床表现:因毒血症,患者出现寒战、高热,外周血白细胞计数增高,肺泡腔因有浆液渗出可闻及湿啰音,胸部 X 线检查病变部位可见片状淡薄的云絮状阴影。

②红色肝样变期:发病后 3~4 天。肉眼观:病变肺叶进一步肿胀,灰红色,重量增加,切面呈颗粒状,质实如肝脏,故称红色肝样变期(图 8-1)。病变常累及胸膜,胸膜表面可有纤维蛋白性渗出物。镜下观:肺泡壁毛细血管仍扩张充血,肺泡腔内则充满大量红细胞,一定量纤维蛋白、少量中性粒细胞和巨噬细胞的渗出物,纤维蛋白交织成网并可通过肺泡间孔与相邻肺泡中纤维蛋白网连接(图 8-2)。

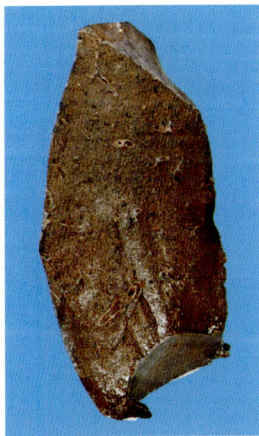

图 8-1 大叶性肺炎红色肝样变期(肉眼观)
肺叶肿胀,灰红色,切面呈颗粒状,质实如肝脏

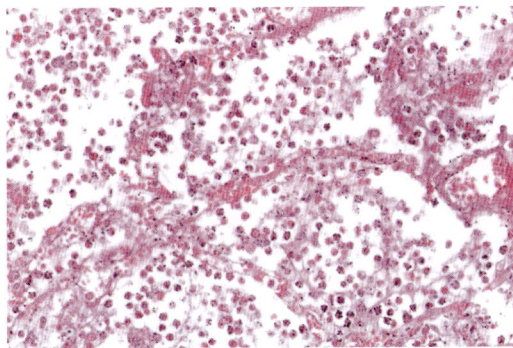

图 8-2 大叶性肺炎红色肝样变期(镜下观)
肺泡腔内充满渗出物,主要是大量红细胞、一定量的纤维蛋白、少量中性粒细胞等,肺泡壁毛细血管明显扩张充血

此期临床表现:因病变肺组织实变,相应部位叩诊呈浊音,触诊语颤增强,听诊出现支气管呼吸音等典型肺实变体征;因病变肺组织实变但呈充血状态,可出现通气/血流值减小,若病变范围较广,将导致动脉血氧分压降低,而出现发绀等缺氧症状;肺泡腔内红细胞被巨噬细胞吞噬、崩解后,形成含铁血黄素并混入痰液,故患者咳铁锈色痰;因并发纤维蛋白性胸膜炎,故患者出现胸痛,听诊可闻及胸膜摩擦音;X 线检查病变部位见大片均匀、密度增高阴影;渗出物中仍可检测出细菌。

③灰色肝样变期:发病后 5～6 天。肉眼观:病变肺叶仍肿胀,充血逐渐消退,呈灰白色,切面粗糙呈颗粒状,质实如肝脏,故称灰色肝样变期(图 8-3)。病变累及胸膜处可见纤维蛋白性渗出物。镜下观:肺泡腔内充满大量纤维蛋白,纤维蛋白网眼中有大量中性粒细胞,肺泡壁毛细血管受压,甚至闭塞,相邻肺泡腔内纤维蛋白网通过肺泡间孔相互连接(图 8-4)。

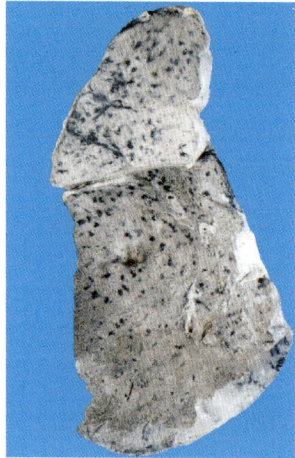

图 8-3　大叶性肺炎灰色肝样变期(肉眼观)
病变肺上叶质实如肝脏,呈灰白色

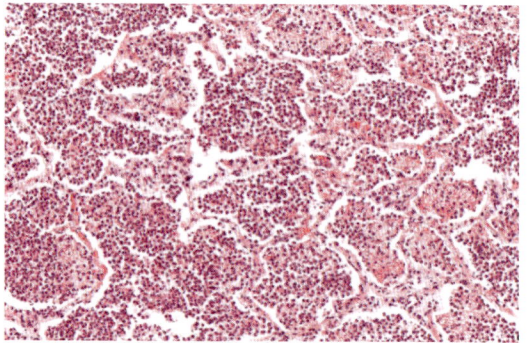

图 8-4　大叶性肺炎灰色肝样变期(镜下观)
肺泡壁毛细血管受压,肺泡腔内充满中性粒细胞和纤维蛋白

此期临床表现:仍存在肺实变体征,与红色肝样变期不同点在于:肺泡腔内纤维蛋白等渗出物逐渐增多,肺泡实变加重,肺泡壁毛细血管受压,病变肺组织血流量减少,使红色肝样变期的通气/血流值减小状态缓解,缺氧得以改善,发绀现象消退;此外,因肺泡腔内红细胞被大量纤维蛋白和中性粒细胞取代,铁锈色痰消失;患者仍可出现胸痛,听诊可闻及胸膜摩擦音;X 线检查仍显示大片均匀、密度增高阴影;渗出物中致病菌除了被中性粒细胞吞噬消灭外,也可被此时机体产生的大量特异性抗体消灭,故此期渗出物中不易检出细菌。

④溶解消散期:发病后 1 周左右。随着机体免疫力逐渐增强,致病菌被消灭,渗出的纤维蛋白被变性坏死的中性粒细胞释放的蛋白酶逐渐溶解,或经气道咳出,或经淋巴管吸收,使肺泡腔内渗出物得以清除,实变病灶逐渐消散。肉眼观:实变的肺组织质地变软,由灰白色渐变为正常,挤压切面可见少量脓样混浊液体溢出。镜下观:肺泡腔内渗出物逐渐减少消散,中性粒细胞变性坏死崩解,纤维蛋白溶解,巨噬细胞数量增多,病变肺组织结构逐渐复原,肺泡得以重新通气,肺泡壁毛细血管血流重新恢复。因病变过程未破坏肺泡壁结构,最终病变肺组织可完全恢复其正常结构和功能。进入此期后,患者体温恢复正常,临床症状和体征逐渐减轻至消失,胸部 X 线检查显示恢复正常。

上述大叶性肺炎的病理变化是一个连续演变的过程,各期病变之间无绝对界限,一个病变肺叶的不同部位可呈现不同的病变。若疾病早期使用抗生素治疗,病程可止于某一阶段,不见完整典型的四期病变,临床症状也不典型,病变范围较为局限,表现为节段性肺炎,病程将明显缩短。

(3)结局和并发症:大叶性肺炎经及时正确治疗,绝大多数可治愈,并发症比较少见。主要并发症有以下几种。

①肺肉质变(pulmonary carnification):又称机化性肺炎,指因渗出物中中性粒细胞数量过少,不足以将渗出的纤维蛋白完全溶解消散,而由肉芽组织将其机化取代,最终病变肺组织呈褐色肉样外观。

②胸膜肥厚和粘连:大叶性肺炎常累及局部胸膜,发生纤维蛋白性胸膜炎,若胸膜及胸膜腔内的纤维蛋白不能被完全溶解吸收而发生机化,会导致胸膜增厚或粘连。

Note

③肺脓肿、脓胸：合并金黄色葡萄球菌感染者易并发肺脓肿，常伴发脓胸。

④败血症或脓毒败血症：见于严重感染者，由细菌入血大量繁殖并产生毒素所致，可伴感染性休克，为大叶性肺炎严重并发症，死亡率较高，又称中毒性或休克性肺炎。

2. 小叶性肺炎　小叶性肺炎（lobular pneumonia）是主要由化脓性细菌引起，病变以细支气管为中心，累及肺小叶为单位的急性化脓性炎，又称支气管肺炎（bronchopneumonia）。患者以小儿、年老体弱者及久病卧床者多见。主要临床表现为发热、咳嗽、咳痰等。

（1）病因及发病机制：小叶性肺炎由细菌感染引起，常为多种细菌混合感染。常见的致病菌通常是口腔和上呼吸道内致病力较弱的常驻菌，如葡萄球菌、肺炎链球菌、肺炎克雷伯杆菌、流感嗜血杆菌、铜绿假单胞菌、大肠杆菌等，当机体患急性传染病，出现营养不良、受寒、恶病质、昏迷，以及麻醉、手术后等抵抗力下降，呼吸道防御功能受损等状况时，上述细菌即可下行侵入细支气管及末梢肺组织生长繁殖，引发小叶性肺炎。因此，小叶性肺炎通常是某些疾病的并发症，如麻疹后肺炎；各种原因导致长期卧床者，因发生肺部淤血、水肿，防御功能低下，致病菌易于侵入繁殖而导致的坠积性肺炎（hypostatic pneumonia）；各种原因导致分泌物、呕吐物等误吸入肺内，引发的吸入性肺炎等。致病菌多通过呼吸道致病，少数致病菌经血道播散致病。

（2）病理变化：肉眼观，两肺表面及切面可见散在分布多发性实变病灶，直径多在 0.5～1 cm，相当于一个肺小叶的范围，以两肺下叶及背侧为多，形状不规则，灰黄色，病灶中央多见病变细支气管横断面，并可挤压出淡黄色脓性渗出物。严重者病灶可融合成片，累及较大范围甚至整个肺叶，形成融合性小叶性肺炎（图8-5）。病变一般不累及胸膜。

镜下观：典型的病变表现为肺内见散在分布的化脓性病灶。病灶内可见：①化脓性细支气管炎及周围炎：病变细支气管壁充血、水肿，中性粒细胞浸润，黏膜上皮变性、坏死脱落，管腔可见脓性渗出物（大量中性粒细胞、脱落的上皮细胞、脓细胞、浆液及少量红细胞和纤维蛋白）。②化脓性肺泡炎：病变细支气管炎向纵深及周围发展，累及周围肺泡所致，可见受累肺泡壁增厚，毛细血管扩张充血，肺泡腔内充满中性粒细胞、脓细胞、脱落的肺泡上皮细胞等，有时渗出物可将肺泡结构遮盖。③病灶周围肺组织表现出不同程度充血，可见有浆液渗出，部分肺泡呈代偿性肺气肿状态（图8-6）。小叶性肺炎的病变随疾病的发生、发展，有轻重之分，在早期（轻者），多数病灶仅有细支气管炎及周围炎的病变，在晚期（重者），病灶内中性粒细胞渗出过多，使细支气管及肺泡壁遭受破坏而呈完全化脓性炎病变。

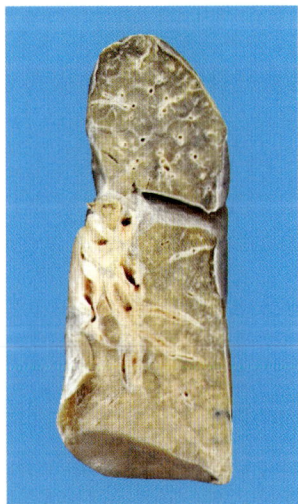

图8-5　小叶性肺炎（肉眼观）

肺下叶切面可见散在分布、大小不等的灰黄色病灶，部分病灶中央见细支气管的横断面

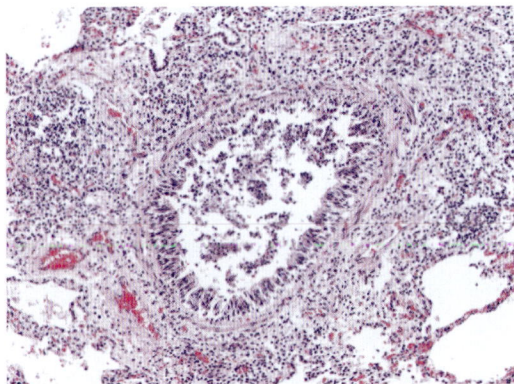

图8-6　小叶性肺炎（镜下观）

细支气管及周围肺泡腔内充满脓性渗出物，部分支气管黏膜上皮脱落

(3)临床病理联系:细菌感染引起的急性炎症常致患者发热,外周血白细胞计数升高等全身反应;支气管黏膜受炎症、渗出物的刺激,以及分泌物增多,可引起咳嗽、咳痰,为黏液脓痰或脓痰;由于病灶细支气管和肺泡腔内有渗出物,故听诊可闻及湿啰音;病变呈小灶状分布,故肺实变体征不明显;X 线检查显示肺部有散在、不规则小斑片状阴影。若病变发展融合成大片病灶,则可出现肺实变体征,甚至出现呼吸困难、发绀表现。

(4)结局和并发症:经及时、正确的抗生素治疗,大多数患者可痊愈。小叶性肺炎本身常作为某些疾病的并发症出现,患者抵抗力往往十分低下,尤其婴幼儿、年老体弱者易出现并发症,预后差,甚至会危及生命。小叶性肺炎的并发症比大叶性肺炎多见且严重,常见的并发症有呼吸衰竭、心力衰竭、脓毒败血症、肺脓肿、脓胸等,若反复发生或病程较长,因支气管壁受损严重,可并发支气管扩张症。

(二)支原体肺炎

支原体肺炎(mycoplasmal pneumonia)是由肺炎支原体引起的一种急性间质性肺炎。寄生于人体的数十种支原体中仅有肺炎支原体致病,肺炎支原体常寄生于携带者的鼻咽部,通过飞沫经呼吸道传播,儿童、青少年为高发人群,秋、冬季是发病的高峰季节,散发多见,偶尔流行。该病起病急,临床表现可有发热、头痛、全身不适,以及咽喉痛、顽固而剧烈的咳嗽,可伴气促、胸痛;听诊可闻及干、湿啰音;X 线检查显示肺部有节段性纹理增强阴影;外周血白细胞(淋巴细胞、单核细胞)计数轻度升高;患者痰液、鼻分泌物及咽拭子可培养出肺炎支原体,并可据此与病毒性肺炎鉴别。本病预后良好,死亡率仅为 $0.1\% \sim 1\%$。

病理变化:可累及整个呼吸道和肺部。常累及单侧肺组织,以下叶多见,也可同时累及两肺多个肺叶,病变主要发生在肺间质,实变病灶不明显,呈节段性分布。肉眼观:病变呈斑片状分布,充血、水肿,暗红色,切面有少量红色泡沫状液体溢出,一般不累及胸膜。镜下观:病灶内肺泡间隔明显增宽,其间血管扩张、充血,间质水肿伴大量淋巴细胞、巨噬细胞浸润;肺泡腔内无渗出物或仅有少量浆液及巨噬细胞;小、细支气管壁及其周围有大量淋巴细胞、巨噬细胞浸润;病变严重者肺泡腔内有大量渗出物以及肺泡上皮的损伤、脱落,甚至透明膜形成。

(三)病毒性肺炎

病毒性肺炎(viral pneumonia)多为上呼吸道病毒感染向下蔓延所致的肺炎,在非细菌性肺炎中最常见。常见病毒有流感病毒、副流感病毒、腺病毒、呼吸道合胞病毒、麻疹病毒、巨细胞病毒、鼻病毒等,可由一种病毒感染致病,也可由多种病毒混合或继发细菌感染致病。多通过飞沫经呼吸道传播,冬、春季为高发季节。一般为散发,偶可暴发流行,以流感病毒和腺病毒感染所致者多见。

1.病理变化 炎症由支气管、细支气管开始,沿肺的间质纵深发展,病变主要表现为急性间质性肺炎。因感染的病毒不同或继发细菌感染,病变可多样化。肉眼观:病变常不明显,肺组织可因充血、水肿而体积轻度增大。镜下观:支气管、细支气管壁及其周围组织和小叶间隔、肺泡间隔等肺间质组织充血、水肿,淋巴细胞、巨噬细胞浸润,肺泡间隔明显增宽;肺泡腔内无渗出物或仅有少量浆液。

严重病例,病变波及肺泡腔,肺泡腔内出现浆液、少量纤维蛋白、巨噬细胞等渗出物,可发生肺组织坏死。麻疹病毒、流感病毒、腺病毒引起的肺炎,肺泡腔内渗出的大量浆液常浓缩在肺泡内表面,形成均匀红染的膜状物,即形成透明膜。支气管上皮和肺泡上皮可增生、肥大,并形成多核巨细胞。当发生麻疹病毒性肺炎时,可形成较多的巨细胞,故又称为巨细胞肺炎。在增生的上皮细胞和多核巨细胞内可见病毒包涵体,呈圆形或椭圆形,约红细胞大小,呈嗜酸性或嗜碱性染色,周围常有边界清晰的透明晕。

病毒包涵体出现在细胞内的位置因病毒不同而异,如腺病毒、巨细胞病毒和单纯疱疹病毒感染时,病毒包涵体出现在上皮细胞核内并呈嗜碱性;呼吸道合胞病毒感染时,病毒包涵体出现在胞质内,呈嗜酸性;麻疹病毒感染时,胞核、胞质内均可出现。病毒包涵体的出现是病理诊断病毒性肺炎的重要依据。

当病毒感染为混合病毒感染或继发细菌感染,病变将更为严重或复杂,可出现明显坏死和出血或混杂化脓性病变,从而可掩盖病毒性肺炎的病变。

2. 临床病理联系 患者可因病毒血症而出现发热、头痛、全身酸痛、倦怠等全身症状;由于炎症刺激支气管而咳嗽,但无痰(支气管腔、肺泡腔内无渗出)。若间质炎性渗出明显,患者可出现缺氧、呼吸困难和发绀(换气功能障碍)等症状。X 线检查显示肺部有斑点状、片状或均匀阴影。无并发症者预后较好。

(四)严重急性呼吸综合征

严重急性呼吸综合征(severe acute respiratory syndrome,SARS)是 2003 年由世界卫生组织命名的以呼吸道传播为主的急性传染病,又称传染性非典型肺炎。本病传染性极强,以近距离空气飞沫传播为主,直接接触患者的排泄物、分泌物及血液等也可造成感染,因此医务人员为高危人群,发病有家庭及公共场所聚集现象。本病病原体目前已确定是一种变异的冠状病毒,该病毒被命名为 SARS 病毒。本病的发病机制尚未完全阐明,现有研究显示,SARS 病毒的结构蛋白及一些未知蛋白可刺激机体产生免疫变态反应,在肺部引起强烈的免疫损伤;目前还发现,SARS 患者早期外周血 CD4$^+$ 和 CD8$^+$ T 细胞数量明显减少,后者尤为明显,表明患者 T 细胞免疫功能遭受严重破坏。

1. 病理变化 SARS 死亡病例尸检报告显示肺和免疫系统的病变最为突出,此外,心、肝、肾、肾上腺等实质器官也有不同程度受累。

(1)肺部病变:肉眼观,双肺呈斑块状实变,严重者则完全实变;表面暗红,切面见出血灶或出血性梗死灶。镜下观,以弥漫性肺损伤病变为主。肺组织重度充血、出血、水肿;肺泡腔内充满大量脱落和增生的肺泡上皮细胞及渗出的巨噬细胞、淋巴细胞和浆细胞;可见广泛的透明膜形成;部分增生的肺泡上皮相互融合形成多核巨细胞,在肺泡上皮细胞胞质内可见典型的病毒包涵体,电镜证实为病毒颗粒。随着病变发展,部分肺泡腔内的渗出物发生机化,呈肾小球样机化性肺炎;透明膜机化;肺泡间隔纤维化等,表现为弥漫性机化性肺损伤,最终导致肺纤维化。肺内小血管呈现血管炎改变,部分血管壁发生纤维蛋白样坏死并伴血栓形成,也可见微血栓形成。

(2)脾和淋巴结病变:肉眼观,脾体积略缩小,质变软。镜下观,脾小体高度萎缩,脾动脉周围淋巴鞘内淋巴细胞减少,红髓内淋巴细胞稀疏,白髓和被膜下淋巴组织大片状出血坏死。肺门淋巴结及腹腔淋巴结固有结构消失,皮、髓质分界不清,皮质区淋巴细胞数量明显减少,常呈灶状坏死。

(3)其他器官病变:心、肝、肾、肾上腺等实质器官除有小血管炎症病变外,均发生不同程度变性、坏死和出血。

2. 临床病理联系 本病起病急,以发热为首发症状,体温一般超过 38℃,偶有畏寒,伴头痛、肌肉和关节的酸痛,干咳、少痰,严重者出现呼吸窘迫。外周血白细胞计数一般不升高,常有淋巴细胞计数减少。X 线检查显示肺部出现不同程度的斑片状浸润阴影。临床上如果发现及时并得到有效治疗,大多数病例可治愈;不到 5% 的严重病例可死于呼吸衰竭。

第二节 慢性阻塞性肺疾病

慢性阻塞性肺疾病(chronic obstructive pulmonary disease,COPD)是一组以慢性气道阻塞、呼气阻力增加、肺功能不全为共同特点的疾病总称,主要包括慢性支气管炎、肺气肿、支气管哮喘、支气管扩张症等疾病。临床及病理特征为持续存在的气流受限并呈进行性发展,伴有气道和肺对有害颗粒和气体的慢性炎症反应增强。这是一组可以预防和治疗的常见疾病,急性加重和并发症的出现可影响疾病的严重程度。

一、慢性支气管炎

慢性支气管炎(chronic bronchitis)是由感染或非感染因素引起的气管、支气管黏膜及其周围组织的慢性炎症。其病理特征是支气管腺体增生肥大、黏液分泌增多。临床出现连续2年以上,每年持续3个月以上的咳嗽、咳痰或伴有喘息症状者即可诊断。早期症状轻微,多在冬季发作,晚期病变加重,可并发阻塞性肺气肿、肺源性心脏病,严重影响患者生活质量和劳动能力。这是一种常见病、多发病,中老年人群患病率达15%左右。

(一)病因及发病机制

慢性支气管炎的发病是多种内外因素长期综合作用的结果,呼吸道感染、大气污染、过敏因素等为常见的外因;机体抵抗力低下,尤其是呼吸道局部防御功能受损是重要的内因。

1.病毒和细菌感染 慢性支气管炎与上呼吸道感染关系密切,凡能引起上呼吸道感染的病毒与细菌均能引起本病的发生。常见病毒有鼻病毒、流感病毒、副流感病毒、腺病毒及呼吸道合胞病毒等;常见细菌多为呼吸道常驻菌,如肺炎链球菌、肺炎克雷伯杆菌、流感嗜血杆菌等。病毒感染可造成呼吸道黏膜上皮损伤,导致局部防御功能下降而致病。

2.吸烟 吸烟是导致慢性支气管炎发病及加重的重要因素,约90%的慢性支气管炎患者为吸烟者。吸烟者慢性支气管炎的患病率较不吸烟者高,且患病率与吸烟时间长短、日吸烟量呈正相关。香烟烟雾中的焦油、尼古丁等有害成分可损伤呼吸道黏膜,降低局部抵抗力,利于细菌感染;烟雾还可刺激小气道而导致痉挛,增加气道阻力。

3.空气污染和气候变化 工业和生活排出的各种刺激性烟雾、粉尘,如二氧化硫、氯气、臭氧、矿物颗粒物、硫酸盐、硝酸盐、有机气溶胶粒子等能降低呼吸道自净功能,刺激腺体黏液分泌增多,为病毒、细菌入侵创造条件。寒冷空气刺激可使呼吸道黏液分泌增加,纤毛运动功能减弱,易发生病毒、细菌感染,因此,慢性支气管炎多在气候变化剧烈时发病和复发。

4.过敏 过敏与某些慢性支气管炎关系密切,喘息型慢性支气管炎患者常有过敏史,患者痰中嗜酸性粒细胞数量增多,组胺含量增高。

5.机体内在因素 自主神经功能失调、副交感神经功能亢进可致支气管痉挛、黏液分泌增多;维生素A、维生素C缺乏可致支气管黏膜上皮细胞修复障碍,易患慢性支气管炎。

(二)病理变化

病变常起始于较大支气管,随病情进展逐渐累及各级支气管。

1.黏膜上皮的损伤与修复 支气管黏膜上皮纤毛发生粘连、倒伏、变短甚至缺失,上皮细胞变性、坏死、脱落,再生性修复时上皮杯状细胞增多,并可出现鳞状上皮化生。

2.黏膜下腺体增生、肥大及黏液腺化生 黏膜下腺体逐渐增生、肥大,部分浆液腺泡发生黏液腺化生,加之黏膜杯状细胞增多,导致黏液分泌增多。病变后期,支气管黏膜及腺体可出现萎缩,黏液分泌减少。

3.支气管壁其他慢性炎症损伤 支气管壁各层组织出现充血、水肿,淋巴细胞、浆细胞浸润(图8-7)。病变长期反复发作可使支气管壁平滑肌束断裂、萎缩(喘息型者,平滑肌束增生、肥大),软骨可变性、萎缩、钙化或骨化。慢性支气管炎反复发作,病变逐渐加重,炎症沿支气管纵深发展,引起越来越多的细支气管炎,易向细支气管壁周围组织及肺泡扩展,形成细支气管周围炎,导致受累支气管壁纤维化、增厚、狭窄,甚至纤维性闭塞。周围肺组织纤维化越多,受累细支气管越多,气道阻力越大,肺组织受损越严重,最终引发慢性阻塞性肺气肿。

（三）临床病理联系

患者可因支气管黏膜受炎症刺激及黏液分泌亢进而出现咳嗽、咳痰，一般为白色黏液泡沫状痰液，黏稠不易咳出，易潴留于支气管腔内形成黏液栓，造成支气管腔不完全性或完全性阻塞。急性发作伴有细菌感染时，咳嗽加剧，痰量增加，为黄色脓痰。部分患者因支气管痉挛或黏液分泌物及渗出物阻塞管腔较重致喘息，听诊可闻及哮鸣音、湿啰音。疾病后期，部分患者因支气管黏膜和腺体萎缩，分泌物减少，痰量少或无痰，出现干咳。小气道阻塞致阻塞性通气障碍，末梢肺组织过度充气，残气量显著增多而并发阻塞性肺气肿，继而发展为慢性肺源性心脏病。慢性支气管炎反复发作时，因管壁组织的炎性破坏，支气管管壁弹性回缩力下降，加之长期慢性咳嗽，使吸气时支气管虽可被动扩张，但呼气时不能充分回缩，久而久之便形成支气管扩张症。细支气管慢性炎症及周围炎在一些诱因作用下，易于扩散累及更多肺泡，并发支气管肺炎。

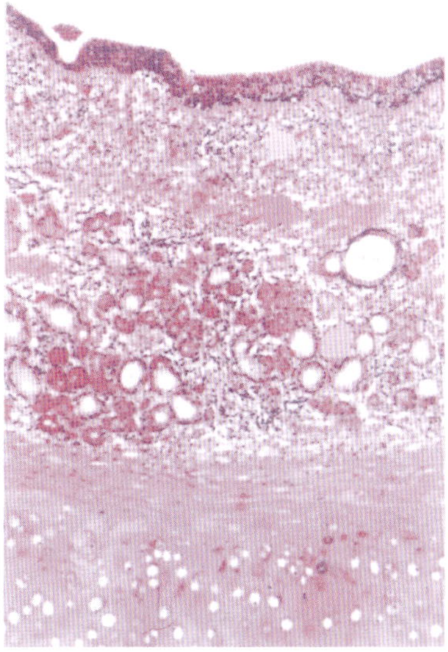

图 8-7　慢性支气管炎

支气管壁黏膜上皮发生鳞状上皮化生，黏膜下黏液腺增生肥大，固有层及黏膜下层可见慢性炎症细胞浸润

二、肺气肿

肺气肿（pulmonary emphysema）是指末梢肺组织（呼吸性细支气管、肺泡管、肺泡囊、肺泡）因弹性回缩力下降而过度充气，伴有肺泡间隔破坏、肺容积增大的一种病理状态，是支气管和肺部疾病最常见的并发症。

（一）病因及发病机制

肺气肿的病因与吸烟、空气污染、小气道感染等有关，是支气管和肺部疾病常见的并发症，其中最常见的是慢性支气管炎。阻塞性通气障碍和末梢肺组织弹性回缩力下降是肺气肿发生的两大主要机制。

1. 阻塞性通气障碍　小气道及周围组织的慢性炎症，导致细、小支气管壁及肺间质的支撑组织遭受破坏；慢性炎症致管壁纤维组织增生以及炎性渗出物和黏液栓的形成，可导致管壁增厚、管腔狭窄甚至阻塞，上述病理改变最终导致通气障碍，尤其以呼气障碍为主，肺泡残气量增多，肺组织逐渐过度膨胀。

2. 末梢肺组织弹性回缩力下降　正常生理状态下，细、小支气管壁与其周围肺泡壁上的弹性纤维对于维持通气过程中细、小支气管管径与肺泡体积具有重要的支撑作用。呼气时可通过弹性回缩力排出末梢肺组织的残气。长期的慢性炎症破坏了大量弹性纤维，可导致弹性回缩力下降，使末梢肺组织内残气量逐渐增多。

3. α_1 抗胰蛋白酶水平降低　α_1 抗胰蛋白酶（α_1-antitrypsin，AAT）是由肝细胞产生，广泛存在于组织和体液中的一种对弹性蛋白酶、胶原酶等多种蛋白酶有抑制作用的酶类。慢性支气管炎时，渗出的较多的炎症细胞（如中性粒细胞、巨噬细胞）可释放大量的弹性蛋白酶和氧自由基，后者可氧化 AAT 活性中心的蛋氨酸使之失活，从而减弱对弹性蛋白酶的抑制作用，使其活性增强，过多地分解小气道和肺组织的弹性蛋白、Ⅳ型胶原蛋白和蛋白多糖，使肺的支撑组织遭受破坏，弹性回缩力大大下降，残气量逐渐增多。遗传性 AAT 缺乏症是引发原发性肺气肿的主要原因，肺气肿的发生率较一般人高 15 倍，属全小叶型肺气肿，常无慢性支气管炎病史，患者年轻，病变进展快，我国少见。

总之，在上述机制的综合作用下，末梢肺组织残气量不断增多，压力增高，细支气管和肺泡不断扩张，导致肺泡破裂，形成融合的含气囊泡，发生肺气肿。

(二)类型及病理变化

根据病因、部位、性质不同,肺气肿可分为下述类型。

1.肺泡性肺气肿(alveolar emphysema) 气体主要潴留于肺腺泡内,因常合并阻塞性通气障碍,又称阻塞性肺气肿(obstructive emphysema)。根据气体潴留于肺腺泡的部位和范围,其又可分为以下三种类型。

(1)腺泡中央型肺气肿(centriacinar emphysema):肺腺泡中央区呼吸性细支气管呈囊性扩张,肺泡管和肺泡囊无明显变化。此型最为常见,多伴有小气道炎症。见于中老年吸烟者和慢性支气管炎患者。

(2)腺泡周围型肺气肿(periacinar emphysema):肺腺泡远端的肺泡管和肺泡囊扩张,而近端呼吸性细支气管基本正常。此型多不合并慢性阻塞性肺疾病,多因小叶间隔受牵拉或发生炎症所致,故又称隔旁肺气肿(paraseptal emphysema)。

(3)全腺泡型肺气肿(panacinar emphysema):整个肺腺泡从呼吸性细支气管直至肺泡均弥漫性扩张,气肿囊腔遍布整个肺腺泡。病变严重时,肺泡间隔破坏明显,发生气肿囊腔融合,若形成直径超过 1 cm 的较大囊腔,称为囊泡性肺气肿;若伴有小叶间隔破坏,气肿囊腔直径达到 2 cm 以上,称为大泡性肺气肿。此型常见于遗传性 AAT 缺乏症患者。

肉眼观:肺体积不同程度膨胀,边缘钝圆,柔软而缺乏弹性,指压痕迹不易消退,灰白色,切面因肺气肿类型不同,所见气囊大小、分布部位及范围均有所不同,严重者肺切面呈蜂窝状,触之捻发音增强。

镜下观:肺泡显著扩张,肺泡间隔变窄甚至断裂,扩张的肺泡可融合成较大的气肿囊腔(图 8-8),肺泡壁毛细血管受压且数量减少,肺小动脉内膜纤维性增厚,小气道可见慢性炎症。

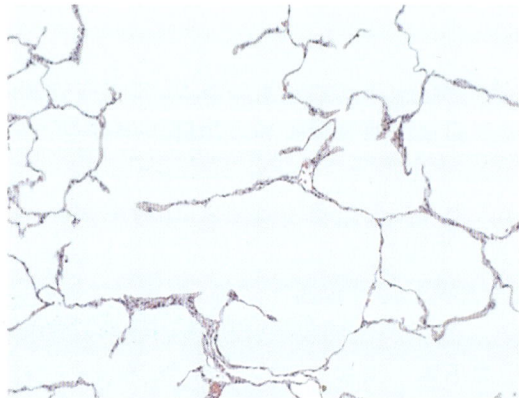

图 8-8 肺气肿
肺泡显著扩张,肺泡间隔变窄甚至断裂,扩张的肺泡融合成更大的气肿囊腔

2.间质性肺气肿(interstitial pulmonary emphysema) 因剧烈咳嗽、胸部外伤、肋骨骨折等引起肺内压急剧升高,导致肺泡壁或细支气管壁破裂,气体进入肺间质所致。成串的小气泡呈网状分布于肺小叶间隔与肺膜下,气体还可沿组织间隙扩展至肺门、纵隔,甚至到达颈部、上胸部,引起皮下气肿。

3.其他类型肺气肿 ①瘢痕旁肺气肿(paracicatricial emphysema):在肺组织瘢痕灶周围,因肺泡破裂融合形成的局限性肺气肿,其发生部位及形态各异,也称不规则型肺气肿。②代偿性肺气肿(compensatory emphysema):肺叶切除后残余肺组织、肺萎陷及炎症实变等周围肺组织肺泡过度充气,常不伴有肺泡间隔破裂。③老年性肺气肿(senile emphysema):因老年人肺组织退行性变,弹性回缩力下降,肺残气量逐渐增多而发生的肺容积增大,不伴有肺组织破坏,故老年性肺气肿并不是真正意义上的肺气肿,而是过度充气。

(三)临床病理联系

早期,轻度肺气肿患者,除咳嗽、咳痰等慢性支气管炎症状外,常无明显其他症状;随着病变加重,出现渐进性呼气性呼吸困难,胸闷、气促甚至发绀等缺氧症状。严重者出现肺气肿典型的临床体征,胸廓前后径增大,呈桶状胸,叩诊呈过清音,心浊音界缩小,肋间隙增宽,膈肌下降,触诊语颤减弱,听诊呼吸音弱,呼气延长。肺 X 线检查示肺野透亮度增加。病变进一步发展,肺泡壁毛细血管床受压及数量减少,使肺循环阻力增大,形成肺动脉高压,最终发展为慢性肺源性心脏病。

三、支气管哮喘

支气管哮喘(bronchial asthma)简称哮喘,是由多种内、外因素刺激引发的一种呼吸道过敏而导致以支气管发作性、可逆性痉挛为特征的慢性阻塞性炎性疾病。患者多具有特异性过敏体质,各年龄组均可发病,但半数以上发生在儿童。临床表现为反复发作的伴有哮鸣音的呼气性呼吸困难、咳嗽、胸闷等,多在夜间或凌晨发病,可自行或经治疗缓解,发作间期可完全无症状,可合并慢性支气管炎,反复发作者可导致肺气肿和慢性肺源性心脏病。

(一)病因及发病机制

本病病因复杂,一般认为是多基因遗传与环境因素综合作用的结果。患者多属于特异性过敏体质,对过敏原易感。诱发哮喘的环境过敏原有多种,如各种粉尘、动物毛屑、真菌孢子、某些食物(鱼、虾等)、药物、各种刺激性气体等。哮喘发作机制尚未完全明了,目前多数学者认为哮喘发作主要与变态反应、气道炎症、气道高反应性及神经因素等相互作用有关。

1. 变态反应 哮喘属 Ⅰ 型变态反应,当过敏原进入体内,可激活 T 细胞并使其分化为 Th1 和 Th2 两个亚群,它们能产生多种白细胞介素(IL),Th2 可释放 IL-4、IL-5。IL-4 可诱导 B 细胞增殖、分化为浆细胞,产生 IgE,IgE 结合到肥大细胞和嗜碱性粒细胞的受体上,当再次接触过敏原时,过敏原便与肥大细胞、嗜碱性粒细胞表面的 IgE 结合,使细胞脱颗粒,释放出多种炎症介质而导致平滑肌痉挛、黏液分泌增加、血管通透性增强等反应,引发哮喘;IL-5 可选择性促进嗜酸性粒细胞分化与激活,聚集于炎症灶内,参与炎症反应。

2. 气道炎症 在变态反应基础上,气道壁聚集并激活的肥大细胞、嗜酸性粒细胞及嗜碱性粒细胞释放大量细胞因子等炎症介质,造成气道平滑肌痉挛,出现黏液分泌增多、血管充血、渗出等炎症反应,这被认为是哮喘的本质,也是气道反应性增高的原因之一。

3. 气道高反应性 支气管在轻微的刺激作用下即可发生明显的收缩,引起气道阻力显著增加,是哮喘发生的重要环节。家族遗传及气道炎症与气道高反应性相关。

4. 神经因素 哮喘患者 β 受体功能低下或敏感性降低,迷走神经功能亢进,可导致气道强烈痉挛。

接触过敏原后 15~20 min 即哮喘发作,称速发型反应,一般与肥大细胞和 T 细胞有关;接触过敏原后 6 h 左右发作并持续较长时间者,称迟发型反应,与嗜酸性粒细胞和嗜碱性粒细胞有关。

(二)病理变化

肉眼观:早期肺组织无明显改变,随病情发展,肺组织因过度充气而膨胀,柔软、疏松而有弹性;切面见支气管壁增厚,黏膜肿胀、充血,管腔内有黏稠痰液及黏液栓,黏液栓阻塞处局部见灶状肺萎陷。镜下观:支气管壁增厚,黏膜充血、水肿,可见大量炎症细胞浸润,有嗜酸性粒细胞、肥大细胞、中性粒细胞、淋巴细胞等,其中以嗜酸性粒细胞浸润为主。黏膜上皮局部损伤、脱落,有时可见鳞状上皮化生,黏膜上皮杯状细胞增多,黏液腺及平滑肌增生、肥大,基底膜显著增厚并发生玻璃样变是较具特征性的病变;支气管腔内见黏液栓、炎性渗出物、坏死脱落的黏膜上皮,黏液

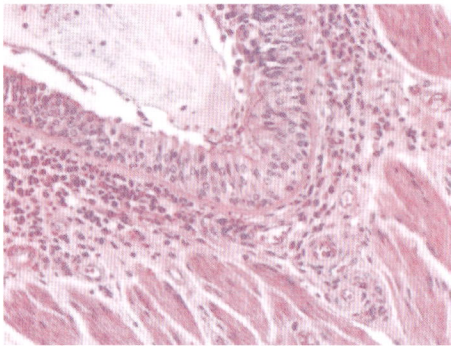

图 8-9　支气管哮喘

支气管腔内可见黏液栓，基底膜增厚，黏膜、
黏膜下层有大量嗜酸性粒细胞浸润

栓中见嗜酸性粒细胞的崩解产物形成的尖棱状夏科-莱登结晶（Charcot-Leyden crystal）和由崩解的上皮细胞与黏液形成的螺旋状黏液丝。支气管壁内见大量嗜酸性粒细胞浸润（图 8-9）。

（三）临床病理联系

哮喘发作时，支气管痉挛和黏液栓阻塞可引发呼气性呼吸困难，伴有哮鸣音、胸闷、喘息，可自行或经治疗后缓解。少数患者可出现哮喘持续状态，导致严重缺氧、发绀，甚至神志模糊，需紧急送医救治。反复发作者可导致胸廓变形及肺气肿，偶尔可发生自发性气胸。

四、支气管扩张症

支气管扩张症（bronchiectasis）是由多种因素导致肺内支气管平滑肌和弹性成分遭到破坏而使支气管呈永久性扩张状态的慢性呼吸道疾病。临床表现以咳嗽、咳大量脓痰、反复咯血为特征。

（一）病因和发病机制

支气管、肺组织慢性感染及支气管先天发育缺陷是本病发病的主要病因。支气管扩张症常继发于慢性支气管炎、婴幼儿百日咳及麻疹后支气管肺炎、肺结核病等疾病，由于反复感染、化脓性炎损伤了支气管壁平滑肌、弹性纤维以及软骨等支撑组织；加之细支气管周围炎症所致纤维化对管壁的牵拉和持久咳嗽导致的支气管内压增高，最终导致支气管永久性扩张。先天性和遗传性支气管发育缺陷及异常，支气管壁平滑肌、弹性纤维及软骨等支撑组织薄弱或缺失，易引起支气管扩张症。例如，肺囊性纤维化（常染色体隐性遗传病）时，由于末梢肺组织发育不全，弹性较差，分泌物易于潴留在细支气管，引发阻塞并继发感染，反复感染造成支气管壁的损伤而发生支气管扩张症。

（二）病理变化

肉眼观：病变可累及一个肺段或一个肺叶，也可累及双肺，以左肺下叶多见。病变的支气管节段性或连续性呈囊状或筒状扩张，可延伸至胸膜下，受累的支气管数量不等，严重者肺切面呈蜂窝状。扩张的支气管腔内见黏液脓性渗出物，呈灰白色或灰黄色，管壁增厚，黏膜可萎缩变平滑，也可增生变肥厚或呈颗粒状。

镜下观：扩张的支气管壁内见弥漫性炎症细胞浸润并伴有不同程度组织破坏；黏膜上皮可萎缩、脱落或增生、鳞状上皮化生，亦可见糜烂或小溃疡形成；管壁增厚，腺体、平滑肌、弹力纤维及软骨不同程度破坏、萎缩或消失，代之以肉芽组织或纤维组织增生；周围肺组织常发生纤维组织增生及淋巴细胞浸润（图 8-10）。

图 8-10　支气管扩张症

支气管扩张明显，管壁增厚，腺体、平滑肌、弹力纤维及软骨不同程度破坏、萎缩或消失

（三）临床病理联系

慢性咳嗽伴大量脓痰、反复咯血为支气管扩张症的典型临床症状。脓痰量与体位变化有关，严重者每天脓痰量可达数百毫升。咳嗽、咳脓痰与慢性炎症及化脓性炎性渗出物的刺激相关，当

继发腐败菌感染时,咳出的脓痰有恶臭。反复咯血是由慢性炎症损伤了支气管壁的血管所致,大量咯血时,患者可因失血过多或血凝块阻塞呼吸道而危及生命。反复感染可引起患者发热、盗汗、乏力、消瘦、贫血等全身症状。患者可因支气管引流不畅,痰液不易咳出而感胸闷、憋气,严重者可出现呼吸困难、发绀。累及胸膜者可出现胸痛。少数患者可并发肺脓肿、脓胸、脓气胸。晚期肺组织广泛纤维化,可并发慢性肺源性心脏病。

知识拓展

慢性阻塞性肺疾病(简称"慢阻肺"),英文简称"COPD"。世界卫生组织通过征集各国专家的意见,制订出了慢阻肺全球防治倡议。其宗旨是帮助人们提高对慢阻肺的认识,改善慢阻肺诊断不足和治疗不力的现状。世界卫生组织估计,全球约有 6 亿人患有慢阻肺,平均每年约有 270 万人死于慢阻肺,慢阻肺已成为次于脑血管病、心脏病、癌症的又一大致死原因。经多国呼吸系统症病专家的积极倡议,2002 年的 11 月 20 日正式成为首个世界慢阻肺日,并在每年 11 月第 3 周的周三举行世界慢阻肺日纪念活动。首次世界慢阻肺日的主题为"提高疾病知晓度",并提出了"为生命呼吸"的口号,目的在于提高公众对慢阻肺作为全球性健康问题的了解和重视程度。它致力于向那些可能患有慢阻肺但尚未被诊断出的人们强调:呼吸困难不是伴随衰老而来的不可避免的一部分,症状可以被改变。它同时向慢阻肺患者传递出一个积极的信息,有效的治疗可以让慢阻肺患者感觉更好,生活质量更高。

第三节 硅沉着病

硅沉着病(silicosis)简称硅肺(曾称矽肺),是因长期吸入大量含游离二氧化硅(SiO_2)粉尘(硅尘)微粒而引起的以硅结节形成和弥漫性肺纤维化为病变特征的一种尘肺,是一种十分常见的职业病。易患人群为长期从事开矿、采石、碎石、坑道作业以及在石英粉厂、玻璃厂、陶瓷厂、耐火材料厂工作的工人,一般在接触硅尘 10 年后发病,起病及病程进展缓慢,但是患者即使脱离了硅尘环境,肺部病变仍可继续发展。晚期重症患者因肺组织受损严重可并发慢性肺源性心脏病、肺结核病等疾病。

一、病因和发病机制

空气中游离的 SiO_2 粉尘(硅尘)是引发硅肺的直接病因,发病与否与硅尘颗粒的大小,硅尘中游离 SiO_2 的含量、形状,接触硅尘的时间,防护措施情况以及机体呼吸道防御功能状况等因素有关。一般直径>5 μm 的硅尘颗粒被吸入上呼吸道后易黏附于黏膜表面,可被呼吸道纤毛-黏液排送系统清除,不会进入肺泡致病;直径<5 μm 者可直达肺泡,并被肺内巨噬细胞吞噬,逐步引发硅肺病变。硅尘颗粒越小,致病力越强,尤其以直径 1~2 μm 的颗粒致病力最强。尽管不同形状的 SiO_2 晶体都可致病,但是以四面体的石英晶体致纤维化作用最强。不同种类硅尘中游离 SiO_2 的含量各不相同,含量越高,致病力越强,石英粉尘中游离 SiO_2 含量最高。在相同浓度的硅尘环境中,接触硅尘的时间越长,患病的概率越大且病变越严重。少量硅尘被吸入肺内后,通常可由肺内巨噬细胞吞噬并被运走清除,当吸入肺内硅尘量超出肺的正常清除能力或因呼吸道和肺部疾病导致清除能力降低时,均能使硅尘沉积于肺内致病。

目前认为进入肺内的硅尘与巨噬细胞的相互作用是硅肺发病的关键,当进入肺组织的硅尘被巨噬细胞吞噬后,SiO_2 与细胞内的水聚合形成硅酸。硅酸是一种强的成氢键化合物,其羟基与吞噬溶酶体膜上的磷脂或脂蛋白分子中的氢原子结合形成氢键,使溶酶体膜通透性升高或破裂,释放出多种溶酶体酶,加之激活的巨噬细胞形成的氧自由基,二者可使巨噬细胞崩解,同时释放出硅尘,又可被其他巨噬细胞再次吞噬,这一过程反复进行。此外,激活和崩解的巨噬细胞可释放多种细胞因子和炎症介质,如 IL、TNF、纤维连接蛋白(fibronectin,FN)等,是引发肺组织炎症反应、成纤维细胞增生及胶原沉积,导致肺纤维化的主要原因。反复吸入并沉积于肺内的硅尘,尤其是巨噬细胞破裂再释放出的硅尘可使肺部病变持续发展而加重,即使患者脱离硅尘环境,病变仍会继续发展。免疫因素在硅肺病变的发生上可能发挥一定的作用,有证据表明玻璃样变的硅结节内含有较大量的免疫球蛋白,患者血清中存在 IgG、IgM 及抗核抗体等异常的现象,但确切机制尚不清楚。

二、病理变化

硅肺的基本病变是硅结节(siliconic nodule)的形成和肺组织的弥漫性纤维化。

1. 硅结节 肉眼观:硅结节呈圆形或椭圆形,境界清楚,直径为 3～5 mm,灰白色,质硬,触之有沙砾感。随病变发展,硅结节逐渐增大并可融合成较大结节乃至呈团块状,团块中央常因缺血、缺氧而发生坏死、液化形成空洞,称为硅肺性空洞。镜下观:硅结节的发生发展分为三个阶段:①细胞性结节:早期病变,是由吞噬硅尘的巨噬细胞聚集而形成。②纤维性结节:随病程发展,细胞性结节内成纤维细胞增生,并产生胶原纤维,结节逐渐纤维化成为纤维性结节,镜下纤维组织可呈同心层状排列。③玻璃样结节:病变继续发展,纤维性结节中央发生玻璃样变并向周边扩展,最终几乎整个结节发生玻璃样变,形成典型的硅结节,由呈旋涡状排列的玻璃样变的胶原纤维构成(图 8-11),其内可见钙化灶和管壁增厚而管腔狭窄的小血管。偏光显微镜可观察到硅结节和病变肺组织内的硅尘颗粒。

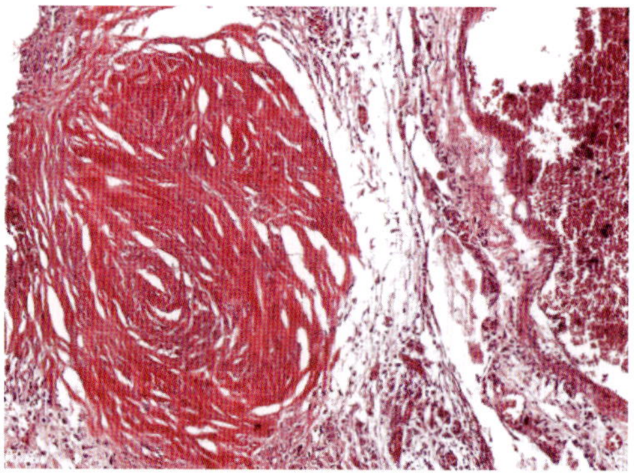

图 8-11 硅肺
典型硅结节由呈旋涡状排列的玻璃样变的胶原纤维构成

2. 肺组织弥漫性纤维化 肺组织发生不同程度间质弥漫性纤维化,血管、支气管周围及肺泡间隔纤维组织增生,镜下可见已发生玻璃样变的胶原纤维。胸膜因纤维组织增生而增厚,厚度可达 1～2 cm。晚期肺组织发生广泛纤维化。

三、分期

根据肺内硅结节的数量、大小、分布范围和肺纤维化程度,硅肺可分为三期。

1. Ⅰ期硅肺 硅结节数量少,体积小,直径为 1～3 mm,主要聚集于肺门淋巴结,使肺门淋巴结肿大;肺内硅结节数量较少,主要分布于两肺中、下肺叶近肺门处;胸膜有硅结节形成,但胸膜增厚不明显。X线检查示肺门阴影增大,密度增强,肺野内见少量类圆形或不规则形小阴影。此期肺的重量、体积、硬度无明显改变。

2. Ⅱ期硅肺 硅结节数量多,体积增大,散布于两肺,以中、下肺叶近肺门处密度较大,总的病变范围不超过全肺的 1/3,伴有较明显的肺纤维化。X线检查示肺门阴影增大,肺野内有大量直径小于 1 cm 的阴影,分布范围较广。肺的重量、体积、硬度均明显增加,胸膜增厚。

3. Ⅲ期硅肺 硅结节密集并可融合成团块,肺组织显著纤维化,胸膜明显增厚。X线检查示肺内可见团块状阴影,有的直径超过 2 cm,有的团块状阴影中央见空洞形成。肺门淋巴结肿大、密度高,可见蛋壳样钙化。肺的重量、硬度明显增加,新鲜的硅肺标本可竖立,入水可下沉,切开阻力增大,有沙砾感。

四、并发症

1. 肺结核病 硅肺患者易并发结核病,称为硅肺结核病(silicotuberculosis),这可能与肺部的病变导致肺对结核分枝杆菌的防御能力降低有关,硅肺病变越严重,并发肺结核病的比率越高,Ⅲ期硅肺发病率可达 70% 以上。硅肺病灶与结核病灶可分别单独存在或混合存在。硅肺结核病比单纯结核病的病变发展更快,累及范围更广,更易形成空洞且数量多、直径大、极不规则,易出现大出血,导致死亡。

2. 慢性肺源性心脏病 据统计,60%~75% 的晚期硅肺患者并发慢性肺源性心脏病。硅肺病变肺组织弥漫性纤维化使肺毛细血管床减少,肺小动脉闭塞性脉管炎以及缺氧导致肺小动脉痉挛等,均可造成肺循环阻力增大、肺动脉高压,最终发展为慢性肺源性心脏病。

3. 肺部继发感染 因机体抵抗力低下,呼吸道防御功能低下,易继发严重的细菌、病毒等病原体感染,可诱发呼吸衰竭,导致患者死亡。

4. 阻塞性肺气肿 晚期硅肺患者可并发不同程度的阻塞性肺气肿,可有肺大疱形成,若发生破裂,将导致自发性气胸。

课程思政教学案例

　　1945 年,第四十五届诺贝尔生理学或医学奖由英国科学家亚历山大·弗莱明、恩斯特·伯利斯·柴恩和霍华德·弗洛里共享,表彰他们发现青霉素并实现了临床应用。弗莱明在研究细菌时发现,在只接种了葡萄球菌的培养基上,竟然长出了青霉。当他正在为培养基受到霉菌的污染而懊恼时,一个偶然的现象引起他的注意:培养基的其余部分都布满了葡萄球菌的菌落,只有青霉菌菌落的周围没有葡萄球菌的菌落。这是为什么呢?弗莱明经过深入的研究发现,青霉能够产生一种杀死或抑制葡萄球菌生长的物质,他把这种物质叫作青霉素。后来,柴恩在调查研究弗莱明关于溶菌酶的发现时,偶然发现了弗莱明对青霉素所进行的研究。他告诉了弗洛里,于是他们一起开始对青霉素进行探索。弗洛里早年研究细菌和霉菌分泌的抗生物质,1939 年以后与柴恩等人从化学、药理、毒理等方面系统研究青霉素。1941 年,人们用青霉素治疗 9 例人类细菌感染取得成功。

Note

第四节　慢性肺源性心脏病

慢性肺源性心脏病(chronic cor pulmonale)简称肺心病,是指因慢性肺疾病、肺血管疾病及胸廓运动障碍性疾病引起肺循环阻力增加、肺动脉压升高,导致右心室壁肥厚、心腔扩张甚或发生右心衰竭的心脏病。在我国,肺心病属常见病、多发病,患病率约0.5%。患者多在40岁以上,并且患病率随年龄增长而增加。在我国,肺心病的高发地区为东北、华北、西北地区,冬、春季节气候骤变是肺心病急性发作、加重的重要原因。

一、病因和发病机制

1.支气管、肺疾病　以慢性支气管炎并发阻塞性肺气肿最常见,占80%~90%,其次为支气管哮喘、支气管扩张症、肺尘埃沉着病、慢性纤维空洞型肺结核、弥漫性肺间质纤维化、结节病等。这些疾病不仅引起阻塞性通气功能障碍,使肺泡氧分压降低;同时肺气血屏障遭受破坏,气血交换面积减少,导致低氧血症,缺氧可引起肺小动脉痉挛,肺循环阻力升高,进而导致肺动脉高压;上述各种支气管、肺疾病进一步发展可造成肺毛细血管床大量丧失、闭塞,进一步使肺循环阻力升高,加重肺动脉高压;慢性缺氧、长期肺小动脉痉挛等因素可导致肺血管构型的改变,无肌型细动脉肌化、肺小动脉中膜增生肥厚,更加重肺循环阻力和使肺动脉压升高,最终导致右心室壁肥厚、心腔扩张。

2.胸廓运动障碍性疾病　较少见。严重的脊柱后侧突、脊柱结核、类风湿关节炎、胸廓广泛粘连、胸廓成形术后造成的严重胸廓畸形,致胸廓运动受限,肺组织受压,不仅引起限制性通气功能障碍,还可引起肺血管受压、扭曲,最终导致肺循环阻力升高,肺动脉高压,发生肺心病。

3.肺血管疾病　更为少见。反复发生的肺小动脉栓塞、肺小动脉炎、原发性肺动脉高压症等,可直接造成肺动脉高压而引发肺心病。

综上所述,各种病因导致肺循环阻力升高、肺动脉高压是引发肺心病的关键环节。长期肺动脉高压使右心负荷增加,先发生右心室代偿性肥厚,随着病变不断加重,逐渐发生右心室肌源性扩张,最终导致右心衰竭。

二、病理变化

肺心病的病理变化包括肺部病变和心脏病变两个方面。

1.肺部病变　除原有的肺疾病病变(慢性支气管炎、肺气肿、肺尘埃沉着病、肺结核病等)外,主要病变是肺小动脉的病变,尤其是肺腺泡内小血管构型的重塑,表现为无肌型细动脉出现中膜肌层和内、外弹力层,即发生无肌型细动脉肌化;肌型小动脉中膜平滑肌增厚、细胞外基质增多、内皮细胞增生肥大、内膜下出现纵行肌束,使管壁增厚、管腔狭窄;还可见肺小动脉炎及血栓形成与机化,肺广泛纤维化使毛细血管数量显著减少。

2.心脏病变　主要为右心室病变。心脏体积增大,重量增加,右心室壁肥厚,心腔扩张,心尖钝圆,主要由右心室构成。右心室前壁肺动脉圆锥显著膨隆,肥厚的右心室内乳头肌和肉柱显著增粗,室上嵴增厚(图8-12)。

通常以肺动脉瓣下2 cm处右心室壁厚度超过5 mm(正常为3~4 mm)为诊断肺心病的病理形态学指标。镜下可见右心室心肌纤维肥大,核大深染;也可见因缺氧所致的心肌纤维萎缩、肌质溶解、横纹消失,间质水肿及胶原纤维增生等改变。

三、临床病理联系

肺心病病程发展缓慢,代偿期主要表现为原有肺、胸廓疾病的症状、体征,随着病情发展,逐渐出现呼吸功能不全和右心衰竭症状,表现为气促、呼吸困难、发绀、心悸、心率快、全身淤血、肝脾大、下肢水肿等,并发急性呼吸道感染时可诱发呼吸衰竭。肺组织受损严重,可导致缺氧、二氧化碳潴留,严重者发生肺性脑病,患者出现头痛、烦躁、抽搐、嗜睡乃至昏迷等神经系统症状,肺性脑病是肺心病的首要死因。此外,还可并发酸碱失衡、电解质紊乱、心律失常、DIC、

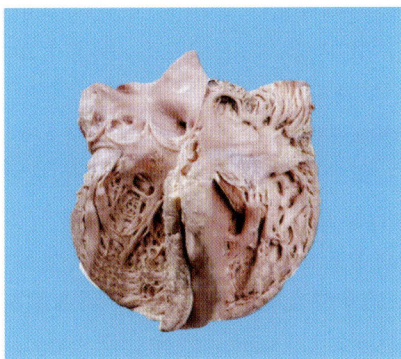

图 8-12　肺心病
右心室壁明显增厚,肉柱和乳头肌均增粗

上消化道出血等。预防和控制肺心病的发生发展,首先要尽早、积极治疗引起肺心病的原发病并有效控制其发展,急性呼吸道感染往往是诱发肺心病急性发作、呼吸衰竭、右心衰竭、肺性脑病的主要原因,故积极防治急性呼吸道感染是控制肺心病病情进展的关键。

第五节　呼吸系统常见肿瘤

一、鼻咽癌

鼻咽癌(nasopharyngeal carcinoma,NPC)是鼻咽部黏膜上皮发生的恶性肿瘤。鼻咽癌在我国是一种常见的恶性肿瘤,好发于广东、广西、福建、湖南等地,香港、台湾地区发病率亦高。男性患者多见,发病年龄多在 40～50 岁。临床表现为涕中带血、鼻塞、耳鸣、听力下降、复视、头痛、颈部淋巴结肿大等。

(一)病因

鼻咽癌的病因学尚未完全阐明,现有资料表明可能与下列因素有关。

1. EB 病毒　现有研究表明 EB 病毒与鼻咽癌的发生关系密切,依据是肿瘤细胞内存在 EBV-DNA 和核抗原(EBNA)。90% 以上患者血清中可检出 EB 病毒核抗原、膜抗原、壳抗原等相应抗体,尤其是病毒壳抗原的 IgA 抗体(VCA-IgA)的阳性率可高达 97%,具有一定的诊断意义。鼻咽癌中 EBV 感染表现为两种潜在形式,分别表达潜在膜蛋白-1(LMP-1)和 EBV 编码的早期RNA(EBER),原位杂交检测 EBER 及免疫组织化学染色检测 LMP-1 对于鼻咽癌及转移性鼻咽癌的诊断具有重要意义。但是 EB 病毒是如何使鼻黏膜上皮发生癌变的机制尚不清楚,因此无法确定 EB 病毒是导致鼻咽癌的直接因素还是间接因素。

2. 遗传因素　流行病学资料表明,鼻咽癌不仅有明显的地域性,也有明显的家族聚集现象。高发区居民移居外地或国外,其后代的发病率仍远高于当地居民,提示本病与遗传因素相关。

3. 化学因素　环境及食品中的某些化学物质,如亚硝酸胺、多环芳烃类化合物及微量元素镍等,可能与鼻咽癌的发生有关。

(二)病理变化

鼻咽癌的发生以鼻咽顶部最为多见,其次是外侧壁和咽隐窝,前壁最少见,也可同时发生于两个以上部位。

1. 肉眼类型 早期表现为局部黏膜粗糙、略隆起或呈小结节状,之后可发展为各种类型:①结节型,最多见;②菜花型,仅次于结节型;③黏膜下浸润型,此型黏膜表面尚完好或仅有轻度隆起,而癌组织已在黏膜下发生广泛浸润甚至转移至颈部淋巴结,患者常以颈部淋巴结肿大为首发临床症状而就诊;④溃疡型。

2. 组织学类型 绝大多数鼻咽癌源自鼻咽黏膜柱状上皮的储备细胞,该细胞是一种原始多潜能细胞,即具有多向分化潜能,少数源自鳞状上皮的基底细胞。根据 2022 年 WHO 分类,鼻咽癌可分为非角化性鳞状细胞癌、角化性鳞状细胞癌和基底样鳞状细胞癌三种类型。

(1)非角化性鳞状细胞癌:癌细胞异型性明显,形成大小不等、形状不规则的癌巢;癌细胞分层不明显,无细胞角化及角化珠形成(图 8-13),无细胞间桥,此型为鼻咽癌最常见类型,与 EB 病毒感染关系密切。

(2)角化性鳞状细胞癌:癌巢内细胞分层明显,可见大量角化珠,一些癌细胞间可见细胞间桥(图 8-14)。

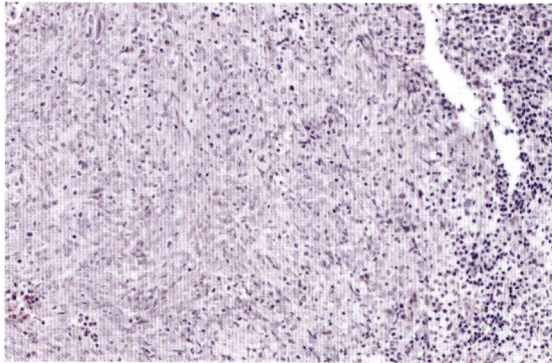

图 8-13 鼻咽非角化性鳞状细胞癌
癌细胞异型性明显,无角化现象

图 8-14 鼻咽角化性鳞状细胞癌
可见鳞状细胞分化,有细胞间桥和角化物

(3)基底样鳞状细胞癌:罕见,形态上呈分叶状或迷路样结构。基底样细胞呈花边样,胞核染色深浅不一,易见核分裂象;基底样细胞常呈栅栏状排列在癌巢周围,伴数量不等的黏液样间质或玻璃样变物质;常见粉刺样坏死。

(三)扩散途径

1. 直接蔓延 肿瘤组织侵袭性生长,向上可侵犯颅底骨组织,以卵圆孔处被破坏最多见,侵入颅内可损伤第Ⅱ~Ⅵ对脑神经;向下可侵犯咽隐窝、会厌及喉上部;向外侧可破坏耳咽管并侵入中耳;向前可蔓延至鼻腔甚至眼眶,也可经鼻腔向下破坏硬腭和软腭;向后可破坏上段颈椎、脊髓。

2. 淋巴道转移 鼻咽部淋巴组织及淋巴管网丰富,故鼻咽癌早期即可发生淋巴道转移。癌细胞可经咽后壁淋巴结转移至颈上深部淋巴结,患者可在胸锁乳突肌后缘上 1/3 和 2/3 交界处出现无痛性肿块,有半数以上患者以此为首发症状就诊。颈部淋巴结转移常发生于肿瘤同侧,对侧极少发生,发展至后期可累及对侧。颈部肿大的淋巴结也可压迫第Ⅸ~Ⅺ对脑神经和颈交感神经,引起相应症状。

3. 血道转移 鼻咽癌的血道转移发生较晚,常转移到肝、肺、骨,其次为肾、肾上腺和胰腺等部位。

(四)临床病理联系

鼻咽癌起病隐匿,早期病灶小,症状不明显,易被忽视或误诊,随着肿瘤的生长与浸润,可出现鼻塞、鼻衄、涕中带血、头痛、耳鸣、听力减退等症状。侵犯颅底并压迫脑神经时可出现视物模糊、面部麻木、复视、眼睑下垂、吞咽困难及软腭瘫痪等症状。颈上深部淋巴结转移、肿大,压迫颈

Note

交感神经时可出现颈交感神经麻痹综合征。半数以上患者因无痛性颈部肿块为首发症状就诊，可进行活检确诊。血清学 EB 病毒 VCA-IgA 检测、原位杂交检测 EBER、免疫组织化学染色检测 LMP-1 对鼻咽癌的诊断有重要参考价值。鼻咽癌的治疗以放射治疗为主，因鼻咽癌以低分化多见，对放射治疗敏感，疗效显著，尤其是非角化性鳞状细胞癌对放射治疗的敏感性最高，治疗后病情可明显缓解，但是复发率较高。

二、肺癌

根据国际癌症研究机构（IARC）2020 年发布的统计数据，中国癌症新发病例和死亡人数居全球第一，其中我国肺癌发病率分列男、女性恶性肿瘤的首位和第二位，死亡率在男、女性恶性肿瘤中均居第一位，因此，肺癌是全球最常见的恶性肿瘤及首位的癌症死亡原因。肺癌发病年龄多在 40 岁以后，男性多见。近年来女性吸烟者不断增多，女性肺癌发病率在上升。随着我国工业化、城市化进程的加速所导致的空气污染的加重及不良生活习惯的形成，吸烟率的居高不下，肺癌的危害将会继续加剧。

（一）病因

肺癌的病因十分复杂，尚未完全明了，目前的研究表明与下列因素有关。

1. 吸烟　吸烟是目前国际上公认致肺癌最重要的危险因素。大量研究表明，与不吸烟者相比，吸烟者发生肺癌的危险性平均高出 4～10 倍，重度吸烟者可达 10～25 倍；吸烟与肺癌之间还具有明显的量-效关系，即开始吸烟的年龄越小、吸烟时间越长、吸烟量越大、肺癌发生率就越高。研究发现，香烟烟雾中含有 3000 多种有毒的化学物质，目前已确定的致癌物有 3,4-苯并芘、尼古丁、焦油等。长期吸烟，香烟烟雾中的致癌物长期反复刺激支气管黏膜和腺体是导致肺癌危险性增加的重要原因。

2. 空气污染　越来越多的流行病学研究表明，空气污染与人群肺癌发病率与死亡率的升高显著相关。常见的空气污染来源有工业废气、汽车尾气、家庭排烟等。目前已知的空气污染物中，对人体健康危害最大的当属 PM2.5，PM2.5 中含有多种致癌或促癌成分，如多环芳烃、镉、铬、镍等。研究表明，PM2.5 的浓度与肺癌的发生率及死亡率呈正相关；空气污染物中的 3,4-苯并芘、二乙基亚硝胺及砷等致癌物含量与肺癌的发病率也呈正相关；此外，家居装修、装饰材料散发的氡及氡子体等物质也是诱发肺癌的危险因素。

3. 职业因素　研究资料表明，从事某些长期接触放射性物质（铀）或吸入含石棉、镍、砷等致癌粉尘职业的人群，肺癌发生率明显增高。

4. 分子遗传学因素　目前认为各种致癌因素导致细胞内多基因变化的累积，最终使细胞发生癌变。肺癌的主要基因变异类型包括基因突变、基因重排/融合、基因扩增等形式。非小细胞肺癌中常见基因变异包括表皮生长因子受体（*EGFR*）、间变性淋巴瘤激酶（*ALK*）、*K-ras*，少见变异基因包括 *ROS1*、*MET*、*HER2*、*BRAF*、*RET*、*NTRK*、*NRG1/2*、*FGFR2* 等。针对上述基因变异的分子靶向治疗部分已经在临床应用。

（二）病理变化

1. 肉眼类型　根据肿瘤在肺内生长的部位，肺癌分为以下三种大体类型。

（1）中央型（肺门型）：肿瘤发生于主支气管或叶支气管，在肺门处形成瘤块，为最常见的肺癌类型，占肺癌总数的 60%～70%。早期，病变支气管壁可弥漫性增厚或形成息肉状或乳头状肿物，向管腔内突出，使管腔狭窄或闭塞，肿块局限于支气管腔内，侵犯管壁，但未累及管壁外的肺组织时，称为管内型；随病情发展，肿瘤侵入管壁周围肺组织，并不断生长，可在肺门处形成包绕支气管的巨大肿块，称为管壁浸润型，同时，癌细胞可经淋巴管转移至肺门、支气管、气管旁淋巴结，转移的淋巴结肿大，可与肺门肿块融合（图 8-15）。

Note

(2)周围型:肿瘤发生于肺段或肺段远端支气管,在肺叶周边靠近肺膜处形成结节状或圆形肿块(图8-16),直径一般在2~8 cm,肉眼观与支气管关系不明显,可侵犯胸膜,发生淋巴道转移较中央型晚,此型占肺癌总数的30%~40%。

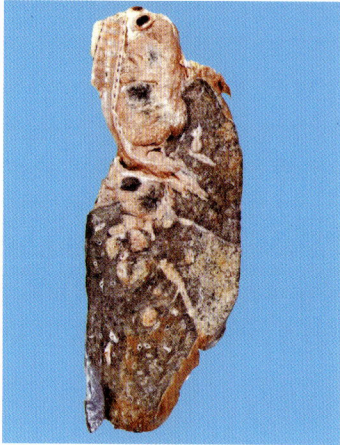

图 8-15 肺癌(中央型)
肺门处有多个灰白色肿物,互相融合

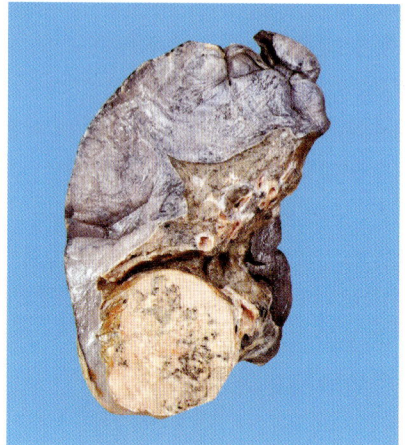

图 8-16 肺癌(周围型)
肺下叶靠近肺底边缘处有一灰白色肿物

(3)弥漫型:肿瘤发生于末梢肺组织,沿肺泡管及肺泡弥漫性浸润性生长,形成弥漫分布的粟粒样结节,可累及肺叶的一部分或整个肺叶,外观似大叶性肺炎或融合性小叶性肺炎;也可形成大小不等的多发性结节散布于多个肺叶内,形似肺转移性癌。此型较少见,仅占肺癌总数的2%~5%。

关于早期肺癌和隐性肺癌,近年国内外进行了较多的研究。一般认为发生于段支气管以上的大支气管者,癌组织仅局限于管壁内生长,包括管内型和管壁浸润型,后者不突破支气管外膜,未侵及周围肺组织,且无局部淋巴结转移,为中央型早期肺癌;发生于小支气管,在肺内形成直径小于2 cm的小结节,且无局部淋巴结转移者,为周围型早期肺癌。隐性肺癌是指痰细胞学检查示癌细胞阳性,临床和X线检查为阴性,手术切除标本经病理学检查证实为支气管黏膜原位癌或早期浸润癌,但无淋巴道转移。

2. 组织学类型 根据2021年WHO关于肺癌组织学的分类,肺癌可分为鳞状细胞癌、腺癌、腺鳞癌、小细胞癌、大细胞癌、肉瘤样癌、神经内分泌癌以及肺部 NUT 癌、胸部 SMARCA4 缺失的未分化肿瘤等类型,这一分类较好地结合了各类型肺癌的临床及预后特点,有利于临床治疗方案的选择,临床应用价值较高。以下为肺癌常见的组织学类型。

(1)鳞状细胞癌:常见的肺癌类型之一,病变起自主支气管和叶支气管,约2/3为中央型,1/3为周围型。鳞状细胞异型增生和鳞状细胞原位癌是鳞状细胞癌的前驱病变,鳞状细胞异型增生起自支气管黏膜上皮,与鳞状细胞原位癌相延续,病变可为单发性,也可为多灶性。患者多为中老年男性,并且多有吸烟史,因多发生于段及段以上大支气管,纤维支气管镜检查易被发现。鳞状细胞癌分为角化型鳞状细胞癌、非角化型鳞状细胞癌和基底细胞样鳞状细胞癌。角化型鳞状细胞癌的癌巢内存在角化和细胞间桥、角化珠形成,上述特点根据肿瘤分化程度不同而不同,高分化者角化明显,低分化者角化不明显或仅局部出现角化。非角化型鳞状细胞癌的癌巢中缺少角化珠、单个细胞角化和细胞间桥。基底细胞样鳞状细胞癌是一种少见的具有高侵袭性、低分化的鳞状细胞癌亚型,肿瘤细胞由基底样细胞构成,癌巢周围基底样细胞呈栅栏状排列,中央可见粉刺样坏死。淋巴上皮癌在2021版WHO分类中被归入鳞状细胞癌亚型,人们认为90%以上的亚洲病例与EB病毒感染有关。免疫组织化学染色显示肺鳞状细胞癌弥漫性表达 P63、P40 和 CK5/6。

（2）腺癌：肺腺癌占所有肺癌的比例超过 40%，是女性肺癌最常见的类型，多数为周围型，少数为中央型。目前统计资料显示，肺腺癌发生率有明显上升趋势，已接近或超过鳞状细胞癌。患者多为非吸烟者。非典型腺瘤性增生（atypical adenomatous hyperplasia，AAH）和原位腺癌（adenocarcinoma in situ，AIS）是腺癌的前驱腺体病变，大约 1/3 的 AAH 病例可进展为 AIS，之后再进展为微浸润性腺癌，最终发展为浸润性腺癌。AAH 病灶直径通常不大于 0.5 cm，II 型肺泡上皮和（或）Clara 细胞沿肺泡壁或呼吸性细支气管轻-中度异型增生，沿着预先存在的肺泡结构生长（即贴壁样生长），可见嗜酸性核内包涵体，细胞间隙明显。AIS 是一种局限性非浸润性腺癌，病灶直径通常不大于 3 cm，癌细胞呈贴壁样生长，缺乏间质、脉管和胸膜侵犯，缺乏气腔播散，缺乏浸润性生长模式。微浸润性腺癌（microinvasive adenocarcinoma，MIA）的癌细胞以贴壁性生长为主，局灶实变区内见癌细胞浸润到肺间质组织内，或者没有出现实变区，但局部出现贴壁性生长以外的生长模式，以上两种情况病灶最大径≤0.5 cm。浸润性腺癌的癌细胞以腺泡状、乳头状、微乳头状和实性生长方式，以浸润到含有肌纤维母细胞间质内达 5 mm 以上，或出现脉管侵犯、胸膜侵犯，或出现肿瘤性坏死及气腔播散等判断癌浸润情况，而与癌组织大小及浸润灶大小关系不大（图 8-17）。浸润性腺癌包括常见的浸润性非黏液腺癌及少见的浸润性黏液腺癌、胶样腺癌、胎儿型腺癌、肠型腺癌。免疫组织化学染色显示肺腺癌的癌细胞常表达 TTF1、NapsinA。

（3）腺鳞癌：较少见。肺癌组织中含有腺癌和鳞状细胞癌两种成分，其中任一种肿瘤成分至少占全部肿瘤的 10%。目前认为腺鳞癌发生于支气管上皮的具有多向分化潜能的干细胞。

（4）小细胞癌：又称小细胞神经内分泌癌，占全部肺癌的 10%～20%。患者以中老年人居多，80% 以上为男性，与吸烟关系密切。此癌是肺癌中恶性程度最高的一种，生长迅速，转移早，存活期大多不超过 1 年。手术切除效果差，但对化疗及放疗敏感。肉眼观多为中央型。镜下观：癌细胞小，呈梭形或淋巴细胞样，核深染，胞质少，形似燕麦，癌细胞呈弥漫状、条索状或片状分布，故又称燕麦细胞癌（oat cell carcinoma）（图 8-18）。有时癌细胞可围绕小血管形成假菊形团结构。电镜观察，66%～90% 病例的癌细胞胞质内可见神经内分泌颗粒，故被认为是起源于支气管黏膜上皮的 Kulchitsky 细胞，是一种异源性神经内分泌肿瘤，免疫组织化学染色显示癌细胞对神经内分泌标志物如神经元特异性烯醇化酶（neuron-specific enolase，NSE）、嗜铬蛋白 A（chromogranin A，CgA）、突触蛋白（synaptophysin，Syn）及人自然杀伤细胞相关抗原（natural killer cell associated antigen）等呈阳性反应。

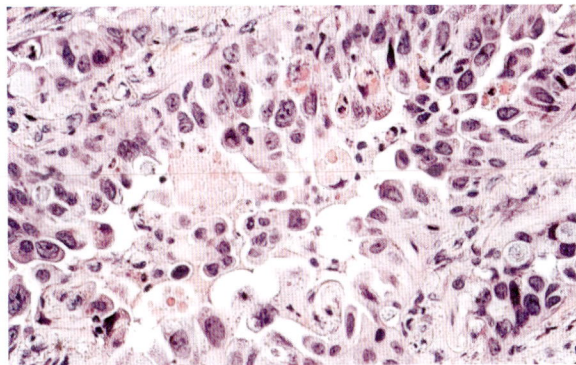

图 8-17 肺浸润性腺癌

癌细胞呈多层状排列浸润到含有肌纤维母细胞的间质中

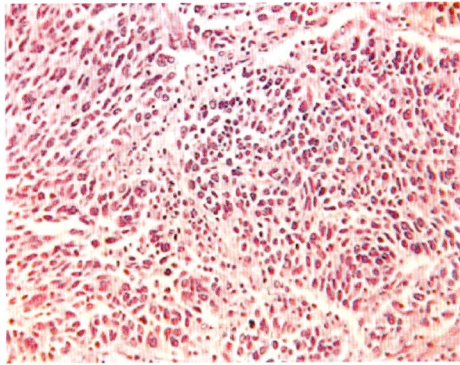

图 8-18 肺小细胞癌（燕麦细胞癌）

癌细胞小，呈梭形，胞质少，似裸核，弥漫分布

（5）大细胞癌：又称大细胞未分化癌，占全部肺癌的 10% 左右。好发于中老年男性吸烟患者，周围型多见，恶性程度高，生长快，转移早而广泛，生存期短，多在 1 年内死亡。半数大细胞癌发生于大支气管，形成较大肿块。镜下观：癌细胞排列成实性团块、片状或弥漫分布；癌细胞体积

大,胞质丰富,均匀淡染或呈颗粒状或呈透明状;核呈圆形、卵圆形或不规则形,染色深,异型性明显,核分裂象多见,坏死常见。形态学上缺乏鳞状细胞癌、腺癌、神经内分泌癌的结构特点,是需免疫组织化学染色辅助鉴别诊断的一种未分化的非小细胞肺癌。

(6)肉瘤样癌:一类含有肉瘤或肉瘤样分化成分的分化差或去分化的非小细胞肺癌,罕见,发病率占原发性肺癌的 0.1%～0.4%。目前研究认为,肉瘤样癌起源于单克隆原始上皮组织,经上皮间质转化出现肉瘤和(或)肉瘤样分化。包括多形性癌、肺母细胞瘤、癌肉瘤三种亚型。

(三)扩散途径

1.直接蔓延　中央型肺癌常直接侵犯纵隔、心包及周围血管,沿支气管蔓延至同侧甚至对侧肺组织。周围型肺癌可直接侵及胸膜乃至胸壁。

2.转移　淋巴道转移通常较早,且扩散速度较快,首先转移到支气管旁淋巴结、肺门淋巴结,进而转移到纵隔、锁骨上、腋窝及颈部淋巴结等。周围型肺癌的癌细胞可进入胸膜下淋巴丛,导致胸膜下转移灶并引起胸腔血性积液。癌细胞可直接侵及肺小静脉或毛细血管入血,也可经淋巴液回流通过胸导管入血而发生血道转移。脑、骨、肾上腺等是常见的经血道转移的部位,小细胞癌比鳞状细胞癌和腺癌更容易发生血道转移。

(四)临床病理联系

肺癌因初期症状不明显往往失去早期治疗机会。中晚期患者可出现咳嗽、痰中带血、胸痛,尤其是咯血等症状。肿瘤压迫或阻塞支气管,除引起咳嗽、痰中带血之外,可引起局限性肺气肿或肺萎陷;若继发感染,可引发肺炎或脓肿;大块癌组织坏死排出,局部形成空洞,破坏血管致咯血;癌组织侵及胸膜,除引发胸痛外,可致血性胸水;侵蚀食管可导致食管-支气管瘘;肿瘤侵入纵隔压迫上腔静脉,可导致面颈部水肿及颈胸部静脉曲张;肿瘤若发生在肺尖部,可侵蚀或压迫颈交感神经链,引起 Horner 综合征,表现为同侧上眼睑下垂、瞳孔缩小、皮肤无汗等交感神经麻痹症状;肿瘤侵犯臂丛神经,可出现上肢疼痛和肌肉萎缩等;若是神经内分泌型肺癌,主要是小细胞肺癌,因产生异位内分泌激素而引起副肿瘤综合征。如分泌大量 5-羟色胺,可引起类癌综合征,表现为支气管痉挛、阵发性心动过速、水样腹泻及皮肤潮红等;如分泌 ACTH,则引起类库欣综合征。此外,还可有肺性骨关节病、肌无力综合征等,这些症状可以随肿瘤的治疗而消退。

肺癌不易早期发现,一经发现基本属于中晚期,治疗效果差,预后多数不佳,因此,早期发现、早期治疗是提高治愈率和生存率的关键。应该注意,40 岁以上,特别有长期吸烟史者,如果出现咳嗽、痰中带血、憋气、胸痛或出现刺激性咳嗽、干咳无痰等症状需高度警惕,应及时进行影像学检查(如 X 线检查、CT、核磁共振成像)、痰细胞学检查、纤维支气管镜检查、活组织检查,以便早期发现、早期诊断、早期治疗,以期提高患者生存率。

第六节　胸膜疾病

一、胸膜炎

多种原因可引起胸膜炎症,但较常见的是肺的炎症性疾病蔓延至胸膜,按病因可分为感染性胸膜炎(如细菌性、真菌性)和非感染性胸膜炎(如类风湿性、淀粉样变等)。胸膜炎大多表现为渗出性炎症,根据渗出物的性质可分为浆液性胸膜炎、纤维蛋白性胸膜炎及化脓性胸膜炎。

1.浆液性胸膜炎　浆液性胸膜炎又称湿性胸膜炎,主要表现为多量淡黄色浆液聚积于胸膜腔,形成胸水。常见于肺炎及肺结核病初期,也可以是类风湿关节炎、系统性红斑狼疮等自身免疫病时全身性浆膜炎的局部表现。胸腔内渗出液过多可导致呼吸困难。

2.纤维蛋白性胸膜炎 纤维蛋白性胸膜炎又称干性胸膜炎,渗出物主要为纤维蛋白伴不等量中性粒细胞浸润。多见于肺炎、肺结核病、尿毒症、风湿病和肺梗死。渗出的纤维蛋白附着于胸膜的腔面,因呼吸运动被牵拉成绒毛状。临床听诊时可闻及胸膜摩擦音,并出现胸痛。晚期若纤维蛋白不能被溶解吸收,则发生机化,导致胸膜纤维性肥厚和粘连,严重者胸膜厚度可达数厘米,使呼吸运动明显受限。

3.化脓性胸膜炎 常继发于肺炎链球菌、金黄色葡萄球菌等化脓性细菌引起的肺炎、肺脓肿,也可由血行播散引起。脓性渗出液积聚于胸腔形成脓胸。肺结核空洞破裂穿入胸腔可形成结核性脓胸。

二、间皮瘤

胸膜间皮瘤(pleural mesothelioma)是原发于胸膜间皮的肿瘤,系由被覆胸膜的间皮细胞发生。间皮细胞具有分化为上皮和纤维组织的双向分化能力,故由间皮细胞发生的间皮瘤也具有双向分化特征。间皮瘤分为弥漫性间皮瘤和局限性间皮瘤两种类型。

1.弥漫性间皮瘤 60岁以上男性多见,多数患者有石棉接触史,其他危险因素有电离辐射和遗传学异常($BAP1$ 胚系突变)。典型病例表现为气急、胸痛和胸水,胸水常为血性。肉眼观:特征性表现为胸膜弥漫性增厚,呈多发性结节状,结节界限不清,灰白色,大小不等。肿瘤常累及一侧胸膜的大部分,也可扩散到对侧胸膜、肺叶间、心包膜、胸壁、膈肌甚至肺组织,少数病例可延及腹膜。镜下可见三种基本组织学图像,包括上皮样间皮瘤、肉瘤样间皮瘤和双相性(混合性)间皮瘤。其中上皮样间皮瘤约占所有胸膜间皮瘤的80%,肉瘤样间皮瘤占10%~20%,双相性间皮瘤约占10%。上皮样间皮瘤大多呈小管状和乳头状生长,肉瘤样间皮瘤肿瘤细胞呈梭形或卵圆形,细胞质少、嗜酸性,细胞核卵圆形,可见核分裂象。肿瘤细胞排列呈束状、席纹状或随意分布,浸润性生长,累及周围组织。双相性间皮瘤由上皮样和肉瘤样成分以不同比例混合而成,每种成分至少各占10%。弥漫性间皮瘤预后差,采用手术、化疗和放疗联合治疗,疗效较差,中位生存时间约1年,5年生存率约10%。

2.局限性间皮瘤 一种在局部呈结节状生长的间皮瘤,少见(<1%),老年男性多见。大体呈孤立结节状,界清,与脏层或壁层胸膜相连,有蒂或无蒂,通常无扩散或侵犯邻近器官。镜下组织学形态类似于弥漫性间皮瘤。采用手术切除,预后好于弥漫性间皮瘤。

(河北北方学院 白美玲)

在线答题

第九章　消化系统疾病

学习目标

素质目标:提高医生专业素养,培养学生敬畏生命、医者仁心、爱岗敬业的专业精神,能用联系、辩证的观点看待问题,树立积极的人生态度。

能力目标:培养学生细致的观察能力及严谨的思维能力,能对常见消化系统疾病进行辨别和分析,培养学生独立思考、知识运用和理论联系实际能力,为临床课程学习打下基础。

知识目标:熟记慢性萎缩性胃炎的病变特点;熟记消化性溃疡病的病理特点及合并症;列举各型阑尾炎、炎症性肠病和胰腺炎的病变特点;准确描述病毒性肝炎和门脉性肝硬化的病变特点和临床病理联系;准确描述食管癌、胃癌和肝癌等常见消化系统肿瘤的大体及组织学类型。

消化系统由消化管和消化腺两部分组成。消化管是由与外界相通的连续性管道,包括口腔、食管、胃、肠和肛门。消化腺包括涎腺、肝、胰和消化管的黏膜腺体等。消化系统具有消化、吸收、排泄、解毒和内分泌等多种生理功能。由于消化管与外界直接相通,是病原微生物等多种损伤因子入侵的门户,因此消化系统是体内各系统中最易患病的部位。常见的消化系统疾病有炎症性疾病、肿瘤及消化性溃疡、肝硬化等,本章主要对这些消化系统的常见病、多发病进行介绍。

第一节　食管炎症

食管炎(esophagitis)是发生于食管黏膜的一种炎症性病变。食管炎的病因包括物理、化学和生物性因子,其中最常见的是胃食管反流,其次为微生物感染、机械性损伤、高温灼伤、化学性腐蚀剂等。食管炎按照病程可分为急性和慢性两种类型;按病因可分为感染性及非感染性疾病等。本节主要介绍反流性食管炎和 Barrett 食管的病理变化。

一、反流性食管炎

反流性食管炎属于胃食管反流病(gastroesophageal reflux disease,GERD),主要是由胃或十二指肠内容物反流入食管,刺激食管下段黏膜而引起的慢性炎症。迷走神经功能障碍在本病发病中可能起重要作用。反流性食管炎的主要临床表现为胃灼热及反酸,还可出现咳嗽、喉炎等食管外症状。

病理变化:肉眼观(胃镜观察),反流性食管炎的胃镜下表现依据病变程度不同,可表现为糜烂性食管炎(erosive esophagitis)或非糜烂性反流疾病(non-erosive reflux disease)。糜烂性食管炎早期可见食管黏膜充血,呈红斑和红色条纹改变,进一步发展出现食管黏膜糜烂和溃疡。非糜烂性反流病无食管黏膜损伤的表现。镜下观,糜烂性食管炎可见食管黏膜上皮坏死、炎症细胞浸润、黏膜糜烂及溃疡形成;非糜烂性反流病可见基底细胞增生、鳞状上皮内炎症细胞浸润、上皮细胞间隙扩张、上皮乳头延长及上皮乳头血管湖等病理变化。长期慢性炎症可引起 Barrett 食管。

Note

二、Barrett食管

Barrett食管是指食管远端黏膜的鳞状上皮被化生的柱状上皮替代的现象。Barrett食管是大部分食管腺癌的癌前病变。慢性胃食管反流是Barrett食管发生的主要原因,此外,Barrett食管的发生也与$p53$等基因的改变有关。

病理变化:肉眼观(胃镜观察),Barrett食管黏膜呈橘红色、天鹅绒样改变,在灰白色正常黏膜背景上呈补丁状、岛状或环状分布。镜下观,Barrett食管黏膜由类似胃黏膜或小肠黏膜的上皮细胞和腺体构成,包括柱状上皮细胞、杯状细胞、Paneth细胞等,腺体排列可不规则,管腔扩张,伴不同程度的纤维化和炎症细胞浸润,局部黏膜肌层增厚。

目前认为,Barrett食管为食管腺癌的癌前病变,化生的腺上皮可异型增生,并进一步发展为黏膜内癌及浸润癌,其癌变率可达10%。

第二节 胃 炎

胃炎(gastritis)是指各种病因所致的胃黏膜炎性病变。随着内镜技术的普及与发展,人们对胃炎的认识和诊断水平不断提高。胃炎依病程可分为急性胃炎和慢性胃炎。急性胃炎常有明确的病因,临床发病迅速,以中性粒细胞浸润为主,伴胃黏膜充血、糜烂等表现;慢性胃炎发病率高,病因和发病机制较复杂,通常指胃黏膜的慢性非特异性炎症,以淋巴细胞、浆细胞浸润为主,可伴有胃黏膜腺体萎缩和肠上皮化生。当胃黏膜同时可见淋巴细胞、浆细胞及中性粒细胞浸润时,称为慢性"活动性"胃炎。

一、急性胃炎

(一)病因和发病机制

急性胃炎(acute gastritis)可由很多因素引发,包括过量服用阿司匹林等非甾体抗炎药,大量饮酒、吸烟,强酸强碱刺激,全身性疾病如恶性肿瘤、尿毒症、休克,以及全身感染和应激反应等。

(二)类型和病理变化

1. 急性刺激性胃炎(acute irritant gastritis) 急性刺激性胃炎又称单纯性胃炎。多由暴饮暴食、刺激性食物等引起。病变表现为胃黏膜充血、水肿,上皮细胞坏死可形成糜烂。

2. 急性出血性胃炎(acute hemorrhagic gastritis) 急性出血性胃炎多由服用非甾体抗炎药(如阿司匹林等)、过度饮酒或应激反应(如创伤、手术)等引起。病变表现为胃黏膜急性出血合并轻度糜烂,可见多发性应激性浅表溃疡形成。

3. 急性腐蚀性胃炎(acute corrosive gastritis) 急性腐蚀性胃炎多由吞服强酸、强碱或其他腐蚀性化学物引起。病变多较严重,黏膜出现坏死、脱落,可累及深层组织,甚至引起穿孔。

4. 急性感染性胃炎(acute infective gastritis) 急性感染性胃炎少见,可由金黄色葡萄球菌、链球菌或大肠杆菌等化脓菌经血行蔓延或胃外伤直接感染引起。病变表现为胃黏膜充血、水肿、弥漫性中性粒细胞浸润,呈急性蜂窝织炎性改变。

二、慢性胃炎

慢性胃炎(chronic gastritis)是由各种致病因素引起的胃黏膜的慢性非特异性炎症,临床发病率高。

(一)病因和发病机制

目前病因尚未完全明了,大致与以下因素有关。

1.幽门螺杆菌(*Helicobacter pylori*,HP) HP 是一种微弯曲、呈棒状的革兰阴性杆菌,常见于胃黏膜上皮细胞表面或胃小凹内,在慢性胃炎患者的胃镜活检标本中的检出率较高。HP 可分泌某些酶类(如尿素酶、蛋白酶、磷酸酯酶等)、毒素(如细胞毒素相关蛋白、细胞空泡毒素等)和炎症介质(如白三烯、趋化因子等),引起胃黏膜上皮细胞和血管内皮细胞损伤,导致胃黏膜的慢性炎症。

2.长期慢性刺激 急性胃炎反复发作、长期吸烟、酗酒、食用刺激性食物、滥用对胃黏膜有损伤的药物(如水杨酸类药物)等导致胃黏膜反复损伤而转为慢性胃炎。

3.十二指肠液、胆汁的反流 幽门括约肌功能失调等因素造成十二指肠液反流入胃,胆汁和胰液等会削弱胃黏膜的屏障功能。

4.自身免疫损伤 部分患者血中含抗壁细胞抗体和抗内因子抗体,使壁细胞数量减少,胃酸分泌减少甚至缺失;同时影响维生素 B_{12} 吸收,导致恶性贫血,主要见于 A 型慢性萎缩性胃炎。

(二)类型和病理变化

慢性胃炎的分类尚未统一,一般基于病因、内镜所见、胃黏膜病理变化和胃炎分布范围等相关指标进行分类。根据病理变化,慢性胃炎可分为萎缩性和非萎缩性两大类。

1.慢性非萎缩性胃炎(chronic non-atrophic gastritis) 即慢性浅表性胃炎、慢性单纯性胃炎,是常见的胃黏膜病变之一,以胃窦部最为常见。病变以黏膜浅层炎症细胞浸润,黏膜固有腺体保持完整为特征。其发病率高,胃镜检出率达 $20\%\sim40\%$。肉眼观(内镜下观察):可见黏膜红斑、黏膜出血点、黏膜粗糙,伴或不伴水肿、充血、渗出等。镜下观:炎症病变局限于黏膜浅层,浸润的炎症细胞以淋巴细胞、浆细胞为主,有时可见少量嗜酸性粒细胞和中性粒细胞,伴黏膜上皮坏死、脱落、间质水肿,腺体完整,无萎缩性改变。临床表现为上腹痛或不适、上腹部坠胀或恶心等症状。本病大多经治疗或合理饮食而痊愈,少数可转变为慢性萎缩性胃炎。

2.慢性萎缩性胃炎(chronic atrophic gastritis) 多由慢性浅表性胃炎发展而来,部分可能与吸烟、酗酒或滥用非甾体抗炎药有关,患病率随年龄增加而上升。本病以胃黏膜萎缩变薄、黏膜腺体减少或消失并伴肠上皮化生,固有层内慢性炎症细胞浸润为特点。

根据病因以及是否伴有恶性贫血,慢性萎缩性胃炎可分为 A、B 两型(表 9-1)。A 型慢性萎缩性胃炎国外多见,主要累及胃体或胃底部,发病与自身免疫有关,患者血中可找到抗壁细胞抗体和抗内因子抗体,常伴恶性贫血和维生素 B_{12} 吸收障碍。B 型慢性萎缩性胃炎国内多见,主要累及胃窦部,与 HP 感染、吸烟、酗酒、服用药物有关,可发生恶变。

表 9-1 慢性萎缩性胃炎 A、B 型的比较

	A 型	B 型
病因与发病机制	自身免疫	HP 感染($60\%\sim70\%$)
病变部位	胃体或胃底部	胃窦部
抗壁细胞抗体、抗内因子抗体	阳性	阴性
血清胃泌素水平	高	低
胃内 G 细胞增生	有	无
血清中自身抗体	阳性($>90\%$)	阴性
胃酸分泌	明显降低	中度降低或正常
血清维生素 B_{12} 水平	降低	正常
恶性贫血	常有	无
伴发消化性溃疡	无	高

两型萎缩性胃炎的病变基本相同,均可累及黏膜全层。肉眼观(内镜下观察):可见黏膜红白相间、以白为主,黏膜皱襞变平甚至消失,部分黏膜下层血管显露;可伴有黏膜颗粒或结节状等表现。镜下观:①黏膜及腺体萎缩。病变处胃黏膜变薄,腺体萎缩变小、数量变少,有时可见腺体囊性扩张。依据腺体萎缩的程度,萎缩性胃炎可分为三度:轻度,固有腺体数减少不超过原有腺体的 1/3;中度,固有腺体数减少介于 1/3 与 2/3 之间;重度,固有腺体数减少超过 2/3,仅残留少数腺体甚至腺体完全消失。②黏膜层内慢性炎症细胞浸润,纤维组织增生。黏膜固有层有不同程度的淋巴细胞和浆细胞浸润,可见淋巴滤泡形成(图 9-1)。③腺上皮化生,包括肠上皮化生和假幽门腺化生,以肠上皮化生多见。假幽门腺化生指在胃体、胃底部的壁细胞和主细胞减少或消失,被类似幽门腺的黏液分泌细胞取代的现象。肠上皮化生指病变处(主要为胃窦部)黏膜上皮被肠型腺上皮替代的现象,发生化生的细胞还可以出现异型增生。肠上皮化生又可分为完全型肠上皮化生(又称Ⅰ型肠上皮化生或小肠型化生)和不完全型肠上皮化生(又称Ⅱ型肠上皮化生)。不完全型(Ⅱ型)肠上皮化生又可分为胃型(Ⅱa型)化生和结肠型(Ⅱb型)化生。完全型(Ⅰ型)肠上皮化生的上皮细胞与小肠上皮细胞相似,Ⅱa型化生的柱状细胞似胃隐窝上皮细胞,Ⅱb型化生的上皮细胞与结肠上皮细胞相似。组织化学染色可区分三种化生细胞所分泌黏液的特征(表 9-2)。通常认为结肠型(Ⅱb型)化生与胃癌的关系相对密切。

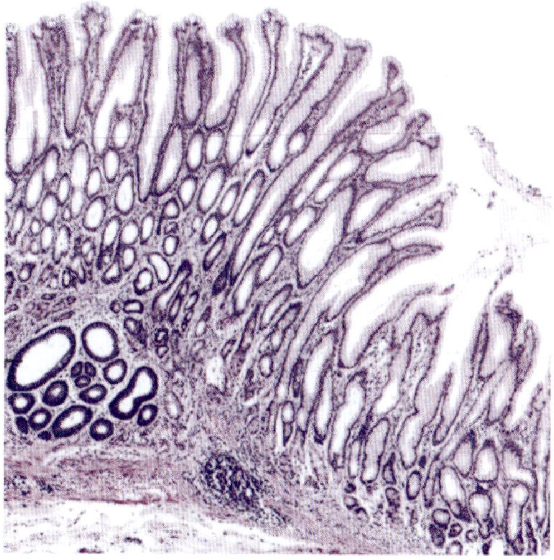

图 9-1 慢性萎缩性胃炎

胃的部分固有腺体萎缩,个别腺体囊性扩张,黏膜固有层
有不同程度的淋巴细胞和浆细胞浸润,可见淋巴滤泡形成

临床上,慢性萎缩性胃炎患者由于固有腺体萎缩,壁细胞和主细胞减少或消失,胃液分泌减少,可出现食欲下降、消化不良、上腹部不适等症状。A 型患者由于壁细胞破坏明显,内因子缺乏,维生素 B_{12} 吸收障碍,常发生恶性贫血。肠上皮化生若出现异型增生,则可能导致癌变。

表 9-2 肠上皮化生的类型

类型		化生细胞	组织化学染色特征
Ⅰ型(小肠型)		杯状细胞、吸收上皮细胞、潘氏细胞	杯状细胞分泌唾液酸黏液(阿尔辛蓝染色阳性);吸收上皮细胞纹状缘(PAS 染色阳性)
Ⅱ型	Ⅱa(胃型)	杯状细胞、柱状上皮细胞	柱状上皮细胞分泌中性黏液(PAS 染色阳性);杯状细胞分泌唾液酸黏液(阿尔辛蓝染色阳性)
	Ⅱb(结肠型)		柱状上皮细胞分泌硫酸黏液(高铁二胺染色阳性);杯状细胞可分泌氧乙酰化唾液酸黏液

^{13}C/^{14}C 尿素呼气试验

^{13}C/^{14}C 尿素呼气试验是目前临床应用较广泛的幽门螺杆菌(HP)检测方法,对 HP 感染的诊断十分敏感和准确,已是国际上公认的金标准之一。

基本原理如下。

受试者口服经特殊标记的尿素,HP 分泌的尿素酶会将此尿素分解,产生带特殊标记的 CO_2 并经血液循环运输至肺部后呼出。采用适当技术收集受试者呼出的 CO_2 并在灵敏度较高的仪器上检测,如果检测到特殊标记的 CO_2 就可判断受试者为 HP 阳性,否则为阴性。

检测流程如下。

以 ^{13}C 尿素呼气试验(^{13}C-UBT)为例,受试者向第 1 个气袋内吹气,完毕后盖紧袋口,口服一粒尿素[^{13}C]胶囊,静坐 30 min,向第 2 个气袋内吹气,完毕后盖紧袋口进行检测。放于红外光谱分析仪上进行 ^{13}C 放射性测试 3 min,判定结果;^{13}C-UBT$>$4δCO_2 可判断为 HP 阳性。

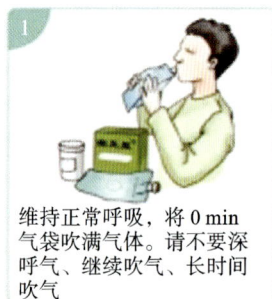

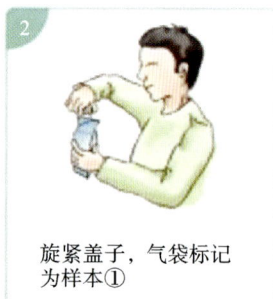

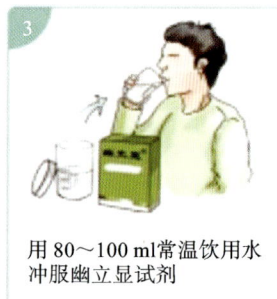

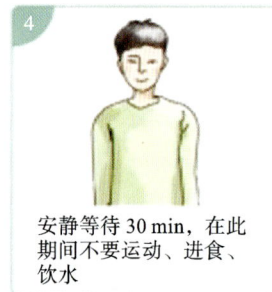

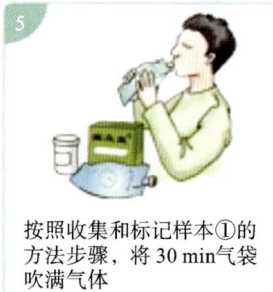

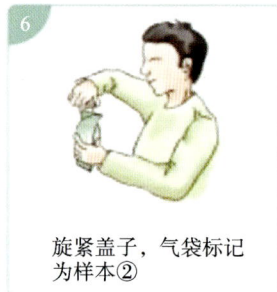

1. 维持正常呼吸,将 0 min 气袋吹满气体。请不要深呼气、继续吹气、长时间吹气

2. 旋紧盖子,气袋标记为样本①

3. 用 80～100 ml常温饮用水冲服幽立显试剂

4. 安静等待30 min,在此期间不要运动、进食、饮水

5. 按照收集和标记样本①的方法步骤,将 30 min气袋吹满气体

6. 旋紧盖子,气袋标记为样本②

^{13}C 尿素呼气试验与 ^{14}C 尿素呼气试验区别在于 ^{13}C 稳定性好,无辐射作用,可用于任何人群,但是检测元素的仪器价格昂贵;相比而言,^{14}C 尿素呼气试验价格便宜,而且操作简单,^{14}C 的辐射作用很小,受试者和医护人员均不用采取防护措施,但应避免用其对儿童和孕妇进行检测。此两种检测方法均操作较为简单、无创,可反映全胃 HP 的感染情况,有很高的敏感度和特异度,可根据患者具体情况选择一种检测方法。此两种方法均值得临床推广。

第三节 消化性溃疡

消化性溃疡是以胃或十二指肠黏膜形成慢性溃疡为特征的一种常见病、多发病。因溃疡形成与胃液(胃酸和胃蛋白酶)的自我消化作用有关,故称消化性溃疡。消化性溃疡根据发生部位不同分为胃溃疡(gastric ulcer,GU)、十二指肠溃疡(duodenal ulcer,DU)以及复合性溃疡,其中十二指肠溃疡较为多见,约占70%,胃溃疡约占25%,复合性溃疡约占5%。临床上,患者有周期性节律性上腹部疼痛、反酸、嗳气等症状,病程长,呈慢性经过、反复发作。

一、病因和发病机制

消化性溃疡的病因和发病机制较复杂,尚未完全阐明。目前认为本病可能与以下因素有关。

(一)幽门螺杆菌(HP)感染

HP感染是引起消化性溃疡的重要原因。HP可释放细菌型血小板激活因子,促进毛细血管内血栓形成,致黏膜缺血,破坏黏膜防御屏障,诱发溃疡形成;HP可分泌尿素酶和蛋白酶,此两种酶分别能催化游离氨生成和裂解胃黏膜糖蛋白;HP产生的磷酸酯酶可以破坏黏膜上皮细胞脂质膜,还可产生白三烯,有利于胃酸进入黏膜内;HP促进G细胞增生,致胃酸分泌增加;HP还可以趋化中性粒细胞,后者可释放髓过氧化物酶产生次氯酸,破坏黏膜上皮细胞;HP易黏附到表达O型血抗原的细胞,这可能是导致O型血人群胃溃疡发病率较高的因素。

课程思政教学案例

　　幽门螺杆菌的分布十分广泛。1979年,澳大利亚病理科医师沃伦(Warren)和实习医生马歇尔(Marshall)利用Warthin-Starry染色法发现胃黏膜标本上存在细菌,马歇尔用四环素治疗1例胃内有细菌的老年性胃炎患者,发现清除细菌后胃炎症状得到改善,随后他们开始合作,从胃黏膜上培养分离这种细菌,经过反复试验,最终于1982年确认了幽门螺杆菌的存在及其在胃炎、胃溃疡等疾病中的作用。1989年这种细菌被命名为幽门螺杆菌。

　　在此过程中,沃伦和马歇尔表现出了非凡的勇气。一是他们不简单停留在现象,而是积极探索现象背后的机制。在发现四环素对老年性胃炎有疗效后,他们并没有停下探索的脚步。二是质疑权威。他们提出假说——幽门螺杆菌导致胃炎和胃癌,并通过试验初步进行验证,但他们遭到了嘲笑和质疑,因为当时的观点是细菌在胃酸中不能生存,其论文也被退稿。三是牺牲精神。1984年的一天,马歇尔吞服了幽门螺杆菌培养液,用自己的身体做试验,进行验证。两周后,他出现胃痛、进食困难等典型胃炎症状。经胃镜检查发现,他的胃黏膜上布满了幽门螺杆菌,证实了他的假说。幽门螺杆菌的发现,为重新认识某些与其相关的临床疾病开辟了新纪元。

(二)黏膜抗消化能力降低

胃、十二指肠黏膜防御屏障功能被破坏,是胃、十二指肠黏膜组织被胃酸与胃蛋白酶消化而形成溃疡的重要原因。正常胃和十二指肠黏膜表面存在黏膜防御屏障。由胃黏膜分泌的黏液(黏液屏障)可减少和避免黏膜与胃液的直接接触,碱性黏液可中和胃酸;黏膜上皮细胞的脂蛋白

(蛋白屏障)可保护黏膜,防止氢离子逆向弥散。此外,黏膜微循环、黏膜自身修复功能也能够保证胃、十二指肠黏膜不会被胃液自我消化而维持其完整性。服用对胃黏膜有刺激性的药物(如水杨酸类药物)、吸烟、饮酒以及胆汁反流入胃等,均可使胃黏液分泌不足或黏膜上皮受损,黏膜防御屏障功能被破坏,使胃黏膜抗消化能力降低,导致胃黏膜糜烂,进而发展成慢性溃疡。

(三)胃液的消化作用

大量研究表明,溃疡的形成是胃壁或十二指肠壁局部黏膜组织被胃酸、胃蛋白酶消化的结果。胃酸分泌增多的患者易发生消化性溃疡病,如十二指肠溃疡患者分泌胃酸的壁细胞数量明显增多;空肠、回肠内为碱性环境,极少发生溃疡,但若行胃空肠吻合术,术后吻合处的空肠亦可因胃液的消化作用而发生溃疡等。这些现象说明胃液的自我消化作用是溃疡形成的重要而直接的因素。

(四)神经、内分泌功能失调

长期精神过度紧张、过度忧郁等因素可引起大脑皮质功能失调,进而导致自主神经功能紊乱。迷走神经功能亢进可促使胃酸分泌增多,与十二指肠溃疡发生有关。当迷走神经兴奋性降低时,胃蠕动减弱,造成食物潴留在胃内,刺激胃窦部的 G 细胞分泌胃泌素增加,促进胃溃疡形成。

(五)遗传因素

20%～40%患者有家族史;此外,O 型血人群消化性溃疡的发病率比其他血型人群高 1.5～2 倍,说明本病的发生可能与遗传因素有关。

二、病理变化

肉眼观,胃溃疡好发于胃小弯近幽门部,尤其多见于胃窦部。溃疡常为单发,呈圆形或椭圆形,直径多在 2 cm 以内;溃疡边缘整齐,状如刀切,底部平坦,深浅不一,通常穿破黏膜下层深达肌层或浆膜层。溃疡切面呈斜漏斗形,贲门侧较深,其边缘耸直呈潜掘状;幽门侧较浅,其边缘平缓呈斜坡状。由于溃疡底部瘢痕组织的收缩牵拉作用,溃疡周围黏膜皱襞呈放射状向溃疡集中(图 9-2)。十二指肠溃疡病变与胃溃疡相似,多见于十二指肠起始部(球部),但溃疡小而浅,直径多在 1 cm 以内,较易愈合修复,也可引起显著的十二指肠球部纤维结缔组织增生,致球部变形。

镜下观,溃疡底部由浅到深分四层:①炎性渗出层:有少量炎性渗出物,由中性粒细胞和纤维蛋白等构成。②坏死组织层:由坏死组织构成。③肉芽组织层:由大量新生的毛细血管、成纤维细胞和炎症细胞构成。④瘢痕组织层:由玻璃样变的瘢痕组织构成(图 9-3)。瘢痕层内,小动脉受到炎症刺激可发生增殖性动脉内膜炎,导致管壁增厚,管腔狭窄,也可伴有血栓形成。这种血管改变一方面可防止血管破裂、出血;另一方面也可导致局部供血不足,影响溃疡愈合。溃疡底部的神经节细胞及神经纤维常发生变性和断裂,断端呈小球状增生形成创伤性神经瘤,这是引起消化性溃疡病疼痛的主要原因。溃疡周围组织呈炎症性改变,溃疡边缘部黏膜可见淋巴细胞、浆细胞等慢性炎症细胞浸润;腺体及黏膜上皮细胞增生呈息肉状;黏膜下层及浆膜层纤维组织增生。

三、临床病理联系

周期性、节律性上腹部疼痛是消化性溃疡病的主要临床表现。疼痛的发生与胃酸刺激溃疡面神经末梢及胃壁的平滑肌痉挛有关。胃溃疡多为餐后痛,主要是由于进食后胃泌素、胃酸分泌增多所致;而十二指肠溃疡多为空腹痛或夜间痛,进食后缓解,这与迷走神经兴奋性升高,刺激胃酸分泌增多有关。此外,消化性溃疡病患者还可有反酸、呕吐、嗳气、上腹部饱胀等症状,这与幽门痉挛或胃逆蠕动以及幽门狭窄导致食物排空困难,滞留在胃内发酵等因素有关。消化性溃疡病患者行 X 线钡餐检查,溃疡处可见龛影形成。

Note

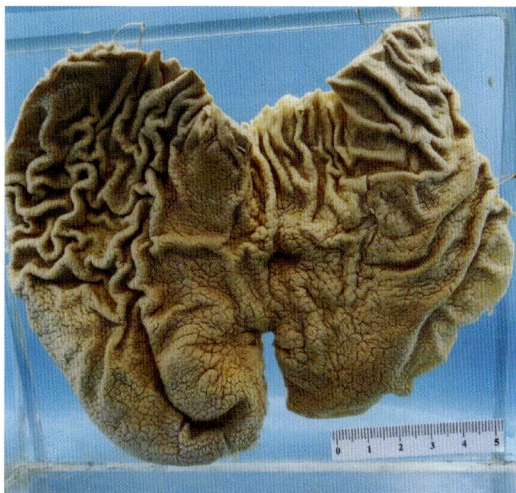

图 9-2　胃溃疡(肉眼观)

胃小弯近幽门处见一深达肌层的溃疡,其直径未超过 2 cm,呈椭圆形,边缘整齐,状如刀切,底部平坦、干净,周围黏膜皱襞呈放射状

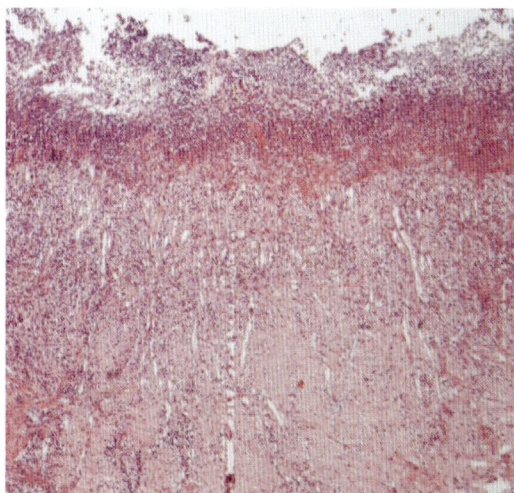

图 9-3　胃溃疡(镜下观)

溃疡处正常胃黏膜消失,溃疡底部由浅到深可见四层结构:炎性渗出层、坏死组织层、肉芽组织层、瘢痕组织层

四、结局与并发症

(一)愈合

溃疡底部的炎性渗出物及坏死物逐渐被吸收或排出,肉芽组织增生形成瘢痕充填缺损,同时周围黏膜上皮再生,覆盖溃疡面而愈合。

(二)并发症

1. 出血 消化性溃疡病最常见的并发症,发生率为 $10\%\sim35\%$。溃疡处毛细血管破裂,出血量少,呈隐匿性出血,患者大便潜血试验阳性;若溃疡底部大血管破裂,造成上消化道大出血,患者可表现为呕出大量咖啡样血液或排出柏油样大便,严重者可发生失血性休克。

2. 穿孔 消化性溃疡病最危险的并发症,发生率约为 5%。由于十二指肠前壁较薄且不易与周围脏器粘连,穿孔多发生于十二指肠前壁;穿孔后内容物漏入腹腔引起弥漫性腹膜炎。当胃后壁溃疡发生穿孔时,内容物可漏入小网膜囊内,形成局限性腹膜炎。

3. 幽门狭窄 发生率约为 3%。近幽门处的溃疡炎性水肿和幽门括约肌痉挛,可引起功能性幽门狭窄、梗阻;溃疡愈合过程中瘢痕组织收缩致使幽门狭窄,可引起器质性梗阻。幽门狭窄可造成胃内容物潴留,继发胃扩张,患者常出现反复呕吐,严重者可引起水、电解质和酸碱平衡紊乱。

4. 癌变 癌变率不超过 1%,多见于中年以上长期胃溃疡患者,十二指肠溃疡一般不癌变。癌变多发生于溃疡边缘,边缘黏膜上皮或腺体反复损伤及再生易致癌变。患者出现疼痛规律丧失,消瘦、贫血,大便潜血试验持续阳性等表现提示有癌变倾向。

第四节　阑　尾　炎

阑尾炎(appendicitis)是一种常见疾病。临床主要表现为转移性右下腹痛、呕吐、发热和末梢血中性粒细胞计数升高等。根据病程长短,阑尾炎可分为急性和慢性两种类型。

一、病因和发病机制

阑尾腔阻塞和细菌感染是阑尾炎发病的主要因素。临床数据显示，50%～80%的阑尾炎病例伴有阑尾腔阻塞。阑尾是附于盲肠的一条细长盲管，管腔狭小，阑尾系膜短使阑尾呈屈曲扭折状等特点，导致来自肠腔内的粪便和细菌易潴留在阑尾腔内；阑尾动脉为回结肠动脉的终末分支，是无侧支循环的终动脉，发生血液循环障碍时易缺血坏死；阑尾壁神经组织丰富，阑尾根部有类似括约肌的结构，致阑尾受刺激时更易收缩变窄。粪石、寄生虫等是引起阑尾腔机械性阻塞的常见原因。而阑尾腔的机械性阻塞或阑尾痉挛，均可引起阑尾血液循环障碍致阑尾缺血、黏膜损伤，易于造成细菌（如大肠杆菌、肠球菌、链球菌等）入侵，发生炎症。

二、分型及病理变化

（一）急性阑尾炎

1. 急性单纯性阑尾炎（acute simple appendicitis） 多为早期阑尾炎的表现，细菌首先侵入阑尾黏膜隐窝，引起阑尾黏膜和黏膜下层炎症。肉眼观，阑尾轻度肿胀，浆膜充血，失去正常的光泽。镜下，阑尾黏膜上皮可见一个或多个部位脱落形成缺损，黏膜层内充血、水肿，并有中性粒细胞浸润和纤维蛋白渗出。黏膜下各层有炎性水肿。

2. 急性蜂窝织炎性阑尾炎（acute phlegmonous appendicitis） 又称急性化脓性阑尾炎，常由急性单纯性阑尾炎发展而来。肉眼观，阑尾显著肿胀、增粗，浆膜高度充血，表面有纤维蛋白性或脓性渗出物附着。镜下观，炎性病变呈扇面形由浅层向深层扩展，可达肌层和浆膜层。阑尾壁各层均有大量中性粒细胞弥漫性浸润，并有炎性水肿及纤维蛋白渗出。浆膜下血管扩张充血明显，表面有大量中性粒细胞和纤维蛋白渗出（图 9-4）。

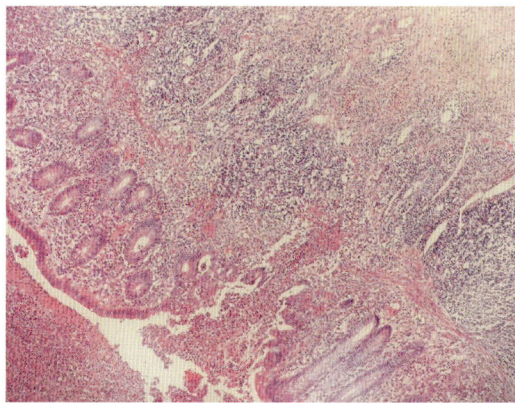

图 9-4　急性蜂窝织炎性阑尾炎

阑尾腔内见脓性渗出物，部分黏膜坏死脱落，阑尾壁内见中性粒细胞弥漫性浸润

3. 急性坏疽性阑尾炎（acute gangrenous appendicitis） 由急性蜂窝织炎性阑尾炎进展而来，属于一种重型阑尾炎。阑尾管腔阻塞、积脓及阑尾系膜静脉受炎症波及而发生血栓性静脉炎等，导致阑尾血液循环障碍，广泛坏死，随后继发腐败菌感染形成坏疽。肉眼观，阑尾呈暗红色或黑褐色，易导致穿孔而引起弥漫性腹膜炎或阑尾周围脓肿。

（二）慢性阑尾炎

慢性阑尾炎多为急性阑尾炎迁延不愈转变而来，也可起病即呈慢性经过。镜下可见阑尾壁内淋巴细胞、浆细胞等慢性炎症细胞浸润，伴不同程度纤维结缔组织增生，可与周围组织发生粘连。临床上，患者右下腹疼痛症状不明显。慢性阑尾炎急性发作时，阑尾壁内出现大量中性粒细胞浸润。

三、结局与并发症

外科治疗为急性阑尾炎的有效治疗手段,少数病例因治疗不及时或机体抵抗力低下,出现并发症或转为慢性阑尾炎。阑尾炎的主要并发症如下:①阑尾急性穿孔引起的急性弥漫性腹膜炎;阑尾慢性穿孔引起的阑尾周围脓肿或局限性腹膜炎。②当阑尾炎并发阑尾系膜静脉的血栓性静脉炎时,细菌或脱落的含菌血栓可随门静脉血液回流入肝内而形成转移性肝脓肿。③如果阑尾近端阻塞,阑尾腔内脓液或黏液潴留则致使阑尾远端高度膨胀,则形成阑尾积脓或阑尾黏液囊肿。阑尾黏液囊肿如果发生破裂,黏膜上皮和黏液可种植在腹膜表面形成腹腔假黏液瘤。

第五节　炎症性肠病

炎症性肠病(inflammatory bowel disease,IBD)是一类病因不明的慢性非特异性肠道炎性疾病,主要包括局限性肠炎和溃疡性结肠炎。近年来,国内炎症性肠病的发病率逐年上升,特别是在沿海经济发达地区,其发生可能与遗传、肠道菌群、免疫反应异常等多种因素相互作用有关。

一、局限性肠炎

局限性肠炎(regional enteritis)又称克罗恩病(Crohn disease,CD),是一种病因不明的主要侵犯消化道的全身性疾病。病变主要累及回肠末端,其次是结肠、近端回肠和空肠等处。因病变常呈节段性分布,故称为局限性肠炎。临床表现主要有慢性腹痛、腹泻、腹部肿块、肠溃疡穿孔、肠瘘形成和肠梗阻等症状。本病多见于青壮年,呈慢性经过,临床上常反复发作,不易根治。

(一)病因和发病机制

病因未明,近年研究发现本病常有免疫异常现象。在患者血液中可检测到抗结肠抗体,在病变部位常有免疫复合物的沉积,使用糖皮质激素或免疫抑制剂治疗有效。

(二)病理变化

肉眼观,病变呈节段性、跳跃性,病变区之间由正常的肠段分隔,界限清楚。病变肠壁增厚、变硬,肠管狭窄。肠黏膜高度水肿,皱襞呈块状增厚,呈鹅卵石样改变。病变早期黏膜面有鹅口疮样小溃疡,之后可发展为裂隙状溃疡,严重者可致穿孔及瘘管形成。病变肠管易与周围组织和器官发生粘连。

镜下可见:①裂隙状溃疡形成,溃疡深而窄呈裂隙状,可达肌层甚至浆膜层。②肠壁透壁性炎症,肠壁各层可见大量淋巴细胞、浆细胞及巨噬细胞浸润,部分淋巴组织增生形成淋巴滤泡。③黏膜下层高度水肿,并见大量扩张的淋巴管。④肉芽肿形成,50%～70%病例肠壁内可见由上皮样细胞、多核巨细胞构成的非干酪样坏死性肉芽肿。

二、溃疡性结肠炎

溃疡性结肠炎(ulcerative colitis,UC)是一种原因不明的结肠慢性炎症。病变可累及结肠各段,以直肠、结肠为主,偶见于回肠。临床主要表现为轻重不一的腹痛、腹泻和黏液脓血便等。本病常伴有肠外免疫性疾病,如游走性关节炎、原发性硬化性胆管炎、结节性红斑等。

(一)病因和发病机制

病因不明,现多认为溃疡性结肠炎是一种自身免疫病。部分患者血清中可检测到抗结肠细胞的自身抗体。有观点认为溃疡性结肠炎和局限性肠炎是不同免疫反应引起的不同部位组织的损害,可能属于同一疾病的不同类型。

Note

（二）病理变化

肉眼观，病变呈连续性、弥漫性分布。病变初期，结肠黏膜充血、水肿、点状出血，有多发性糜烂或浅表溃疡形成，一般累及黏膜层和黏膜下层。病变进一步发展，肠黏膜可大片坏死并形成较大不规则溃疡。溃疡边缘残存的黏膜增生形成多发性炎性息肉，称假息肉。有时病变可累及肠壁全层，造成溃疡穿孔并引起肠周围脓肿及腹膜炎。

镜下观，早期结肠黏膜及黏膜下层内有大量中性粒细胞、淋巴细胞、浆细胞和嗜酸性粒细胞浸润，继而有溃疡形成，可见隐窝炎及隐窝脓肿。溃疡底部可见急性血管炎。血管壁纤维蛋白样坏死。溃疡边缘黏膜上皮、腺体增生形成假息肉。若假息肉黏膜上皮出现异型增生，提示有癌变的可能性。晚期病变肠壁见大量纤维组织增生，瘢痕形成。

（三）并发症

溃疡如穿透肠壁可引起结肠周围脓肿、腹膜炎及肠瘘等并发症。部分暴发型病例，病变严重，广泛累及全结肠及肌间神经丛，致结肠蠕动功能丧失而发生麻痹性扩张，称为中毒性巨结肠。溃疡性结肠炎可发生癌变，癌变率与病程长短及病变范围有关。病程越长，癌变风险越高，病程为 20 年以上者癌变风险可达 12%～15%。病变仅累及左半结肠者癌变率低，病变累及全结肠者癌变率较高。

第六节　病毒性肝炎

病毒性肝炎（viral hepatitis）是由肝炎病毒引起的，以肝细胞变性、坏死为主要病变的传染病。引起病毒性肝炎的病原体为肝炎病毒，包括甲型肝炎病毒（HAV）、乙型肝炎病毒（HBV）、丙型肝炎病毒（HCV）、丁型肝炎病毒（HDV）、戊型肝炎病毒（HEV）和庚型肝炎病毒（HGV）六型，我国以乙型肝炎病毒最为多见。临床上常表现为食欲缺乏、乏力、上腹部不适等症状。发病率高，流行地区广泛，发病无年龄及性别差异。

一、病因和发病机制

目前已知的肝炎病毒有甲、乙、丙、丁、戊、庚六型，分别引起相应类型的肝炎（表 9-3）。各型肝炎病毒所引起肝脏损害的机制不尽相同，以甲、乙、丙型肝炎病毒为代表分述如下。

表 9-3　各型肝炎病毒致病特点

类型	结构特点	潜伏期	传播途径	转成慢性肝炎	转成重型肝炎	肝硬化	肝癌
HAV	RNA	2～6 周	消化道（易暴发流行）	无	0.1%～0.4%	无	无
HBV	DNA	4～26 周	密切接触、输血、注射	5%～10%	<1%	常	有
HCV	RNA	2～26 周	同 HBV	>70%	极少	常	有
HDV	缺陷性 RNA	4～7 周	同 HBV	共同感染<5% 重叠感染80%	共同感染 3%～4% 重叠感染 7%～10%	常	有
HEV	RNA	2～8 周	消化道（易暴发流行）	无	合并妊娠时达 20%	无	无
HGV	RNA	不详	输血、注射	无	不详	不详	不详

注：共同感染（coinfection），指 HDV 与 HBV 同时感染；重叠感染（superinfection），指在慢性 HBV 感染的基础上重叠感染 HDV。

1. 甲型肝炎病毒（HAV）　HAV 引起甲型病毒性肝炎（简称甲型肝炎），主要经消化道传播，常起病急，潜伏期短，可散发或流行。HAV 侵入人体后，先在肠黏膜和局部淋巴结增殖，进而入血，经门静脉系统侵入肝脏，在肝细胞内复制后分泌入胆汁，故该病毒颗粒可在粪便中检出。目前认为 HAV 可能是通过特异的细胞免疫应答机制而导致肝细胞损伤。甲型肝炎多表现为急性肝炎,极少数病变较重者可发生急性重型肝炎。

2. 乙型肝炎病毒(HBV) HBV 引起乙型病毒性肝炎(简称乙型肝炎),主要是经血液、血液污染的物品,注射、密切接触、母婴垂直等途径传播。HBV 属于嗜肝 DNA 病毒科,最早由 Dane 在 1970 年发现,也被称为 Dane 颗粒,颗粒分为外壳和核心两部分,致病部分是糖蛋白外壳表面抗原(HBsAg),而外壳里面是核心颗粒,核心颗粒的外皮又称核壳体,构成核壳体的蛋白质是 HBV 核心抗原(HBcAg),核心区还有 HBV e 抗原(HBeAg),HBcAg 一直存在于感染的肝细胞内,而 HBeAg 则分泌到血液中。HBV 侵入人体后,在肝细胞内复制,在感染的肝细胞膜表面分泌大量 HBsAg,刺激机体免疫系统,CD8$^+$ T 细胞识别并结合肝细胞膜上的 HBsAg,发挥细胞毒作用,导致受感染的肝细胞发生变性、坏死或凋亡。此外,HBV 感染引起的肝损害可能还与自身免疫反应和免疫复合物沉积有关。HBV 在中国是慢性肝炎的主要病原体,患者可最终进展为肝硬化;HBV 也可引起急性肝炎、急性重型肝炎以及无症状病毒携带者状态。

3. 丙型肝炎病毒(HCV) HCV 引起丙型病毒性肝炎(简称丙型肝炎),传播途径与 HBV 相同,以输血及注射途径为主。HCV 可直接损害肝细胞,也可能与细胞因子(TGF-β1、TNF-α 和 IL-1 等)介导的免疫反应有关。饮酒可促进病毒的复制、激活和肝纤维化的发生。HCV 在西方国家是慢性肝炎的主要病原体。约 3/4 的感染者可演变为慢性肝炎,其中 20% 可进展为肝硬化,部分还可发展为肝细胞性肝癌。

机体的免疫状态不同,感染病毒的数量与毒力也不同,引起的肝细胞损害程度也不尽相同,因而病毒性肝炎表现出不同的临床病理类型。①机体免疫功能正常:感染病毒数量较少、毒力较弱时,常引起急性肝炎。②机体免疫功能过强:感染病毒数量多、毒力强,则引起重型肝炎。③机体免疫功能不足:病毒不断释放,反复感染肝细胞,引起慢性肝炎。④机体免疫功能耐受或缺陷:病毒在肝细胞内持续存在,肝细胞损害轻微或不出现肝细胞损害,表现为无症状病毒携带者。

二、基本病理变化

病毒性肝炎是一种以变质为主的炎症,各型病毒性肝炎的病理变化基本相同,均以肝细胞的变性、坏死为主,同时伴有程度不同的炎症细胞浸润、肝细胞再生和纤维组织增生。

(一)肝细胞变性、坏死

1. 肝细胞变性

(1)细胞水肿:最常见的病变,病变初期肝细胞体积增大,胞质疏松淡染呈网状、半透明,称胞质疏松化。病变进一步发展,肝细胞体积显著肿大呈圆形,胞质几乎完全透明,称气球样变。电镜下可见内质网不同程度扩张,线粒体肿胀、嵴消失。

(2)嗜酸性变:常仅累及单个或几个肝细胞,散布于肝小叶内。镜下见病变肝细胞胞质水分脱失、浓缩,细胞体积变小,胞质嗜酸性增强。

(3)脂肪变:肝细胞体积增大,胞质内可见大小不等的圆形空泡。肝细胞脂肪变常发生于丙型肝炎。

2. 肝细胞坏死与凋亡

(1)溶解性坏死:由严重的细胞水肿发展而来。根据肝细胞坏死范围、分布特征,溶解性坏死可分为以下几种。

①点状坏死(spotty necrosis):肝小叶内单个或数个肝细胞的坏死,呈散在灶状分布,同时该处伴有炎症细胞浸润。常见于急性肝炎。

②碎片状坏死(piecemeal necrosis):肝小叶周边界板处的肝细胞灶状坏死和崩解,伴有炎症细胞浸润、纤维组织增生。常见于慢性肝炎。

③桥接坏死(bridging necrosis):中央静脉与汇管区之间、两个汇管区之间或中央静脉之间出现的互相连接的坏死带,常见于中、重度慢性肝炎。

④亚大块或大块坏死(submassive necrosis or massive necrosis):累及肝小叶大部分(亚大块坏死)或几乎累及整个肝小叶(大块坏死)的坏死。由于坏死范围广,正常组织结构塌陷。常见于重型肝炎。

(2)凋亡:由嗜酸性变发展而来,胞质进一步浓缩,核固缩消失,最终形成深红色、均一浓染的圆形小体,称为嗜酸性小体。嗜酸性小体为单个细胞死亡形成的凋亡小体,其本质为细胞凋亡。

(二)炎症细胞浸润

在汇管区或肝小叶内坏死区常有程度不等的炎症细胞散在或灶状浸润。浸润的炎症细胞主要为淋巴细胞和巨噬细胞,有时也见少量中性粒细胞及浆细胞。

(三)再生和增生

1.肝细胞再生 坏死的肝细胞由其邻近的肝细胞通过分裂增生而修复。多见于肝炎恢复期或慢性阶段。再生的肝细胞体积较大,核大而深染,有的可呈双核。肝细胞能否完全再生与肝细胞坏死程度有关。若坏死轻微,再生的肝细胞可沿原有的网状支架排列,恢复正常结构;若坏死严重,肝小叶网状支架塌陷,再生肝细胞呈不规则团块状排列,称为肝细胞结节状再生。

2.间质反应性增生和小胆管增生

(1)Kupffer细胞增生:Kupffer细胞可因多种刺激活化增生,增生的细胞呈梭形或多角形,突出于窦壁或脱入窦内成为游走的吞噬细胞,参与炎症反应。

(2)间叶细胞和成纤维细胞增生:存在于肝间质内的间叶细胞具有多向分化的潜能,肝炎时可分化为组织细胞参与炎症反应;慢性阶段,反复发生的实质细胞坏死促使间质大量成纤维细胞增生,可导致肝纤维化及肝硬化。

(3)肝星状细胞增生:肝星状细胞也称贮脂细胞,存在于窦周隙,受刺激后其活化形成肌成纤维细胞,合成并分泌胶原纤维沉积在窦周隙内,参与肝纤维化的形成和肝内结构的重建。

(4)小胆管增生:慢性肝炎并且坏死较严重的病例,在汇管区或大片坏死灶内,可见小胆管增生。

(四)纤维化

病毒性肝炎时,间质胶原纤维广泛增生可引起纤维化。早期纤维化可沿汇管区或中央静脉周围分布,窦周隙内也可见胶原沉积。随着纤维化的不断进展,纤维组织逐渐分割包绕肝小叶形成结节,最终发展为肝硬化。

三、临床病理类型

各型肝炎病毒引起的肝炎的临床表现和病理变化基本相同。目前常用的分类方法是按病因分类,即分为甲、乙、丙、丁、戊、庚六型。除了病因分类外,根据病程和病变特点,从临床病理角度,病毒性肝炎可分为普通型肝炎和重型肝炎两大类,普通型又可分为急性和慢性,重型又分为急性和亚急性。下面分别介绍各型肝炎的病变特点和临床表现。

(一)急性(普通型)肝炎

病毒性肝炎中最常见的类型,临床上根据有无黄疸分为黄疸型和无黄疸型,两者病变基本相同。我国以无黄疸型肝炎居多,其中多为乙型肝炎,部分为丙型肝炎。黄疸型肝炎多见于甲型、丁型和戊型肝炎,病变稍重,病程短。

1.病理变化 肉眼观,肝体积增大,包膜紧张,切面边缘外翻,无光泽。镜下观:①肝细胞广泛变性,表现为胞质疏松化和气球样变。由于肝细胞肿大,肝索排列拥挤、紊乱,肝窦受压变窄,肝细胞内可有淤胆现象。②肝细胞坏死轻微,肝小叶内可见散在的点状坏死灶(图9-5),嗜酸性变和嗜酸性小体形成。③坏死灶内、汇管区可见淋巴细胞、巨噬细胞为主的炎症细胞浸润。④肝细胞完全再生,由于肝细胞索网状纤维支架完整,再生肝细胞可恢复原结构功能。黄疸型肝炎坏死稍重,毛细胆管内常有淤胆及胆栓形成。

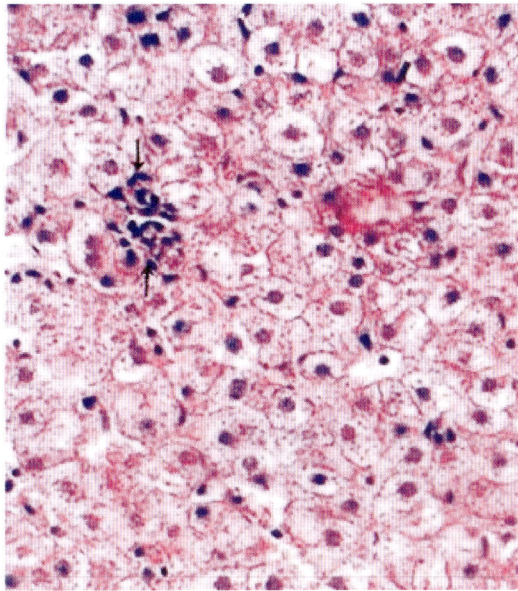

图9-5 急性(普通型)肝炎
肝细胞广泛水肿,细胞体积大,胞质染色变浅;肝细胞发生点状坏死,坏死后有淋巴细胞浸润

2. 临床病理联系

(1)肝大、肝区疼痛:肝细胞弥漫性水肿,使肝体积增大,包膜紧张,感觉神经末梢受到包膜的牵拉刺激,临床上出现肝大、肝区疼痛或叩压痛等症状。

(2)消化道症状:肝细胞弥漫性水肿,压迫肝窦,造成门静脉循环障碍,使胃肠道淤血、水肿以及胆汁分泌异常等,患者可出现腹胀、食欲不振、恶心、厌油等消化道功能紊乱的症状。

(3)肝功能异常:肝细胞坏死后细胞内的酶释放入血,引起血清谷丙转氨酶(丙氨酸转氨酶,ALT)和谷草转氨酶(天冬氨酸转氨酶,AST)升高。

(4)黄疸:当肝细胞坏死较多时,胆红素摄取、结合和排泄障碍,加上毛细胆管内淤胆和胆栓形成,可导致血液内胆红素升高,出现黄疸,患者的皮肤、黏膜(尤其是巩膜)黄染。

3. 结局 本型肝炎大多数在半年内可逐渐恢复,但乙型、丙型肝炎恢复较慢,5%～10%的乙型肝炎病例、超过70%的丙型肝炎病例可发展为慢性肝炎。

(二)慢性(普通型)肝炎

病毒性肝炎的病程持续半年以上即为慢性肝炎,其中乙型肝炎占80%。病毒类型对慢性肝炎的形成和是否进展为肝硬化有重要影响,如乙型肝炎、丙型肝炎有很高的概率转为慢性肝炎和肝硬化。除病毒类型外,治疗不当、营养不良、长期饮酒、服用损肝药物以及免疫功能低下等均是引发慢性肝炎的因素。

1. 病理变化 以往根据患者症状、体征及肝脏的病理改变,将慢性肝炎分为慢性持续性肝炎和慢性活动性肝炎两种类型。目前主要依据炎症程度、肝细胞坏死及纤维化程度等将慢性肝炎分为轻度、中度、重度三种。

(1)轻度慢性肝炎:以点状坏死为主,偶见轻度碎片状坏死,汇管区周围有少量纤维组织增生,慢性炎症细胞浸润,肝小叶的小叶结构完整,界板无破坏。

(2)中度慢性肝炎:肝细胞坏死较明显,可见中度碎片状坏死及特征性的桥接坏死。汇管区周围纤维组织增生,向肝小叶内延伸形成纤维间隔,但肝小叶的结构大部分保存。

(3)重度慢性肝炎:肝细胞坏死广泛而严重,出现重度碎片状坏死和大范围桥接坏死,坏死区内肝细胞结节状再生,小叶内与小叶周边汇管区纤维组织增生,形成纤维间隔而分割破坏肝小叶结构,晚期可形成假小叶,逐渐发展为肝硬化。

某些类型的慢性肝炎还具有独特的组织学特征,有助于疾病的诊断。"毛玻璃样肝细胞"是慢性肝炎患者和 HBV 表面抗原(HBsAg)携带者的特征性病变。镜下见肝细胞胞质内充满嗜酸性细颗粒状物质,不透明,呈毛玻璃样,故称毛玻璃样肝细胞。免疫组织化学染色和电镜检查可证实这些物质是 HBsAg 颗粒。

2. 临床病理联系　慢性肝炎的临床表现轻重不一。轻度慢性肝炎患者中大部分临床症状较轻,甚至无症状;中、重度慢性肝炎的临床症状可有乏力、厌食、低热,可有持续或反复黄疸;重者可有早期肝硬化的表现(腹水、肝功能衰竭、消化道出血等)。慢性肝炎的病理改变是一个连续、动态的发展过程,临床病理诊断一般采用慢性肝炎组织学分级分期系统(表 9-4),评估炎症活动及纤维化程度,有助于临床诊治、判断预后和检测疗效。

表 9-4　慢性肝炎组织学分级分期系统(Scheuer 方案)

炎症活动程度			纤维化程度	
分级	门管区周围	小叶内	分期	意义
G_0	无或轻度炎症	无炎症	S_0	无
G_1	门管区炎症	有炎症,但无坏死	S_1	门管区扩大(纤维化)
G_2	轻度碎片状坏死	点灶状坏死或嗜酸性小体	S_2	门管区周围纤维化,小叶结构保留
G_3	中度碎片状坏死	重度灶状坏死	S_3	纤维化伴小叶结构紊乱,无肝硬化
G_4	重度碎片状坏死	桥接坏死(多小叶坏死)	S_4	可能或肯定有肝硬化

3. 结局　慢性肝炎的转归不一,主要取决于感染病毒的类型。部分轻度慢性肝炎经适当的治疗,病变可静止缓解;部分在短期内发展为肝硬化;部分可迁延或反复活动多年,后期可逐渐发展为肝硬化;极少数在慢性肝炎病变的基础上出现新鲜的大片坏死,转化为重型肝炎。

(三)重型肝炎

重型肝炎较少见,为病情最严重的病毒性肝炎。根据起病急缓及病变程度,可分为急性重型肝炎和亚急性重型肝炎。

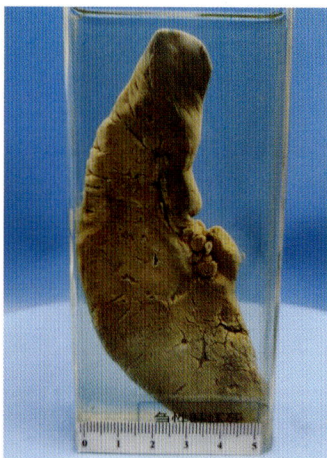

图 9-6　急性重型肝炎
肝脏体积缩小,被膜皱缩,质地较软,切面呈黄色

1. 急性重型肝炎　临床上少见,常称为暴发型、电击型或恶性病毒性肝炎,起病急骤,发展快,病程短(约10 天),病变严重,病死率高,患者常死于肝功能衰竭。

(1)病理变化:肉眼观,肝脏体积显著缩小,以左叶为甚,重量减轻至 600~800 g(正常成人肝脏重量 1300~1500 g),质软,被膜皱缩,切面呈黄色(淤胆)或红褐色(出血),有的病变区域呈红黄相间的斑纹状,故又称为急性黄色肝萎缩或急性红色肝萎缩(图 9-6)。镜下观:①肝细胞溶解坏死广泛、严重,呈大块坏死,小叶周边残留少许肝细胞;溶解坏死的肝细胞迅速被清除,仅留网状纤维支架。肝窦明显扩张,充血并出血。②坏死灶及汇管区有大量以淋巴细胞、巨噬细胞为主的炎症细胞浸润。③Kupffer 细胞增生、肥大,吞噬活跃,胞质内常见吞噬色素。④残留的肝细胞和小胆管再生现象不明显。

（2）临床病理联系：由于大量肝细胞迅速溶解坏死，可导致：①肝细胞性黄疸：胆红素代谢障碍，大量胆红素入血而引起严重的黄疸现象。②出血倾向：凝血因子合成障碍，主要表现为皮肤、黏膜等出血，呕血或便血。③肝功能衰竭：肝脏功能严重受损，对代谢产物的解毒功能下降，从而出现相应临床症状。④肝肾综合征：由于胆红素代谢障碍及血液循环障碍等，患者出现肾功能衰竭，称为肝肾综合征。

（3）结局：急性重型肝炎预后极差，病死率达 $50\%\sim90\%$。患者主要死亡原因为肝功能衰竭（肝性脑病），其次为消化道大出血、肾功能衰竭、DIC 等。少数患者如能度过急性期，可转为亚急性重型肝炎。

2. 亚急性重型肝炎 本型肝炎起病较急性重型肝炎稍慢，病变稍轻，病程可达数周至数月。多由急性重型肝炎迁延而来或者起病初期病变就比较缓和而呈亚急性经过。少数病例可由急性（普通型）肝炎恶化进展而来。本型肝炎的特点是既有大片肝细胞坏死，又有肝细胞结节状再生。

（1）病理变化：肉眼观，肝脏体积不同程度缩小，重量减轻，被膜皱缩，病程长者部分区域可见大小不等的再生结节，质地略硬。切面坏死区呈红褐色或土黄色，再生结节区呈黄绿色（淤胆），因此又称为亚急性黄色肝萎缩或亚急性红色肝萎缩。镜下观：①肝细胞呈亚大块/大块坏死，又有肝细胞结节状再生，为本型肝炎的主要病变特点。由于坏死区网状纤维支架塌陷，再生肝细胞失去原有依托而呈不规则结节状，失去原有肝小叶的结构和功能。②坏死区及汇管区可见明显的淋巴细胞和巨噬细胞等慢性炎症细胞浸润。③陈旧性病灶肝小叶内外有明显的纤维组织增生，形成较宽的纤维间隔。④肝小叶周边小胆管增生，并常有淤胆现象。

（2）结局：此型肝炎如得到及时、有效治疗，有停止进展甚至治愈的可能。病程迁延较长（>1年）者，则逐渐过渡为坏死后性肝硬化。病情进展者可发生肝功能衰竭。

第七节 肝 硬 化

肝硬化（cirrhosis）是一种常见的慢性肝脏疾病，是由多种原因引起的肝终末期病变。肝细胞弥漫性变性坏死、肝内纤维组织增生和肝细胞结节状再生为肝硬化的基本病理特征，三种病变反复交替进行。广泛增生的纤维组织分割原来的肝小叶并包绕成大小不等的圆形或类圆形的肝细胞团，形成假小叶（pseudolobule），引起肝小叶结构及血管的破坏和改建，导致肝脏变形、变硬，最终发展为肝硬化。临床上肝硬化早期可无明显症状，晚期常引起门静脉高压症和肝功能障碍。

一、病因和发病机制

1. 病因

（1）病毒性肝炎：大量研究表明，在我国，病毒性肝炎是引起肝硬化的主要原因，尤其是乙型和丙型肝炎与肝硬化的发生密切相关。

（2）慢性酒精中毒：在欧美国家，长期大量酗酒是引起肝硬化的主要原因。由于酒精在体内的代谢产物乙醛对肝细胞有直接损伤作用，干扰细胞的能量代谢，可致肝细胞发生脂肪变、坏死，并逐渐进展为肝硬化。

（3）营养障碍：动物实验表明，饮食结构中长期缺乏蛋氨酸或胆碱等物质时，磷脂酰胆碱合成减少，导致极低密度脂蛋白分泌受阻，甘油三酯出肝受阻，最后导致肝细胞脂肪变，进而发展为肝硬化。

（4）毒物和药物损伤作用：某些化学毒物（如砷、四氯化碳、黄曲霉毒素）和药物（如四环素、甲基多巴）有肝毒性作用，可引起肝细胞脂肪变和弥漫性中毒性肝坏死，最终可发展为肝硬化。

Note

2.发病机制 肝硬化的主要发病机制是进行性肝纤维化。各种致病因素首先引起肝细胞变性、坏死及炎症反应,可导致肝内广泛的胶原纤维增生。肝硬化时胶原纤维的主要来源如下:其一,肝小叶内的胶原纤维可来自肝细胞坏死后网状支架塌陷、融合、进一步胶原化(无细胞硬化),也可为位于窦周隙的星状细胞被激活转化为肌成纤维细胞样细胞产生的胶原纤维。其二,为汇管区成纤维细胞增生、分泌而产生的胶原纤维。初期增生的纤维组织形成小的条索,但尚未互相连接改建肝小叶结构时,称为肝纤维化。肝纤维化是可逆性病变,如消除病因并经适当治疗,纤维化尚可逆转或被吸收。但如果继续进展,小叶中央区和汇管区及坏死灶内的纤维组织互相连接,分隔包绕原有的或再生的肝细胞团,最终形成弥漫全肝的假小叶,同时可导致肝内血液循环途径改建和肝功能障碍而形成肝硬化。

二、肝硬化的分型

由于引起肝硬化的病因较多,发病机制复杂,病变亦多样,因此国际上至今尚无统一的分类方法。按病因可分为肝炎后肝硬化、酒精性肝硬化、胆汁性肝硬化、血吸虫性肝硬化等;按病变形态可分为小结节型、大结节型、大小结节混合型和不全分割型肝硬化。我国常根据病因、病变特点和临床表现等综合分类,将肝硬化分为门脉性、坏死后性、胆汁性、淤血性、寄生虫性和色素性肝硬化等类型。下文主要针对我国分类法中常见的门脉性、坏死后性和胆汁性肝硬化的病理变化进行阐述。

三、病理变化

(一)门脉性肝硬化

门脉性肝硬化(portal cirrhosis)是肝硬化中最为常见的一种类型,形态分类中属于小结节型肝硬化。可由多种病因引起,在欧美以长期酗酒者多见(酒精性肝硬化),在我国病毒性肝炎则是其主要原因(肝炎后肝硬化)。

肉眼观,肝硬化的早期和中期,肝体积正常或略增大,质地稍硬。晚期肝体积缩小,重量减轻,可减至 1000 g 以下。肝脏质地变硬,被膜增厚,表面呈颗粒状或小结节状,结节大小较一致,直径一般不超过 0.5 cm。切面可见与表面一致的弥漫性圆形或类圆形小结节,结节常呈黄褐色(脂肪变)或黄绿色(胆汁淤积),弥漫分布于全肝。结节周围为纤维组织条索,条索较薄且均匀(图 9-7)。镜下观,正常肝小叶结构破坏,由广泛增生的纤维组织分割原来的肝小叶并包绕成大小不等的圆形或类圆形的肝细胞团,称为假小叶。假小叶内肝细胞排列紊乱,可见变性(脂肪变、水肿)、坏死及再生的肝细胞。再生的肝细胞体积较大,核大,染色较深,常出现双核。假小叶内中央静脉缺如、偏位或有两个以上,假小叶内也可包含汇管区结构(图 9-8)。假小叶周围为增生的纤维组织,纤维宽窄比较一致,其中可见数量不等的淋巴细胞、巨噬细胞等慢性炎症细胞浸润,小胆管增生,假胆管形成,由于胆管受压,可出现淤胆现象。

(二)坏死后性肝硬化

坏死后性肝硬化(postnecrotic cirrhosis)是在肝实质发生大片坏死的基础上形成的。相当于形态分类中的大结节型和大小结节混合型肝硬化。

肉眼观,肝脏体积缩小,重量减轻,质地变硬。与门脉性肝硬化不同之处在于肝脏变形变硬更明显,结节直径常大于 1 cm,最大结节直径可达 6 cm,且大小相差较悬殊,纤维间隔较厚,且厚薄不均。

镜下观,肝细胞坏死范围大且不规则,代之以大小不等、形状不一的假小叶。假小叶内肝细胞常有不同程度变性、坏死,病变程度较门脉性肝硬化重,常见淤胆现象。假小叶间纤维间隔较门脉性肝硬化宽且厚薄不均,其中可见较多淋巴细胞等炎症细胞浸润及小胆管增生。

Note

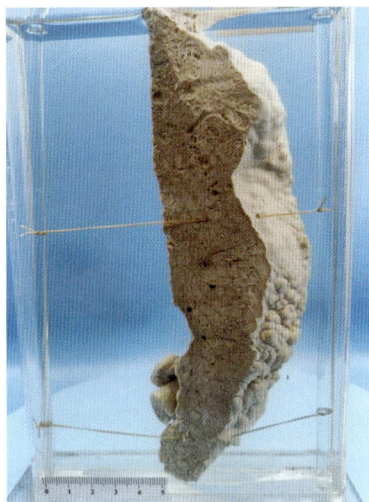

图 9-7 门脉性肝硬化（肉眼观）

肝脏体积缩小，质地较硬，重量减轻，表面及切面有大小较一致的结节，直径多不超过 0.5 cm，结节之间界限清楚；切面见结节间有纤细的纤维间隔

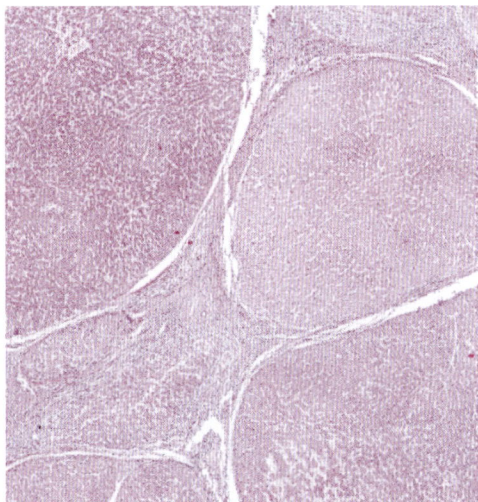

图 9-8 门脉性肝硬化（镜下观）

正常肝小叶结构破坏消失，纤维组织增生，将肝小叶分割成圆形或类圆形、大小不等的假小叶。假小叶内肝细胞排列紊乱，中央静脉缺如或偏位

（三）胆汁性肝硬化

胆汁性肝硬化（biliary cirrhosis）是因胆道阻塞、胆汁淤积而引起的肝硬化，临床相对少见，分为继发性与原发性两类。原发性胆汁性肝硬化又称慢性非化脓性破坏性胆管炎，其病因不明，血液中可查到自身抗体，可能与自身免疫反应有关。在我国本型肝硬化很少见，患者以中年以上女性为主。临床表现主要有慢性梗阻性黄疸、肝大和皮肤瘙痒等。继发性胆汁性肝硬化的主要病因是长期肝外胆管阻塞（如胆石症）和胆道上行性感染。长期的胆道系统阻塞，引起胆管腔狭窄或闭锁，胆汁淤积，肝细胞发生变性、坏死而导致肝硬化。

肉眼观，早期肝脏体积常轻度增大，肝脏表面光滑或呈细颗粒状，硬度中等，此时相当于不全分隔型肝硬化。因胆汁淤积，肝脏外观常呈深绿色或绿褐色。

镜下观，肝细胞胞质内胆色素沉积明显，肝细胞因胆汁淤积继发变性坏死。变性坏死的肝细胞肿大，胞质疏松呈网状，核消失，称网状或羽毛状坏死。毛细胆管淤胆并有胆栓形成，坏死区胆管破坏，致胆汁外溢形成"胆汁湖"。汇管区胆管扩张及小胆管增生，纤维组织增生及肝小叶改建程度远较门脉性及坏死后性肝硬化为轻，伴有胆道感染时可见汇管区增生的纤维组织内有大量中性粒细胞浸润，甚至形成微脓肿。

四、临床病理联系

肝硬化早期肝功能尚可代偿，晚期由于肝实质严重破坏和结构的改建，临床上出现两大症状，即门静脉高压症和肝功能障碍。

（一）门静脉高压症（portal hypertension）

门静脉压升高主要是由肝内血液循环途径被改建所致。其发生机制如下：①窦性阻塞，肝内广泛纤维组织增生，肝血窦闭塞或窦周纤维化，门静脉循环受阻；②窦后性阻塞，假小叶及纤维结缔组织压迫小叶下静脉，使窦内血液流出受阻；③窦前性阻塞，肝动脉分支与门静脉分支在汇入肝血窦前形成异常吻合，使高压力动脉血流入门静脉内（图 9-9）。门静脉压力升高后，胃、肠、脾等器官的静脉回流受阻、淤血。患者常出现下列一系列症状和体征。

1. 慢性淤血性脾大 肉眼观，脾体积增大，重量增加达 500 g 以下（少数可达 800～1000 g），质硬。切面呈红褐色。镜下观,脾窦扩张,窦内皮细胞增生,脾小体萎缩,红髓纤维组织增生,可见含铁结节形成,伴脾功能亢进。

2.腹水 多见于肝硬化晚期,表现为腹腔内大量淡黄色、澄清、含少量蛋白质的漏出液,量大时腹部明显膨隆。腹水形成的原因:①门静脉高压使门静脉系统的毛细血管流体静压升高,血管中液体成分及小分子蛋白质漏入腹腔。②大量肝细胞损伤,合成白蛋白功能降低,以及胃肠道消化吸收障碍,引起低蛋白血症,血浆胶体渗透压降低,导致液体漏出。③肝脏对激素灭活功能出现障碍,使血中醛固酮、抗利尿激素水平升高,引起水钠潴留,毛细血管流体静压升高,液体漏出。④肝淋巴液生成。小叶下静脉及中央静脉受压,肝窦内压力升高,进入窦周隙的淋巴液增多超过胸导管的回流能力,致使淋巴液通过肝被膜渗透入腹腔,加重腹水。

3.侧支循环形成 门静脉血不能经肝脏途径回流入上腔静脉,迫使侧支循环形成。①食管下段及胃底静脉曲张:门静脉血经胃冠状静脉、食管静脉丛、奇静脉入上腔静脉。食管下段静脉丛曲张严重或受摩擦时可发生上消化道出血,是肝硬化患者常见的死亡原因之一。②直肠静脉丛曲张:门静脉血经肠系膜下静脉、直肠静脉丛、髂内静脉进入下腔静脉,引起直肠静脉丛曲张,形成痔核,若破裂可造成便血。③脐周及腹壁静脉曲张:门静脉血经脐静脉、脐周静脉网,入腹壁上、下静脉,经上、下腔静脉回流。脐周静脉网高度扩张,形成所谓"海蛇头"(caput medusae)现象(图 9-10)。

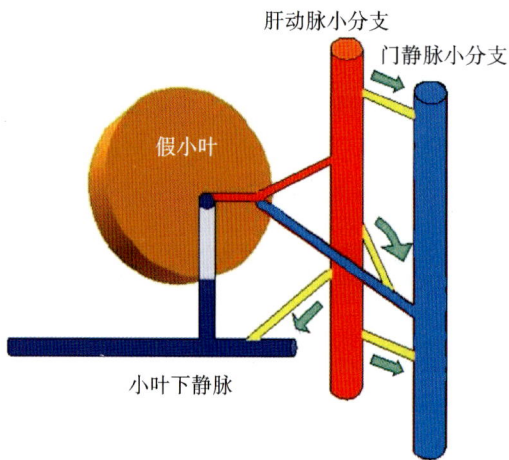

图 9-9 窦前性阻塞异常吻合支模式图

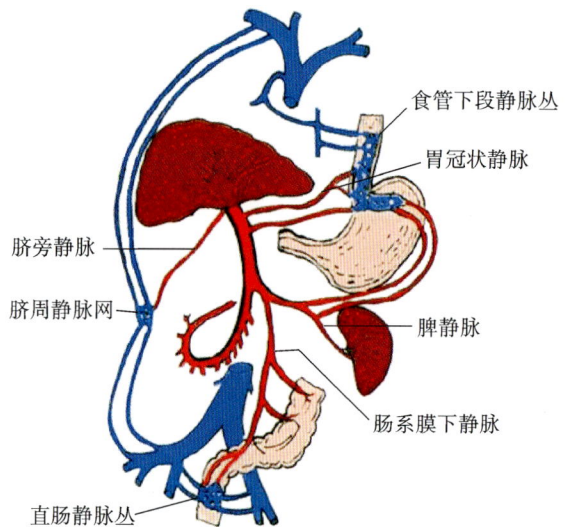

图 9-10 门静脉高压症时侧支循环模式图

4.胃肠淤血 门静脉压力升高,胃肠静脉血回流不畅,导致胃肠壁淤血、水肿,影响胃肠的消化吸收功能。患者可出现腹胀、食欲不振等症状。

(二)肝功能障碍

肝细胞长期反复受到损伤所致。当肝细胞不能完全再生补充和代偿损伤肝细胞的功能时,则可出现肝功能障碍。

1.蛋白质合成障碍 由于肝细胞合成白蛋白减少,同时从胃肠道吸收的一些抗原性物质不经肝细胞处理,直接经过侧支循环进入体循环,刺激免疫系统合成球蛋白增多,因而化验检查可出现白蛋白降低,白蛋白/球蛋白值下降,甚至倒置。

2.出血倾向 由于肝合成凝血酶原、凝血因子和纤维蛋白原减少,以及脾大、脾功能亢进、血小板破坏过多等,肝硬化患者可有皮肤、黏膜或皮下出血等表现。

3.胆色素代谢障碍 肝硬化晚期,由于肝细胞坏死及毛细胆管淤胆等,血中胆红素含量升高,患者可出现肝细胞性黄疸表现。

4. 对激素的灭活作用减弱 肝脏对雌激素灭活作用减弱,导致体内雌激素水平升高,体表的小动脉末梢扩张形成蜘蛛状血管痣和肝掌。女性患者出现月经不调、不孕;男性患者可出现睾丸萎缩、乳腺发育等。

5. 肝性脑病(肝昏迷) 肝功能极度衰竭的表现,为肝硬化患者常见的死亡原因。主要是来自肠内的有害物质未经肝细胞代谢解毒而进入体循环,或通过肝内及肝外的门-腔静脉之间的侧支循环直接进入体循环到达脑部而引起的一种神经精神综合征。

五、结局及预后

早、中期肝硬化经积极治疗,病变可稳定。如病变持续进展,患者最终可因一系列并发症而死亡,如肝性脑病、食管下段静脉丛曲张破裂致上消化道大出血、癌变(多见于 HBsAg 持续阳性者)等。

第八节 胰 腺 炎

胰腺炎(pancreatitis)是指由多种原因引起的胰酶异常激活,致胰腺组织自我消化所形成的一种炎症性疾病。根据病程,可分为急性胰腺炎和慢性胰腺炎。

一、急性胰腺炎

急性胰腺炎是胰酶外溢,消化胰腺及其周围组织所引起的急性炎症,病变特征是胰腺组织炎性水肿、出血及坏死。本病主要发生于中年男性暴饮暴食者或胆道疾病后。

(一)病理类型和病变特点

根据病变的轻重程度不同,急性胰腺炎可分为水肿型(间质型)和出血型两种类型。

1. 急性水肿型胰腺炎 急性水肿型胰腺炎较多见,病变通常局限在胰尾。肉眼观,胰腺肿大变硬,呈淡灰色或淡红色。镜下观,胰腺间质充血、水肿并有大量中性粒细胞、巨噬细胞浸润。偶有局灶性脂肪坏死,但无出血。腹腔内可有少量渗出液。本型胰腺炎病变轻微,大部分经治疗后短期内可痊愈。少数病例可转变为急性出血型胰腺炎。

2. 急性出血型胰腺炎 急性出血型胰腺炎较少见,起病急、病情重,病变以胰腺广泛的坏死、出血为特征,预后差。肉眼观,胰腺肿大,质软无光泽,广泛出血呈暗红色,胰腺原有小叶结构模糊。胰腺、大网膜以及肠系膜等处可见散在混浊的黄白色斑点或小灶状脂肪坏死灶。黄白色斑点是由胰液中的脂酶溢出后将胰腺及周围的脂肪组织分解为甘油和脂肪酸,后者又与组织液中的游离钙离子结合形成不溶性的钙皂所致。镜下观,胰腺组织呈大片凝固性坏死,胰腺导管和腺泡严重破坏,结构不清。血管壁坏死,形成大量出血区。坏死组织周围可见少量中性粒细胞及巨噬细胞等炎症细胞浸润。

(二)临床病理联系

1. 休克 主要原因有外溢的胰液刺激腹膜,引起剧烈腹痛;出血和呕吐引起体液丢失和电解质紊乱;组织坏死、蛋白质分解引起机体中毒等。严重者抢救不及时可致死。

2. 腹膜炎 胰腺坏死和胰液外溢,引起急性腹膜炎。

3. 酶的改变 因胰液外溢,胰液所含的大量淀粉酶及脂酶可被吸收入血并经尿液排泄。临床检查常见患者血清及尿液中的淀粉酶及脂酶升高。

Note

4.血清离子浓度改变 患者血中的钙离子、钾离子、钠离子水平降低。急性胰腺炎时,胰岛 α 细胞受到刺激,分泌胰高血糖素,引起甲状腺分泌降钙素,抑制骨组织内钙解离,使所消耗的钙得不到及时补充而发生低血钙。患者血钾、血钠降低则可能与持续性呕吐有关。

二、慢性胰腺炎

急性胰腺炎反复发作可发展为慢性胰腺炎,有的病例急性期不明显,症状隐匿,发现时即为慢性。临床上患者多伴有胆道系统疾病,有时也伴有糖尿病。

病理变化:肉眼观,胰腺呈结节状萎缩,质硬。切面见胰腺间质纤维组织增生,胰管扩张,胰管内偶见结石形成。有时胰腺组织灶状坏死、液化,被纤维组织包绕形成假囊肿。镜下观,胰腺组织广泛纤维化,胰腺的腺泡和胰岛逐渐萎缩、消失,间质纤维组织内见淋巴细胞和浆细胞浸润。

第九节 消化系统常见肿瘤

消化系统各器官是肿瘤高发部位。世界卫生组织国际癌症研究机构(IARC)2020年发布的统计数据显示,大肠癌、胃癌、肝癌和食管癌的发病率在中国恶性肿瘤中居前6位,而肝癌和胃癌的病死率居全部恶性肿瘤的前3位,由此可见消化系统恶性肿瘤是严重危害人类健康的疾病。

一、食管癌

食管癌(esophageal carcinoma)起源于食管黏膜上皮和腺体,是消化道常见的恶性肿瘤之一,其发病有明显地域性,在我国华北、西北地区多见,尤其是太行山区等高发区。发病年龄多在40岁以上,男性多于女性,早期症状不明显,中晚期出现进行性吞咽困难。

(一)病因和发病机制

病因和发病机制尚不明确,可能与以下因素有关。

1.饮食及生活习惯 如长期食用过热、过硬及粗糙的食物,或是长期吸烟、喝酒等,可刺激和损伤食管黏膜,诱发食管癌;长期食用一些含有较多亚硝酸盐的食品(如熏制或腌制的肉食、酸菜)也与食管癌的发病有关。

2.慢性炎症 各种慢性食管疾病如胃食管反流性疾病、贲门失弛缓症或食管憩室等可引起食管慢性炎症,与食管癌发病有关。食管癌癌旁组织中均有不同程度的慢性炎症表现。

3.营养因素 我国食管癌高发区人群体内钼、铜、锌、镍等微量元素含量较非高发区低,尤其是钼的含量显著偏低。另外,食物中缺乏动物蛋白、膳食纤维和维生素等,也是引起食管癌的间接原因。

4.遗传因素 我国食管癌高发区有着明显的家族性聚集现象。最新研究发现,乙醇代谢酶的多态性与食管癌的发病易感性有关。

(二)病理变化

食管癌好发于食管三个生理性狭窄处,以食管中段最常见,其次为下段,上段最少见。根据食管癌的发生发展过程,分为早期和中晚期食管癌。

1.早期食管癌 临床无明显症状。病变较局限,多为原位癌或黏膜内癌,也有部分侵及黏膜下层,未达肌层,无淋巴道转移。食管镜活检或食管拉网脱落细胞学检查对早期食管癌的诊断有重要价值。术后5年存活率达90%以上。

肉眼观,癌变处黏膜可呈糜烂状、颗粒状或微小乳头状。钡餐造影可见食管壁僵硬、运动障碍;黏膜紊乱、中断等。镜下绝大部分为鳞状细胞癌。

2. 中晚期食管癌 又称进展期食管癌,癌组织已侵及肌层或肌层以外。患者多出现明显的吞咽困难等症状。根据肉眼形态特点,可分为以下四型。

(1)髓质型:最常见。肿瘤在食管壁内浸润性生长,常侵及食管壁全层,管壁均匀增厚,管腔狭窄。切面呈灰白色,癌组织质地较软,似脑髓。

(2)蕈伞型:肿瘤呈外生性生长,形成卵圆形扁平肿块向腔内突起,边缘隆起、外翻,呈蘑菇状,表面多有浅溃疡形成。

(3)溃疡型:较常见。肿瘤表面形成深达肌层的溃疡,形态不规则,边缘隆起,底部凹凸不平,常见出血坏死(图 9-11)。

(4)缩窄型:较少见。肿瘤向壁内浸润,累及食管全周,同时伴有明显的纤维组织增生,从而引起食管腔环形狭窄,近端食管腔明显扩张。

镜下观,食管癌组织学类型主要有鳞状细胞癌、腺癌、腺鳞癌和神经内分泌癌等。其中,以鳞状细胞癌最为常见,占 90% 以上;其次为腺癌,占 5%～10%,大部分腺癌的发生与 Barrett 食管有关;其余类型均少见。

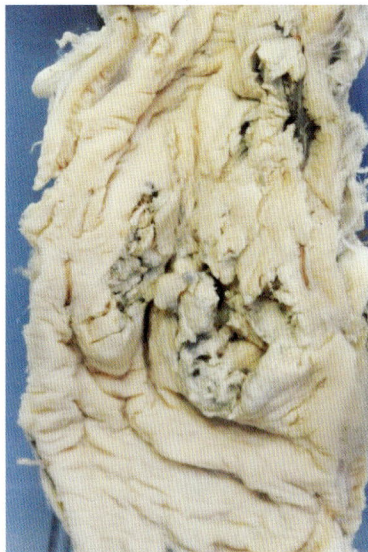

图 9-11 食管癌(溃疡型)

食管黏膜面见一溃疡,形状不规则,边缘隆起,底部凹凸不平,可见出血坏死

(三)扩散

1. 直接蔓延 癌组织穿透食管壁后侵犯邻近组织、器官,并继续生长。癌灶发生部位不同的食管癌患者可出现不同症状,上段癌可侵及喉部、气管和颈部软组织;中段癌多侵及支气管、肺等;下段癌常侵及贲门、心包等部位。

2. 淋巴道转移 淋巴道转移是食管癌最常见的转移方式。转移与食管淋巴引流途径一致。上段癌常转移至颈部及上纵隔淋巴结;中段癌常转移至食管旁及肺门淋巴结;下段癌常转移至食管旁、贲门及腹腔淋巴结。

3. 血道转移 血道转移主要见于晚期患者,常转移至肝、肺。

(四)临床病理联系

早期食管癌患者症状不明显,仅有轻微的胸骨后疼痛、烧灼感或哽噎感,可能与肿瘤浸润食管黏膜有关,但易被忽略。中晚期由于肿瘤不断地浸润性生长,食管腔狭窄,患者出现吞咽困难,甚至不能进食,最终患者出现恶病质,因全身衰竭或并发症而死亡。

二、胃癌

胃癌(gastric carcinoma)是起源于胃黏膜上皮和腺上皮的恶性肿瘤,其发病率在我国恶性肿瘤中居第 2 位。好发年龄为 40～60 岁,男女之比为 3∶1 或 2∶1。好发于胃窦部小弯侧。

(一)病因和发病机制

确切病因尚未完全阐明,可能与下列因素有关。

1. 饮食与环境因素 胃癌发病率的地理分布存在明显地域差异,同时流行病学调查显示,从胃癌高发区移居到胃癌低发区的居民,其后代胃癌发病率逐渐下降,提示环境因素可能与胃癌的发病相关。不良的饮食习惯,如日均盐摄入量过高,过量饮酒,喜食熏制、腌制等食物,都可增加患胃癌的风险。

Note

2.幽门螺杆菌(HP)感染　HP 感染者,其发生胃癌的风险约为未感染 HP 人群的 6 倍。HP 在胃内产生氨,进而合成具有致癌效应的化合物(如亚硝基化合物),进一步损伤黏膜,并诱发胃黏膜上皮细胞 DNA 异常甲基化,导致细胞逐渐异型增生、癌变。

3.癌前病变　慢性萎缩性胃炎、胃息肉、胃溃疡等伴有异型增生及胃黏膜大肠型肠上皮化生是胃癌发生的病理基础。

4.遗传因素　某些胃癌患者的直系亲属中,胃癌的发病率比一般人群高出几倍,提示胃癌的发病与遗传因素也有一定的关系。

(二)病理变化

胃癌好发于胃窦部,特别是胃小弯侧较多见,其次为贲门、胃底部。根据病变进程,胃癌可分为早期胃癌与中晚期胃癌。

1.早期胃癌　癌组织浸润限于黏膜下层以内,不管有无淋巴道转移,均称为早期胃癌。病变直径在 0.5 cm 以内者称微小胃癌;病变直径在 0.6～1.0 cm 者称小胃癌。早期胃癌术后 5 年生存率超过 90%,微小胃癌和小胃癌患者术后 5 年生存率可达 100%。

肉眼观,早期胃癌分为以下三型。

(1)隆起型(Ⅰ型):病变略隆起于黏膜表面,相当于黏膜厚度 2 倍,可有蒂或无蒂。

(2)表浅型(Ⅱ型):病变(肿瘤)稍隆起于黏膜表面,呈扁平状。此型可再细分为Ⅱa 型(表浅隆起型)、Ⅱb 型(表浅平坦型)、Ⅱc 型(表浅凹陷型)。

(3)凹陷型(Ⅲ型):此型最多见,病变有明显凹陷或溃疡形成,但仍局限于黏膜下层。

镜下观,组织学类型主要为原位癌和高分化管状腺癌,其次为乳头状腺癌,未分化癌最少见。

2.中晚期胃癌　又称进展期胃癌,是指癌组织浸润超过黏膜下层到达肌层或侵及全层者。进展期胃癌临床常见,癌组织侵袭越深,预后越差,转移的可能性越大。

根据肉眼形态,进展期胃癌可分为以下三种类型。

(1)息肉型或蕈伞型:肿瘤呈结节状、息肉状或蕈伞状突入胃腔内,表面可有深浅不一的溃疡形成。

(2)溃疡型:癌组织部分坏死脱落,形成边缘隆起呈器皿状或火山口状的溃疡。溃疡直径一般在 2 cm 以上,底部凹凸不平,有较明显的出血、坏死(图 9-12)。溃疡型胃癌(恶性溃疡)与慢性胃溃疡(良性溃疡)大体形态区别如表 9-5 所示。

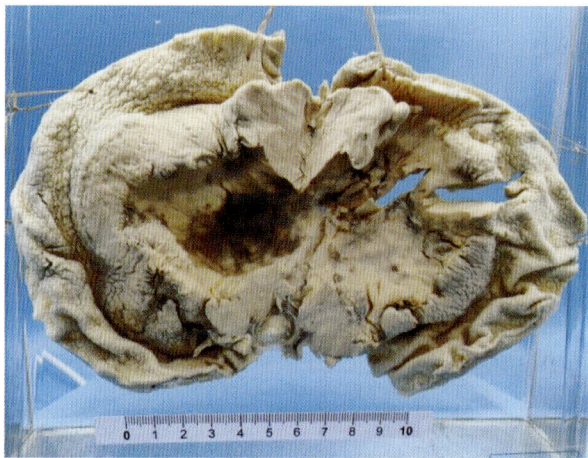

图 9-12　胃癌(溃疡型)

胃小弯处见一较大不规则溃疡,边缘隆起,呈火山口状,溃疡较浅,底部凹凸

不平,见出血、坏死,周围黏膜皱襞增粗紊乱

表 9-5　良性溃疡、恶性溃疡的大体形态区别

	良性溃疡	恶性溃疡
外形	圆形或椭圆形	不规则形、器皿状或火山口状
深度	较深	较浅
大小	溃疡直径一般小于 2 cm	溃疡直径一般大于 2 cm
边缘	整齐,不隆起	不整齐,隆起
底部	平坦	凹凸不平,有出血、坏死
周围黏膜	向溃疡集中	中断,呈结节状肥厚

(3)浸润型:癌组织在胃壁内呈局限性或弥漫性浸润,与周围正常组织分界不清楚。若弥漫性浸润累及胃大部或全胃时,胃壁增厚变硬,胃腔缩小,黏膜皱襞大部分消失,似皮革制成的囊袋,称革囊胃。

当癌细胞分泌大量黏液,使癌组织肉眼观呈灰白色、半透明胶冻状时,称为胶样癌。其肉眼形态可为以上三型中的任意一种。

镜下观,中晚期胃癌组织学类型主要为管状腺癌、黏液腺癌,还可见乳头状腺癌、印戒细胞癌和未分化癌等。

(三)扩散

1.直接蔓延　癌组织浸润达浆膜层后可直接浸润至邻近组织器官。胃窦部癌常可蔓延至十二指肠、大网膜、肝左叶和胰腺等部位;贲门、胃底癌常可蔓延至食管,也可侵及肝脏和大网膜等。

2.淋巴道转移　淋巴道转移是最常见的转移方式。胃癌的淋巴道转移按淋巴引流的顺序发生,首先转移至胃小弯侧胃冠状静脉旁及幽门下淋巴结,进一步可转移至腹主动脉旁淋巴结、肝门淋巴结、胃大弯及大网膜淋巴结。晚期可经胸导管转移至左锁骨上淋巴结(Virchow 淋巴结)。

3.血道转移　血道转移多见于胃癌晚期,最常经门静脉转移到肝,其次转移至肺、骨及脑等。

4.种植性转移　胃癌特别是胃黏液腺癌组织浸透浆膜时,癌细胞可脱落、种植于大网膜及腹腔、盆腔器官的浆膜上。女性患者常见种植于卵巢,形成双侧转移性黏液癌,称 Krukenberg 瘤,该瘤也可经淋巴道或血道转移而形成。

(四)临床病理联系

早期胃癌常无明显症状。进展期胃癌可出现上腹部不适如疼痛,疼痛无时间规律性并逐渐加重。此外,伴有食欲减退、渐进性消瘦、乏力、贫血等症状。肿瘤如侵及血管可出现大便潜血、呕血或便血,甚至大出血。贲门癌累及食管下段可导致吞咽困难,幽门癌可导致幽门梗阻引发呕吐。癌组织浸透浆膜可形成穿孔导致弥漫性腹膜炎,累及腹膜时可产生腹水等相应症状。

三、大肠癌

大肠癌(carcinoma of large intestine)是来源于结直肠黏膜上皮或腺体的恶性肿瘤,包括结肠癌和直肠癌。全球范围内,大肠癌占全部癌症死因的第 3 位。中老年人多见,欧美国家发病率高于我国。但近年来,由于我国人民生活水平提高、饮食结构和生活习惯改变,结直肠癌的发病率和死亡率均呈上升趋势。IARC 2020 年发布的统计数据显示,我国结直肠癌发病率和死亡率在全部恶性肿瘤中分别位居第 2 位和第 5 位。临床上大肠癌患者常有腹痛、贫血、黏液血便、腹部肿块等表现。

(一)病因和发病机制

大肠癌的病因和发病机制尚不完全清楚,可能是环境因素与遗传因素相互作用的结果。

Note

1. 饮食习惯 高脂、低纤维性饮食结构与本病的发生有关。高脂促使分泌入肠道的胆汁增加，在肠道内菌群作用下产生的致癌物质增多；低纤维性食物因缺少食物残渣而不利于排便，还可引起肠道中有害物质的形成及活性增加，延长肠黏膜与致癌物接触时间。

2. 遗传因素 基于分子遗传学改变，大肠癌可分为遗传性和非遗传性两大类。遗传性大肠癌主要有两类：①家族性腺瘤性息肉病（FAP）癌变，与 APC 基因发生胚系突变有关。②遗传性非息肉病性大肠癌（HNPCC），与错配修复基因突变有关，其中 hMSH2 及 hMLH1 突变较常见。

3. 伴有肠黏膜增生的慢性肠疾病 大肠息肉状腺瘤、绒毛状腺瘤、炎症性肠病、慢性血吸虫病等疾病中，由于结、直肠的慢性炎症，肠黏膜反复受损和修复，上皮过度增生而发生癌变。

大肠癌的具体发病机制尚未完全明确，但目前学者认为其发生涉及多种基因异常，除少数遗传性肿瘤外，在大肠癌的发生、发展过程中，APC、c-myc、ras、p16、DCC、MCC、DPC4、p53 等多种抑癌基因和原癌基因分阶段，经过不同通路参与了整个癌变过程，并逐渐累加导致大肠黏膜上皮演变为腺癌。研究表明，多数大肠癌是经历过度增生，再发展为腺瘤，最后演变为腺癌的。除经典通路外，与大肠癌发生机制有关的通路还有锯齿状病变通路、溃疡性结肠炎相关的大肠癌通路、幼年性息肉病致癌通路。

（二）病理变化

大肠癌的好发部位以直肠最多见（50%），其次为乙状结肠（20%）、盲肠及升结肠（16%）、横结肠（8%）、降结肠（6%）。大肠肿瘤组织只有侵犯黏膜肌层达到黏膜下层才称为癌；如侵犯深度不超过黏膜肌层，则称为上皮内瘤变。上皮重度异型增生及没有穿透黏膜肌层的称为高级别上皮内瘤变，包括局限于黏膜层，但有固有膜浸润的黏膜内癌。癌细胞侵犯黏膜下层者5年生存率明显下降。

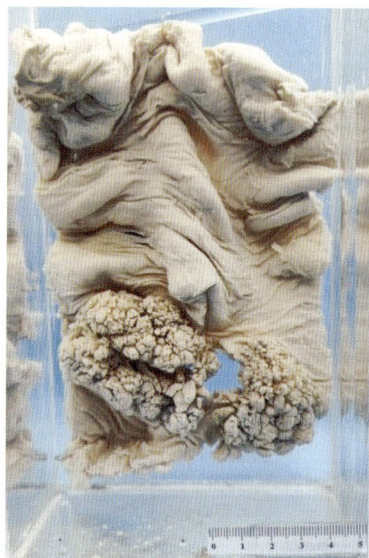

图 9-13 大肠癌（隆起型）
结肠黏膜面见一巨大肿物突入肠腔内致肠腔狭窄，其表面凹凸不平，有出血、坏死

1. 肉眼观 大肠癌的肉眼形态一般可分为以下四型。

（1）隆起型：肿瘤呈息肉状或盘状向肠腔突起，有蒂或广基，可伴浅表溃疡形成（图 9-13）。

（2）溃疡型：较多见，肿瘤表面有较深溃疡，直径多在 2 cm 以上，可深达或贯穿肌层，溃疡边缘隆起呈火山口状。

（3）浸润型：癌组织向肠壁深层弥漫浸润，常累及肠壁的全周，使病变处肠壁明显增厚、变硬，如果伴有癌间质纤维结缔组织明显增多，导致局部肠腔明显缩窄，可形成环状狭窄。

（4）胶样型：肿瘤分泌大量黏液，使肿瘤表面及切面呈半透明胶冻状。此型较少见，预后较差。

2. 镜下观 大肠癌的镜下观常见以下类型。

（1）管状腺癌：最多见，根据分化程度可分为高、中、低三级。

（2）黏液腺癌、印戒细胞癌：癌细胞产生大量细胞外黏液，癌细胞漂浮在黏液池中；也可为癌细胞产生细胞内黏液，将核挤压于细胞的一侧，使细胞呈印戒状。

（3）微乳头状腺癌：癌细胞呈高柱状，形成较大腺腔，表面有明显的乳头状突起，乳头中心间质较少。

（4）未分化癌：癌细胞较小，形态较一致，细胞弥漫成片，预后差。

（5）其他类型：鳞状细胞癌、腺鳞癌等。

（三）分期及预后

大肠癌的临床病理分期对拟定治疗方案及判定预后有重要意义。目前广泛应用的分期是经过修订的 Dukes 分期，主要根据大肠癌病变在肠壁的扩散范围以及有无局部淋巴结转移与远隔器官转移而定（表 9-6）。

表 9-6 Dukes 分期及预后

分期	界定	5 年存活率/（%）
A 期	肿瘤限于黏膜层（高级别上皮内瘤变）	100
B_1 期	肿瘤侵及肌层，但还未穿透肌层，无局部淋巴结转移	67
B_2 期	肿瘤穿透肌层，但无局部淋巴结转移	54
C_1 期	肿瘤浸润到肌层，但还未穿透肌层，并有淋巴结转移	43
C_2 期	肿瘤穿透肌层，并有淋巴结转移	22
D 期	有远隔器官转移	极低

（四）扩散

1. 直接蔓延 当癌组织侵及肠壁浆膜层后，可直接蔓延至邻近器官，如前列腺、膀胱、子宫和腹膜等部位。

2. 淋巴道转移 淋巴道转移是大肠癌最常见的转移方式。如果癌组织未穿透肠壁肌层，较少有淋巴道转移；一旦穿透肠壁肌层，转移率明显增高。通常最先转移至癌组织附近的淋巴结，再沿淋巴结引流方向到达远隔淋巴结，晚期可转移至锁骨上淋巴结。

3. 血道转移 晚期癌细胞可沿门静脉系统转移至肝脏，甚至转移至远隔器官如肺、脑、骨等。

4. 种植性转移 癌组织穿透肠壁浆膜层后，可脱落、播散到大网膜及腹腔器官表面，形成种植性转移。

（五）临床病理联系

早期大肠癌症状不明显，仅表现为大便潜血试验阳性。随着疾病进展，患者可出现便秘或便频等排便习惯的改变，以及便血、便细、黏液便等粪便性状的变化。右半结肠癌患者常可表现为腹部包块。左半结肠癌和直肠癌患者，由于肿瘤阻塞肠道引起肠梗阻，常可出现腹部胀痛或阵发性绞痛、腹胀、便秘等症状。由于癌组织合并坏死、出血和感染，患者还可出现慢性贫血、消瘦、乏力、低热等全身中毒症状。晚期可出现恶病质及转移相关的症状和体征。

四、原发性肝癌

原发性肝癌（primary carcinoma of liver）是由肝细胞或肝内胆管上皮细胞发生的恶性肿瘤。IARC 2020 年发布的统计数据显示，原发性肝癌在我国常见恶性肿瘤中位居第 5 位，在肿瘤致死病因中位居第 2 位，严重威胁我国人民的生命和健康。近年来，临床上将甲胎蛋白（AFP）及影像学检查用于肝癌的普查和辅助诊断，使早期肝癌的诊断率明显提高。

（一）病因

原发性肝癌的病因尚不明确，目前认为以下因素可能与肝癌的发生有关。

1. 肝炎病毒 研究发现与肝癌关系最为密切的是乙型肝炎病毒（HBV），其次是丙型肝炎病毒（HCV）。我国肝癌患者中 HBV 的检出率为 60%～90%，欧美和日本肝癌患者中 HCV 的检出率最高。分子病毒学研究发现，HBV 基因可整合到宿主基因组内，HBV 基因编码的产物 HBx 蛋白能与 $p53$ 结合，使 $p53$ 抑癌功能失活；HBx 蛋白还可通过不同途径活化原癌基因，诱导肝癌发生。HCV 的确切致癌机制尚不明确，可能与 HCV 的直接细胞毒作用以及宿主介导的免疫损伤有关。

2. 肝硬化　在我国,肝癌合并肝硬化较常见,大多为坏死后性肝硬化。肝硬化发展为肝癌一般经历 7 年左右,不同类型肝硬化诱发肝癌的机制不同。

3. 真菌及其毒素　黄曲霉菌、青霉菌等真菌及其毒素均可诱发动物实验性肝癌。其中,以黄曲霉毒素 B1 与肝细胞癌的发生关系最为密切。

4. 酒精　长期饮酒可引起慢性肝脏疾病和肝硬化的形成,继而发展为肝癌。

(二)病理变化

1. 早期肝癌　也称小肝癌,是指癌结节数不超过 2 个,单个癌结节直径小于 3 cm,或两个癌结节直径合计小于 3 cm 的原发性肝癌。结节多呈圆形或分叶状,与周围组织边界清楚,呈灰白色,质软,切面均匀一致,少见出血和坏死。

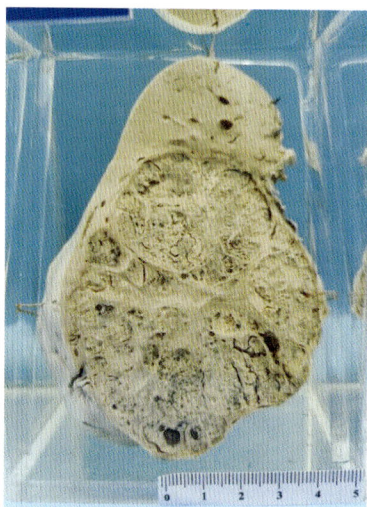

图 9-14　肝癌(巨块型)
肝脏体积明显增大,切面见一最大直径约 10 cm 的巨大肿块,质地较软,切面有出血、坏死

2. 中晚期肝癌　肝脏体积明显增大,重量常可达 2000 g 以上,根据肉眼形态,可分为三型。

(1)巨块型:肿瘤为单发巨大实性肿块,呈球形,直径一般在 10 cm 以上,多位于肝右叶。质地较软,切面呈灰白色或偶尔有淤胆而呈黄绿色,中心部常有出血、坏死,瘤体周边散在分布大小不等的卫星灶(图 9-14)。

(2)多结节型:最多见,常伴有肝硬化。癌结节多个,散在,呈圆形或椭圆形,直径由数毫米至数厘米不等,可相互融合形成较大结节。被膜下的瘤结节向表面隆起导致肝表面凹凸不平。

(3)弥漫型:较少见。癌组织在肝内弥漫分布,无明显结节。此型常在肝硬化基础上发生,形态与肝硬化容易混淆。

镜下观,可分为以下三种组织类型。

(1)肝细胞癌:最多见,分化较好的(高分化)癌细胞与肝细胞相似,癌细胞呈多边形,胞质丰富,嗜酸性,核大而圆,核仁明显。癌细胞多排列成条索状并常有腺泡样结构,有丰富的肝血窦样腔隙,间质少。分化较差(低分化)的癌细胞异型性明显,细胞大小不一,常见巨核及多核瘤细胞。

(2)胆管细胞癌:较少见,来源于肝内胆管上皮细胞,其组织结构多为不同分化程度的腺癌,癌细胞与胆管细胞相似,可分泌黏液,间质较多。

(3)混合细胞型肝癌:最少见,癌组织中同时含有肝细胞癌和胆管细胞癌两种组织结构。

(三)扩散

1. 直接蔓延　肝癌首先在肝内浸润、蔓延,并沿门静脉分支转移,在肝内形成多个转移癌结节,还可逆行蔓延至肝门静脉主干形成癌栓,引起门静脉高压。

2. 淋巴道转移　癌细胞常侵入淋巴管转移至肝门淋巴结、上腹部淋巴结及腹膜后淋巴结。

3. 血道转移　晚期癌细胞可经肝静脉转移到肺、肾上腺、脑、肾及骨等处。

4. 种植性转移　癌细胞浸润到肝表面后,可脱落直接种植到腹膜、大网膜、腹腔和盆腔各脏器表面,并伴血性胸水形成。

(四)临床病理联系

早期肝癌患者一般无明显症状或体征,手术切除治疗效果较好。大多数中晚期肝癌患者的常见症状有肝区疼痛、进行性消瘦、食欲减退、肝大、黄疸、腹水等表现。肝癌预后不良,患者多因上消化道出血、肝性脑病、肝癌结节破裂出血和继发感染等而死亡。

五、胰腺癌

胰腺癌（pancreatic carcinoma）指胰腺外分泌腺体发生的恶性肿瘤,较少见,但近年来胰腺癌发病呈增多趋势。2020 年中国癌症统计数据显示,胰腺癌的新发病例数占常见恶性肿瘤的第 8 位,死亡例数占第 6 位。胰腺癌恶性程度高,5 年生存率仅为 7%。患者年龄多在 40～70 岁,男性多于女性。

（一）病因和发病机制

胰腺癌的病因和发病机制尚未明确。目前认为胰腺癌的发生与吸烟、高脂高蛋白饮食、遗传、慢性胰腺炎、长期接触某些化学致癌物等有关。分子生物学研究表明,约 90% 的胰腺癌患者有 K-ras 基因点突变,此外还可有 c-myc 过度表达、Her2 基因扩增及 p53 基因突变等,这些基因的异常在胰腺癌的发生发展过程中可能起着重要作用。

（二）病理变化

胰腺癌可发生于胰头、体、尾的任何部位,以胰头部最为多见,占 60%～70%;其次为发生于胰体部者,占 20%～30%;发生于胰尾部者占 5%～10%。

肉眼观,癌组织大小形态不一,质硬,切面呈灰白色或黄白色,与周围组织界限不清,可弥漫浸润胰腺组织,与慢性胰腺炎难以区分。镜下观,胰腺癌的组织学类型较多。其中 80%～90% 为导管腺癌,癌细胞来自导管上皮,结构排列呈导管样,伴有丰富的纤维间质。其他类型包括黏液癌、囊腺癌、实性癌、多形性癌、鳞状细胞癌及腺鳞癌等。

（三）扩散

胰头癌在早期可直接蔓延到邻近组织器官,如胆管和十二指肠等。晚期胰腺癌肝内转移最常见,也可经淋巴道转移至胰头旁和胆总管旁淋巴结。癌组织还可侵入腹腔神经丛周淋巴间隙,发生远隔部位的淋巴道转移,还可经肝静脉血道转移至肺、骨等处。

（四）临床病理联系

胰头癌的主要症状是病灶压迫或阻塞胆道而引起的阻塞性黄疸,因缺少胆汁入肠,患者大便呈陶土样。胰体尾部癌患者常因癌组织侵入门静脉而产生腹水,压迫脾静脉引起脾大,侵入腹腔神经丛而发生深部疼痛。此外还可有消瘦、贫血、呕吐、便秘等症状。胰腺癌患者预后差,多在 1 年内死亡。

六、胃肠道间质瘤

胃肠道间质瘤（gastrointestinal stromal tumor,GIST）是胃肠道最常见的间叶源性肿瘤,该肿瘤可能起源于胃肠道间质中具有自主起搏功能和多潜能分化的 Cajal 细胞或 Cajal 前体细胞,免疫组织化学检测 KIT 蛋白（CD117）呈阳性表达。临床上,胃肠道间质瘤好发于中老年人,中位年龄约 60 岁,男、女发病率相当,应用甲磺酸伊马替尼靶向治疗可获得良好效果。

（一）病因和发病机制

胃肠道间质瘤的病因不明确,但其分子发生机制已基本明确。80%～85% 的胃肠道间质瘤中存在 c-kit 基因突变,c-kit 基因编码一种 145 kd 的跨膜蛋白 KIT,该蛋白具有酪氨酸激酶受体活性。c-kit 基因突变后 KIT 蛋白过度表达,继而激活酪氨酸激酶,引起底物磷酸化,这些底物作为激酶或信号传导分子,促进细胞增殖并抑制细胞凋亡,最终导致细胞恶性转化。此外,胃肠道间质瘤的发生还与血小板源性生长因子受体 α（PDGFRA）基因的突变有关。

（二）病理变化

胃肠道间质瘤可发生于消化道任何部位,最常累及胃（60%）,其次为小肠（25%）。胃肠道外

Note

也可发生,多见于腹膜后、肠系膜和大网膜。

肉眼观:肿瘤呈圆形、卵圆形,可呈分叶状,常单发,偶可多发,大小不等,肿块可向腔内突起,也可向壁外突出。切面呈灰白色或棕褐色,质地软硬不一,常有出血、坏死及囊性变。

镜下观:肿瘤组织主要由梭形细胞和上皮样细胞组成。梭形细胞排列呈束状、栅栏状、旋涡状,上皮样细胞呈巢状、腺泡状或弥漫排列。

胃肠道间质瘤的诊断应依据大体病理学、组织病理学和免疫组织化学检测结果做出。免疫组织化学检测 KIT 蛋白(CD117)阳性是胃肠道间质瘤的重要特征之一,阳性率达 90% 以上;DOG1 也是诊断胃肠道间质瘤敏感且特异的标志物。

(三)临床病理联系

胃肠道间质瘤早期患者常无明显症状,随着肿瘤不断生长,临床上可出现消化道出血,以便血为主,此外,患者可有腹部肿块,部分伴有腹痛。小肠间质瘤患者以肠梗阻为主要表现,部分肿瘤坏死可导致肠穿孔。此外,患者可有便秘、发热、厌食、体重减轻等非特异性症状。

(济宁医学院　魏　红)

在线答题

Note

第十章　淋巴造血系统疾病

➕ 学 习 目 标

知识目标：掌握非霍奇金淋巴瘤的主要类型及特点；霍奇金淋巴瘤的类型及特点。熟悉急性髓系白血病、骨髓增生性肿瘤的病变特点。了解淋巴结的良性病变特点。

能力目标：能够观察到典型的病变及其特点，做到理论联系实际及理解和掌握有关理论知识。

素质目标：向病理学家 Thomas Hodgkin、Sternberg、Dorothy Reed 学习，善于思考并提出科学问题，提高科研素养。

扫码看 PPT

临床案例讨论

淋巴造血系统包括髓样组织和淋巴样组织。髓样组织包括骨髓和血液中各种血细胞成分，如红细胞、白细胞及血小板等；淋巴样组织包括胸腺、脾脏、淋巴结以及人体广泛分布的淋巴组织，如扁桃体、肠道淋巴组织等。肝、骨髓、脾、淋巴结等在人体胚胎时期都参与造血过程，出生后人体主要造血器官为骨髓。当处于疾病或骨髓代偿功能不足等病理状态时，机体可出现髓外造血，表现为肝、脾、淋巴结恢复胚胎时期的造血功能。造血系统疾病患者淋巴造血系统会出现各种成分量和质的变化，量方面变化的疾病有淋巴结反应性增生、反应性白细胞增多症、贫血、白细胞减少等，质方面变化的疾病有淋巴造血系统恶性肿瘤等。本章重点叙述常见的淋巴造血系统增生性疾病和肿瘤。

第一节　淋巴结的良性病变

人体淋巴结主要沿淋巴管分布，以淋巴结组群存在于颈部、腋窝、腹股沟等浅表部位，以及纵隔、腹膜后等深部。淋巴结表面有薄层纤维被膜，与被膜下淋巴窦通过输入淋巴管相互连通。淋巴结分为皮质和髓质，皮质与髓质交界区为副皮质区。淋巴滤泡和薄层弥散淋巴组织组成被膜下的皮质，主要为 B 细胞。发育良好的淋巴滤泡正中切面可见生发中心，分为明区和暗区。生发中心顶部和周围是套区。副皮质区主要为 T 细胞。髓索及其间的髓窦组成淋巴结髓质。

淋巴结在机体中发挥重要的免疫作用，病原微生物感染、外界的毒物、化学药物、异物、机体自身的代谢产物及变性坏死的组织成分等刺激因子可导致淋巴细胞、组织细胞和树突状细胞增生，使淋巴结肿大。本节主要介绍反应性淋巴结炎和淋巴结特殊感染。

一、反应性淋巴结炎

反应性淋巴结炎（reactive lymphadenitis）是淋巴结最常见的良性病变。各种刺激都可引起淋巴结肿大，由于病理改变基本相似，缺乏特异性，故又称为非特异性淋巴结炎。根据病程长短分为急性和慢性。

Note

(一)急性非特异性淋巴结炎

急性非特异性淋巴结炎多由局部感染引起,如发生感染的牙齿、扁桃体和四肢都可引起引流区淋巴结肿大。

1.病理变化 淋巴结肿胀,呈灰红色。镜下表现为淋巴滤泡增生及生发中心扩大。化脓菌感染时,生发中心滤泡可伴坏死而形成脓肿。

2.临床表现 淋巴结肿大,被膜受到牵拉而致局部疼痛;脓肿形成时有波动感、皮肤发红等;淋巴结脓性坏死穿破皮肤可形成窦道。

(二)慢性非特异性淋巴结炎

慢性非特异性淋巴结炎常引起淋巴结反应性增生。镜下表现为淋巴滤泡增生、副皮质区淋巴增生和窦组织细胞增生等。

1.病理变化

(1)淋巴滤泡增生:淋巴滤泡数量增多、大小不一。生发中心细胞增生明显,可见各种激活的B细胞,核较大。生发中心外见小淋巴细胞。多见于儿童。

(2)副皮质区淋巴增生:副皮质区增宽,可见活化的T免疫母细胞,镜下表现为细胞体积增大,核圆形,有一个或数个核仁,染色质较粗,胞质较丰富,略呈嗜碱性。淋巴窦扩张和血管内皮细胞增生常见。常由活跃的病毒感染引起,特别见于传染性单核细胞增多症、病毒性疫苗接种后等。

(3)窦组织细胞增生:淋巴窦腔明显扩张,巨噬细胞增生和内皮细胞肥大。常发生于恶性肿瘤引流区淋巴结。

2.临床表现 一般无明显症状,要注意排除淋巴结肿瘤或特殊感染。

二、淋巴结特殊感染

淋巴结特殊感染由特殊病原微生物引起,有特殊病理形态改变,经特殊检测在病变组织、分泌物或体液中可找到相关病原微生物,临床上需要特殊药物治疗。

(一)结核性淋巴结炎

结核性淋巴结炎由结核分枝杆菌感染引起的,是最常见的淋巴结特殊感染。多表现为一组淋巴结肿大,可融合,严重者皮肤破溃形成经久不愈的窦道。通常为结节性病变,结核性肉芽肿形成为其典型表现,结核性肉芽肿中央有干酪样坏死灶(图10-1),周围为上皮样细胞、朗汉斯巨细胞,外围为淋巴细胞、成纤维细胞等。通过抗酸染色可检出结核分枝杆菌。

(二)淋巴结真菌感染

引起淋巴结真菌感染的病原体有曲菌、新型隐球菌和组织胞浆菌等。曲菌感染的基本病理变化表现为化脓性炎及脓肿形成,PAS或六胺银染色后可见曲菌的分隔菌丝。新型隐球菌感染表现为肉芽肿性炎,黏液卡红或PAS染色后可见到该菌的荚膜。组织胞浆菌感染病灶中有组织细胞增生和肉芽肿性炎,六胺银或吉姆萨染色可显示被巨噬细胞吞噬的圆形孢子体。淋巴结真菌感染一般不多见。临床上患者表现为局部或全身淋巴结不同程度肿大,一般先感染皮肤、黏膜和器官,而后发展到局部淋巴结。

(三)组织细胞坏死性淋巴结炎

组织细胞坏死性淋巴结炎(histiocytic necrotizing lymphadenitis)又称菊池(Kikuchi)病,淋巴结被膜下和副皮质区出现凝固性坏死,呈片状或灶状,核碎片明显,中性粒细胞稀少或缺如。坏死灶及周边组织细胞活跃增生,常见吞噬核碎片现象。异型T免疫母细胞、浆细胞样单核细胞、浆细胞样树突状细胞和淋巴细胞散在或呈灶状分布。多发生于年轻女性,颈部淋巴结最常见。该病属于自限性疾病,一般2~3个月可自愈。

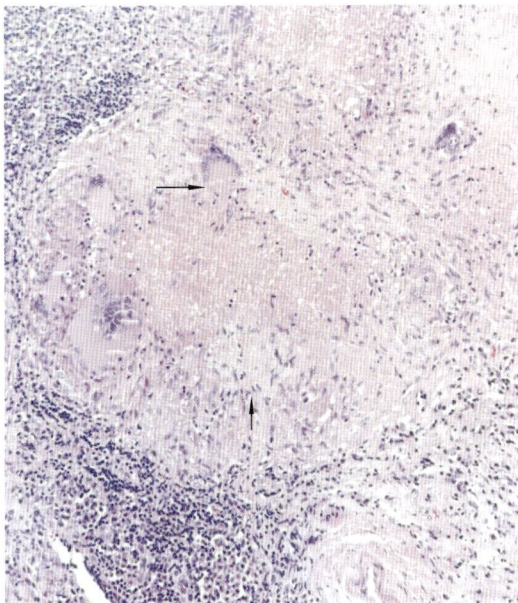

图 10-1 淋巴结结核

结核性肉芽肿：中央为干酪样坏死灶，周围为上皮样细胞（↑）、朗汉斯巨细胞（→）

（四）猫抓病

猫抓病由汉赛巴尔通体感染引起。患者淋巴结肿大多见于腋下或颈部，通常出现在被猫抓伤皮肤后 1～2 周，可伴皮肤红斑状皮疹、脓疱或痂皮。病理变化可见上皮样细胞形成肉芽肿，中央中性粒细胞浸润形成微小脓肿（图 10-2）。外周有类上皮细胞增生，有时呈栅栏样排列。结合猫等宠物抓伤史、淋巴结典型表现及病原学检测可确诊。

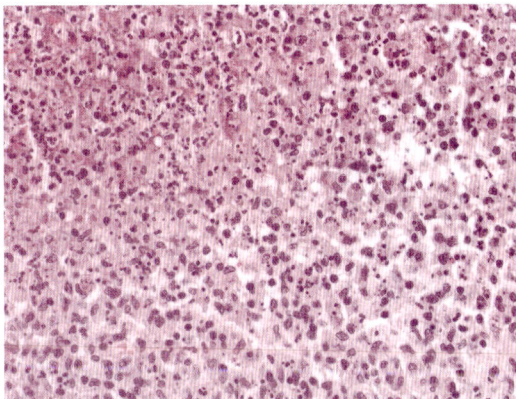

图 10-2 猫抓病

可见上皮样细胞形成肉芽肿，中央中性粒细胞浸润形成微小脓肿

（五）传染性单核细胞增多症

传染性单核细胞增多症（infectious mononucleosis）由 EB 病毒感染引起，患者常有颈后、腋下和腹股沟淋巴结肿大。组织学可见淋巴组织内整个副皮质区遍布异型淋巴细胞；B 细胞出现反应性增生，淋巴滤泡增大；常出现多少不等的免疫母细胞增生。该病好发于青少年，不规则发热、咽炎、淋巴结和肝、脾大等为其典型临床表现，属于自限性疾病。

Note

第二节　淋巴组织肿瘤

淋巴组织肿瘤指来源于淋巴细胞及前体细胞的恶性肿瘤,包括淋巴瘤、淋巴细胞白血病、毛细胞白血病及浆细胞肿瘤等。本节主要介绍淋巴瘤。

恶性淋巴瘤是原发于淋巴结和淋巴结外淋巴组织的恶性肿瘤,简称淋巴瘤,占所有恶性肿瘤的3%～4%。依据临床病理特征不同,可分为两大类:霍奇金淋巴瘤(Hodgkin lymphoma,HL)和非霍奇金淋巴瘤(non-Hodgkin lymphoma,NHL)。

WHO关于淋巴与造血组织的肿瘤分类标准除形态学标准之外,还包括免疫表型、分子细胞遗传学检测和临床特征标准等。

一、霍奇金淋巴瘤(HL)

HL占所有淋巴瘤的10%～20%,是青年中常见的恶性肿瘤之一。HL常原发于淋巴结,病变常从一个或一组淋巴结开始,由近及远扩散至外周淋巴结。瘤细胞包括里-施细胞(Reed-Sternberg cell,R-S细胞)及其变异型细胞,还存在各种炎症细胞,伴不同程度纤维化。首发症状是局部淋巴结的无痛性、进行性肿大。晚期可累及肝、脾和骨髓等。有两个发病高峰年龄段,分别是15～27岁和50岁前后。

1.病理变化

(1)肉眼观:淋巴结肿大,切面灰白色,呈鱼肉状,可见黄色小坏死灶散在分布。相邻淋巴结随着病程进展常相互粘连、融合,活动度变差。好发于颈部淋巴结,可形成颈部巨大肿块,其次是腋下或腹股沟淋巴结等。

(2)镜下观:HL的组织学特征是细胞类型的多样化,以多种炎症细胞(包括淋巴细胞、浆细胞、中性粒细胞、嗜酸性粒细胞和组织细胞等反应性细胞)混合浸润为背景,可见数量不等、形态各异的瘤细胞散布其间。瘤细胞中典型的R-S细胞是一种体积较大、双核或多核的瘤巨细胞,有突出的强嗜酸性核仁,周围有一透明晕,染色质常沿核膜聚集成堆,核膜厚。典型的双核R-S细胞的两个核面对面排列,彼此对称似镜中之影,故称"镜影细胞",其在诊断HL上具有重要价值(图10-3)。变异型R-S细胞包括:①单核R-S细胞或霍奇金细胞;②陷窝细胞,瘤细胞体积大,核膜薄,染色质稀疏,有一个或多个较小嗜碱性核仁,因胞质收缩,与周围细胞之间形成透明的空隙,似位于陷窝内,故名;③LP细胞,又称"爆米花"细胞(popcorn cell),瘤细胞体积大,多分叶状核,染色质稀少,核仁小而多,胞质淡染;④木乃伊细胞,为变性或凋亡的R-S细胞,核固缩浓染,胞质嗜酸性,又称"干尸"细胞。

2.组织学分型　依据WHO分类,HL分为两大类:结节性淋巴细胞为主型HL(nodular lymphocyte predominant Hodgkin lymphoma,NLPHL)和经典型HL(classical Hodgkin lymphoma,CHL)。

(1)NLPHL:约占HL的5%,男性多见。病变淋巴结呈深染的模糊不清的结节状构象,由滤泡树突状细胞构成的背景中充满了大量小B细胞和一些组织细胞,而嗜酸性粒细胞、中性粒细胞和浆细胞少见,几乎无坏死和纤维化。典型R-S细胞很少,"爆米花"细胞(LP细胞)多见。瘤细胞主要表达B细胞标记CD20和CD79a,偶有CD30弱表达。一般不伴有EB病毒感染。临床表现为颈部和腋下肿块,绝大多数患者预后极好,10年生存率高达80%。

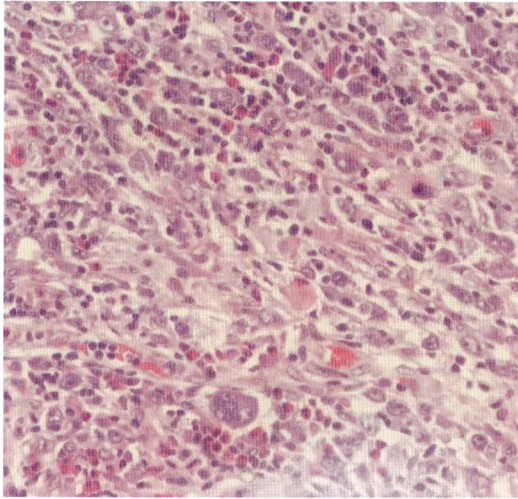

图 10-3 霍奇金淋巴瘤(HL)
炎症细胞背景中见散在 R-S 细胞,体积较大,单核、双核或多核,有突出的强嗜酸性核仁

(2)CHL:约占 HL 的 95%,现已证实瘤细胞来自滤泡生发中心 B 细胞。根据病变组织中背景细胞成分与瘤细胞形态,CHL 可分为四个亚型:结节硬化型、混合细胞型、富于淋巴细胞型和淋巴细胞减少型。

①结节硬化型(nodular sclerosis,NS):占 CHL 的 40%~70%,多见于青年女性,发病高峰在 15~34 岁。常见部位为颈部、锁骨上和纵隔淋巴结。淋巴结内纤维组织增生形成粗细不等的胶原纤维条索,将淋巴结分隔成许多大小不等的结节,其中陷窝细胞多见,也多见淋巴细胞、组织细胞、嗜酸性粒细胞、浆细胞和中性粒细胞浸润。伴 EB 病毒感染率低。预后较好。

②混合细胞型(mixed cellularity,MC):CHL 中较常见的类型,占 20%~30%,多见于儿童和老年人。该型病变和预后介于富于淋巴细胞型和淋巴细胞减少型之间。组织内可见多种细胞成分,如诊断性 R-S 细胞及单核 R-S 细胞、小淋巴细胞、组织细胞等。后期混合细胞型 CHL 可转变为淋巴细胞减少型 CHL。大部分患者存在 EB 病毒感染,预后较差。

③富于淋巴细胞型(lymphocyte-rich,LR):较少见,约占 CHL 的 5%,大量淋巴细胞背景中散在分布 R-S 细胞为其特点。淋巴结弥漫性受累常见,还可见残存退化的淋巴滤泡。该型有弥漫性和结节性两种生长方式,结节性生长较多见,弥漫性者较少见。该亚型容易与 NLPHL 相混淆,免疫表型的鉴别必不可少。瘤细胞表达 CD15(与 NLPHL 不同)、CD30;不表达 CD20、CD45。约 40% 病例伴 EB 病毒感染。预后好。

④淋巴细胞减少型(lymphocyte depletion,LD):最少见的 CHL 亚型,占 CHL 的 1%~5%,多见于老年男性,常伴有 HIV 感染。此型有三个特点:淋巴细胞减少明显、R-S 细胞丰富及间质不同程度纤维化。瘤细胞表达 CD15、CD30,不表达 CD45。此型 EB 病毒感染率极高。在 HL 的亚型中此型患者预后最差。

3. 病理诊断 典型 R-S 细胞对 HL 具有诊断价值,陷窝细胞的存在也具有诊断意义。当病变组织中缺乏诊断性 R-S 细胞或主要是各种变异型 R-S 细胞时,需借助免疫组织化学染色来协助诊断。CD30、CD15 和 PAX5 是常用的诊断和鉴别诊断 CHL 的抗原标志物。

4. 临床分期和预后 HL 的临床分期需根据全面体检和实验室检查结果(如血液生物化学检测、骨髓活检、血象等)判断,目前临床上使用的是修订后 Ann Arbor 分期法(表 10-1)。

表 10-1　HL 的临床分期(Ann Arbor 分期)

分期	肿瘤累及范围
Ⅰ 期	病变局限于一组淋巴结或一个淋巴结外器官或部位
Ⅱ 期	病变局限于膈肌同侧两组或两组以上淋巴结,或直接蔓延至相邻的淋巴结外器官或部位
Ⅲ 期	病变累及膈肌两侧的淋巴结,或再累及一个淋巴结外器官或部位
Ⅳ 期	病变弥漫或播散性累及一个或多个器官,如肝和骨髓等

5.临床病理联系　HL 主要表现为无痛性淋巴结肿大。早期症状常不明显,晚期病变扩散时常有发热、盗汗、体重减轻、乏力、皮肤瘙痒、贫血等全身症状。HL 的临床分期对于估计患者的预后和选择治疗方案具有重要的指导意义。患者因免疫功能(主要是 T 细胞免疫功能)低下常并发感染,感染和肿瘤广泛扩散是导致 HL 患者死亡的重要原因。

课程思政教学案例

霍奇金(Hodgkin)淋巴瘤命名的由来

首次描述淋巴瘤的英国著名病理学家——托马斯·霍奇金(Thomas Hodgkin),生于 1798 年,卒于 1866 年。霍奇金于 1832 年发表了文章《关于吸收性腺体和脾脏的某些病态外观》,描述了 7 例非炎症性、无其他明显病理表现的淋巴结和脾大病例。霍奇金发现虽然有些患者同时合并结核分枝杆菌感染,但是淋巴结的硬度和大小却提示这是一种截然不同的疾病。这即是霍奇金最早对该病的大体描述。然后他还提出该疾病会有序地扩散到连续的淋巴结组,晚期会累及脾脏。遗憾的是霍奇金并没有对该病的镜下特征进行描述。在霍奇金去世后的几十年内,斯特恩伯格(Sternberg)和多萝西·里德(Dorothy Reed)先后对霍奇金的发现进行了更详尽的研究,包括显微镜下的形态特征。为了纪念他们的贡献,霍奇金病的特征性双叶或多核巨细胞被称为 Reed-Sternberg 细胞(R-S 细胞),其中双核 R-S 细胞称为镜影细胞。

霍奇金一生致力于帮助世界多国多地区的贫民。他开展讲座科普健康知识,强调卫生措施以及保护童工的重要性。他照顾穷人且经常不收任何费用。他强调充足的氧气、洗澡和正确处理污水的重要性。霍奇金还警告世人暴饮暴食、过量饮酒、吸烟以及职业性粉尘暴露的危险性。令人痛心的是,霍奇金于 1866 年因患上痢疾,不治辞世,但是他留给后人的学术遗产和人道主义精神,却鼓舞着一代又一代人不断努力。

二、非霍奇金淋巴瘤(NHL)

非霍奇金淋巴瘤(NHL)占所有淋巴瘤的 80%～90%,2/3 原发于淋巴结,1/3 原发于淋巴结外的器官或组织,如消化道、皮肤、涎腺等。发生部位以颈部多见,其次为腋下和腹股沟。病变可从一个或一组淋巴结逐渐侵犯其他淋巴结,也可起病即为多发性。常向其他淋巴结及全身其他组织和器官(如脾、肝、骨髓等)扩散。当瘤细胞广泛扩散至全身多个淋巴结和骨髓时,就很难与白血病侵犯淋巴结相区别。

在我国,成人 NHL 主要是弥漫性大 B 细胞淋巴瘤,儿童和青少年则是急性淋巴母细胞白血病/淋巴瘤、Burkitt 淋巴瘤及间变性大细胞淋巴瘤。淋巴结外淋巴瘤主要有黏膜相关淋巴组织结外边缘区淋巴瘤和 NK/T 细胞淋巴瘤,前者主要发生在胃肠道、涎腺和肺等,后者主要累及中线面部的器官和组织。

根据瘤细胞起源和属性,WHO分类中NHL分为三类:前体淋巴细胞肿瘤(前体B细胞和T细胞肿瘤)、成熟(外周)B细胞肿瘤、成熟(外周)T细胞和NK细胞肿瘤,下面介绍一些常见类型。

(一)前体淋巴细胞肿瘤

前体淋巴细胞肿瘤(precursor lymphoid neoplasms)是前体淋巴细胞异常增生引起的恶性克隆性肿瘤,大部分患者可检测出克隆性染色体异常,部分异常对于指导该病基本的治疗和判断患者的预后有非常重要的意义。第5版WHO分型中,前体淋巴细胞肿瘤包括B淋巴母细胞白血病/淋巴瘤(B-ALL/LBL)和T淋巴母细胞白血病/淋巴瘤(T-ALL/LBL)。

B-ALL/LBL患者多为儿童,常出现骨髓受累和外周血白细胞数量增加。T-ALL/LBL多见于青少年,表现为局部包块,常累及胸腺。淋巴母细胞白血病和淋巴瘤是同一肿瘤两个时相或两种不同的临床表现。

1.病理变化 淋巴结正常结构破坏,肿瘤性淋巴母细胞浸润被膜和淋巴结外组织。瘤细胞体积比小淋巴细胞略大,胞质稀少,核仁不清楚,核分裂象多见,核染色质呈点彩状(图10-4)。B淋巴母细胞和T淋巴母细胞在形态上不易区分,需借助免疫表型检测进行分区。

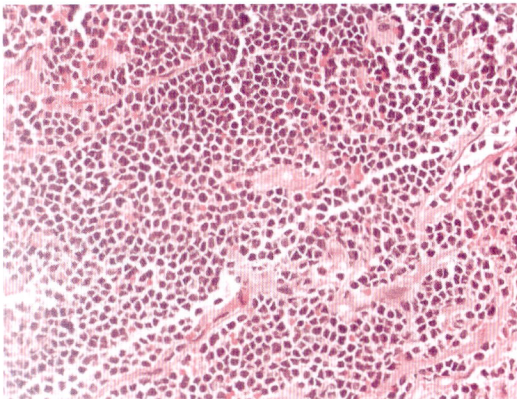

图 10-4　T淋巴母细胞淋巴瘤
形态一致的瘤细胞密集浸润,核染色质呈点彩状

2.免疫表型和细胞遗传学 约95%病例瘤细胞表达原始淋巴细胞标记TdT和CD34。瘤细胞还可表达CD10,以及B细胞和T细胞分化抗原。细胞遗传学检测结果显示,部分ALL瘤细胞有异常核型、染色体易位和重排。

3.临床表现 多数患者在15岁以下,患者数日或数周内发病,病情进展迅速,出现贫血、粒细胞和血小板减少、出血和继发感染等,常有淋巴结肿大和脾大。B-ALL患者以累及淋巴结为主要表现。50%~70% T-ALL患者有纵隔肿块。经化学药物治疗后,约95%ALL患者可完全缓解。

(二)成熟(外周)B细胞肿瘤

全世界约85% NHL是成熟B细胞肿瘤,最常见的是弥漫性大B细胞淋巴瘤,其次是滤泡性淋巴瘤。成熟B细胞肿瘤是B细胞在其分化的不同阶段发生的单克隆性肿瘤。根据细胞起源,其可分为以下若干亚型。

1.慢性淋巴细胞白血病/小淋巴细胞淋巴瘤(chronic lymphocytic leukemia/small lymphocytic lymphoma,CLL/SLL) 该型为成熟B细胞来源的惰性肿瘤。根据肿瘤发展时期不同,可表现为小淋巴细胞淋巴瘤(SLL)、慢性淋巴细胞白血病(CLL)或淋巴瘤与白血病共存。CLL和SLL的不同之处表现在外周血淋巴细胞数量的多少。多数患者外周血的肿瘤性B细胞数量明显增加,淋巴细胞绝对计数$\geqslant 5 \times 10^9$/L(持续4周以上),符合CLL的诊断。单纯累及外周淋巴结组织,血象和骨髓象均无白血病改变则为 SLL。

(1)病理变化:淋巴结结构破坏,单一小淋巴细胞弥漫性增生、浸润。瘤细胞核呈圆形或略不规则,染色质浓密,胞质少。少数中等或较大细胞即幼稚淋巴细胞散在分布(图 10-5)。低倍镜下,幼稚淋巴细胞灶性聚集成团,形成增殖中心,呈淡染区域,又称“假滤泡”,对 CLL/SLL 具有一定的诊断意义。

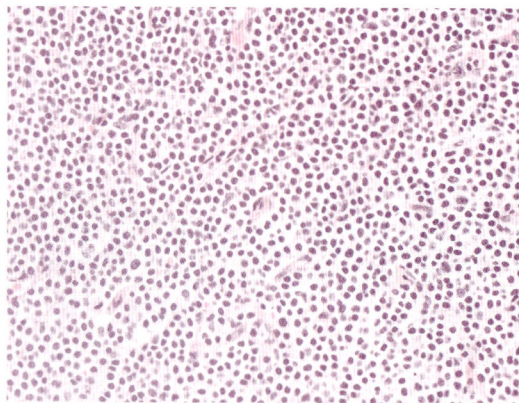

图 10-5　小淋巴细胞淋巴瘤(SLL)
单一小淋巴细胞弥漫性增生、浸润,可见幼稚淋巴细胞散在分布

瘤细胞浸润脾脏及肝脏常见。CLL 患者外周血白细胞计数可达$(30\sim100)\times10^9$/L,绝大多数为成熟小淋巴细胞,外周血涂片可见典型的篮球样细胞。骨髓有核细胞增生明显活跃,淋巴细胞占比≥40%,以成熟小淋巴细胞为主,红系、粒系和巨核细胞系均减少。

(2)免疫表型和细胞遗传学:CLL/SLL 瘤细胞表达 B 细胞标记 CD19 和 CD20,通常同时表达 CD5 和 CD23,表达 LEF1。最常见的细胞遗传学异常有 12 号染色体三倍体、11q22 缺失、17q13 缺失和 13q14 突变。

(3)临床表现:CLL/SLL 常见于 50 岁以上人群,男性多于女性,病情进展缓慢。约半数患者有全身淋巴结肿大和肝、脾大。CLL/SLL 患者平均生存期为 4~6 年,病程及预后与临床分期有关。伴有 11q 和 17q 缺失常提示预后不良。

2. 套细胞淋巴瘤(mantle cell lymphoma,MCL)　该型属于成熟 B 细胞肿瘤,占 NHL 的 3%~10%。

(1)病理变化:根据淋巴瘤发展过程中形态变化,可分为三个阶段,第一阶段是生长的瘤细胞围绕反应性生发中心生长而形成结节;第二阶段是最典型的形态改变,镜下观察到瘤细胞形成模糊结节和弥漫性浸润、套区增宽,增生的瘤细胞主要是形态单一的淋巴样细胞(图 10-6)。临床上此阶段的大多数病例镜下表现为小至中等大小的淋巴细胞,细胞核形状略不规则,核染色质稀疏,核仁不明显。瘤细胞间可见散在分布的上皮样组织细胞,透明变性的小血管常见。肿瘤组织中极少见中心母细胞、免疫母细胞和增殖中心等。若病变仅局限于内套区或狭窄的套区则称为原位套细胞肿瘤。第三阶段很少见,表现为瘤细胞弥漫性浸润,可由上两个阶段转化而成或自瘤细胞发生出现。

(2)免疫表型和细胞遗传学:瘤细胞通常表达 CD5、CD20、CD79a,不表达 CD10、Bcl-6、CD23,特异性表达 Cyclin D1,Bcl-2,SOX11 常阳性。几乎所有病例存在 *CCND1* 基因易位,t(11;14)(q13;q32)染色体易位,引起 Cyclin D1 过表达。瘤细胞能较强表达膜表面免疫球蛋白 IgM/IgD,λ 轻链限制性表达。

(3)临床表现:多发生于中老年人,发病高峰年龄为 60~70 岁,男性多于女性,常表现为全身淋巴结肿大和肝、脾大,一些患者就诊时常有骨髓和外周血受累,咽淋巴结和胃肠道淋巴结受累也多见。绝大多数患者难以治愈。

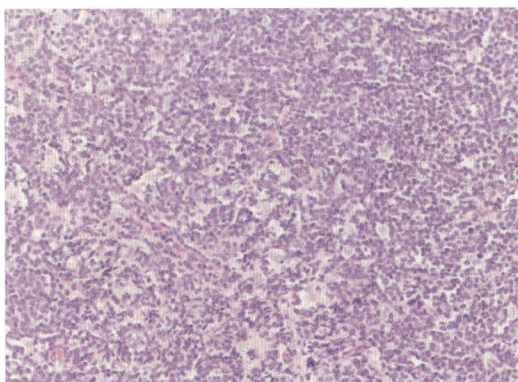

图 10-6 套细胞淋巴瘤(MCL)
形态单一的瘤细胞弥漫性浸润,细胞核形状略不规则,核染
色质稀疏,核仁不明显,可见散在分布的上皮样组织细胞

3.滤泡性淋巴瘤(follicular lymphoma,FL) 肿瘤来源于淋巴滤泡生发中心 B 细胞,在我国约占 NHL 的 10%。

(1)病理变化:瘤细胞呈滤泡样生长,滤泡大小形状相似,境界模糊。肿瘤性滤泡主要由中心母细胞和中心细胞构成(图 10-7)。中心母细胞体积是正常淋巴细胞的 3~4 倍,核圆形或卵圆形,染色质空泡状,有 1~3 个靠近核膜的核仁。中心细胞体积小至中等大,核形不规则,核仁不明显,胞质少,淡染。中心母细胞随着肿瘤生长逐渐增多。根据平均每高倍视野($0.159~\text{mm}^2$)中心母细胞的数量,FL 可分为 1~3 级:0~5 个/HPF 为 1 级,6~15 个/HPF 为 2 级,>15 个/HPF 为 3 级;1 级与 2 级可合并为低级别,3 级为高级别。3 级又进一步分为 3a 级(中心母细胞混合中心细胞)和 3b 级(实性片状中心母细胞,中心细胞消失)。FL 有滤泡性改变和弥漫性改变的表现形式,随着疾病的发展,滤泡性改变最后成为弥漫性改变,提示恶性程度升高,最后可发展为弥漫性大 B 细胞淋巴瘤。

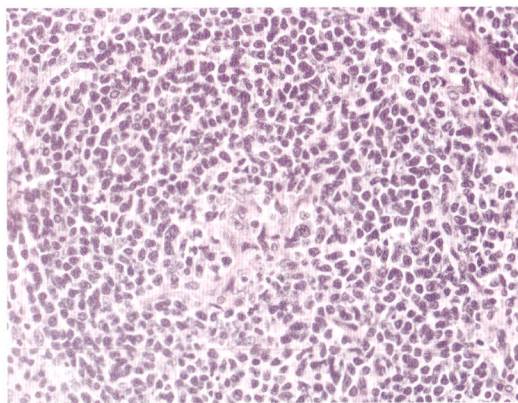

图 10-7 滤泡性淋巴瘤(FL)
瘤细胞呈滤泡样生长模式,主要由中心细胞构成,中心母细胞散在分布

(2)免疫表型和细胞遗传学:本型特征性遗传学改变是 t(14;18)染色体易位,即 14 号染色体 *lgH* 基因与 18 号染色体 *Bcl-2* 基因拼接,活化 *Bcl-2* 基因而高表达 Bcl-2 蛋白,90% 病例可出现此现象,而正常滤泡生发中心 B 细胞不表达 Bcl-2 蛋白,因此,Bcl-2 蛋白是区分反应性淋巴滤泡增生和肿瘤性滤泡异常增生的常用标记。瘤细胞表达 B 细胞标记 CD19、CD20、PAX5,通常表达 CD10、Bcl-6、Bcl-2。

(3)临床表现:多发生于中老年人,常以局部或全身淋巴结无痛性肿大为首发症状,可累及腹股沟淋巴结。此外,患者常伴有乏力、发热等全身症状,重者累及骨髓。本病临床表现为惰性过程,病情发展较慢,预后较好。统计数据显示,约30%患者可发展为弥漫性大B细胞淋巴瘤。

4. 弥漫性大B细胞淋巴瘤(diffuse large B-cell lymphoma,DLBCL) 该型为NHL的最常见类型,占NHL的30%~40%,是具有异质性的侵袭性淋巴瘤。

(1)病理变化:正常淋巴结或淋巴结外组织被形态相对单一、体积较大的异型淋巴细胞弥漫性浸润,瘤细胞体积较小淋巴细胞大3~4倍,胞质中等量,嗜碱性,核圆形或卵圆形,染色质边集,有单个或多个核仁(图10-8),在有些病例中可见到多核瘤巨细胞和R-S样细胞。DLBCL可分为生发中心B细胞(germinal center B-cell,GCB)亚型和活化B细胞(activated B-cell,ABC)亚型。

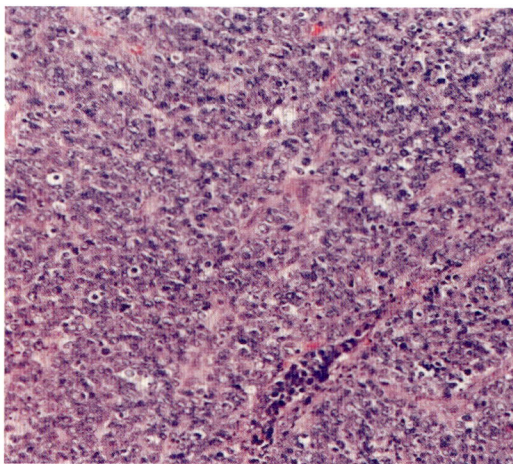

图10-8 弥漫性大B细胞淋巴瘤(DLBCL)
形态单一、体积较大的异型淋巴细胞弥漫性浸润,核圆形或卵圆形,有单个或多个核仁

(2)免疫表型和细胞遗传学:瘤细胞表达B细胞分化抗原,如CD19、CD20和CD79a,不表达TdT。*Bcl-6*基因突变常见。

(3)临床表现:患者多为老年男性,此型肿瘤除原发于淋巴结外,也可发生于淋巴结外任何部位,如胸腺、口咽环、胃肠道等,还可通过其他惰性淋巴瘤转化而来。主要表现为单个或多个淋巴结短时间内迅速增大或淋巴结外出现迅速增大的肿块,病程发展快,常累及肝、脾等,肿瘤呈高度侵袭性,若不及时治疗,预后很差。对化疗敏感,临床上通常采用化疗在内的联合治疗,可使60%~80%的患者病情缓解,抗B细胞CD20的单克隆抗体与化疗药物联合使用,可明显改善患者的预后。GCB亚型的预后要好于ABC亚型的预后。

知识拓展

弥漫性大B细胞淋巴瘤的分子分型

淋巴瘤种类繁多,分类复杂,一直是病理诊断工作中的难点。近几年来,随着新的分子检测技术的出现及应用,人们对淋巴瘤的认识逐渐深入,特别是在淋巴瘤的组织学分类和分子遗传学方面有了较大的进展。新的分类、关键的分子改变及分子分型的提出,有助于淋巴瘤的精准诊断、风险分层、预后评估及精准治疗。

在早期临床诊疗实践中,根据细胞起源不同,弥漫性大B细胞淋巴瘤(DLBCL)可分为生发中心B细胞(GCB)型、活化B细胞(ABC)型和未分类型3型(基因表达谱分类),或分为GCB型和非GCB型(Hans免疫组织化学分类),GCB型预后好。实际上,采用细胞起源分类法存在不能识别的第三型及存在内部异质性缺陷等问题。2020 年有学者结合最新研究数据提出"七种 LymphGen 基因分型",包括 MCD 型（MYD88 L265P 和 CD79B 共突变）、BN2 型（Bcl-6 融合和 NOTCH2 突变）、N1 型（NOTCH1 突变）、EZB 型（EZH2 突变和 Bcl-2 易位）、A53 型（非整倍体的 TP53 失活）和 ST2 型（SGK1 突变和 TET2 突变），其中 EZB 型又分为 EZB-MYC 异常型（重排、扩增和突变）和 EZB-MYC 正常型两个亚型，该方法可将纳入分型患者的比例提高至 63.1%。MCD 型及 N1 型预后均较差，二者主要为 ABC 型。

5. Burkitt 淋巴瘤（Burkitt lymphoma，BL） 该型属于淋巴滤泡生发中心来源的高度侵袭性 B 细胞肿瘤。BL 有三种临床类型：一是地方性 BL，是非洲儿童最常见的恶性肿瘤，其发生与 EB 病毒感染有关；二是非地方性 BL，全球各地均可发生；三是免疫缺陷相关性 BL，常见于 HIV 感染者，三种形式的 BL 组织学表现相似，临床表现、基因型和病毒学特征等方面有所不同。

（1）病理变化：中等大小、形态一致的淋巴细胞弥漫性浸润。细胞核呈圆形或卵圆形，有 2～4 个小核仁，染色质较粗糙，核分裂象较多，胞质中等量。核分裂象多见和高凋亡是该型肿瘤特征性表现。瘤细胞间可见散在分布吞噬核碎片的巨噬细胞，称为"星空"图像。

（2）免疫表型和细胞遗传学：瘤细胞表达 B 细胞分化抗原，如 CD19、CD20、CD79a，表达滤泡生发中心标记 Bcl-6 和 CD10 等，不表达 Bcl-2。表达 IgM 和单一免疫球蛋白轻链蛋白，细胞增殖指数 Ki-67 几乎 100% 阳性。最常见的易位为 t(8;14)(q24;q32)。绝大多数有 *MYC* 基因重排与克隆性 *IG* 基因重排。

（3）临床表现：儿童和青少年多见，常发生于淋巴结外的组织和器官。地方性 BL 最常累及颌骨，表现为面部巨大包块；非地方性 BL 常表现为回盲部的巨大肿物；免疫缺陷相关性 BL 常累及骨髓和淋巴结。多数儿童和青年人采用大剂量、短疗程化疗的效果明显，年长患者预后差。

6. 黏膜相关淋巴组织结外边缘区淋巴瘤 一种异质性淋巴瘤，最初在黏膜部位被认识，又称为 MALT 淋巴瘤。该肿瘤因为特殊的发病机制而受到关注，其发病机制主要与慢性炎症、自身免疫病或某些特殊病原微生物感染等基础疾病有关，病变可长期局限于原发部位，疾病后期才发生系统性播散。

（1）病理变化：瘤细胞常见于淋巴滤泡套区外侧，致边缘区扩大融合。瘤细胞常侵入腺体上皮组织中形成淋巴上皮病变。在大多数病例，主要的瘤细胞为中心细胞样细胞和单核样 B 细胞，常能看到浆细胞分化（图 10-9）。瘤细胞侵入生发中心后形成滤泡内植入现象。

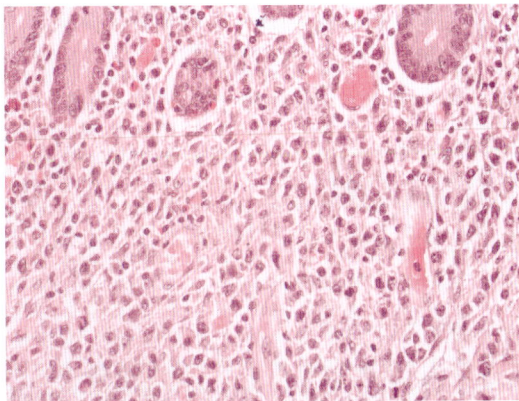

图 10-9 黏膜相关淋巴组织结外边缘区淋巴瘤（MALT 淋巴瘤）
瘤细胞弥漫性浸润，可见淋巴上皮病变

(2)免疫表型和细胞遗传学:MALT 淋巴瘤的瘤细胞通常表达 CD20、CD79a,不表达 CD5、CD10、CD23、Cyclin D1,表面免疫球蛋白 IgM、IgA 阳性,IgD 阴性。特征性遗传学表现在胃和肺的 MALT 淋巴瘤有 t(11;18)(q21;q21)染色体易位。

(3)临床表现:患者大多为成人,发病部位以胃肠道多见,MALT 淋巴瘤扩散缓慢,晚期可转移至骨髓,部分病例可向弥漫性大 B 细胞淋巴瘤转化。

7. 浆细胞肿瘤及相关疾病 该组淋巴瘤共同特征是 B 细胞克隆性增生,瘤细胞合成并分泌单一类型的免疫球蛋白或其片段。包括浆细胞骨髓瘤、骨的孤立性浆细胞瘤、骨外浆细胞瘤、意义未定的单克隆 γ 球蛋白血症、轻链和重链沉积病等。下面简要介绍浆细胞骨髓瘤。

(1)病理变化:浆细胞骨髓瘤的特征性改变为全身骨骼系统多发性溶骨性病变,其内充满质软、胶冻状、鱼肉样的肿瘤组织。常见部位为脊柱、肋骨等。病变通常从髓腔开始,侵蚀松质骨,逐渐破坏皮质骨,组织学表现为分化不成熟的浆细胞大量增生,代替正常骨髓组织。瘤细胞胞质嗜碱性,核常偏于一侧,周围空晕现象常见,染色质凝集呈车轮状(图 10-10)。随着疾病的发展,肝、脾、肺、肾、淋巴结和其他部位的软组织可出现肿瘤性浆细胞浸润。

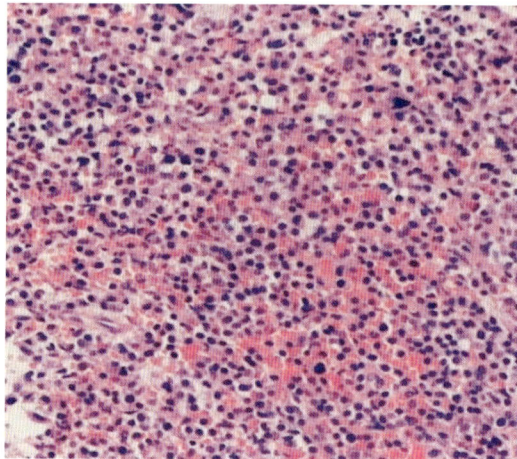

图 10-10 浆细胞骨髓瘤
分化不成熟的浆细胞大量增生,瘤细胞胞质嗜碱性,核常偏于一侧

(2)免疫表型和细胞遗传学:浆细胞骨髓瘤的瘤细胞表达 CD138、CD38、CD79a,不表达 CD19、CD20,选择性表达免疫球蛋白重链蛋白,免疫球蛋白轻链蛋白限制性表达。20%～60%的患者多见染色体 13 单体、13q14 缺失和 14q32 转位。

(3)临床表现:浆细胞骨髓瘤的发病年龄常在 50～70 岁。淋巴结外器官(如骨)浸润最常见。可引起广泛骨质破坏和溶骨改变,出现骨痛、病理性骨折等。若累及骨髓,则有贫血、白细胞减少和血小板减少等表现,患者的主要死因为继发感染和肾功能衰竭。99%患者有外周血免疫球蛋白水平升高和尿中本周蛋白(Bence Jones 蛋白)阳性。

(三)成熟(外周)T 细胞和 NK 细胞肿瘤

1. 非特殊型外周 T 细胞淋巴瘤(peri-pheral T cell lymphoma of not otherwise specified,PTCL-NOS) 该型属于胸腺后成熟 T 细胞来源肿瘤,占 NHL 的 7%～10%。WHO 分类中,除已单列的、具有独特临床病理表现的 T 细胞淋巴瘤以外的所有外周 T 细胞淋巴瘤均归于此类。

(1)病理变化:淋巴结结构破坏,瘤细胞类型多样,瘤细胞在副皮质区浸润或呈弥漫性浸润,出现较多的高内皮血管和瘤细胞侵袭血管现象,背景中有嗜酸性粒细胞、浆细胞、巨噬细胞和上皮样组织细胞等反应性细胞成分。瘤细胞大小形态各异,多形性明显,核形态不规则,核分裂象多见,核染色质呈粗颗粒状,胞质可透明、淡染、嗜酸性或嗜碱性(图 10-11)。

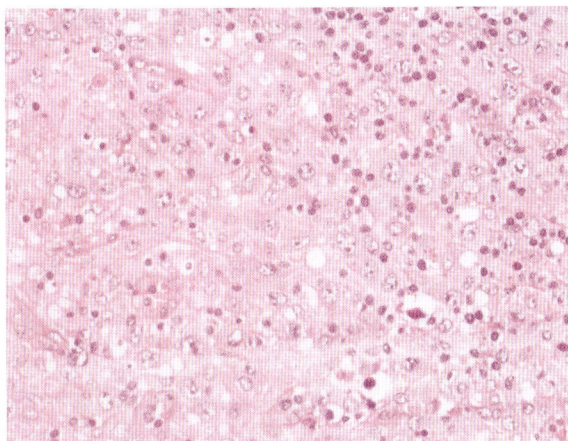

图 10-11 非特殊型外周 T 细胞淋巴瘤
瘤细胞大小形态各异,核形态不规则,部分胞质透明

(2)免疫表型和细胞遗传学:瘤细胞通常表达 T 细胞分化抗原,如 CD2、CD3、CD5 等。部分瘤细胞表型存在 T 细胞抗原缺失现象。大多数有 T 细胞受体(TCR)基因克隆性重排。

(3)临床表现:本病常见于中老年男性。部分患者有自身免疫病。大多数患者有全身淋巴结肿大。此外,还可伴有嗜酸性粒细胞增多、皮肤瘙痒、发热和体重下降等表现,也可出现淋巴结外累及现象。此型属于高侵袭性淋巴瘤,治疗效果差。

2. NK/T 细胞淋巴瘤 该型淋巴瘤属于自然杀伤细胞(NK 细胞)或细胞毒性 T 细胞来源的侵袭性肿瘤,绝大多数发生在淋巴结外组织,肿瘤侵袭性强,特征是血管浸润和破坏、局部组织显著坏死。该肿瘤与 EB 病毒关系密切。

(1)病理变化:可见明显组织坏死和混合炎症细胞浸润的特征性改变,瘤细胞形态各异、大小不等,胞核不规则、深染,核仁不明显或有小核仁。瘤细胞浸润血管壁可致血管腔狭窄、栓塞或坏死(图 10-12)。

图 10-12 NK/T 细胞淋巴瘤
瘤细胞大小不等,胞核不规则,瘤细胞浸润血管壁

(2)免疫表型和细胞遗传学:瘤细胞表达 NK 细胞相关抗原 CD56,部分 T 细胞分化抗原 CD2 和胞质型 CD3,以及细胞毒性分子,如 TIA-1、颗粒酶 B、穿孔素等。绝大多数 EBER(EB 病毒编码的小 RNA 分子)阳性。

(3)临床表现:多见于 40 岁左右的男性。约 2/3 病例发生在中线面部,1/3 发生于其他器官

和组织,如皮肤、软组织、胃肠道等。该型肿瘤在中国和亚洲其他地区较多见,属于 EB 病毒相关淋巴瘤,鼻腔是最常见的淋巴结外累及部位,患者可出现顽固性鼻塞、鼻出血、分泌物增加和鼻面部肿胀等。放疗结合化疗效果较好,但易复发。

3. 血管免疫母细胞性 T 细胞淋巴瘤(angioimmunoblastic T-cell lymphoma,AITL) 该型是一种系统性的外周 T 细胞淋巴瘤,占 NHL 的 1%～2%。瘤细胞来源于淋巴滤泡生发中心辅助性 T 细胞。

(1)病理变化:淋巴结结构破坏,淋巴结内可见多形性瘤细胞浸润,伴有明显的高内皮小静脉和滤泡树突状细胞增生。早期可见到残存滤泡,副皮质区明显扩大,瘤细胞小至中等大小,胞质淡染或透明,胞膜清楚。瘤细胞常分布在滤泡旁或小静脉旁,混杂有反应性小淋巴细胞、嗜酸性粒细胞、浆细胞和组织细胞等。

(2)免疫表型和细胞遗传学:瘤细胞表达大多数 T 细胞抗原,如 CD2、CD3、CD4、CD5,滤泡辅助 T 细胞标志物(如 CD10、Bcl-6、CXCL13、PD-1 等)可阳性。最常见的细胞遗传学异常为出现 3、5 号染色体三倍体型和附加的 X 染色体。多数患者有 *TCR* 基因克隆性重排。

(3)临床表现:多发生于中老年人,常表现为全身淋巴结肿大,累及脾、肝、皮肤和骨髓等。诊断时多为进展期,为侵袭性肿瘤。患者中位生存期少于 3 年。

4. 蕈样霉菌病/Sézary 综合征 蕈样霉菌病(mycosis fungoides,MF)是原发于皮肤的成熟 T 细胞淋巴瘤。Sézary 综合征是蕈样霉菌病的变异型,特征性表现为皮肤红皮病、淋巴结肿大和外周血中出现肿瘤性 T 细胞。

(1)病理变化:瘤细胞小至中等大,细胞核高度扭曲,有深切迹,可见小核仁,胞质透明。真皮浅层及血管周围有多数瘤细胞和嗜酸性粒细胞、淋巴细胞、浆细胞、组织细胞等炎症细胞浸润。真皮内瘤细胞侵入表皮聚集形成 Pautrier 微脓肿。患者外周血中出现的具有似脑回状细胞核的瘤细胞称为 Sézary 细胞。

(2)免疫表型和细胞遗传学:瘤细胞表达 CD2、CD3、CD4、CD45RO,不表达 CD7 和 CD8。多数患者 *TCR* 基因重排检测呈单克隆性。

(3)临床表现:40～60 岁患者多见,皮肤表面出现不规则的红色或棕色斑疹,呈湿疹样病损,瘙痒为早期表现,后期皮肤增厚形成棕色瘤样结节。病变局限于皮肤者预后较好,瘤细胞扩散至血液和内脏者预后差。

第三节 髓 系 肿 瘤

髓系肿瘤(myeloid neoplasm)是骨髓内具有多向分化潜能的造血干细胞克隆性增生形成的肿瘤。骨髓中的造血干细胞可向髓细胞方向分化,形成粒细胞、单核细胞、红细胞和巨核细胞,其分化发育阶段形成的肿瘤,称为髓系肿瘤。因干细胞位于骨髓内,故髓系肿瘤多表现为白血病。髓系肿瘤包括六大类:①急性髓系白血病及其相关的前体细胞肿瘤;②骨髓增殖性肿瘤;③骨髓增生异常综合征;④骨髓增生异常/骨髓增殖性肿瘤;⑤伴有嗜酸性粒细胞增多和 *PDGFRA* (platelet derived growth factor receptor α)、*PDGFRB* (platelet derived growth factor receptor β)、*FGFR1* (fibroblast growth factor receptor1)基因异常的髓系和淋巴肿瘤;⑥急性未明系列的白血病。本节仅简单介绍较常见的肿瘤。

一、急性髓系白血病

急性髓系白血病(acute myeloid leukemia,AML)是由原始髓系细胞克隆性增生所致。由于获得性癌基因突变阻止了造血祖细胞分化,不成熟的髓系母细胞在骨髓内聚集并取代正常组织致使肿瘤形成。根据不同的分子遗传学异常及临床特征等，AML可分为：①AML伴有重现性遗传学异常（AML with recurrent genetic abnormalities）；②AML伴有骨髓异常增殖相关改变（AML with myelodysplasia-related changes）；③治疗相关的髓系肿瘤（therapy-related myeloid neoplasm）；④AML非特殊类型（AML，NOS）；⑤髓系肉瘤（myeloid sarcoma）；⑥与唐氏综合征相关的髓系增生（myeloid proliferations associated with Down syndrome）等类型。

1. 病理变化 骨髓内原始造血细胞弥漫性增生，外周血涂片中白细胞的质和量都可发生改变，主要表现为白细胞计数升高，以原始细胞为主。侵犯淋巴结时瘤细胞主要浸润在淋巴结的副皮质区及窦内。

髓系肉瘤是髓系原始细胞在骨髓外器官或组织内增生形成的肿块，可与骨髓改变同时发生，也可早于骨髓改变出现。好发于扁骨和不规则骨的骨膜下，也可发生于组织或器官内。瘤组织在新鲜时肉眼观呈绿色，当暴露于日光后，绿色迅速消退，用还原剂（如过氧化氢）可使绿色重现，故又称绿色瘤（chloroma）。

2. 临床表现 AML可发生于任何年龄，其发病高峰年龄在15～39岁。主要表现为贫血、白细胞减少和出血等骨髓造血功能抑制症状，瘤细胞浸润导致淋巴结肿大和肝、脾大。因血小板减少导致的出血倾向是其主要临床特征。

AML患者主要依靠化学药物进行治疗，5年生存率为15%～30%。骨髓活检是可评估骨髓增生程度、预后的重要手段，并可辅助进行白血病分类。

二、骨髓增殖性肿瘤

骨髓增殖性肿瘤（myeloproliferative neoplasm，MPN）是骨髓中具有多向分化潜能的干细胞发生克隆性增生而形成的一类肿瘤性疾病，其瘤细胞可分化为成熟的红细胞、血小板、粒细胞和单核细胞，导致骨髓造血增加伴外周血细胞数量明显增多。

MPN包括下列疾病：①慢性髓系白血病（CML），BCR-ABL1阳性；②慢性中性粒细胞白血病（CNL）；③真性红细胞增多症（PV）；④原发性骨髓纤维化（PMF）；⑤特发性血小板增多症（ET）；⑥慢性嗜酸性粒细胞白血病（CEL）；⑦肥大细胞增生症；⑧不能分类的MPN。下面简要介绍BCR-ABL1阳性的慢性髓系白血病。

慢性髓系白血病（BCR-ABL1阳性）是MPN中最常见的类型。该病起病隐匿，患者早期可无症状，也可表现为易疲倦、虚弱等非特异性症状。体格检查最突出的表现为脾大。

1. 病理变化 骨髓有核细胞增生明显活跃，取代脂肪组织；各分化阶段粒细胞中以分叶核和杆状核粒细胞多见。红细胞数量正常或减少，巨核细胞数量增加。此外，还可见到散在分布的泡沫细胞和不同程度的纤维化改变。外周血白细胞计数常超过10×10^9/L，中、晚幼和杆状核粒细胞居多，原始粒细胞常少于2%，常有嗜酸性粒细胞和嗜碱性粒细胞增多，约50%的患者在肿瘤早期可有血小板增多。瘤细胞浸润，可导致患者脾脏明显肿大，肝、淋巴结轻微肿大。

2. 临床表现 该病主要见于成人，发病高峰年龄在30～40岁。起病缓慢，部分患者无明显症状。慢性髓系白血病的自然病程可分为三个阶段：慢性期、加速期和急变期。慢性期骨髓活检显示增生明显活跃，进入加速期后，患者贫血和血小板减少等加重，有的病例可出现外周血嗜碱性粒细胞明显增多，进入急变期时，外周血白细胞中或骨髓有核细胞中原始细胞占比≥20%，呈急性白血病表现。

本病特征性遗传学改变为t(9;22)(q34;q11)易位，形成Ph染色体，拼接形成新的融合基因，即BCR-ABL1融合基因。临床上可通过核型分析检测Ph染色体，或采用荧光原位杂交（FISH）或逆转录聚合酶链式反应（PCR）检测BCR-ABL1融合基因，以确诊慢性髓系白血病。

在线答题

（内蒙古医科大学 刘 霞）

第十一章　泌尿系统疾病

学习目标

素质目标：通过宏观和微观角度观察、分析泌尿系统疾病，培养学生科学、严谨的学习态度和临床思维能力，提升专业素养。

能力目标：熟练使用显微镜观察泌尿系统疾病的典型病变，使学生能正确识别各型肾小球疾病、肾盂肾炎以及常见泌尿系统肿瘤的病理变化，并应用病理学理论知识解释相关疾病的临床表现。

知识目标：掌握肾小球疾病的类型及各型病变特点；肾盂肾炎的概念、感染途径及急、慢性肾盂肾炎的病理变化；肾细胞癌、尿路上皮肿瘤的病变特点。熟悉肾小球疾病、肾盂肾炎、肾细胞癌和膀胱尿路上皮癌的临床病理联系及肾小球疾病、肾盂肾炎的病因和发病机制。了解肾细胞癌和膀胱尿路上皮癌的病因和发病机制。

泌尿系统由肾、输尿管、膀胱和尿道组成。病变主要包括炎症、肿瘤、尿路阻塞、代谢性疾病、血管疾病和先天畸形等。本章主要介绍肾小球疾病、肾盂肾炎以及肾和膀胱常见肿瘤。

肾是泌尿系统最重要的脏器。肾的结构和功能单位为肾单位，由肾小球和与之相连的肾小管构成。肾小球包括血管球和肾球囊。血管球由入球小动脉分支盘绕形成毛细血管袢，再汇合成出球小动脉离开肾小球，营养周围肾小管。当肾小球处于缺血状态时，相应肾小管也会失去血液供应，发生萎缩、消失，继发纤维组织增生。肾小球毛细血管壁分为3层：中间为致密层，内、外两侧为疏松层；基膜内侧由扁平的内皮细胞覆盖，内皮细胞胞体有许多直径70～100 nm的窗孔；基膜外侧为胞质丰富、有许多细长突起的足突细胞，足突细胞之间为许多宽20～30 nm的间隙，称为裂孔，孔上覆盖一层4～6 nm厚的裂孔膜。基膜、内皮细胞、足突细胞裂孔膜三者共同构成肾小球的滤过膜或滤过屏障。若滤过膜受损，患者常出现尿液的改变。毛细血管丛之间为血管系膜，由系膜细胞和系膜基质组成，起支持毛细血管网的作用。系膜细胞有一定的收缩及吞噬功能，可吞噬进入肾小球的大分子物质，参与炎症反应及损伤后的修复。肾球囊是肾小管的盲端凹陷而成的杯状双层囊结构，两层间的狭窄腔隙称为肾球囊腔。肾球囊的壁层由单层扁平上皮细胞构成，其脏层上皮细胞为有许多突起的足突细胞，紧贴附于毛细血管丛的外侧（图11-1），肾球囊狭窄、闭塞会影响尿液的形成。

肾小球是形成原尿的滤过结构，肾小管有重吸收原尿成分和排泄等作用。通过形成尿液，肾脏将代谢产物和毒物排出体外，维持体内水、电解质和酸碱平衡；同时肾脏还具有内分泌功能，分泌肾素、前列腺素、促红细胞生成素、1,25-二羟维生素 D_3 等多种生物活性物质，参与血压调节、红细胞生成以及钙、磷的吸收等代谢活动。肾脏具有强大的代偿储备能力，肾小球损伤后不能完全再生，只能通过残存的肾单位来进行代偿，所以肾小球发生弥漫性严重损伤时，会给患者造成严重的后果，导致肾功能障碍及一系列临床病理过程。肾小管再生能力很强，发生损伤后，只要及时消除引起损伤的因素，肾小管可再生，并能恢复功能。

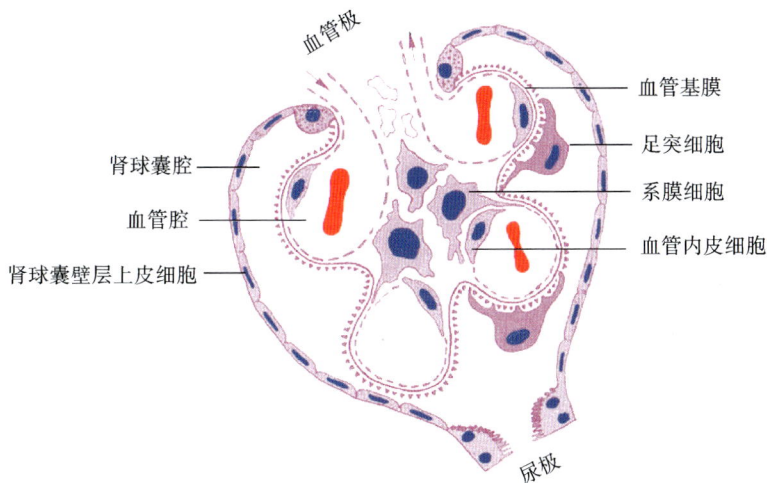

图 11-1 肾小球超微结构(示意图)

第一节 肾小球疾病

肾小球疾病(glomerular disease),是以肾小球损伤为主的变态反应性炎症。主要表现为尿液的变化、水肿和高血压等。早期症状不明显,容易被忽略,发展到晚期可出现肾功能衰竭,严重威胁患者的健康和生命。

肾小球疾病的分类较为复杂。根据病因和发病机制,肾小球疾病可分为原发性、继发性和遗传性三种类型。原发性肾小球疾病指原发于肾脏的独立性疾病,多为弥漫性病变,少数是局灶性或节段性病变,发病与抗原抗体反应有关,肾脏为唯一或主要受累的脏器;继发性肾小球疾病常继发于其他疾病或是全身疾病的一部分,如狼疮性肾炎、过敏性紫癜性肾炎、高血压肾病、糖尿病肾病等;遗传性肾炎是指一组以肾小球改变为主的遗传性家族性疾病,是基因异常导致的肾脏病变,最常见的遗传性肾炎是 Alport 综合征,由编码Ⅳ型胶原 α 链的基因突变引起。另外,如果肾小球疾病的炎症反应不明显,可称为肾小球病(glomerulopathy)。

通常肾小球疾病一般是指原发性肾小球肾炎,现在国内较为普遍采用的是根据肾组织活检的病理变化进行的分型:①急性弥漫增生性肾小球肾炎;②急进性肾小球肾炎;③局灶节段性肾小球硬化;④膜性肾小球病;⑤微小病变性肾小球病;⑥膜增生性肾小球肾炎;⑦系膜增生性肾小球肾炎;⑧IgA 肾病;⑨慢性硬化性肾小球肾炎。

一、病因和发病机制

肾小球疾病的病因和发病机制尚未完全明确,但近年来的研究在阐明肾小球肾炎的病因和发病机制方面取得了很大进展。大量动物实验和临床研究证明,大多数类型的肾小球疾病是抗原抗体反应引起的免疫性疾病。

(一)引起肾小球疾病的抗原

引起肾小球疾病的抗原分为内源性和外源性两大类。

1. 内源性抗原 内源性抗原存在于机体内,分为以下两种。

(1)肾性抗原:如肾小球基膜抗原、内皮细胞和系膜细胞的细胞膜抗原、足突细胞的足突抗原等。

(2)非肾性抗原:如核抗原、DNA 抗原、免疫球蛋白抗原、肿瘤抗原等。

2. 外源性抗原　外源性抗原来自外界环境,分为以下两种。

(1)生物性抗原:细菌如链球菌、葡萄球菌、肺炎链球菌、脑膜炎球菌等。病毒如乙型肝炎病毒、麻疹病毒、EB 病毒等。霉菌如白色念珠菌等。另外,还有寄生虫,如疟原虫、血吸虫及丝虫等。

(2)非生物性抗原:如异种血清、外源性凝集素及某些药物等。

各种不同的抗原物质引起的抗体反应和形成免疫复合物的方式及部位不同,与肾小球疾病的发病和引起的病变类型有密切关系。

(二)发病机制

抗原抗体反应是肾小球损伤的主要原因。在肾小球疾病的发生过程中,主要通过肾小球内免疫复合物的形成或沉积(图 11-2),再激活补体等炎症介质而引起肾小球损害。

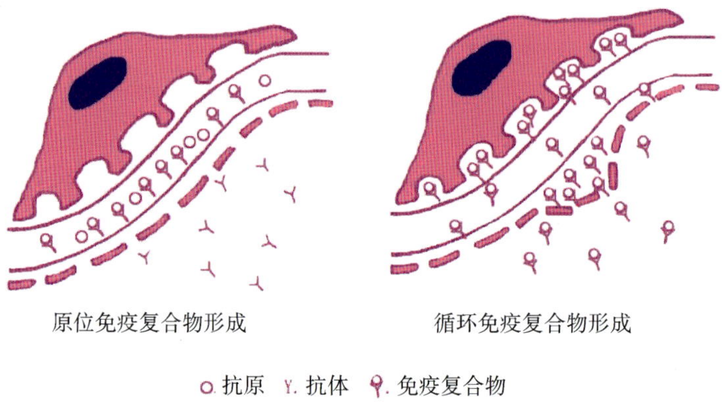

原位免疫复合物形成　　　　循环免疫复合物形成

○ 抗原　Y. 抗体　♀. 免疫复合物

图 11-2　肾小球疾病免疫复合物形成(示意图)

1. 免疫复合物引起肾小球疾病的两种方式

(1)肾小球原位免疫复合物的形成:抗体与肾小球内固有的抗原成分或植入在肾小球内的非肾小球抗原成分结合,直接在肾小球原位形成免疫复合物,引起肾小球损伤。抗原性质不同,引起的抗体反应也不同,可引起不同类型的肾炎。①肾小球基膜抗原:肾小球毛细血管基膜本身作为抗原成分,刺激机体产生抗自身肾小球基膜的抗体,形成免疫复合物,并激活补体引起肾小球损伤。免疫荧光法可见免疫复合物沿肾小球毛细血管基膜沉积,形成连续的线性荧光。关于机体产生抗自身肾小球基膜抗体的原因目前尚未十分清楚,可能是在感染或某些因素的作用下,基膜的自身结构发生改变而具有抗原性,刺激机体产生自身抗体;或者某些抗原如细菌、病毒或其他物质与肾小球基膜有相同的抗原性,这些抗原刺激机体产生的抗体可与肾小球毛细血管基膜发生交叉反应,引起肾小球损伤。由抗自身肾小球基膜抗体引起的肾炎称为抗肾小球基膜性肾炎,是一种自身免疫病。这类肾炎在人类中较少见,约占人类肾炎的 5%。②植入性抗原:非肾小球抗原进入肾小球内可与肾小球内的某种成分结合,形成植入性抗原而引起抗体生成。抗体与植入性抗原在肾小球内原位结合形成免疫复合物而引起肾小球疾病。植入性抗原可以是内源性的,也可以是外源性的。例如,免疫球蛋白、聚合的 IgG 等大分子物质常在系膜内沉积,与系膜结合形成植入性抗原。此外细菌、病毒、寄生虫等感染的产物和某些药物均能和肾小球内的成分结合形成植入性抗原。行免疫荧光法检查时,多可见免疫复合物在肾小球内呈不连续的颗粒状荧光。

(2)循环免疫复合物沉积:机体在非肾小球抗原物质的刺激下,产生相应抗体,抗原和抗体在血液循环中形成免疫复合物,其随血液循环流经肾脏时,在肾小球内沉积下来,与补体结合引起肾小球损伤。利用电子显微镜观察可见肾小球内有高电子密度物质沉积,免疫荧光法证实免疫复合物为免疫球蛋白和补体,在肾小球内呈颗粒状荧光。

循环免疫复合物是否在肾小球内沉积、沉积的部位和数量受多种因素的影响,其中两个最重要的因素是免疫复合物分子的大小和免疫复合物所携带的电荷。大分子免疫复合物不能通过内皮细胞,被血液中的吞噬细胞清除,小分子免疫复合物易通过肾小球滤过膜,不易在肾小球内沉积。含阳离子的免疫复合物可穿过基膜,易沉积于上皮细胞下(即足突细胞和基膜之间);含阴离子的免疫复合物不易通过基膜,常沉积于内皮细胞下(即血管内皮细胞和基膜之间);带中性电荷的免疫复合物易沉积于血管之间的系膜区。其他影响免疫复合物沉积的因素包括肾小球血流动力学,系膜细胞的功能和滤过膜的电荷状况等,可引起不同类型的肾小球疾病。

2. 引起肾小球疾病的介质 免疫复合物无论是通过血液循环沉积,还是在肾小球原位形成,都不能直接引起肾小球损伤,需要炎症介质的释放才能导致肾小球受损而发生肾小球肾炎。其中,补体系统的激活在肾小球肾炎的发生中起重要作用。例如,补体在激活过程中产生的C3a和C5a具有过敏毒素作用,可使肥大细胞、嗜碱性粒细胞脱颗粒释放组胺、5-HT等血管活性物质,进而导致毛细血管通透性增加;C5a具有趋化性,能吸引中性粒细胞积聚在肾小球内,中性粒细胞又可释放溶酶体内的蛋白酶,损伤内皮细胞和基膜;C5b～C9可直接使基膜溶解。补体系统的激活可使细胞溶解破坏。中性粒细胞、巨噬细胞、淋巴细胞、自然杀伤细胞和血小板等可产生多种蛋白溶解酶、血管活性物质等,参与肾小球疾病的变质、渗出和增生等病理变化过程。

二、基本病理变化

肾小球疾病是以增生为主的炎症性疾病。

(一)肾小球的改变

1. 增生性病变

(1)细胞增生性病变:主要指肾小球固有细胞数目增多,一般以基膜为界分两种。①毛细血管内增生:内皮细胞和系膜细胞增生,可使毛细血管腔受压狭窄或闭塞。②毛细血管外增生:肾球囊壁层上皮细胞增生,可形成新月体。

(2)毛细血管壁增厚:主要是由基膜增生以及免疫复合物在上皮下、内皮下、基膜内沉积所致。

(3)硬化性病变:主要指系膜基质增生、基膜增厚、毛细血管襻塌陷和闭塞,进而发生肾小球纤维化和玻璃样变。

2. 渗出性病变 肾小球疾病主要表现为中性粒细胞和单核细胞等炎症细胞渗出,血浆蛋白和纤维蛋白也可渗出。

3. 变质性病变 肾小球疾病可见毛细血管壁纤维蛋白样坏死,常伴微血栓形成和红细胞漏出。肾小球纤维化、玻璃样变是各种肾小球疾病发展的终末阶段。

(二)肾小管和肾间质的改变

由于肾小球血流和滤过性状的改变,肾小管上皮细胞常发生变性,管腔内可出现由蛋白质、细胞或细胞碎片浓集形成的管型。肾间质有充血、水肿和炎症细胞浸润。若肾小球发生玻璃样变和硬化,则相应肾小管萎缩或消失,间质发生纤维化。

三、临床病理联系

肾小球疾病的病变种类较多,临床表现也不相同,主要表现为尿量变化、尿液性状改变、水肿和高血压等。正常成人尿量一般在1500 ml/24 h左右,尿量变化包括少尿、无尿、多尿。尿量少于400 ml/24 h为少尿;少于100 ml/24 h为无尿;超过2500 ml/24 h为多尿。尿液性状改变包括血尿、脓尿和菌尿、蛋白尿和管型尿。血尿指尿液内含有一定量的红细胞,分为肉眼血尿和镜下血尿;脓尿和菌尿指尿液中含有大量的脓细胞、炎性渗出物或细菌;尿液中蛋白质含量超过150

mg/24 h 为蛋白尿;管型是指由蛋白质、细胞或细胞碎片在肾小管内凝集形成的圆柱形凝聚体,尿液中出现大量管型则为管型尿。肾炎的病理类型与临床表现虽有密切关系,但并不完全对应。相似的症状可由不同的病变引起,相似的病变也可引起不同的临床症状。一般可根据肾炎的临床表现将肾小球疾病大致分为以下几种类型。

1. 急性肾炎综合征　多见于急性弥漫增生性肾小球肾炎。起病急,常表现为少尿或无尿,明显的血尿,不同程度的蛋白尿以及水肿和高血压;病变严重者可出现氮质血症。

2. 急进性肾炎综合征　多见于急进性(新月体性)肾小球肾炎。起病急,进展快。出现血尿和蛋白尿后,迅速出现少尿甚至无尿,快速进展为急性肾功能衰竭。

3. 肾病综合征　临床上膜性肾小球病、微小病变性肾小球病等患者均可出现肾病综合征。表现为大量蛋白尿、严重水肿、低蛋白血症和高脂血症。肾病综合征的各种临床表现之间具有内在的联系。引起肾病综合征的关键性病变是免疫复合物沉积,损伤滤过膜,使其通透性显著增高,血浆蛋白滤过增加,出现大量蛋白尿;长期大量蛋白尿使血浆蛋白减少,引起低蛋白血症;低蛋白血症可刺激肝脏合成更多脂蛋白,从而出现高脂血症;低蛋白血症引起血浆胶体渗透压降低,导致全身性水肿。水肿使组织间液增多,血容量减少,肾小球血流量和滤过减少,醛固酮及抗利尿激素分泌增加,引起水钠潴留,进一步加重水肿。

4. 无症状血尿或蛋白尿　主要见于 IgA 肾病。表现为反复发作性或持续性的肉眼或镜下血尿,可伴有轻度蛋白尿,一般无肾小球疾病的其他症状。

5. 慢性肾炎综合征　各型肾小球疾病终末阶段的表现,主要见于慢性硬化性肾小球肾炎。起病缓慢,主要表现为多尿、夜尿、低比重尿、高血压、贫血、氮质血症和尿毒症,逐渐发展为慢性肾功能不全终末期。

四、肾小球肾炎的病理类型

(一)急性弥漫增生性肾小球肾炎

急性弥漫增生性肾小球肾炎(acute diffuse proliferative glomerulonephritis)即临床上的急性肾小球肾炎,病变特征是肾小球弥漫性受累,肾小球内毛细血管内皮细胞及系膜细胞明显增生,伴中性粒细胞和巨噬细胞浸润,又称为毛细血管内增生性肾小球肾炎(endocapillary proliferative glomerulonephritis)。因发病与感染有关,所以又称为感染后性肾小球肾炎(postinfectious glomerulonephritis)。临床表现为急性肾炎综合征。此型肾小球肾炎多见于5～14 岁儿童,以 6～10 岁学龄期儿童最为多见;成人也可以发生,但病变一般比儿童严重,预后较差。

1. 病因和发病机制　发病与 A 组乙型溶血性链球菌感染有关,患者往往在发病之前 1～4 周有咽峡炎、猩红热等链球菌感染史,也称为链球菌感染后肾小球肾炎(poststreptococcal glomerulonephritis)。除链球菌外,其他细菌(如葡萄球菌)和病毒及寄生虫也可以引起此型肾小球肾炎,又称非链球菌感染性肾小球肾炎。多数患者血清抗链球菌溶血素"O"和抗链球菌其他抗原的抗体滴度升高,而补体水平降低。说明患者近期有链球菌感染,补体已被激活消耗。其主要发生机制是链球菌抗原成分刺激机体产生相应的抗体在血液循环中形成免疫复合物,沉积在肾小球的滤过膜上,在补体参与下引起肾小球肾炎。

2. 病理变化　肉眼观:两侧肾脏同时受累,早期变化不明显。随着病变的发展,肾轻度或中度肿大,包膜紧张,表面光滑、充血,色较红,故称大红肾(图11-3)。如果肾小球毛细血管破裂出血,肾表面和切面均可见散在的小出血点,如蚤咬过,故称蚤咬肾。

光镜:病变累及绝大多数肾小球,肾小球体积明显增大,细胞数目显著增多(图11-4)。主要表现为肾小球内毛细血管内皮细胞和系膜细胞增生肿胀,同时伴有中性粒细胞及巨噬细胞浸润。

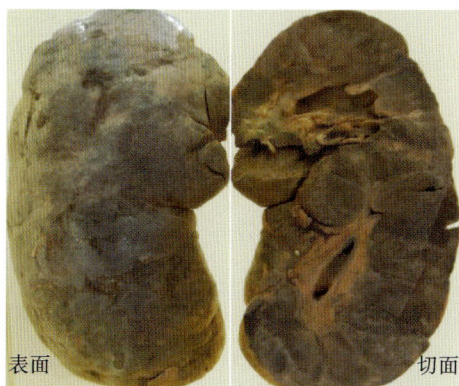

图 11-3　急性弥漫增生性肾小球肾炎(肉眼观)

病变肾脏体积增大,表面光滑、充血,新鲜标本呈鲜红色,称大红肾,固定后呈黑色。切面皮质增厚

图 11-4　急性弥漫增生性肾小球肾炎(光镜)

病变肾小球体积明显增大,细胞数目显著增多

病变发展,肾小球内细胞增生加重,增生肿胀的内皮细胞和系膜细胞压迫毛细血管,使毛细血管腔狭窄甚至闭塞,肾小球呈缺血状。病变严重时,毛细血管腔内血栓形成,血管壁可发生纤维蛋白样坏死。不同的病例病变的表现形式可能不同,有的以渗出为主,称为急性渗出性肾小球肾炎。有些病变严重,肾小球毛细血管袢坏死,有大量出血,称为急性出血性肾小球肾炎。

由于肾小球内细胞数目增多呈缺血状,可引起出球小动脉血流量减少,相应的肾小管血液供应不足,常有水肿、玻璃样变和脂肪变等改变。因免疫复合物沉积,滤过膜受损,管腔内含有滤过的蛋白质、红细胞、白细胞和脱落的上皮细胞,这些物质在肾小管内凝集,形成各种管型,如蛋白管型(又称透明管型)、细胞管型(如红细胞、白细胞或上皮细胞管型)、颗粒管型(坏死细胞碎片凝集而成)。肾间质常有不同程度的充血、水肿,中性粒细胞和少量淋巴细胞浸润。

免疫荧光检查:在肾小球内有 IgG、IgM 和 C3 沉积,呈颗粒状荧光。

电镜:肾小球系膜细胞和内皮细胞增生肿胀。在脏层上皮细胞和基膜之间有大小不等的电子致密物沉积,在基膜表面呈驼峰状或小丘状,基膜有时会厚薄不均等。免疫复合物也可沉积在内皮细胞下、基膜内或系膜区。

3.临床病理联系　临床上,一般在链球菌感染 10 天左右发病,主要表现为急性肾炎综合征。

(1)尿液的改变:①少尿或无尿:主要原因是毛细血管内皮细胞及系膜细胞的增生肿胀,压迫肾小球毛细血管,使肾小球血流量减少,滤过率降低,而肾小管的重吸收功能基本正常。②血尿、蛋白尿和各种管型尿:由肾小球滤过膜受损,肾小球通透性增强而引起。

(2)水肿:主要是因为肾小球滤过率降低,使水钠潴留,血容量增加,导致患者出现水肿。水肿一般先出现在组织疏松的眼睑周围,以后蔓延到整个面部及全身。

(3)高血压:本型肾小球肾炎的大多数患者可出现轻度或中度高血压,主要原因是水钠潴留,引起血容量增加。患者血浆肾素水平一般不增高。

4.结局

(1)儿童:链球菌感染后肾小球肾炎患儿的预后较好,95%以上在数周或数月内症状消失,病变逐渐消退,完全恢复。少数患儿病变消退较慢,肾小球系膜增生,可持续数月甚至 1～2 年。不到 1% 的患儿病情严重,发展较快,可发展为新月体性肾小球肾炎,这些患儿常迅速发生急性肾功能衰竭,预后差。也有少数患儿虽然临床症状消失,但病变持续不退,以后症状可反复,逐渐发展为慢性硬化性肾小球肾炎。

(2)成人:链球菌感染后肾小球肾炎患者一般预后较差,发生肾功能衰竭和转变为慢性肾小球肾炎者较多。此外,由其他细菌感染引起的急性肾小球肾炎转变为慢性肾小球肾炎者,比链球菌感染后肾小球肾炎转为慢性肾小球肾炎者多见,预后更差。

(二)急进性肾小球肾炎

急进性肾小球肾炎(rapidly progressive glomerulonephritis)又称为新月体性肾小球肾炎(crescentic glomerulonephritis),以肾小球囊壁层上皮细胞增生形成大量新月体为主要病变特点。临床上,大多见于青年人和中年人,起病急骤,进展迅速。患者常在数周至数月内发生肾功能衰竭,死于尿毒症,故又称快速进行性肾小球肾炎。

1.病因和发病机制 本病多为原因不明的原发性肾炎,也可以继发于其他疾病。根据免疫学和病理学检查结果,分为以下三个类型。

Ⅰ型为抗肾小球基膜(glomerular basement membrane,GBM)抗体引起的肾炎。患者血清中可检出抗GBM抗体,一些患者的抗GBM抗体与肺泡基膜发生交叉反应,形成肺出血-肾炎综合征。血浆除去法可清除血液中抗体。免疫荧光检查显示线性荧光,主要为IgG沉积,部分病例有C3沉积。

Ⅱ型为免疫复合物性肾炎,我国较常见。由链球菌感染后肾小球肾炎、系统性红斑狼疮、IgA肾病和过敏性紫癜等不同原因形成的免疫复合物引起。电镜检查显示电子致密沉积物,血浆除去法通常治疗无效。免疫荧光检查显示颗粒状荧光。

Ⅲ型为免疫反应缺乏型肾炎。免疫荧光和电镜检查均不能显示病变肾小球内有抗GBM抗体或免疫复合物沉积。大部分患者血清内可检出抗中性粒细胞胞质抗体,该抗体与某些类型血管炎的发生有关,是Wegener肉芽肿病或显微型多动脉炎等系统性血管炎的标志性抗体。

2.病理变化 肉眼观:双肾体积增大,颜色苍白,皮质内有时可见散在的点状出血(图11-5)。

光镜:病变弥漫,在增生的肾小球球囊壁层上皮细胞间可见中性粒细胞、巨噬细胞及纤维蛋白渗出。以壁层上皮细胞增生为主的细胞成分在肾球囊一侧形成月牙状物质或环绕球囊一周,称为新月体或环状体(图11-6)。纤维蛋白渗出是刺激新月体形成的主要因素。早期的新月体以肾球囊壁层上皮细胞成分为主,称为细胞性新月体;随着病变发展,纤维成分逐渐增多,称为纤维-细胞性新月体;最后新月体纤维化,称为纤维性新月体。有时可见毛细血管丛发生纤维蛋白样坏死和出血,系膜和内皮细胞也增生,但一般程度较轻。肾小球内新月体形成后压迫毛细血管丛,使球囊腔狭窄或闭塞,肾小球的结构和功能严重破坏,最后整个肾小球纤维化、玻璃样变,功能丧失。肾小管上皮细胞常有水肿或脂肪变,管腔内有蛋白质凝固形成的蛋白管型。

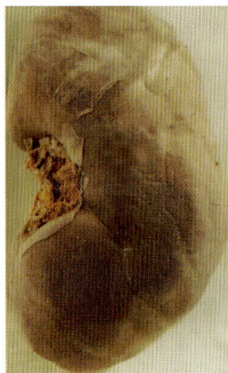

图11-5 急进性肾小球肾炎(肉眼观)
病变肾脏体积增大,颜色苍白

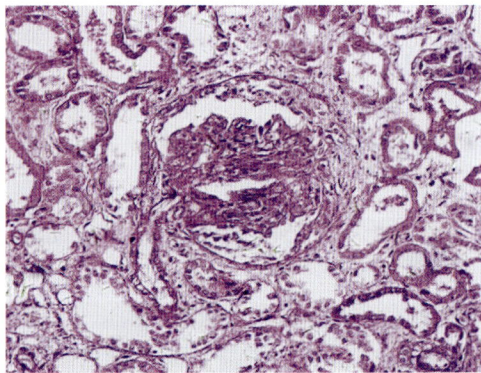

图11-6 急进性肾小球肾炎(镜下观)
可见以肾球囊壁层上皮细胞增生为主的细胞
成分在肾球囊一侧形成月牙状新月体

电镜:部分病例显示电子沉积物,部分病例无电子沉积物出现。肾小球毛细血管基膜出现厚薄不均、裂孔、断裂。

免疫荧光检查:结果不一,与致病原因有关。部分病例肾小球毛细血管基膜下呈现连续的线性荧光,可能与抗肾小球基膜性肾炎有关。部分病例肾小球基膜上出现不规则的粗颗粒状荧光,可能为免疫复合物性肾小球肾炎,但约半数病例免疫荧光检查呈阴性。

3. 临床病理联系 临床主要表现为急进性肾炎综合征。

(1)尿液的改变:急进性肾小球肾炎时,肾小球毛细血管纤维蛋白样坏死,基膜出现缺损和裂孔,因此血尿常比较明显,蛋白尿相对较轻,水肿不明显。大量新月体形成后,阻塞肾球囊腔,出现少尿甚至无尿。

(2)氮质血症及肾功能衰竭:新月体形成,球囊腔狭窄、闭塞,代谢废物不能排出,在体内潴留引起氮质血症,血清尿素氮、肌酐等持续升高,酸碱和水、电解质平衡紊乱,最后发展为肾功能衰竭。

(3)高血压:大量肾单位纤维化,玻璃样变,肾组织缺血,通过肾素-血管紧张素的作用,出现高血压的临床表现。

4. 结局 急进性肾小球肾炎,由于病变广泛,发展迅速,预后较差,如不及时采取措施,多数患者往往于数周至数月内死于尿毒症。预后一般与病变的程度和新月体数量有关。如果双侧肾内有80%以上肾小球出现新月体形成,则预后不佳,患者多死于尿毒症。新月体形成低于80%者进展较慢,存留的肾小球可保留部分功能,患者病情可维持较长时间,逐渐发展为慢性硬化性肾小球肾炎。受累的肾小球少于50%者预后较好。对于多数严重或晚期患者,血液透析或肾移植为临床主要采取的治疗措施。

知识拓展

肺出血-肾炎综合征

肺出血-肾炎综合征的主要临床表现及病理特征为肺出血合并肾小球肾炎,与抗肾小球基膜抗体与肺泡基膜发生交叉反应,引起肺出血有关。大多是抗肾小球基膜抗体引起的急进性肾小球肾炎(新月体性肾小球肾炎)。肉眼观,肺呈红褐色实性变。镜下观,肺泡壁坏死,腔内出血,肺泡隔增宽,纤维组织增多。临床表现:一般发病急,可有反复发作的咯血,常发展为肾功能衰竭。本病较少见,多发生于男性青壮年,小儿及老年人较少见。

(三)肾病综合征相关的肾炎

1. 局灶节段性肾小球硬化(focal segmental glomerulosclerosis,FSGS) 病变特点为病变累及部分肾小球的部分小叶或毛细血管袢。临床主要表现为肾病综合征,部分患者可只出现蛋白尿。

(1)病因和发病机制:局灶节段性肾小球硬化可为原发性疾病,也可以为继发性疾病。原发性局灶节段性肾小球硬化的发病机制尚未阐明,主要由脏层上皮细胞的损伤和改变引起,导致血管通透性增高,使血浆蛋白和脂质在细胞外基质内沉积,系膜细胞激活,发生节段性的玻璃样变和硬化。

(2)病理变化。

①光镜:病变为局灶性,早期从肾皮质深部近髓质部分的肾小球开始,其他肾小球无明显病变或病变轻微。继续发展可累及皮质全层。病变的肾小球毛细血管袢的部分血管萎陷,系膜基质增宽、硬化、玻璃样变。相应的肾小管也萎缩。肾间质纤维组织增生,有少量淋巴细胞和单核细胞浸润。最终大量肾小球硬化,可发展为弥漫性硬化性肾小球肾炎,进而导致肾功能不全。

②电镜:部分毛细血管基膜增厚、塌陷,系膜区内基质增加,脏层上皮细胞足突消失。

③免疫荧光检查:硬化节段的血管球内有 IgM 和 C3 沉积。

Note

(3)临床病理联系:80%的患者临床表现为肾病综合征,约2/3同时伴有血尿,并常有高血压,少数仅表现为蛋白尿,多为非选择性蛋白尿。本病的病程和预后与微小病变性肾小球病有显著差异,两者的鉴别诊断非常重要。

(4)结局:本病为进行性,多发展为慢性肾小球肾炎,50%的患者10年内发展为终末期肾小球肾炎,儿童患者预后较好。本病应用糖皮质激素治疗效果不佳,常继续发展,导致肾功能不全。

2. 膜性肾小球病(membranous glomerulopathy)　主要病变特点是弥漫性肾小球毛细血管基膜增厚。由于肾小球无明显炎症反应,故又称为膜性肾病。临床上是引起成人肾病综合征的最常见原因。

(1)病因和发病机制:约85%的患者原因不明,属于原发性膜性肾小球病。与自身抗体和肾小球上皮细胞膜抗原反应,在上皮细胞与基膜之间形成免疫复合物有关。病变部位通常没有中性粒细胞、单核细胞浸润和血小板沉积,有补体出现。研究提示,病变的发生与补体$C5b\sim C9$组成的攻膜复合物的作用有关。$C5b\sim C9$可激活肾小球上皮细胞和系膜细胞,使之释放蛋白酶和氧化剂,引起毛细血管壁损伤和蛋白质漏出。部分患者为继发性,与本病相关的疾病包括系统性红斑狼疮、糖尿病及慢性乙型病毒性肝炎等。

(2)病理变化:

①肉眼观:双侧肾脏明显肿胀,体积增大,颜色苍白,故称大白肾。切面皮质明显增宽,髓质无特殊改变。

②光镜:病变为弥漫性,肾小球毛细血管壁明显增厚,早期病变轻,不易观察,随着病变进展,管壁增厚逐渐加重。六胺银染色显示毛细血管基膜上有许多与基膜垂直的钉状突起,形如梳齿,其染色反应与基膜相同,均呈黑色。此型肾小球病既无毛细血管内皮细胞增生,也无肾小球内炎症细胞渗出。发展到晚期,基膜极度增厚,有少量系膜细胞轻度增生,使肾小球毛细血管腔狭窄、闭塞,肾小球硬化。

③电镜:肾小球毛细血管基膜表面、脏层上皮细胞下有许多细小的丘状沉积物,基膜增生伸出许多钉状突或梳齿,插入沉积物之间。随病变的发展,钉状突起或梳齿逐渐由细变粗,将沉积物包埋于基膜内,使基膜显著增厚且不规则。而后沉积物逐渐被溶解和吸收,使基膜出现虫蚀状空隙(图11-7)。

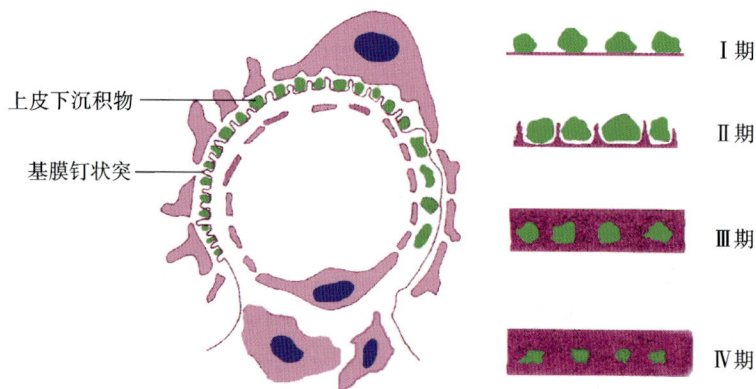

图 11-7　膜性肾小球病

④免疫荧光检查:显示IgG和C3沿肾小球毛细血管壁沉积,呈典型的颗粒状荧光。

由于肾小球毛细血管基膜损伤严重,滤过膜通透性明显增加,大量的蛋白质由肾小球滤过到肾球囊,进入肾小管,一部分被肾小管上皮细胞重吸收。近曲小管上皮细胞常出现水肿、玻璃样变和脂肪变,细胞内可见大量脂肪空泡。晚期随着肾小球的纤维化,肾小管也萎缩,间质纤维组织增多,炎症细胞浸润。

(3)临床病理联系：临床常表现为肾病综合征。由于基膜损伤严重，患者常表现为非选择性蛋白尿。水肿较严重，往往为全身性水肿，以眼睑和身体下垂部分最明显，严重者可有胸水和腹水。膜性肾小球病晚期，毛细血管阻塞，肾小球硬化，可引起高血压和肾功能衰竭。

(4)结局：膜性肾小球病起病缓慢，病变为慢性进行性。病变轻者，症状可消退或部分缓解。多数则反复发作，糖皮质激素治疗效果不显著。发展到晚期，约40％的患者大量肾单位纤维化、硬化，可导致肾功能不全和尿毒症。

3. 微小病变性肾小球病（minimal change glomerulopathy） 又称微小病变性肾小球肾炎（minimal change glomerulonephritis）。本病是引起儿童肾病综合征的最常见原因。光镜下肾小球无明显变化，炎症反应不明显。

(1)病因和发病机制：微小病变性肾小球病与其他类型肾炎不同，电镜观察无电子沉积物出现，免疫荧光检查也未发现肾小球内有免疫球蛋白或补体。多数学者认为本病的发生与患者的免疫功能异常有关，好发于特异性体质或病毒感染者。超微结构显示原发性脏层上皮细胞损伤。研究表明，肾小球滤过膜阴离子丧失，患者蛋白尿的形成可能与电荷依赖性屏障功能的丧失有关。最近的研究显示微小病变性肾小球病的肾小球病变与编码 Nephrin 等肾小球蛋白的基因突变有关。

(2)病理变化。

①肉眼观：双肾肿大，颜色苍白，切面肾皮质可见黄色条纹。

②光镜：微小病变性肾小球病患者的肾小球基本正常，肾小管上皮细胞内有多数玻璃样小滴和脂类沉积，故又称为脂性肾病（lipoid nephrosis）。其由肾小球毛细血管通透性增加，大量脂蛋白通过肾小球滤出，而由肾小管重吸收所致。

③电镜：弥漫性肾小球脏层上皮细胞足突消失，胞体扁平，可见空泡及微绒毛形成，因此又称为足突病。

(3)临床病理联系：本病多发生于2～6岁的儿童。可发生在呼吸道感染或预防接种后。临床上大多表现为肾病综合征，水肿出现早，蛋白尿具有高度选择性，尿液内蛋白质主要为小分子白蛋白。因肾小球病变轻微，故一般无血尿和高血压，肾功能也不受影响。

(4)结局：大多数患者对糖皮质激素治疗敏感，90％以上儿童可以完全恢复，病变在数周内消失。成人预后也很好。少数患者病情可反复，一般很少发展成慢性。

4. 膜增生性肾小球肾炎（membranoproliferative glomerulonephritis） 病变特点是基膜不规则增厚及弥漫性系膜细胞增生、系膜基质增多。此型肾小球肾炎多见于中年人和青年人。临床上起病缓慢，是一种慢性进行性疾病。早期症状不明显，临床表现不一，常有血尿、蛋白尿，约半数患者起病时就出现肾病综合征，也常伴有高血压和肾功能不全。

(1)病因和发病机制：膜增生性肾小球肾炎可以是原发性的，也可以是继发性的。原发性膜增生性肾小球肾炎根据超微结构和免疫荧光的特点主要分为两型。

Ⅰ型由循环免疫复合物沉积于滤过膜和系膜区引起，伴有补体的激活。其抗原成分尚未确定，但许多抗原可能是肝炎病毒等病原体的蛋白质成分。这些抗原既可"植入"肾小球内，也可在循环中形成免疫复合物，沉积于肾小球内。

Ⅱ型患者常伴有补体替代途径的异常激活，50％～60％患者的血清 C3 水平显著降低，而 C1 和 C4 等补体水平正常或轻度降低。70％以上患者血清中可检出自身抗体 C3 肾炎因子（C3 nephritic factor，C3Nef）。C3Nef 可与 C3 转化酶结合，使该酶不被降解，导致 C3 被持续分解，补体替代途径被异常激活。由于 C3 的过度消耗和肝脏 C3 合成减少，患者常出现低补体血症。C3Nef 引起肾小球损伤的确切机制和致密沉积物的性质目前还不清楚。

(2)病理变化。

①光镜：两型病变相似。表现为肾小球体积增大，系膜细胞增生和系膜基质增多。由于肾小

球系膜细胞增生,同时分泌的基质增多,系膜区增宽,毛细血管丛呈分叶状。系膜区可见数量不等的中性粒细胞浸润,并且可见增生的系膜组织沿血管内皮细胞下逐渐向周围毛细血管基膜伸展,插入基膜的系膜基质与基膜染色性状相似,因此六胺银染色显示增厚的基膜呈双轨状或分层状。外侧为原有的基膜,内侧为新形成的基膜样物质,内有系膜细胞、内皮细胞或白细胞的嵌入。病变继续发展,增生的系膜组织可环绕全部毛细血管壁,使管壁显著增厚,管腔明显狭小,甚至阻塞。

②电镜和免疫荧光检查:可见肾小球系膜增生,增生的系膜细胞和分泌的基质插入邻近的毛细血管襻,使基膜分离。肾小球内有大量电子致密物沉积。Ⅰ型较多见,电子致密物沉积在肾小球基膜内侧的内皮细胞下,聚积成大团块状。系膜内和上皮细胞下偶然可见少量小而不规则的沉积物。免疫荧光检查显示 IgG 和 C3,以及 C1q 和 C4 等早期补体成分沉积于肾小球毛细血管壁和系膜区,有颗粒状荧光出现。Ⅱ型肾小球毛细血管基膜不规则增厚。在基膜致密层内有高电子密度的粗大、呈带状的沉积物(图 11-8)。免疫荧光检查显示 C3 沉积于基膜或系膜区,无IgG、C1q 和 C4 沉积。

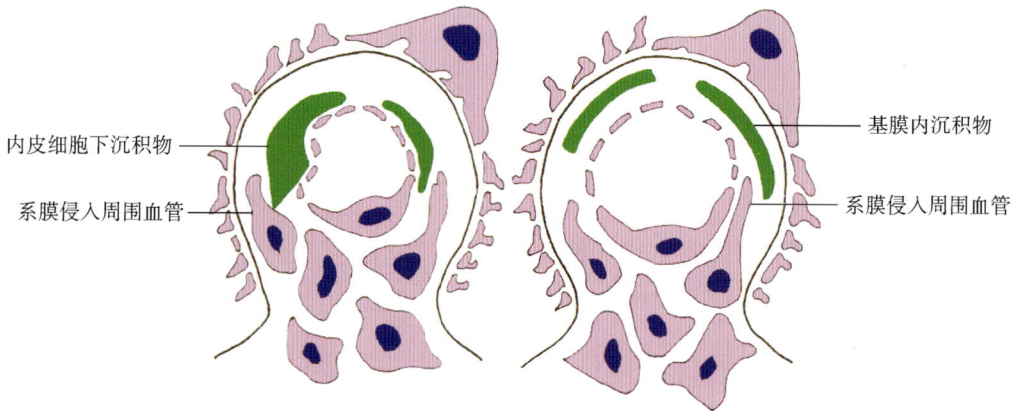

内皮细胞下沉积物

系膜侵入周围血管

基膜内沉积物

系膜侵入周围血管

图 11-8　膜增生性肾小球肾炎(示意图)

(3)临床病理联系:①血清补体降低:由于Ⅰ型和Ⅱ型在肾小球内均有大量 C3 沉积,大量补体被消耗,患者血清补体降低,可作为临床诊断该病的参考指标。②尿液的变化:早期病变主要局限在系膜区,血管壁变化较轻,症状不明显,或仅有轻度的蛋白尿或血尿;病变逐渐发展,当侵犯毛细血管壁时,可引起肾病综合征。③高血压:病变发展到晚期,系膜细胞增生、纤维化,使肾小球硬化,肾小球毛细血管腔狭小或阻塞,肾小球血流量减少,可导致高血压。④氮质血症和尿毒症:病变发展到晚期,由于纤维化、硬化的肾小球比例逐渐增多,代谢毒物难以排出,致肾功能不全。

(4)结局:本病为一种慢性进行性疾病,预后较差。对糖皮质激素和免疫抑制剂治疗不敏感。有的病例可转化为急进性肾小球肾炎。约 50% 的患者在 10 年内出现慢性肾功能衰竭。

5. 系膜增生性肾小球肾炎(mesangial proliferative glomerulonephritis)　病变特点为弥漫性肾小球系膜细胞增生及系膜基质增多。该病在我国和其他东方国家比西方国家多见。

(1)病因和发病机制:本病可为原发性,机制不清。可能存在多种致病途径如循环免疫复合物沉积或原位免疫复合物形成等。免疫反应通过介质的作用刺激系膜细胞导致系膜细胞增生、系膜基质增多。也可为继发性疾病,如系统性红斑狼疮、过敏性紫癜等也可以引起此型肾小球肾炎。

(2)病理变化。

①光镜:病变特点是弥漫性肾小球系膜细胞增生和系膜基质增多,系膜区增宽。系膜区内可有少数单核细胞和中性粒细胞浸润。病变严重时可引起系膜硬化。

②电镜:系膜区系膜细胞增生和系膜基质增多,系膜区有电子致密物沉积。

③免疫荧光检查:我国患者系膜区内主要是 IgG 及 C3 沉积。其他国家患者主要是 IgM 及 C3 沉积,故又称为 IgM 肾病。有的病例仅为 C3 沉积或无沉积物。

(3)临床病理联系:患者多见于青少年,男性多于女性,起病前常有上呼吸道感染等症状。因病变主要累及系膜区,早期症状不明显。仅有轻度蛋白尿或复发性血尿,容易被忽视。部分患者表现为肾病综合征。

(4)结局:一般病变可及时消退,预后较好。有时病变持续 2～3 年才消退。晚期可发展为慢性硬化性肾小球肾炎和慢性肾功能衰竭。

(四)IgA 肾病

IgA 肾病(IgA nephropathy)的主要病变特点是免疫荧光检查显示系膜区有 IgA 沉积。可能是全球最常见的肾炎类型,但分布差别很大,在亚洲和太平洋地区发病率很高,也是我国较常见的肾炎类型,约占原发性肾小球疾病的 30%。临床主要表现为反复发作的肉眼或镜下血尿。本病由 Berger 于 1968 年最先提出,又称 Berger 病(Berger disease)。

1.病因和发病机制 IgA 肾病的发病机制尚未明了,患者血清中 IgA 含量增高,血液中出现含有 IgA 的免疫复合物;部分患者的发病与遗传因素有关。另外本病的发生可能与先天性或后天性免疫调节异常有关,如呼吸道或消化道黏膜受到细菌或食物蛋白等因素刺激后 IgA 合成增多,导致 IgA 在系膜区沉积,并启动补体替代途径,引起肾小球损伤。

2.病理变化

(1)光镜:病理变化呈多样性,常见的是肾小球系膜细胞增生,也可出现局灶节段性增生或硬化,有时甚至可见新月体形成。

(2)电镜:系膜区内出现电子致密物沉积。

(3)免疫荧光检查:特征性改变为系膜区内出现 IgA 沉积,常伴有 C3 和备解素,也可有少量 IgG 和 IgM,通常无补体早期成分。

3.临床病理联系 多发生于儿童及青年,发病前常有上呼吸道、胃肠道或尿路感染,临床主要表现为复发性血尿,30%～40% 的患者仅有镜下血尿,有时伴有轻度蛋白尿,5%～10% 的患者出现肾病综合征。血尿通常持续数天,以后消失,但每隔数月复发。

4.结局 本病预后差异较大,多数患者肾功能可长期维持正常,但 15%～40% 的患者病程呈慢性进展性,在 20 年内发展为慢性肾功能衰竭。

(五)慢性硬化性肾小球肾炎

慢性硬化性肾小球肾炎(chronic sclerosing glomerulonephritis)即慢性肾小球肾炎,是各型肾小球疾病发展到晚期的病理类型。病理特征是大量肾小球纤维化、玻璃样变,与残留肾单位代偿性肥大交错并存。多见于成人,预后差。临床表现比较复杂、多样,常出现慢性肾炎综合征。

1.病因和发病机制 慢性肾小球肾炎为其他肾小球疾病演变而来的晚期变化。链球菌感染后的急性弥漫增生性肾小球肾炎以及微小病变性肾小球病只有少数转变为慢性肾小球肾炎。但急进性肾小球肾炎患者如果度过急性期,几乎全部发展为慢性肾小球肾炎。膜性肾小球病、膜增生性肾小球肾炎、系膜增生性肾小球肾炎以及局灶节段性肾小球硬化和 IgA 肾病均可缓慢演变为慢性肾小球肾炎。有相当数量的慢性肾小球肾炎患者发病隐匿,没有明确的急性或其他类型肾炎的病史,发现时已进入慢性阶段。不同原因的肾小球损伤最终引起肾小球纤维化和硬化。

2.病理变化

(1)肉眼观:两侧肾脏对称性体积缩小,质地变硬,表面呈弥漫性大小比较一致的细颗粒状,形成继发性颗粒性固缩肾(图 11-9)。切面可见肾皮质变薄,纹理模糊不清。肾盂周围脂肪组织增多。

(2)镜下观:慢性肾小球肾炎的病变弥漫分布于双侧肾脏。由于本病多由其他类型肾小球疾病转变而来,因此在早期,常可见到相应肾小球肾炎的残存病变。病变继续发展,出现特征性的肾小球纤维化、玻璃样变,相应肾小管萎缩、消失,间质纤维化,慢性炎症细胞浸润,肾小球出现集中靠拢现象;同时,残存的相对正常的肾小球代偿性肥大,肾小管代偿性扩张,腔内可出现各种管型(图 11-10)。由于肾性高血压,肾内细、小动脉硬化,内膜增厚,管腔狭窄。

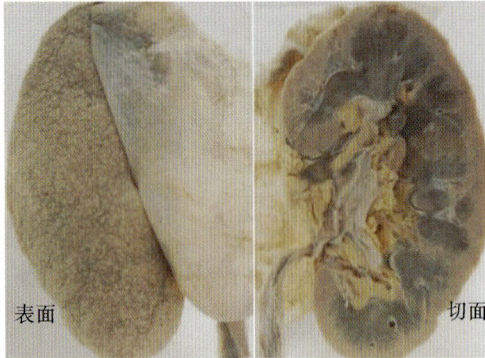

图 11-9　继发性颗粒性固缩肾(肉眼观)
病变肾脏体积缩小,质地变硬,表面呈弥漫性大小比较一致的细颗粒状,被膜易剥离。切面肾皮质变薄,肾盂周围脂肪组织增多

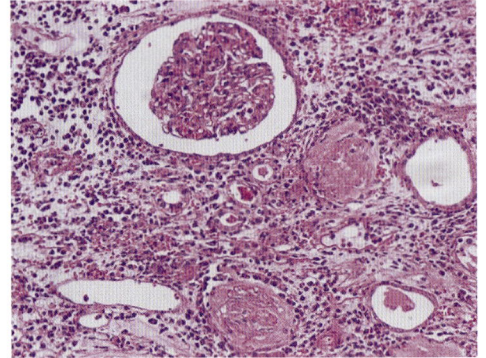

图 11-10　慢性肾小球肾炎(镜下观)
肾小球纤维化、玻璃样变,相应肾小管萎缩、消失,间质纤维化,慢性炎症细胞浸润。残存的相对正常的肾小球代偿性肥大,肾小管代偿性扩张

3. 临床病理联系　慢性肾小球肾炎常继发于其他类型肾小球疾病,因此其临床早期常出现相应肾炎的表现。部分患者起病隐匿。早期可出现食欲差、贫血、呕吐、乏力和疲倦等症状。晚期由于大量肾单位丧失,血流只能通过少数残留的肾单位,血流通过肾小球的速度加快,肾小球滤过率增高,但因肾小管的重吸收有一定限度,所以患者出现多尿、夜尿,尿比重降低,常固定在1.010 左右。此外,由于大量肾单位丧失,而残留的肾单位相对正常,因此血尿、蛋白尿和管型尿不明显,水肿也较轻。大量肾单位纤维化,肾组织严重缺血,肾素分泌增加,患者可出现明显高血压。细动脉硬化可进一步加重肾缺血和高血压。慢性肾小球肾炎时的高血压,一般不出现波动,并保持在较高水平。长期高血压可引起左心室肥大,甚至导致左心衰竭。随着残留的相对正常的肾单位逐渐减少,最后出现体内代谢废物不能排出,水、电解质代谢和酸碱平衡发生障碍,可导致氮质血症和尿毒症。此外,由于肾组织大量破坏,促红细胞生成素产生减少,长期肾功能不全引起的氮质血症和自身中毒抑制造血功能,患者常出现贫血。

4. 结局　慢性肾小球肾炎早期经合理治疗控制疾病发展,可取得较好的治疗效果。病变发展到晚期,大量肾单位破坏,可导致肾功能衰竭和心功能衰竭。患者主要因肾功能不全引起的尿毒症死亡,另外也可因高血压引起的脑出血和心力衰竭以及机体抵抗力降低继发感染而死亡。

常见肾小球疾病病变特点小结如表 11-1 所示。

表 11-1　常见肾小球疾病病变特点

类型	肉眼观	光镜	电镜	免疫荧光	临床表现	预后
急性弥漫增生性肾小球肾炎	大红肾、蚤咬肾	肾小球体积大、细胞数目增多,呈缺血状;弥漫性系膜细胞和毛细血管内皮细胞增生	上皮下有驼峰状沉积物	肾小球内有颗粒状 IgG、IgM 和 C3 沉积	急性肾炎综合征	多数预后较好
急进性(新月体性)肾小球肾炎	肾体积增大、颜色苍白、点状出血	肾小球球囊壁层上皮细胞增生形成新月体或环状体	出现电子物沉积物或无沉积物	IgG、C3 沿毛细血管壁呈线性沉积或无	急进性肾炎综合征	新月体形成越多,预后越差

类型	肉眼观	光镜	电镜	免疫荧光	临床表现	预后
局灶节段性肾小球硬化	—	局灶性分布,部分肾小球的部分小叶硬化	弥漫性脏层上皮细胞足突消失,部分上皮细胞从肾小球基膜剥离	病变区有 IgM 和 C3 沉积	肾病综合征,多为非选择性蛋白尿,常同时伴有血尿	50% 患者在 10 年内发展为终末期肾小球肾炎。小儿预后较好
膜性肾小球病(膜性肾病)	肾肿大、颜色苍白,即"大白肾"	毛细血管壁增厚、管腔狭小,六胺银染色可见钉状突起,形如梳齿	上皮细胞下有电子致密物沉积,基膜增厚,形成钉状突起或在基膜内溶解呈"虫蚀状"	IgG、C3 沿毛细血管壁呈颗粒状沉积	肾病综合征,蛋白尿为非选择性	慢性肾功能不全
微小病变性肾小球病(脂性肾病)	肾肿大、色苍白,切面可见黄色条纹	肾小球无明显变化或有轻度节段性系膜增生	弥漫性脏层上皮细胞足突消失,基膜轻度不规则增厚	阴性	肾病综合征,蛋白尿为选择性	儿童患者经糖皮质激素治疗效果较好
膜增生性肾小球肾炎	—	肾小球基膜增厚、肾小球系膜细胞增生和系膜基质增多。六胺银染色显示增厚的基膜呈双轨状或分层状	I型:系膜区和内皮下电子致密物沉积;II型:基膜有大量高电子密度沉积物	I型:有 IgG 和 C3,C1q 和 C4 沉积;II型:有 C3,无 IgG、C1q、C4 沉积	常有血尿、蛋白尿、约半数患者起病时就出现肾病综合征	慢性进展性,预后较差
系膜增生性肾小球肾炎	—	肾小球系膜细胞增生及系膜基质增多	系膜区有电子致密物沉积	我国最常见 IgG 和 C3 沉积	肾病综合征,无症状性血尿、蛋白尿	病变轻的预后好,病变重的预后不佳
IgA 肾病(Berger 病)	—	常见肾小球系膜细胞增生	系膜区有电子致密物沉积	系膜区有 IgA 沉积,常伴有 C3 和备解素	反复发作的血尿或蛋白尿	多数患者肾功能可长期维持正常,少数患者缓慢进展
慢性硬化性肾小球肾炎	继发性颗粒性固缩肾	①大量肾小球纤维化、玻璃样变,相应肾小管萎缩、消失;②残存的肾小球代偿性肥大;③病变轻肾小球出现集中靠拢现象;④间质纤维组织大量增生,慢性炎症细胞浸润,小动脉壁增厚	如原有病变仍在活动,就有相应的病变	多无特异性发现,因肾炎起始类型而定	慢性肾炎综合征	各型肾小球疾病发展到晚期的结果(终期肾),慢性肾功能衰竭

第二节 肾盂肾炎

一、概念

肾盂肾炎(pyelonephritis)是一种常见的以肾小管、肾盂和肾间质病变为主的急、慢性炎症性疾病,可发生于任何年龄,由于解剖生理原因,多见于女性,发病率为男性的 9~10 倍。临床上患者常有发热、腰部酸痛、脓尿和血尿等症状。

二、病因和发病机制

肾盂肾炎由细菌直接感染引起,大部分尿路感染的病原体为肠道菌属,属于内源性感染。
感染途径有以下两种。

1. 上行性感染 上行性感染为最常见的感染途径。主要的致病菌是革兰阴性的大肠杆菌,其次为产气杆菌、变形杆菌和葡萄球菌。在尿道炎和膀胱炎等下泌尿道感染时,细菌从尿道或膀胱通过输尿管或输尿管周围的淋巴管上行到达肾盂、肾盏和肾间质引起化脓性炎,病变可累及一侧或双侧肾脏。

2. 血源性(下行性)感染 比较少见的感染途径,发生于败血症或感染性心内膜炎时,细菌在原发感染部位进入血流,形成细菌性栓子栓塞于肾小球或肾间质的毛细血管,引起肾脏出现化脓性炎。致病菌以革兰阳性的金黄色葡萄球菌最多见,两侧肾脏常同时受累。

细菌能否引起肾盂肾炎还取决于机体的防御能力及是否有诱因存在。①尿路完全或不完全阻塞,是诱发肾盂肾炎的主要因素。引起尿路阻塞的原因很多,如泌尿系统结石、尿道炎症或尿道损伤后的瘢痕收缩、前列腺肥大等,影响正常排尿,引起尿液潴留。尿液是细菌良好的培养基,细菌可在尿液中大量生长繁殖而引起肾盂肾炎。即使是血源性感染,从血流进入肾脏的细菌能否在肾脏繁殖,也和尿路阻塞有关。②医源性因素,如导尿、膀胱镜检查和其他尿道手术等有时可将细菌带入膀胱,并易损伤膀胱黏膜,导致细菌感染诱发肾盂肾炎。③性别因素,女性尿道短,上行感染机会较多。此外,妊娠子宫压迫输尿管可引起不完全梗阻;黄体酮可使输尿管的张力降低、蠕动减弱,容易引起尿潴留,易诱发感染,故女性肾盂肾炎发病率比男性高。④慢性消耗性疾病,如糖尿病和截瘫等导致全身抵抗力低下时也常并发肾盂肾炎。⑤膀胱输尿管反流,正常情况下,输尿管斜插入膀胱壁,膀胱壁开口处缺乏括约肌,靠膀胱壁的收缩和充盈来关闭输尿管开口,以阻止尿液反流。如果膀胱三角区发育不良(如膀胱壁变薄)或输尿管开口异常(如输尿管进入膀胱壁的部分变短),当膀胱收缩时,输尿管开口不能关闭而致尿液反流到输尿管,细菌得以侵入并生长繁殖。

三、肾盂肾炎的类型

根据临床表现和病理变化,肾盂肾炎可分为急性和慢性两种类型。急性肾盂肾炎常由细菌感染引起,多与尿路感染有关。慢性肾盂肾炎缓慢起病或是急性肾盂肾炎反复发作的结果,多与膀胱输尿管反流和长期尿路阻塞等因素有关。

(一)急性肾盂肾炎

急性肾盂肾炎(acute pyelonephritis)是细菌感染引起的以肾盂、肾间质和肾小管为主的急性化脓性炎。

1.病理变化 肉眼观:肾体积增大、血管扩张充血,表面散在多数大小不等、黄白色的脓肿灶,周围有紫红色充血带环绕;切面髓质内可见黄色条纹向皮质伸展,皮质和髓质均可见脓肿形成。肾盂黏膜充血、水肿,可有散在的小出血点,黏膜表面有脓性渗出物覆盖,严重时,肾盂腔内有积脓现象(图 11-11)。

镜下观:上行性感染引起的急性肾盂肾炎首先引起肾盂化脓性炎。可见肾盂黏膜充血、水肿,并有大量中性粒细胞浸润。以后炎症沿肾小管及其周围组织扩散,中性粒细胞在肾间质内弥漫浸润或形成大小不等的脓肿(图 11-12)。肾小管腔内充满脓细胞和细菌,故常有脓尿、菌尿和蛋白尿。尿培养可找到致病菌。早期肾小球多不受影响,病变严重时大量肾组织坏死可破坏肾小球。

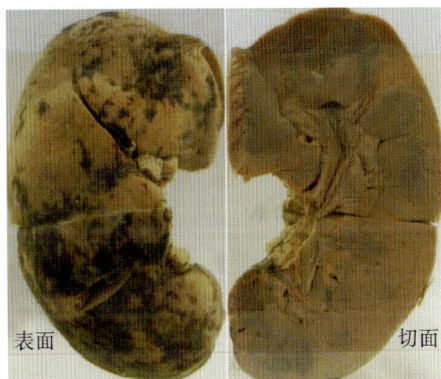

图 11-11 急性肾盂肾炎(肉眼观)
病变肾体积增大,表面有薄层脓性渗出物覆盖,部分区域充血和出血(固定后呈黑色)。切面肾盂积脓,皮质有小脓肿形成

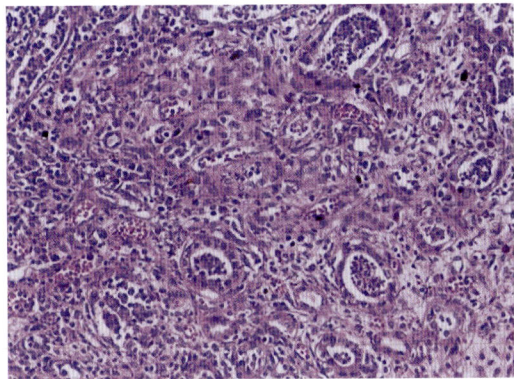

图 11-12 急性肾盂肾炎(镜下观)
肾间质及肾小管腔内见中性粒细胞浸润

血源性感染时病变首先累及肾皮质的肾小球或肾小管周围的间质,病变范围逐渐扩大,破坏邻近组织,肾组织内出现多数散在的小脓肿,并可破入肾小管,进而蔓延到肾盂,引起肾盂肾炎。

2.并发症

(1)急性坏死性乳头炎:主要发生于糖尿病或有尿路阻塞的患者。病变可为单侧或双侧。肉眼可见肾切面乳头部坏死,范围大小不等,坏死区呈灰黄色或灰白色,周围有充血出血带并与邻近组织分界明显。镜下见坏死区为凝固性坏死,坏死区内可见肾小管轮廓,周围有充血和中性粒细胞浸润。

(2)肾盂积脓:严重尿路阻塞,特别是高位完全性尿路阻塞时,脓性渗出物不能排出,淤积充满肾盂,引起肾盂积脓。

(3)肾周围脓肿:肾组织内的化脓性炎可穿过肾被膜扩展到肾周围的组织中,引起肾周围脓肿。

3.临床病理联系 急性肾盂肾炎可出现急性化脓性炎的全身表现,起病急,突然出现发热、寒战、外周血中性粒细胞增多等症状。肾肿大使被膜紧张,患者腰部酸痛;尿检查可见脓尿、菌尿、蛋白尿、管型尿或血尿,其中白细胞管型尿对肾盂肾炎的临床诊断有重要意义,说明中性粒细胞已经浸润肾小管。上行性感染的患者由于膀胱和尿道急性炎症的刺激,可出现尿频、尿急、尿痛等症状。

急性坏死性乳头炎时常有明显血尿。乳头坏死组织脱落可阻塞肾盂,有时坏死组织碎块通过输尿管排出而引起绞痛。急性肾盂肾炎多呈灶状分布,肾小球很少受累,所以患者一般不伴有高血压、肾功能衰竭。

4.结局 急性肾盂肾炎如能及时彻底治疗,大多数可以治愈;如治疗不彻底,尿中细菌持续存在或尿路阻塞长期存在,则易反复发作而转为慢性。

(二)慢性肾盂肾炎

慢性肾盂肾炎(chronic pyelonephritis)可由急性肾盂肾炎发展而来,常见原因:①尿路梗阻未解除或因治疗不彻底而导致病变迁延,反复发作而转为慢性。②反流性肾病,具有先天性膀胱输尿管反流或肾内反流的儿童常反复发生感染,可引起一侧或双侧肾的慢性肾盂肾炎。③慢性肾盂肾炎患者肾组织中因细菌抗原持续存在,可在体内引起免疫反应,使炎症继续发展。此外,多种抗生素主要作用于细菌的细胞壁,而L型细菌无细胞壁,故抗生素对L型细菌无效,其可在肾髓质高渗环境中长期存在。L型细菌长期存在与肾盂肾炎发展为慢性有一定关系。

1.病理变化 肉眼观:病变累及一侧或两侧肾,病变肾体积缩小,质地变硬。特征性表现为肾表面高低不平,有不规则大的凹陷性瘢痕形成,又称"土豆肾";切面可见皮髓质界限不清,肾乳头萎缩。肾盂、肾盏因瘢痕收缩而变形(图11-13)。肾盂黏膜增厚、粗糙。如累及两侧肾,则两侧肾不对称,大小不等。

镜下观:病变呈不规则的片块状,夹杂于相对正常的肾组织之间。瘢痕区的肾组织破坏,肾间质和肾盂黏膜纤维组织大量增生,其中有大量淋巴细胞等慢性炎症细胞浸润;肾小管多萎缩、坏死,由纤维组织替代。有些肾小管发生潴留性扩张,腔内有红染的蛋白管型,呈现甲状腺滤泡样改变。早期肾小球很少受到累及,由于肾间质的慢性炎症,肾小囊周围呈同心层状纤维化,而囊壁的纤维化增厚,是慢性肾盂肾炎时肾小球病变的一个特征(图11-14)。后期肾间质病变严重,部分肾小球发生纤维化和玻璃样变,部分肾单位呈代偿性肥大。如伴有急性发作,则呈现急性肾盂肾炎的表现。

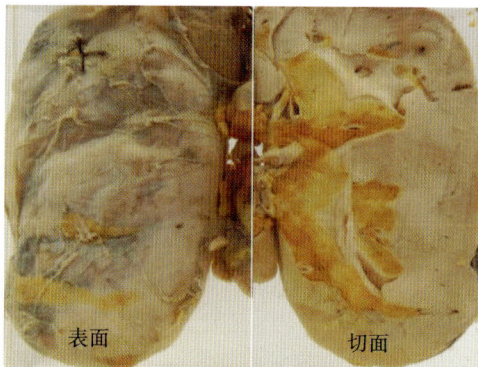

图 11-13 慢性肾盂肾炎(肉眼观)

病变肾体积缩小,质地变硬,肾表面高低不平,有不规则大的凹陷性瘢痕形成。切面可见皮髓质界限不清。肾盂、肾盏因瘢痕收缩而变形,脂肪组织增多

图 11-14 慢性肾盂肾炎(镜下观)

肾小球很少受到累及,肾间质的慢性炎症使肾小囊周围呈同心层状纤维化

2.临床病理联系 由于在慢性肾盂肾炎时病变首先累及肾小管,肾小管功能障碍出现较早,也比较严重。肾小管浓缩功能下降,患者可有多尿和夜尿。远端肾小管的受累使钠、钾和重碳酸盐丧失,患者可有缺钠、缺钾和酸中毒。急性发作时,出现脓尿、菌尿、蛋白尿,并伴有急性肾盂肾炎的其他症状,如发热、腰背酸痛等。在慢性肾盂肾炎晚期,肾组织纤维化和小血管硬化造成肾缺血,肾素分泌增加,常引起高血压症状。严重和持久的高血压可引起心力衰竭。晚期肾单位大量破坏,可引起氮质血症甚至尿毒症。慢性肾盂肾炎是引起慢性肾功能衰竭的一个重要原因。X线肾盂造影显示肾不对称性缩小,伴有不规则瘢痕和肾盂、肾盏变形。

3.结局 慢性肾盂肾炎病变迁延,常反复急性发作,如能及时彻底治疗可控制其病变发展。如诱因未能去除,治疗较晚或不彻底,两侧肾受累严重时,患者可死于尿毒症,也可因顽固的高血压而死于心力衰竭。

肾盂肾炎病变特点见表11-2。

表 11-2 肾盂肾炎病变特点

类型	肉眼	镜下	临床表现
急性肾盂肾炎	肾肿大、充血、质软,有大小不等的急性脓肿。切面髓质内可见黄色条纹。肾盂黏膜充血、水肿,有脓性渗出物	上行性感染:肾盂黏膜充血,大量中性粒细胞浸润,肾间质脓肿形成。血源性感染:肾组织内可见多数散在的小脓肿,皮质病变明显	脓尿、菌尿,膀胱刺激征,血尿,腰痛,全身感染症状
慢性肾盂肾炎	双肾病变不对称,分布不均匀。病变肾体积缩小、质地变硬,表面可见不规则大的凹陷性瘢痕。切面皮髓质界限不清。肾乳头萎缩,肾盂、肾盏变形,肾盂黏膜增厚、粗糙	分布不规则的肾间质纤维化和慢性炎症细胞浸润。肾小囊周围层状纤维化。肾小管萎缩、部分肾小管扩张,腔内有蛋白管型,状似甲状腺滤泡	菌尿、蛋白尿、脓尿,多尿、夜尿,电解质紊乱,高血压

第三节 泌尿系统常见肿瘤

一、肾细胞癌

肾细胞癌(renal cell carcinoma)是由肾小管上皮细胞发生的恶性肿瘤,简称肾癌,是泌尿系统的重要肿瘤。肾细胞癌约占肾脏恶性肿瘤的 85%,多见于 50~60 岁的老年人,男性发生率较高,男性与女性之比约为 2:1。

(一)病因和发病机制

最重要的危险因素是吸烟。肥胖、高血压及接触石棉、石油产品和重金属也是危险因素。患者中约 4% 具有家族遗传性,为常染色体显性遗传。

(二)病理变化

肉眼观:肾细胞癌大多发生于一侧肾,少数同时原发于两侧肾。其可发生在肾的任何部位,多见于上、下两极,以上极更为常见。肿瘤一般为单个、圆形,直径 3~15 cm。肿瘤与周围肾组织常有较明显分界,可有假包膜形成。因肿瘤细胞富含脂质和糖原,并有坏死、钙化及出血等继发性变化,切面一般呈灰黄色、灰白色或红棕色等多彩状(图 11-15)。肿瘤还可侵入肾静脉,沿着静脉管腔生长,并引起血道转移,这种血管内生长的倾向,是肾细胞癌的特点之一。有时肿瘤可穿破肾被膜向外生长,侵犯肾上腺和肾周围纤维脂肪组织。

镜下观:肾细胞癌可见多种类型。

1. 透明细胞癌 最为常见,占肾细胞癌的 70%~80%。肿瘤细胞呈圆形或多角形,胞质丰富、透明或颗粒状;胞核圆形,大小较一致;染色质呈细颗粒状,位于细胞中央或边缘。肿瘤细胞排列呈片状、梁状或管状,无乳头状结构(图 11-16)。大部分病例为散发性,少数为家族性。散发性和家族性患者均伴有染色体 3p 缺失,缺失位置含有抑癌基因 *VHL* 基因,80% 的患者未缺失的 *VHL* 等位基因常出现突变、甲基化造成 *VHL* 基因失活,从而导致肿瘤发生。

2. 乳头状癌 占肾细胞癌的 10%~15%。肿瘤细胞呈立方状或矮柱状,有明显乳头状结构形成。乳头有纤细的纤维血管轴心,间质内可见泡沫样组织细胞、砂砾体、胆固醇结晶及水肿。组织学上分为两种类型:Ⅰ型,乳头上被覆的肿瘤细胞小,胞质少,单行排列;Ⅱ型,肿瘤细胞核大小不一,形状不规则,核深染,核分裂象多,胞质嗜酸性,细胞排列紊乱,极性消失。本型又分为散发性和家族性两种类型,散发性乳头状癌的细胞遗传学改变主要是 7、16 和 17 号染色体三体性

图 11-15　肾透明细胞癌(肉眼观)

肾上极可见单个、圆形肿瘤组织,与周围肾组织有较明显分界,有假包膜形成。切面呈灰黄色、灰白色或红棕色等多彩状

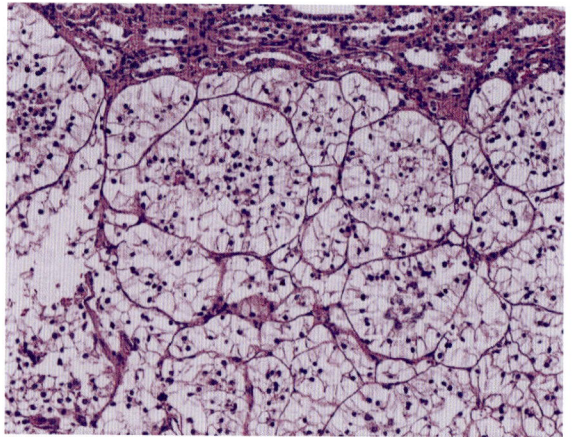

图 11-16　肾透明细胞癌(镜下观)

肿瘤细胞排列呈片状、梁状或管状。肿瘤细胞呈圆形或多角形,胞质丰富、透明或颗粒状,胞核圆形,位于细胞中央或边缘

及男性患者的 Y 染色体丢失。家族性乳头状癌的改变主要是 7 号染色体三体性。

3.嫌色细胞癌　约占肾细胞癌的 5%。显微镜下肿瘤细胞大小不一,有明显细胞膜,胞质淡、呈嗜酸性,核周常有空晕,肿瘤细胞排列呈实性片状结构,比透明细胞癌或乳头状癌预后好。间质少,但血管丰富。细胞遗传学检查常显示多个染色体缺失和亚二倍体。

(三)临床病理联系

肾细胞癌的早期临床表现较为隐蔽,无明显症状,不易早期诊断,有些患者可有发热、乏力、消瘦等全身性症状,20% 没有任何症状,10% 的病例则由于转移的部位出现症状后才被发现。临床上主要表现为血尿、肾区疼痛和肿块三联征,但临床上三者同时出现的比例很小。早期可表现为镜下血尿,随病变发展出现肉眼可见的间歇性无痛性血尿是肾细胞癌的主要症状。

肿瘤细胞可产生异位激素和激素样物质,患者可出现多种副肿瘤综合征,如高钙血症、红细胞增多症、Cushing 综合征和高血压等。

(四)扩散

肾细胞癌可直接侵入肾盂、肾盏及输尿管引起尿路阻塞,并突破肾被膜向周围邻近组织和器官蔓延扩散。也可通过血道和淋巴道转移,而以血道转移更为重要和常见;肾细胞癌间质血管丰富,半数以上病例有侵犯血管倾向。最常见的血源性转移部位是肺,其次是骨、肝、肾上腺和脑;肾细胞癌转移的另一特点是肾局部无任何症状,而首先出现转移灶的症状。淋巴道转移常先至肾门及主动脉旁淋巴结。

(五)预后

肾细胞癌患者预后较差,5 年生存率约为 45%,无转移者可达 70%,肿瘤侵及肾静脉和肾周组织时 5 年生存率可降至 15%~20%。

课程思政教学案例

　　1972 年 5 月,经过两次尿检,医疗人员发现我们敬爱的周恩来总理患上了膀胱癌。1973 年 1 月,他开始出现血尿。从被确诊开始,一直到 1976 年 1 月逝世,大小手术一共进行了 10 余次,周恩来总理的体重也由 130 斤瘦到只有 61 斤。但是他一直坚持工作,出现血尿后工作量也没有减轻。少年,他为中华之崛起而读书;青年,他为中国的明天

而革命;中年,他在外交场上挽回了大国尊严;老年,他为新中国崛起鞠躬尽瘁,死而后已。我们将永远追悼怀念我们的总理。

二、尿路上皮肿瘤

尿路上皮肿瘤可发生于肾盂、输尿管、膀胱和尿道,其中以膀胱最常见。膀胱肿瘤中绝大多数(约95%)来源于膀胱尿路上皮,少数来源于间叶组织,如纤维组织和肌组织等。由膀胱尿路上皮发生的肿瘤包括膀胱乳头状瘤及膀胱癌;膀胱癌主要为尿路上皮癌,少数也可发生鳞状细胞癌和腺癌。

(一)病因和发病机制

膀胱尿路上皮癌(urothelial carcinoma of bladder)的发生与吸烟、接触苯胺染料等化学物质、辐射、埃及血吸虫感染和膀胱黏膜上皮的慢性炎症刺激有关。吸烟可明显增加膀胱癌发病的危险性,是最重要的影响因素,这与香烟中的芳香胺类致癌物质有关。

研究表明,膀胱癌的分子基础主要包括9号染色体为单体或发生9p或9q缺失以及 $p53$ 基因的缺失或突变。9号染色体的改变主要见于浅表乳头状肿瘤。$p53$ 基因的改变与尿路上皮癌的进展有关。

膀胱癌发生的分子模式包括两条途径。第一条途径是位于9p和9q的抑癌基因缺失,引起浅表乳头状肿瘤,一些病例在此基础上发生 $p53$ 基因缺失或突变,肿瘤发生浸润;另一条途径是 $p53$ 基因突变导致尿路上皮原位癌,再发生9号染色体的缺失,发展为浸润癌。

(二)病理变化

膀胱癌多发生于膀胱侧壁和膀胱三角区近输尿管开口处,易阻塞输尿管口引起肾盂肾炎和肾盂积水。肿瘤可单发或多发,大小不等,分化好的呈乳头状、息肉状,分化差的呈扁平状突起,基底宽、无蒂并可向周围浸润(图11-17)。由于肿瘤乳头纤细、脆弱,易折断脱落,因此,易引起无痛性血尿。

尿路上皮肿瘤绝大多数来源于膀胱黏膜上皮(即移行上皮),按世界卫生组织(WHO)泌尿系统肿瘤分类(2022年),尿路上皮肿瘤可分为非浸润性尿路上皮肿瘤和浸润性尿路上皮癌伴不同程度的分化两大类。其中非浸润性尿路上皮肿瘤包括尿路上皮乳头状瘤、内翻性尿路上皮乳头状瘤、低度恶性潜能的尿路上皮乳头状瘤、低级别尿路上皮乳头状癌、高级别尿路上皮乳头状癌、尿路上皮原位癌等。下面简要介绍常见类型。

1.尿路上皮乳头状瘤 尿路上皮乳头状瘤即传统分类中的良性乳头状瘤,较少见,患者多为青年。其来源于膀胱移行上皮,故又称移行上皮乳头状瘤。肿瘤呈绒毛状或纤细的乳头状突起,乳头纤维血管轴心外覆的上皮与正常尿路上皮相似,上皮细胞分化好,没有异型性。

2.低度恶性潜能的尿路上皮乳头状瘤 低度恶性潜能的尿路上皮乳头状瘤属于交界性肿瘤。其与尿路上皮乳头状瘤的根本区别是其上皮增厚,且厚度超过正常尿路上皮,并可伴有很小的异型性。乳头粗大,偶有分支但不融合,极性清楚,没有核分裂象或仅在基底层偶见正常核分裂象。手术切除后,有局部复发的倾向,易发生癌变。

3.低级别尿路上皮乳头状癌 肿瘤组织大多呈乳头状结构,乳头分支较多,与正常尿路上皮相似,上皮层次增加,极性基本保存,肿瘤细胞有一定的异型性,且有明显的小灶性核异型性改变,表现为核浓染,大小、形状不一,可见少量核分裂象(多位于基底部)(图11-18)。术后易复发,不到10%的低级别尿路上皮乳头状癌可发生浸润。

4.高级别尿路上皮乳头状癌 肿瘤细胞分化较差,异型性明显,细胞和细胞核大小、形状不一,核深染,核分裂象较多;细胞排列紊乱,极性消失;肿瘤细胞弥漫分布或形成不规则的实性巢状结构,仍可见乳头状结构。约80%的高级别尿路上皮乳头状癌为浸润性癌。

图 11-17　膀胱尿路上皮乳头状癌（肉眼观）
肿瘤呈菜花状向膀胱腔内呈外生性生长，同时浸润膀胱壁

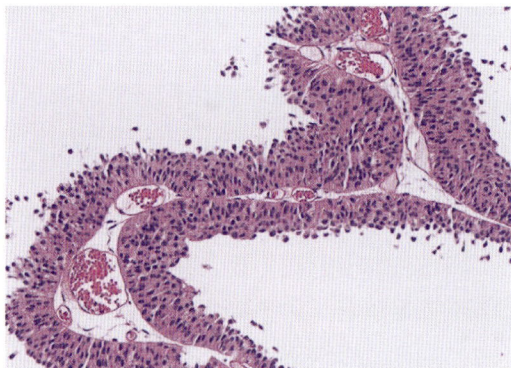

图 11-18　低级别尿路上皮乳头状癌（镜下观）
肿瘤组织呈乳头状结构，乳头分支较多，上皮层次增加，极性基本保存，肿瘤细胞有一定的异型性，可见少量核分裂象

（三）病理临床联系

膀胱尿路上皮肿瘤的典型表现为无痛性血尿。血尿是由肿瘤乳头状结构折断、肿瘤组织坏死或膀胱炎症所致。肿瘤组织浸润膀胱壁或继发感染可出现尿频、尿急、尿痛等症状。如输尿管开口处受累，尿路阻塞，可导致肾盂肾炎和肾盂积水。

（四）扩散

浸润性强的肿瘤可侵袭邻近的组织、器官，如前列腺、输卵管等。

浸润性尿路上皮癌易发生转移，约 40% 的浸润性癌可发生局部淋巴结转移，主要通过淋巴道转移至局部淋巴结、髂动脉旁和主动脉旁淋巴结。血道转移一般发生在晚期，见于分化较差的肿瘤。肿瘤常经血道转移至肝、肺和骨髓。患者常因广泛转移或因肿瘤组织浸润输尿管引起阻塞和感染而导致死亡。

（五）结局

尿路上皮肿瘤无论分化程度如何，手术后均易复发，且复发肿瘤的分化程度可能较手术前的肿瘤差。患者预后与肿瘤的组织学分级和肿瘤浸润深度密切相关。尿路上皮乳头状瘤、低度恶性潜能的尿路上皮乳头状瘤和低级别尿路上皮乳头状癌患者的 10 年存活率可达 90% 以上。少数患者（小于 10%）进展为高级别肿瘤，而高级别尿路上皮乳头状癌患者的 10 年存活率仅为 40% 左右。早期诊断、早期治疗、密切随访是诊治本病的关键，膀胱镜检查和活检为其主要诊断方法。

泌尿系统常见肿瘤病变特点见表 11-3。

表 11-3　泌尿系统常见肿瘤病变特点

类型	好发部位	肉眼	镜下	临床表现
肾细胞癌	好发于肾的两极，上极更多见	肿瘤一般为单个、圆形，与周围肾组织常有较明显分界，可有假包膜形成。切面一般呈灰黄色、灰白色或红棕色等多彩状	透明细胞癌最常见。乳头状癌占肾细胞癌的 10%～15%。嫌色细胞癌在肾细胞癌中约占 5%	临床上主要表现为血尿、肾区疼痛和肿块三联征
尿路上皮肿瘤	膀胱癌好发于膀胱侧壁和膀胱三角区近输尿管开口处	膀胱癌的肿瘤可单发或多发，大小不等，分化好的呈乳头状、息肉状，分化差的呈扁平状突起，基底宽、无蒂并可向周围浸润	尿路上皮肿瘤分为非浸润性尿路上皮肿瘤和浸润性尿路上皮癌伴不同程度的分化两大类	无痛性血尿

（首都医科大学燕京医学院　刘立新）

在线答题

Note

第十二章　生殖系统和乳腺疾病

学习目标

素质目标：通过宏观和微观角度观察、分析病变组织，培养学生具备科学、严谨的学习态度和临床思维能力，坚定专业素养。

能力目标：熟练使用显微镜观察疾病的典型病变，使学生能正确识别并描述病变标本的病理变化，掌握病变组织的形态、功能和代谢的特性，能够应用生殖系统和乳腺常见疾病的理论知识解释临床症状和体征。

知识目标：掌握慢性子宫颈炎的病理变化、子宫颈癌的病理变化及发展过程；子宫颈癌及滋养层细胞肿瘤的病变特点、蔓延及转移；前列腺癌的病变特点；乳腺癌的好发部位、常见组织学类型、各型病变及其扩散途径。熟悉前列腺增生的病变特点，子宫颈癌的病因。

男性、女性生殖系统都包括性腺和生殖管道，但由于脏器的解剖特性，其在结构和功能方面都有所不同。相比而言，女性生殖系统结构更为复杂，患者也明显多于男性。此外，本章节还涉及乳腺常见疾病。

第一节　子宫颈疾病

一、慢性子宫颈炎

慢性子宫颈炎，又称慢性宫颈炎（chronic cervicitis），是中青年女性常见的妇科疾病。其通常是由各种病原微生物引起的子宫颈慢性非特异性炎症，主要表现为白带增多，伴或不伴有白带带血。

（一）病因和发病机制

引起慢性子宫颈炎的常见病原微生物有链球菌、肠球菌、沙眼衣原体、淋球菌、人乳头瘤病毒（human papilloma virus，HPV）和单纯疱疹病毒（herpes simplex virus）等。此外，分娩、机械损伤也是慢性子宫颈炎的诱发因素。

（二）类型和病理变化

镜下见子宫颈黏膜下血管扩张充血、间质水肿，并伴有淋巴细胞、浆细胞等炎症细胞浸润（图12-1）。如覆盖在子宫颈阴道部的鳞状上皮坏死脱落，形成浅表的缺损，称为子宫颈真性糜烂；临床上常见的子宫颈糜烂实际上是假性糜烂，子宫颈损伤修复后的鳞状上皮被子宫颈管黏膜柱状上皮增生下移取代，由于柱状上皮较薄，上皮下面的血管较易显露而呈红色，病变黏膜呈边界清楚的红色糜烂样，实际上不是真正的糜烂。子宫颈腺体及周围组织增生可伴部分腺上皮发生鳞状上皮化生，若阻塞子宫颈腺体的开口，使黏液潴留，腺体逐渐扩大呈囊状，则形成子宫颈腺囊肿,称为纳博特囊肿(Naboth cyst)。如果子宫颈黏膜上皮、腺体和间质纤维结缔组织呈局限性增生,可形成子宫颈息肉(图 12-2)。慢性炎症的长期刺激也可导致子宫颈和子宫颈管黏膜及黏膜下组织充血、水肿、炎症细胞浸润,腺体和间质增生而使子宫颈肥大。

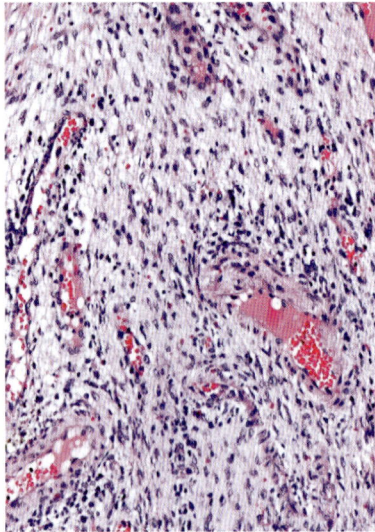

图 12-1 慢性子宫颈炎

子宫颈黏膜下血管扩张充血、间质水肿,并伴有淋巴
细胞、浆细胞等炎症细胞浸润

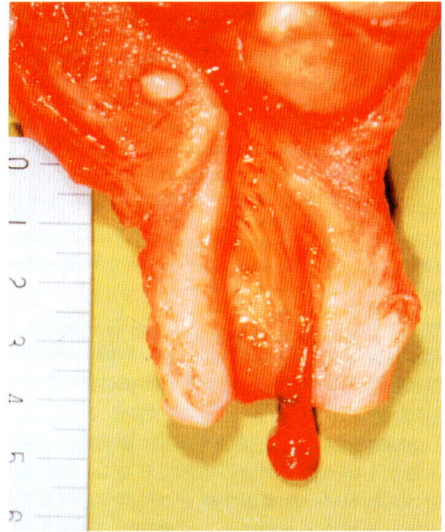

图 12-2 子宫颈息肉

子宫颈黏膜可见一带蒂的突出于黏膜表面的新生物脱出

二、子宫颈上皮内瘤变和子宫颈癌

(一)子宫颈上皮内瘤变

子宫颈上皮内瘤变(cervical intraepithelial neoplasia,CIN)是指子宫颈上皮异型增生并逐渐演变为原位癌的病理过程,属于一种癌前病变。其好发于子宫颈鳞状上皮和柱状上皮交界处,病变常由基底层向表层发展,镜下可见到形态、大小不一的异型细胞,细胞核大、深染,核质比增大,细胞极性紊乱,可伴有明显核分裂象。

依据其病变程度的不同可分为三级:CIN Ⅰ相当于Ⅰ级异型增生(图 12-3),CIN Ⅱ相当于Ⅱ级异型增生(图 12-4),CIN Ⅲ相当于Ⅲ级异型增生(图 12-5)。此外,CIN Ⅲ还包括原位癌。

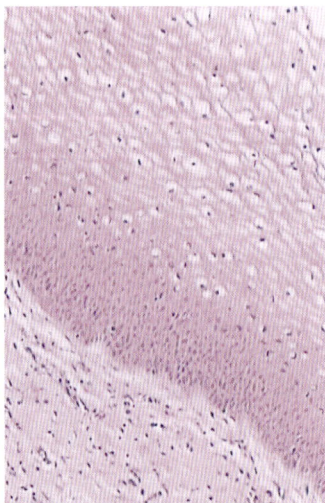

图 12-3 CIN Ⅰ

异型细胞局限于上皮全层的下 1/3

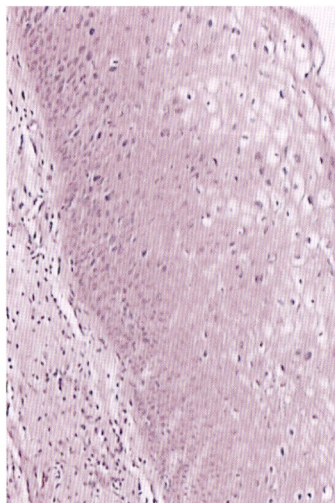

图 12-4 CIN Ⅱ

异型细胞位于上皮全层的下 2/3

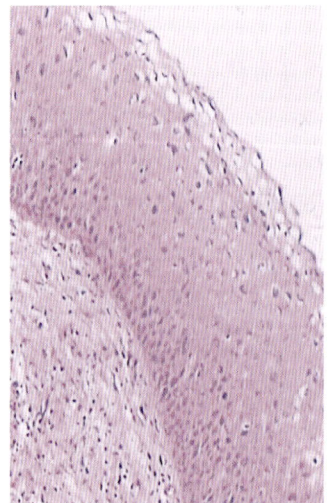

图 12-5 CIN Ⅲ

异型细胞超过上皮全层的 2/3

子宫颈原位癌是指异型增生的细胞累及子宫颈黏膜上皮全层，但仅局限于上皮层内，未突破基底膜的病变。原位癌的肿瘤细胞可沿基底膜通过子宫颈腺管开口蔓延至子宫颈腺体内并取代部分或全部腺上皮细胞，但仍未突破腺体的基底膜，称为原位癌累及腺体。

子宫颈上皮异型增生并不一定都会发展为原位癌乃至浸润癌，绝大多数 CIN Ⅰ 经适当治疗是完全可以治愈的。CIN Ⅰ 属于低级别鳞状上皮内病变（low-grade squamous intraepithelial lesion，LSIL），CIN Ⅱ 和 CIN Ⅲ 属于高级别鳞状上皮内病变（high-grade squamous intraepithelial lesion，HSIL）。但值得一提的是，CIN Ⅲ 在 10 年内发展为浸润癌的概率高达 20%。病变级别越高，癌变的概率越高，所需时间越短。

CIN 多无自觉症状，肉眼观亦无特殊改变。正常子宫颈鳞状上皮富含糖原，故对碘着色，如患处对碘不着色，则提示有病变。此外，醋酸可使子宫颈有 CIN 改变的区域呈白色斑片状。若要进一步确诊，需进行组织病理学或脱落细胞学检查。因此，目前子宫颈脱落细胞学检查已经成为女性的常规体检项目，CIN 的检出率也明显增高。

（二）子宫颈癌

子宫颈癌（cervical carcinoma）是女性生殖系统肿瘤中最常见的恶性肿瘤，也是女性肿瘤死亡的主要原因之一。其多发生于 40～60 岁的女性，好发部位是子宫颈鳞状上皮和柱状上皮交界处。大量科学研究和各种流行病学调查发现，HPV 感染是子宫颈癌的主要致病因素，尤其是 HPV-16、18、31、33 亚型等与子宫颈癌的发生密切相关，为高风险性亚型。此外，早婚、性生活过早、子宫颈裂伤、多产、局部卫生不良、包皮垢刺激和性生活紊乱也是子宫颈癌发病的主要原因。

1. 分型

（1）子宫颈早期浸润癌：也称子宫颈微小浸润癌或表浅浸润癌，是子宫颈原位癌的部分肿瘤细胞穿破上皮层的基底膜向下浸润，但浸润深度未超过上皮层基底膜下 5 mm，浸润宽度不超过 7 mm 者。未发生淋巴道转移，也无血道转移。早期浸润癌一般肉眼不能判断，只有在显微镜下才能确诊。可采取保守治疗，预后好。

（2）子宫颈浸润癌：子宫颈浸润癌是肿瘤组织向间质内浸润性生长，浸润深度超过基底膜下 5 mm 或浸润宽度超过 7 mm 者。

2. 病理变化

（1）肉眼形态分为四型。

①糜烂型：病变部位黏膜潮红、颗粒状，质脆，触之易出血。

②外生菜花型：肿瘤组织主要向子宫颈表面生长，呈乳头状或菜花状，表面常形成坏死和浅表溃疡（图 12-6）。

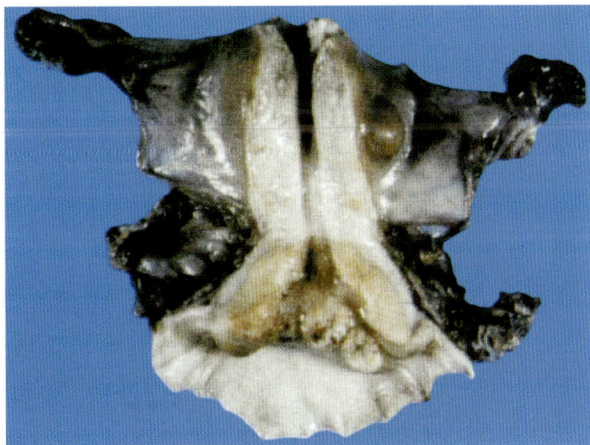

图 12-6 子宫颈癌（外生菜花型）

肿瘤组织突出于子宫颈表面，呈乳头状或菜花状，质脆，易出血

③内生浸润型：肿瘤组织主要向子宫颈深部呈浸润性生长，使子宫颈前后唇增厚变硬，表面常较光滑。由于在子宫颈表面没有形成明显的病灶，临床检查容易漏诊。

④溃疡型：肿瘤组织表面有大块坏死组织脱落，形成溃疡，呈火山口状，并向子宫颈深部组织浸润。

（2）组织学类型：子宫颈癌中约 80% 为鳞状细胞癌；子宫颈腺癌少见，约占子宫颈癌的 15%，其他类型子宫颈癌约占 5%，包括腺鳞癌、子宫内膜样癌、黏液表皮样癌、腺样基底细胞癌、癌肉瘤等。

①子宫颈鳞状细胞癌：大多累及子宫颈鳞状上皮和柱状上皮交界处，即移行带（transformation zone）。其分为 HPV 相关性鳞状细胞癌、非 HPV 相关性鳞状细胞癌和非特殊型鳞状细胞癌。依据肿瘤细胞分化程度可分为高分化鳞状细胞癌，肿瘤细胞分化程度高，癌巢中央有角化珠（癌珠），有细胞间桥，对放疗不敏感（图 12-7）；中分化鳞状细胞癌，肿瘤细胞多为梭形，无明显癌珠及细胞间桥，对放疗敏感；低分化鳞状细胞癌，肿瘤细胞体积小、梭形，有明显异型性，对放疗最敏感。

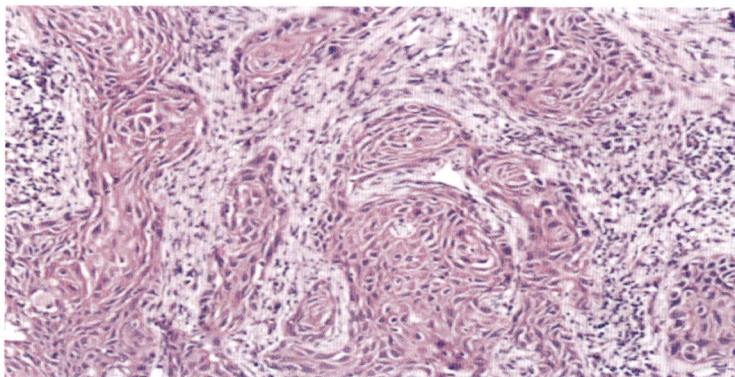

图 12-7　子宫颈高分化鳞状细胞癌（角化型）
癌巢清晰可见，中央有角化珠（癌珠），有细胞间桥

②子宫颈腺癌（cervical adenocarcinoma）：肉眼观其与鳞状细胞癌无明显区别。其分为 HPV 相关性腺癌、非 HPV 相关性腺癌、非特殊型腺癌及其他类型腺癌，包括原发于子宫颈的子宫内膜样癌等。

3. 扩散

（1）直接蔓延：肿瘤细胞向上蔓延浸润可破坏整段子宫颈，偶尔可侵犯子宫体。向下可侵入阴道，向两侧可累及子宫旁及盆壁组织，如肿瘤组织压迫或侵犯输尿管，可引起肾盂积水，导致肾功能衰竭。晚期向前可侵及膀胱，向后可累及直肠。

（2）淋巴道转移：子宫颈癌最常见和最重要的转移途径。肿瘤组织首先转移至子宫旁淋巴结，然后依次至闭孔淋巴结、髂内淋巴结、髂外淋巴结、髂总淋巴结、腹股沟及骶前淋巴结，晚期可转移至锁骨上淋巴结（图 12-8）。

（3）血道转移：血道转移较少见，晚期可经血道转移至肺、骨及肝。

4. 临床病理联系　子宫颈癌患者早期常无自觉症状，较难与子宫颈糜烂鉴别。随病变进展，因肿瘤组织浸润破坏血管，患者可出现不规则阴道流血或接触性出血症状。若肿瘤组织坏死引发感染，同时肿瘤组织刺激子宫颈腺体分泌亢进，患者的白带增多如米泔水样，并伴有特殊臭味。当肿瘤组织侵及直肠及膀胱时，可引起子宫直肠瘘、子宫膀胱瘘，或引起尿路阻塞。晚期因肿瘤组织浸润盆腔神经，可出现腰骶部及下腹部疼痛。

依据子宫颈癌的累及范围，临床分期如下。0 期：原位癌（CINⅢ）。Ⅰ期：肿瘤组织局限于子宫颈内。Ⅱ期：肿瘤组织超出子宫颈进入盆腔，但未累及盆腔壁，肿瘤组织侵及阴道，但未累及阴

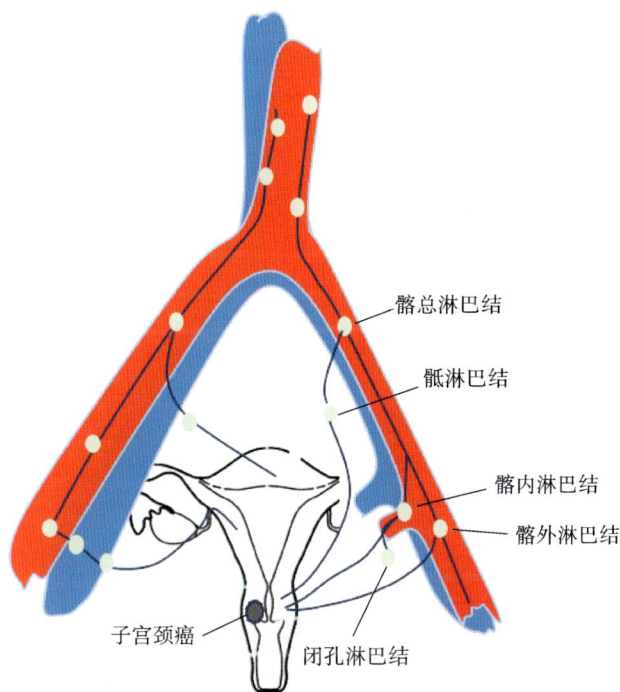

图 12-8 子宫颈癌淋巴道转移

肿瘤组织首先转移至子宫旁淋巴结,然后依次至闭孔淋巴结、髂内淋巴结、髂外
淋巴结、髂总淋巴结、腹股沟及骶前淋巴结,晚期可转移至锁骨上淋巴结

道下 1/3。Ⅲ期:肿瘤组织扩展至盆腔壁及阴道下 1/3。Ⅳ期:肿瘤组织已超越骨盆,或累及膀胱黏膜或直肠。浸润性癌的预后取决于肿瘤的分化程度和临床分期。

第二节 子宫体疾病

一、子宫内膜异位症

子宫内膜异位症(endometriosis)是指子宫内膜腺体和间质出现在子宫内膜以外的其他部位,最常发生的器官是卵巢,其余依次为子宫阔韧带、直肠子宫陷凹、盆腔腹膜、腹部手术瘢痕处、脐部、阴道、外阴和阑尾等。其病因未明,有以下三种学说。①种植学说:月经期子宫内膜经输卵管反流至腹腔器官,或子宫内膜因手术种植在手术切口。②播散学说:子宫内膜经淋巴管及静脉播散至远处器官。③化生学说:异位的子宫内膜由体腔上皮化生而来。

(一)病理变化

1.肉眼观 发生子宫内膜异位的部位呈结节状或弥漫状,紫红色或棕黄色,质软似桑葚,可因反复出血后机化而与周围组织器官发生纤维性粘连。如发生在卵巢,反复出血可致卵巢体积增大形成囊腔,内含黏稠的咖啡色液体,称巧克力囊肿。

2.镜下观 可见与正常子宫内膜相似的子宫内膜腺体、子宫内膜间质及含铁血黄素;若时间较久,可仅见吞噬了含铁血黄素的巨噬细胞和增生的纤维组织。

(二)临床病理联系

子宫内膜异位症的症状和体征因子宫内膜异位的位置不同而表现不一,患者常表现为痛经或月经不调。如子宫肌层出现岛屿状的子宫内膜腺体及间质(距子宫内膜基底层 2 mm 以上),称子宫腺肌病(adenomyosis)(图 12-9)。

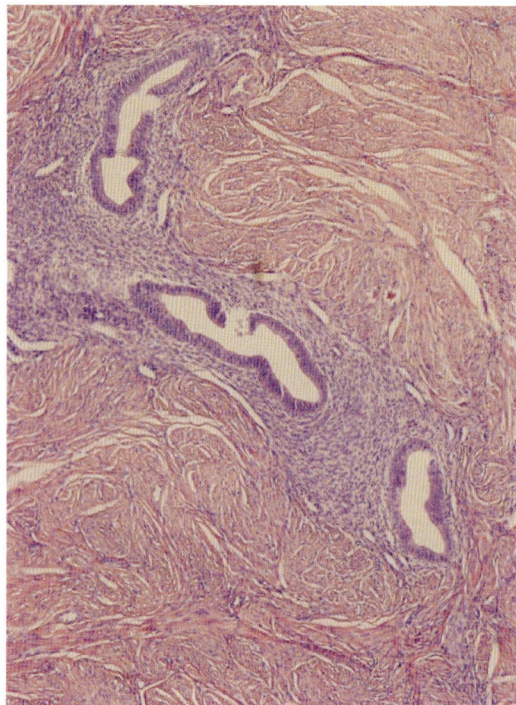

图 12-9　子宫腺肌病
子宫内膜腺体及间质出现在子宫肌层中

二、子宫内膜增生症

子宫内膜增生症(endometrial hyperplasia)是由雌激素水平增高引起的子宫内膜腺体或间质增生的一组疾病。临床主要表现为不规则阴道流血。发病年龄为育龄期和更年期。子宫内膜增生、子宫内膜非典型增生和子宫内膜癌三者无论是形态学还是生物学行为上都呈现出一个连续演变的病理过程,病因和发生机制也极为相似。

依据腺体结构的增生和细胞形态及分化程度不同,分型如下。

1. 单纯性增生(simple hyperplasia)　以前称囊性增生,主要表现为腺体数量多、大小不一,部分腺体扩张成囊状,个别腺体大小甚至可达到正常腺体 10 倍以上。腺体的被覆上皮细胞与增生期子宫内膜相似。子宫内膜单纯性增生很少进展为子宫内膜样癌。

2. 复杂性增生(complex hyperplasia)　以前称腺瘤性增生,腺体明显增生拥挤,结构复杂且不规则,间质明显减少,部分腺上皮向腔内呈乳头状或出芽状增生。腺上皮细胞无异型性,呈柱状,可排列成假复层。复杂性子宫内膜增生癌变率约为 3%。

3. 非典型增生(atypical hyperplasia)　子宫内膜增生基础上出现腺上皮细胞的异型增生,细胞极性紊乱,体积增大,形态不一,细胞核呈椭圆形或圆形,核呈空泡状或淡染,核染色质浓集,核仁明显,并可见病理性核分裂象。子宫内膜单纯性增生极少伴非典型增生,而复杂性增生常伴非典型增生。子宫内膜非典型增生患者中约 1/3 在 5 年内可发展为子宫内膜样癌。

三、子宫体肿瘤

(一)子宫内膜癌

子宫内膜癌(endometrial carcinoma)是一种起源于子宫内膜上皮细胞的恶性肿瘤。依据其发病机制不同大致可分为两种类型：Ⅰ型和Ⅱ型。Ⅰ型子宫内膜癌主要为子宫内膜样癌及其变异类型，占子宫内膜癌的70％以上，以50～59岁为发病高峰，多见于绝经期和绝经期后妇女。此型子宫内膜癌与子宫内膜增生及雌激素水平长期增高有关，此外，肥胖、糖尿病、吸烟和不孕也是其高危因素。Ⅱ型子宫内膜癌多见于60～70岁的老年女性，发生可能与雌激素水平增高及子宫内膜增生无关。子宫透明细胞癌和浆液性癌均属Ⅱ型，Ⅱ型子宫内膜癌恶性程度高，尤其是子宫浆液性癌。

1. 分型

（1）子宫内膜样癌：肉眼观，呈局灶型和弥漫型。局灶型多位于子宫角或子宫底，呈乳头状或息肉状向子宫腔长入。如果肿瘤组织小而表浅，可在诊断性刮宫时全部刮出，在切除的子宫内可找不到肿瘤细胞。弥漫型表现为子宫内膜弥漫性增厚，表面粗糙不平，质脆灰白，常有出血坏死，可向子宫肌层浸润。镜下观，肿瘤由异型增生的腺样结构组成，常排列成密集的腺管或融合成筛状与迷路样结构，腺上皮极向紊乱，细胞核增大，可见核仁，核分裂象增多。肿瘤依据腺体所占比例和细胞分化程度可分为高、中、低分化，以高分化腺癌居多。①高分化腺癌：腺管排列拥挤、紊乱，细胞有轻至中度异型性，腺体成分占比＞95％，肿瘤组织中实性区占比≤5％（图12-10）。②中分化腺癌：腺体排列紊乱，且不规则，细胞向腺腔内生长形成乳头状或筛状结构，肿瘤组织中的实性区占比为6％～50％。肿瘤细胞异型性明显，核分裂象易见。③低分化腺癌：肿瘤细胞分化差，很少形成腺样结构，肿瘤组织中的实性区占比＞50％，核异型性明显，核分裂象多见。约1/3的子宫内膜样癌伴有鳞状细胞分化。

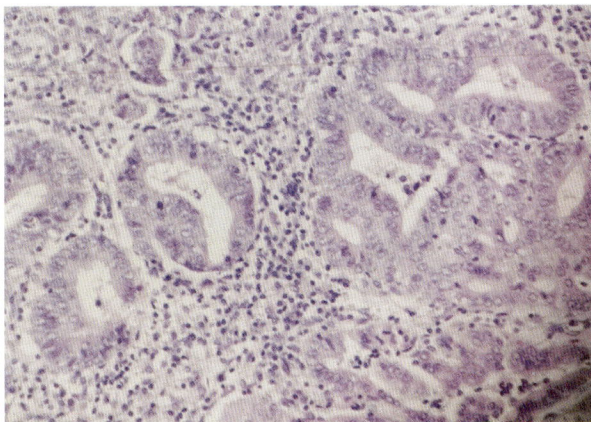

图 12-10 高分化子宫内膜样癌
腺管不规则、排列拥挤、紊乱，细胞有轻至中度异型性

（2）子宫透明细胞癌：肉眼观，与其他类型子宫内膜癌相似。镜下观，肿瘤主要组织结构有乳头状、管状与囊性、实性型，大多数透明细胞癌至少有两种组织形态混合存在；肿瘤细胞由多角形或鞋钉样细胞构成，细胞质丰富透明或嗜酸性，细胞核有中至重度异型性。

（3）子宫浆液性癌：肉眼观，与子宫内膜样癌类似，但肿瘤坏死与深肌层浸润更常见。镜下观，肿瘤主要组织结构有乳头状和腺样结构，两种组织形态混合存在。肿瘤细胞有显著异型性，上皮细胞复层排列，呈立方状至矮柱状，细胞核级别高，核大而深染，有显著的核仁，核分裂象多见。

2. 扩散 子宫内膜癌以直接蔓延为主，晚期可经淋巴道转移，很少有血道转移。

（1）直接蔓延：向上可蔓延至子宫角、输卵管、卵巢和其他盆腔器官；向下可至子宫颈管和阴道；向外可浸透肌层达浆膜而蔓延至输卵管、卵巢，并可侵入大网膜及腹膜。

（2）淋巴道转移：子宫底部的肿瘤细胞可通过淋巴道转移至腹主动脉旁淋巴结；子宫角部的肿瘤细胞可经子宫圆韧带的淋巴管转移至腹股沟淋巴结；波及子宫颈管的肿瘤细胞可转移至子宫旁淋巴结、髂内淋巴结、髂外淋巴结和髂总淋巴结。

（3）血道转移：晚期可经血道转移至肺、肝及骨骼。

3.临床病理联系 极早期的患者一般无临床症状,主要的临床症状为不规则阴道流血。如伴有感染或癌灶坏死,可有脓性分泌物并伴有恶臭。晚期,肿瘤组织侵犯盆腔神经,可引起下腹部及腰骶部疼痛并向同侧下肢放射等症状。

根据肿瘤组织的累及范围,子宫内膜癌临床分期如下:①Ⅰ期,肿瘤组织局限于子宫体;②Ⅱ期,肿瘤组织累及子宫体和子宫颈;③Ⅲ期,肿瘤组织向子宫外扩散,尚未侵入盆腔外组织;④Ⅳ期,肿瘤组织已超出盆腔范围,累及膀胱和直肠黏膜。Ⅰ期患者手术后的 5 年生存率接近 90%,Ⅱ期降至 30%～50%,晚期患者则低于 20%。

(二)子宫平滑肌瘤

子宫平滑肌瘤(leiomyoma of uterus)是女性生殖系统最常见的肿瘤。其发病有一定的遗传倾向,多见于 30 岁以上妇女,20 岁以下少见。因雌激素可促进其生长,多数子宫平滑肌瘤在绝经期以后可逐渐萎缩。

1.病理变化 肉眼观,平滑肌瘤多发生于子宫肌壁,也可发生在黏膜或浆膜下,脱垂于子宫腔或子宫颈口。肿物呈结节状,境界清楚,无包膜,大小不等。可单发或多发,多者瘤体可达数十个,称多发性子宫肌瘤。肿物切面灰白,质硬,旋涡状或编织状(图 12-11),有时可出现均质的黏液样变、玻璃样变或钙化。子宫肌瘤间质血管内有血栓形成时,肌瘤局部可发生梗死伴出血,肉眼呈暗红色,称红色变性。镜下观,肿瘤细胞与正常子宫平滑肌细胞相似,呈束状或旋涡状排列,大小、形态一致,两端钝圆,细胞质红染,核呈长杆状,无异型性,核分裂象少见(图 12-12)。

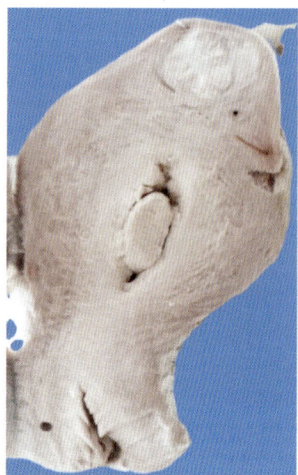

图 12-11 子宫平滑肌瘤(肉眼观)
子宫黏膜下及肌壁间可见结节状肿物,切面灰白,呈编织状,境界清楚

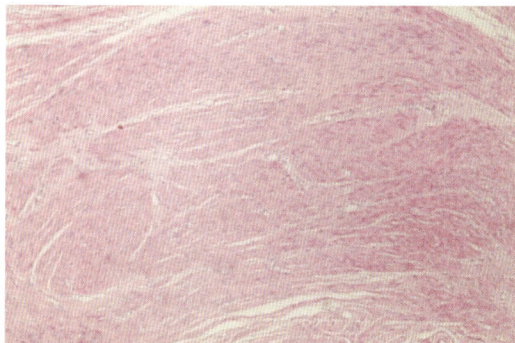

图 12-12 子宫平滑肌瘤(镜下观)
肿瘤细胞呈束状或旋涡状排列,大小、形态一致,两端钝圆,细胞质红染,核呈长杆状,无异型性,核分裂象少见

2.临床病理联系 子宫平滑肌瘤体积较小时可无明显症状。部分患者出现不规则阴道出血,也可压迫膀胱引起尿频。有时子宫平滑肌瘤会导致自然流产、胎先露异常和绝经后流血。

(三)子宫平滑肌肉瘤

子宫平滑肌肉瘤(leiomyosarcoma of uterus)极少由子宫平滑肌瘤发展而来,绝大多数子宫平滑肌肉瘤自开始即为恶性,一般认为其起源于子宫未分化的间叶细胞。

1.病理变化 肉眼观,子宫平滑肌肉瘤一般境界不清楚,无包膜,体积较大,质地较软,呈鱼肉样,可见出血和坏死,偶见囊性变。镜下观,肿瘤细胞异型性明显,细胞呈梭形,大小不等,核大深染,核分裂象增多,有时有明显的出血和坏死,边界不规则,局灶性浸润周围肌层组织。

2.预后 子宫平滑肌肉瘤是高度恶性肿瘤,切除后有很高的概率复发,半数以上可通过血道转移到肺、骨、脑等远处器官,也可在腹腔内播散。

第三节 滋养层细胞疾病

滋养层细胞疾病(trophoblastic disease)是源自胎盘绒毛滋养层细胞异常增生的一组疾病,包括葡萄胎、侵蚀性葡萄胎、绒毛膜癌等。

一、葡萄胎

葡萄胎(hydatidiform mole)又称水泡状胎块,是发生在胎盘绒毛的一种良性病变,育龄期的任何年龄均可发生,以 20 岁以下和 40 岁以上的女性多见,可能与卵巢功能不足或衰退有关。葡萄胎分完全性和部分性,多数为完全性葡萄胎。

(一)病因和发病机制

葡萄胎的确切病因尚未明确,近年来,随着对葡萄胎染色体的不断研究,研究者发现,导致胚胎不发育的完全性葡萄胎,85% 以上核型为 46XX。这可能是因为在受精时,父方的单倍体精子 23X 在丢失了所有的母方染色体的空卵中自我复制而成纯合子 46XX,两组染色体均来自父方,缺乏母方功能性 DNA。其余 15% 的完全性葡萄胎,为空卵在受精时和两个精子(23X 和 23Y)结合,染色体核型为 46XY。部分性葡萄胎的核型绝大多数为 69XXX 或 69XXY,极偶然的情况下为 92XXXY,是由带有母方染色体的正常卵细胞(23X)和一个没有发生减数分裂的双倍体精子(46XY)或两个单倍体精子(23X 或 23Y)结合所致,能见到部分发育的胚胎。

(二)病理变化

肉眼观,绝大多数葡萄胎发生于子宫腔内,不侵入肌层,致使子宫增大;也可发生在异位妊娠的部位,但非常少见。胎盘绒毛高度水肿,形成透明或半透明的薄壁水泡,内含清亮液体,有蒂相连,形似葡萄(图 12-13)。若所有绒毛均呈葡萄状,称为完全性葡萄胎;若部分绒毛呈葡萄状,仍保留部分正常绒毛,伴或不伴有胎儿或其附属器官,称为不完全性或部分性葡萄胎。

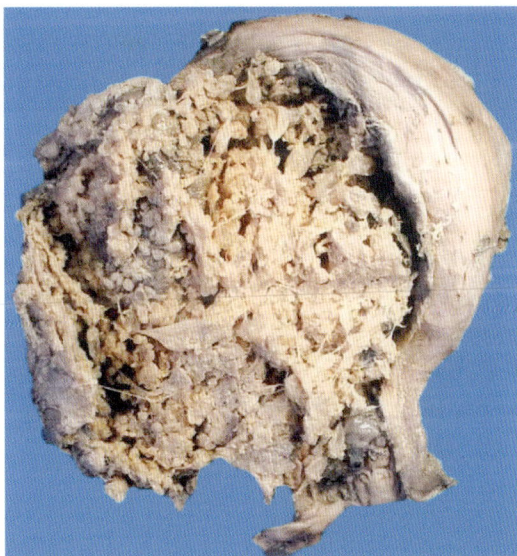

图 12-13 葡萄胎
子宫腔内见胎盘绒毛高度水肿,形成透明或半透明的水泡,内含清亮液体,有蒂相连,形似葡萄

镜下观,葡萄胎有以下三个特点:①绒毛间质内血管消失,或见少量无功能的毛细血管,内无红细胞;②绒毛因间质高度水肿而胀大;③合体滋养层细胞和细胞滋养层细胞增生,两者以不同比例混合存在,并有轻度异型性。葡萄胎最重要的特征是滋养层细胞增生。

(三)临床病理联系

绝大多数患者在妊娠的第 11～25 周出现症状,滋养层细胞侵袭血管的能力很强,故阴道常出现不规则流血。由于胚胎早期死亡,妊娠超过 5 个月,仍听不到胎心,也无胎动。滋养层细胞增生,患者血和尿中 HCG 水平会显著增高,是协助临床诊断的重要指标。

(四)预后

葡萄胎经彻底清宫后,绝大多数能痊愈。血、尿中 HCG 持续阳性或水平不断升高,表示有胎块残留或恶变可能,应进一步检查并确定治疗方案。约 10% 的患者可转变为侵蚀性葡萄胎,2% 左右转变为绒毛膜癌。

二、侵蚀性葡萄胎

侵蚀性葡萄胎(invasive mole)是介于葡萄胎和绒毛膜癌之间的交界性肿瘤。其多继发于完全性葡萄胎,在清宫后 6 个月发生。侵蚀性葡萄胎和葡萄胎的主要区别是侵蚀性葡萄胎的水泡状绒毛侵入了子宫肌层。

病理变化:子宫肌层有侵袭的水泡状绒毛,绒毛可穿透子宫壁,甚至向子宫外侵袭阔韧带,或经血管栓塞至阴道、肺和脑等远处器官(图 12-14)。镜下观,滋养层细胞增生程度和异型性相比葡萄胎显著。常见出血、坏死,其中可见水泡状绒毛或坏死的绒毛。有无绒毛结构是本病与绒毛膜癌的主要区别。大多数侵蚀性葡萄胎对化疗敏感,预后良好。

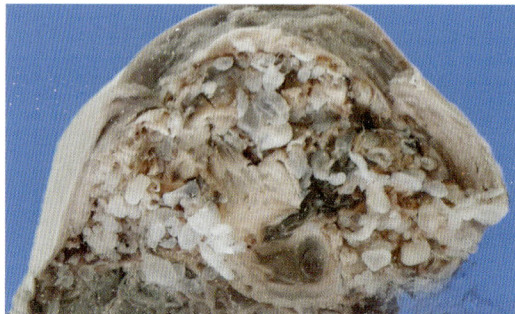

图 12-14　侵蚀性葡萄胎
水泡状绒毛侵入子宫肌层

三、绒毛膜癌

绒毛膜癌(choriocarcinoma)简称绒癌,是来源于妊娠绒毛滋养层上皮细胞异常增生的高度侵袭性恶性肿瘤。其绝大多数与妊娠有关,约 50% 继发于葡萄胎,25% 继发于自然流产后,20% 发生于正常分娩后,5% 发生于早产和异位妊娠等。女性 20 岁以下和 40 岁以上为高危年龄。绒毛膜癌常发生在妊娠后,也可间隔数年才发生。

(一)病理变化

肉眼观,肿瘤呈结节状,可位于子宫的不同部位,单个或多个,常伴有出血、坏死,呈暗红色或紫蓝色,大的肿瘤结节可突入子宫腔,深达肌层,甚至穿透子宫壁达浆膜外。镜下观,肿瘤组织由分化不良的似细胞滋养层细胞和似合体滋养层细胞两种肿瘤细胞组成,肿瘤细胞异型性明显,核分裂象易见。两种细胞混合排列成巢状或条索状,偶见个别癌巢主要由一种细胞组成。由于肿瘤组织自身无间质和血管,主要依靠侵袭宿主血管获取营养,故肿瘤组织和周围正常组织有明显出血、坏死,有时肿瘤细胞大多坏死,仅可在边缘部查见少数残存的肿瘤细胞。不见绒毛和水泡状胎块,这是绒毛膜癌与侵蚀性葡萄胎的主要区别。

(二)扩散

绒毛膜癌对血管的侵袭、破坏能力极强,除可在局部破坏蔓延外,早期就可经血道转移,最常见的转移部位是肺,其次是肝、脑、胃肠道和阴道壁等。个别病例在切除原发肿瘤后,转移灶可自行消退。

(三)临床病理联系

绒毛膜癌患者的主要临床表现是妊娠流产数月甚至数年或葡萄胎流产后,阴道出现持续不规则流血,子宫增大,血或尿中 HCG 水平显著升高。绒毛膜癌早期因发生血道转移,转移到不同部位可引起相应的临床症状。如有肺转移,可引起咯血、胸痛;肾转移引起血尿;脑转移可引起头痛、呕吐、瘫痪及昏迷等症状。绒毛膜癌是恶性程度很高的肿瘤,单纯手术治疗者多在 1 年内死亡。但采用化学药物治疗后,大多数患者可治愈,即便已发生转移的病例,其治愈率也可达到70%,甚至治愈后可正常妊娠。

第四节 卵巢肿瘤

卵巢肿瘤种类繁多,结构复杂,依照其组织发生的不同主要分为三大类:①上皮性肿瘤:浆液性肿瘤、黏液性肿瘤、子宫内膜样肿瘤、透明细胞肿瘤、浆黏液性肿瘤及 Brenner 肿瘤等。②性索间质肿瘤:颗粒细胞瘤、卵泡膜细胞瘤、硬化性间质瘤、支持-间质细胞瘤等。③生殖细胞肿瘤:畸胎瘤、无性细胞瘤、胚胎性癌、卵黄囊瘤及绒毛膜癌等。

一、上皮性肿瘤

卵巢上皮性肿瘤是最常见的卵巢肿瘤,占所有卵巢肿瘤的大部分,可分为良性、恶性和交界性。绝大多数卵巢上皮性肿瘤以往认为源自覆盖在卵巢表面的腹膜间皮细胞,由胚胎时期覆盖在生殖器表面的体腔上皮转化而来,目前认为是由输卵管黏膜上皮及子宫内膜异位引起。其依据上皮的类型不同分为浆液性肿瘤、黏液性肿瘤、子宫内膜样肿瘤、透明细胞肿瘤等。其中浆液性囊腺瘤最常见。

(一)浆液性肿瘤

浆液性囊腺瘤(serous cystadenoma)是卵巢最常见的肿瘤,而浆液性癌占全部卵巢癌的1/3。浆液性囊腺瘤和交界性肿瘤患者多为 30～40 岁的女性,而浆液性癌患者年龄偏人。第五版WHO 女性生殖器官肿瘤分类强调具有微乳头状结构的浆液性肿瘤仍归属于浆液性交界性肿瘤。浆液性癌分为低级别和高级别两种类型,分别具有不同的起源、形态、分子和遗传特征。其中低级别浆液性癌来源于良性和交界性肿瘤,逐步进展为浸润性癌,主要存在 K-ras 或 BRAF 基因突变。高级别浆液性癌来源于输卵管伞端上皮,主要存在 p53 基因突变。

病理变化:肉眼观,典型的浆液性囊腺瘤呈囊性,圆形,大小不一,由单个或多个纤维分隔的囊腔组成,囊内为清亮液体,囊壁光滑。浆液性交界性肿瘤囊壁内存在丰富而广泛的乳头。若囊腔内充满实性灰白色组织,应考虑为浆液性癌(图 12-15)。镜下观,浆液性囊腺瘤囊壁一般由单层矮柱状上皮或立方上皮衬覆,细胞质空亮,具有纤毛,与输卵管上皮相似(图 12-16);可伴有乳头状结构形成,但一般乳头较宽,细胞形态较一致,无异型性。浆液性交界性肿瘤上皮细胞层次增加达两至三层，乳头增多，细胞有轻度异型性，核分裂象增加。浆液性癌细胞层次增加至三层以上，并伴有间质明显浸润，乳头分支多而复杂，呈树枝状分布，常可见砂粒体。低级别浆液性癌的肿瘤细胞相对一致，异型性小，核分裂象少。高级别浆液性癌的肿瘤细胞异型性明显，核大深染，核仁显著，可见奇异的瘤巨细胞，核分裂象多见。

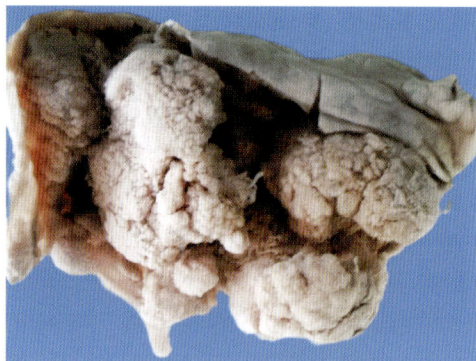

图 12-15　浆液性癌

肿瘤呈囊实性，囊腔内充满实性灰白色组织

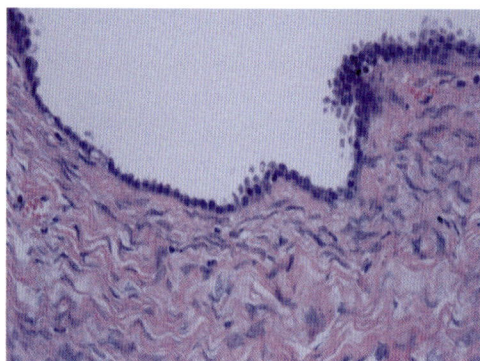

图 12-16　浆液性囊腺瘤

囊壁由单层立方上皮衬覆

浆液性囊腺瘤术后不复发，浆液性交界性肿瘤患者术后 5 年生存率是 100%，交界性肿瘤手术多年后会复发，5 年后患者仍存活并不意味着已经治愈。低级别浆液性癌发生率低，进展缓慢，预后较好；高级别浆液性癌发生率较高，进展迅速，预后较差。

（二）黏液性肿瘤

黏液性肿瘤（mucinous tumor）比浆液性肿瘤少见，占所有卵巢肿瘤的 25%；其中约 80% 属于良性，交界性和恶性肿瘤不足 20%，发病年龄与浆液性肿瘤相同。

病理变化：肉眼观，黏液性囊腺瘤的肿瘤大小不等，体积巨大者可达数十千克。表面光滑，由单个或多个大小不一的囊腔组成，腔内充满黏稠液体。黏液性交界性肿瘤囊壁内有乳头状突起。若肿瘤中查见较多乳头和实性区域，或有出血、坏死及包膜浸润，则可疑为癌。一般只发生于单侧卵巢，6% 的黏液性交界性肿瘤为双侧。镜下观，黏液性囊腺瘤的囊壁被覆单层高柱状上皮，核在基底部，核的上部充满黏液，无纤毛，和子宫颈及小肠的上皮相似。黏液性交界性肿瘤囊壁内有丰富的乳头，细胞形态、大小比较一致。若上皮细胞有明显异型性，形成复杂的腺体和乳头状结构，有出芽、搭桥及实性巢状区，并能确认有间质明显破坏性浸润，则可诊断为癌。如卵巢黏液性肿瘤的囊壁破裂，上皮和黏液种植在腹膜上，在腹腔内形成胶冻样肿块，称为腹膜假黏液瘤（pseudomyxoma peritonei）。

二、性索间质肿瘤

卵巢性索间质肿瘤（ovarian sex cord stromal tumor）是来源于原始性腺的性索和卵巢间质组织的肿瘤。在女性和男性中可以衍化为不同类型的细胞，继而形成不同的肿瘤。女性的性索间质细胞主要形成颗粒细胞瘤和卵泡膜细胞瘤；男性则主要形成支持细胞（Sertoli cell）瘤和间质细胞（Leydig cell）瘤；亦可混合构成颗粒-卵泡膜细胞瘤或支持-间质细胞瘤（Sertoli-Leydig cell tumor）。

（一）颗粒细胞瘤

颗粒细胞瘤（granular cell tumor）是具有分泌雌激素功能的肿瘤，属低度恶性肿瘤，虽可发生局部扩散，甚至在切除多年后复发，但很少发生转移。任何年龄均可发生。

病理变化：肉眼观，颗粒细胞瘤呈结节状，大小不等，体积大的直径可达 30 cm，呈囊实性。肿瘤的部分区域呈黄色，为含脂质的黄素化的颗粒细胞，间质呈白色，常伴有出血、坏死。镜下观，

Note

肿瘤细胞可排列成微滤泡结构,即分化较好的肿瘤细胞常围绕一小腔隙,排列成滤泡样的结构,腔内为粉染的蛋白液体或退化的细胞核,又称 Call-Exner 小体。肿瘤细胞大小较一致,体积较小,椭圆形或多角形,细胞质少,细胞核常可见核沟,呈咖啡豆样外观。

(二)卵泡膜细胞瘤

卵泡膜细胞瘤(theca cell tumor)为良性功能性肿瘤。因为此肿瘤细胞可产生雌激素,绝大多数患者有雌激素增多的体征。患者常表现为月经不调和乳腺增大,多发生于绝经后的妇女。

病理变化:肉眼观,卵泡膜细胞瘤呈实性,质硬,由于细胞含有脂质,切面呈灰白色、灰黄色。镜下观,肿瘤细胞由成束的短梭形细胞组成,细胞核呈卵圆形,细胞质由于含脂质而呈空泡状。玻璃样变的胶原纤维可将肿瘤细胞分割成巢状。肿瘤细胞黄素化时,细胞与黄体细胞相似,称为黄素化的卵泡膜细胞瘤。

(三)支持-间质细胞瘤

支持-间质细胞瘤主要发生在睾丸,较少发生于卵巢。若发生在卵巢,多发生于年轻妇女。该瘤可分泌少量雄激素,若大量分泌,可有男性化表现。

病理变化:肉眼观,肿瘤常单侧发生,呈实性结节分叶状,有包膜,色黄或棕黄。镜下观,肿瘤细胞由间质细胞和支持细胞按不同比例混合而成,高分化支持-间质细胞瘤由支持细胞(Sertoli 细胞)排列成腺管结构,细胞为柱状细胞,腺体之间为纤维组织和数量不等的间质细胞(Leydig 细胞);Leydig 细胞体积大,细胞质丰富、呈嗜酸性,细胞核圆形或卵圆形,核仁明显。中分化者可见分化不成熟的支持细胞,呈网状小管或小巢状排列。低分化者,间质丰富,细胞呈梭形,肉瘤样弥漫分布。

三、生殖细胞肿瘤

生殖细胞肿瘤约占所有卵巢肿瘤的 25%。儿童和青春期少年的卵巢肿瘤中约 60% 是生殖细胞肿瘤,绝经期后较少发生。原始生殖细胞具有多向分化的潜能,由原始生殖细胞组成的肿瘤称无性细胞瘤;原始生殖细胞向胚胎的体壁细胞分化,称畸胎瘤;原始生殖细胞向胚外组织分化,肿瘤细胞与胎盘的间充质细胞或其前身相似,称卵黄囊瘤;原始生殖细胞向覆盖在胎盘绒毛表面的细胞分化,则称绒毛膜癌。

(一)畸胎瘤

畸胎瘤是生殖细胞来源的肿瘤,具有多向分化的潜能,大多数肿瘤含有至少两个胚层组织成分。最常发生的部位为卵巢,其次为睾丸、纵隔、骶尾部、腹膜后等中线部位。

1. 成熟性畸胎瘤(mature teratoma) 发生在卵巢的生殖细胞肿瘤中最常见的良性肿瘤。多见于 20~30 岁女性。

病理变化:肉眼观,肿瘤呈囊性,囊内充满皮脂样物、毛发,囊壁上可见头节,偶可见牙齿。镜下观,肿瘤由三个胚层的各种成熟组织构成,常见鳞状上皮、皮脂腺、毛囊、脂肪、肌肉、骨、软骨、呼吸道上皮、消化道上皮、甲状腺和成熟的中枢神经组织等(图 12-17)。皮样囊肿(dermoid cyst)是由表皮和附件组成的单胚层畸胎瘤;卵巢甲状腺肿(struma ovarii)是以甲状腺组织为主的单胚层畸胎瘤,是最常见的单胚层畸胎瘤。

2. 未成熟性畸胎瘤(immature teratoma) 肿瘤常呈实性,多发生在单侧卵巢。其与成熟性畸胎瘤的主要区别:在肿瘤组织中查见未成熟组织,最常见的是未成熟的神经外胚层成分。20 岁以下女性多见,随年龄增长,发病率逐渐降低。

病理变化:肉眼观,肿瘤呈实体分叶状,可有许多小囊腔。实体区域常可查见未成熟的骨或软骨组织。镜下观,肿瘤中见三个胚层衍生的组织,可见未成熟神经组织组成的原始神经管和菊形团,偶见神经母细胞瘤成分。此外,常见未成熟的骨或软骨组织,偶可见未成熟的内胚层结构如胚胎性肾组织等。

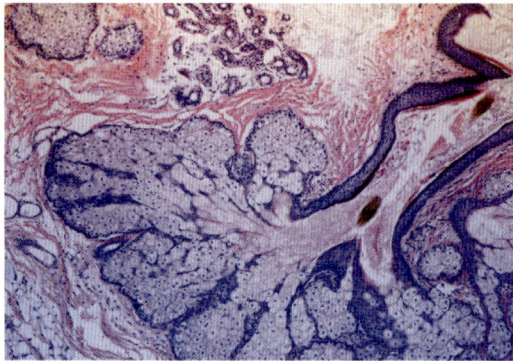

图 12-17　成熟性畸胎瘤
肿瘤由三个胚层的各种成熟组织构成,可见鳞状上皮、皮脂腺、毛囊等

未成熟性畸胎瘤的预后取决于肿瘤的分级,含未分化组织越多,预后越差。

(二)无性细胞瘤

卵巢无性细胞瘤(dysgerminoma)是由单一增生的未分化原始生殖细胞组成的恶性肿瘤,是卵巢最常见的原始恶性生殖细胞肿瘤。多见于年轻患者,其中 90% 的患者年龄小于 30 岁。同一类型肿瘤发生在睾丸则称为精原细胞瘤(seminoma),精原细胞瘤是睾丸最常见的肿瘤。

病理变化:肉眼观,肿瘤呈圆形或卵圆形,一般体积较大,无包膜,切面实性,灰白质软、鱼肉样。镜下观,肿瘤细胞呈巢状或条索状排列,周围被纤维分隔伴淋巴细胞浸润,并可有肉芽肿样结构。肿瘤细胞体积大而一致,细胞膜清晰,细胞质空亮、充满糖原,细胞核居中,有 1~2 个明显的核仁,核分裂象较易见。

无性细胞瘤经手术切除辅以化疗和放疗,患者 5 年生存率可达 80% 以上。晚期主要经淋巴道转移至髂部和主动脉旁淋巴结。

(三)胚胎性癌

胚胎性癌(embryonal carcinoma)主要发生于青少年,是一种罕见的高度恶性肿瘤。其浸润性比无性细胞瘤更强。男性多于女性,多发生于睾丸。

病理变化:肉眼观,肿瘤体积一般小于无性细胞瘤,切面边界不清,实性为主,可见出血和坏死。镜下观,肿瘤细胞排列成腺管、腺泡或乳头状,分化差的细胞则排列成片状。肿瘤细胞中等大小,形态呈上皮样,细胞之间界限不清,细胞质嗜双色性,细胞核多形性,染色质空泡状,核仁明显,核分裂象易见,常见合体滋养层细胞样肿瘤细胞。若伴有绒毛膜癌、畸胎瘤和卵黄囊瘤成分,应视为混合性生殖细胞肿瘤。

(四)卵黄囊瘤

卵黄囊瘤(yolk sac tumor)又称内胚窦瘤(endodermal sinus tumor),多见于青年女性(中位年龄 18 岁)。其因组织形态与小鼠胎盘的结构很相似而得名,是卵巢第二常见的原始生殖细胞恶性肿瘤。

病理变化:肉眼观,肿瘤呈实体状,体积一般较大,呈结节状或分叶状,边界不清;切面灰黄色,局部可形成囊腔及出血、坏死。镜下表现多种多样:①疏网状结构是最常见的形态,相互交通的间隙形成微囊和乳头,内衬立方上皮或扁平上皮,背景呈黏液状;②细胞外嗜酸性小体也是常见的特征性结构;③S-D(Schiller-Duval)小体,由含有肾小球样结构的微囊构成,中央为纤维血管轴心;④多泡性卵黄囊结构,形成与胚胎时期卵黄囊相似、大小不等的囊腔,内衬立方上皮、扁平上皮或柱状上皮,囊之间为致密的结缔组织。

卵黄囊瘤属于高度恶性肿瘤,早期即可发生局部扩散或远处转移。

第五节　前列腺疾病

一、前列腺增生

良性前列腺增生（benign prostatic hyperplasia）也称前列腺肥大或结节状前列腺增生，简称前列腺增生，主要病变特点为前列腺腺体和间质增生。发病率随年龄的增长而增高，50岁以上男性常见。前列腺增生的发生，主要与体内雄激素和雌激素的平衡失调有关。

（一）病理变化

肉眼观，前列腺呈结节状增大，重量增加。颜色、质地与增生的成分有一定的关系，若以腺体增生为主，则呈淡黄色，质地较软，切面可见大小不一的微小囊腔，挤压可溢出奶白色前列腺液体；以纤维、平滑肌增生为主者，呈灰白色，质韧，与周围组织界限不明显。

镜下观，增生的成分主要由腺体、纤维和平滑肌组成。增生的腺体和腺泡随机排列于散在增生的间质中或相互聚集；腺体的上皮由两层细胞构成，内层细胞呈柱状，外层细胞呈立方状或扁平状，周围有完整的基底膜包绕。上皮细胞向腔内出芽呈乳头状或形成皱褶。腔内常含有淀粉样小体。此外，可见鳞状上皮化生和小灶性梗死，化生的上皮常位于梗死灶的周边。

（二）临床病理联系

由于前列腺增生多发生在中央区和移行区，压迫尿道，患者尿道梗阻的症状和体征非常显著。临床表现为排尿困难、尿痛、尿频、尿流变细、滴尿及夜尿增多；久而久之导致尿潴留和膀胱扩张。尿潴留可进一步诱发尿路感染或肾盂积水，严重者最后可致慢性肾功能衰竭。本病极少发生恶变。

二、前列腺癌

前列腺癌（prostate cancer）是源自前列腺上皮的恶性肿瘤，多发生在50岁以上男性，发病率随年龄增长逐步增高。其发病率存在地区和种族差异，欧美国家地区远高于亚洲国家地区。前列腺癌是男性常见的恶性肿瘤之一，在中老年男性泌尿系统恶性肿瘤中排名第二，其死亡率在全世界范围内居所有肿瘤的第五名。世界卫生组织国际癌症研究机构（IARC）发布的2020年中国癌症统计报告显示，我国前列腺癌发病率和死亡率在男性恶性肿瘤中分别位居第6位和第7位。

（一）病理变化

肉眼观，肿瘤大多数发生在前列腺的周围区，呈结节状，灰白色、灰黄色，质韧硬，与周围正常前列腺组织边界欠清。

镜下观，前列腺癌的主要诊断依据是腺体由单层立方或矮柱状细胞构成，外层的基底细胞缺失，细胞核大及核仁明显。大多数为分化好的腺癌，肿瘤腺泡规则，排列拥挤，可呈背靠背现象。偶见腺体扩张，腺上皮在腔内呈乳头状或筛状、肾小球样。细胞大小、形状不一，细胞质一般无显著改变，核大、呈空泡状，核分裂象少见。在低分化癌中，细胞异型性大，肿瘤细胞排列成条索状、巢状或片状，可伴有粉刺样坏死。

（二）扩散

5%～20%的前列腺癌可发生局部浸润和远处转移。

1.直接蔓延　向精囊和膀胱底部直接浸润。

2.淋巴道转移　首先转移至闭孔淋巴结,随后到内脏淋巴结、胃底淋巴结,髂外淋巴结、髂内淋巴结、骶前淋巴结和主动脉旁淋巴结。

3.血道转移　晚期可经血道转移到骨,尤以脊椎骨最常见,其次为股骨近端、盆骨和肋骨。

(三)临床病理联系

早期前列腺癌一般无症状,常在前列腺增生的切除标本中,或死后解剖中偶然发现。浸润至膀胱底部时压迫膀胱可引起尿道梗阻。正常前列腺组织可分泌前列腺特异性抗原(prostate-specific antigen,PSA),当患者血清 PSA 的分泌量明显增高时,应高度怀疑为前列腺癌。此时可行前列腺组织穿刺活检,经病理学检查可确诊。此外,PSA 水平的增高亦有助于鉴别原发于前列腺的肿瘤和转移癌。

课程思政教学案例

《"健康中国 2030"规划纲要》将建设"健康中国"上升为国家战略,其提出的以人民健康为中心、以全科医生为重点、加强基层人才队伍建设等战略任务,为医学专业人才的培养提出了新的要求。

随着当下医疗服务体系的不断扩充,传统单一的"治病救人"的医学模式已经不再符合当下人民群众的需要。除了关注患者的"生理健康",还要重视患者的"心理健康"。比如,在对肿瘤性疾病做诊断时,要多站在患者的角度思考,注意照顾患者的切实感受及情绪。在诊断尚未明确时不要过早告知患者,可以先告知其家属,在后续诊疗过程中要多注意减少"癌症"字眼的出现,以免对患者产生较大的心理冲击,同时也要多关注患者的情绪变化。诊疗中应将病理学专业知识和人文关怀的意识有机地融合。

第六节　睾丸和阴茎肿瘤

一、睾丸肿瘤

睾丸可发生与卵巢性索间质肿瘤和生殖细胞肿瘤相同类型的肿瘤,但极少发生囊腺瘤。发生在睾丸或卵巢的同一类型肿瘤的肉眼观、组织学改变和生物学行为无明显差别,本节不再赘述。

二、阴茎肿瘤

(一)阴茎鳞状细胞癌

阴茎鳞状细胞癌是源自阴茎鳞状上皮细胞的恶性肿瘤,多发生于中老年男性,常发生在阴茎龟头或包皮内接近冠状沟的区域。其发病与 HPV 感染及包皮过长有一定关系。

病理变化:肉眼观,肿瘤呈乳头状或扁平状。乳头状阴茎鳞状细胞癌似尖锐湿疣,或者呈菜花样外观;扁平状阴茎鳞状细胞癌局部黏膜表面灰白、增厚,表面可见裂缝,可逐渐出现溃疡。镜下观,可见高、中、低分化的鳞状细胞癌。通常肿瘤分化较好,有明显的角化形成。

(二)疣状癌

疣状癌(verrucous carcinoma)是高分化鳞状细胞癌,在男性或女性的外阴黏膜处均可发生,属低度恶性肿瘤,一般不会发生转移。肿瘤向外、向内呈乳头状生长,仅在局部呈舌状向下推进性浸润。

(三)临床病理联系

阴茎鳞状细胞癌进展缓慢,可局部转移,除非有溃疡形成或感染,一般无痛感,常可伴有出血。早期肿瘤可转移至腹股沟淋巴结和髂外淋巴结,晚期可向远处广泛播散。

第七节　乳　腺　疾　病

本节主要介绍好发于女性乳腺的良性肿瘤和恶性肿瘤。

一、乳腺纤维腺瘤

乳腺纤维腺瘤(fibroadenoma)主要由增生的纤维间质和腺体组成,是乳腺最常见的良性肿瘤。其好发于青春期后的任何年龄,20～35 岁多见。通常单个发生,也可多发。

病理变化:肉眼观,肿瘤呈圆形或卵圆形,结节状,表面光滑有包膜,与周围组织界限清楚;切面灰白色,质韧,略呈分叶状,可见裂隙状区域,常有黏液样外观。镜下观,腺体呈圆形或卵圆形,或被周围的纤维结缔组织挤压呈裂隙状;间质通常较疏松,富含黏多糖,也可较致密,发生玻璃样变或钙化。

二、乳腺癌

乳腺癌发病率在过去 50 年内呈缓慢上升趋势,已跃居女性恶性肿瘤第一位。其来源于乳腺终末导管小叶单位。乳腺癌常发生于 40～60 岁的妇女,男性乳腺癌罕见。乳腺癌可发生于乳腺任何部位,但外上象限是其最好发的部位,占 50% 以上。其发病机制尚未完全阐明,雌激素长期作用、家族遗传倾向、生育方式及长时间大剂量接触放射线与乳腺癌发病有关。

(一)病理类型

乳腺癌组织形态非常复杂,类型较多,大致可分为非浸润性癌和浸润性癌,以及其他特殊类型浸润性癌等。

1. 非浸润性癌(noninvasive carcinoma)　分为导管原位癌和小叶原位癌,二者均来自终末导管-小叶单元上皮细胞;肿瘤细胞局限于基底膜内,未向间质或淋巴管、血管浸润。前者肿瘤细胞局限于扩张的导管内,导管基底膜完整;后者充满于扩张的乳腺小叶末梢导管和腺泡内,小叶结构尚存。

(1)导管原位癌(ductal carcinoma in situ,DCIS):根据细胞核的核级,DCIS 可分为 3 级:低级别、中级别和高级别。根据坏死类型和范围,其可分为粉刺癌和非粉刺型导管内癌。

①粉刺癌(comedo carcinoma):半数以上位于乳腺中央部位,切面可见扩张的导管内含灰黄色软膏样坏死物质,挤压时可由导管内溢出,状如皮肤粉刺。粉刺癌间质纤维化和坏死区钙化,质地较硬,肿块明显,容易被临床和乳腺摄片查见。镜下观,肿瘤细胞体积较大,细胞质呈嗜酸性,核多为高级别,核仁明显,核分裂象多见。其特征性的改变是肿瘤细胞呈实性排列,中央常查见坏死区,坏死区常可钙化。导管周围可见慢性炎症细胞浸润和间质纤维组织增生。

②非粉刺型导管内癌(noncomedo intraductal carcinoma):肿瘤细胞体积小,形态比较规则,有一定程度的异型性,但不如粉刺癌明显,核多为低级别或中级别,一般无坏死或仅有轻微坏死(图 12-18)。肿瘤细胞在导管内排列成实性、筛状或乳头状等多种形式。间质纤维组织增生,但不如粉刺癌明显。

并不是所有的导管原位癌都会转变为浸润性癌。通常需经历几年,甚至几十年的病程,有些导管原位癌方转变为浸润性癌。经活检证实的导管原位癌如不经任何治疗,约30%可在20年后发展为浸润性癌。其转变为浸润性癌的概率与组织学级别和类型有关,高级别导管原位癌转变率远高于低级别导管原位癌,粉刺癌转变率远高于非粉刺型导管内癌。

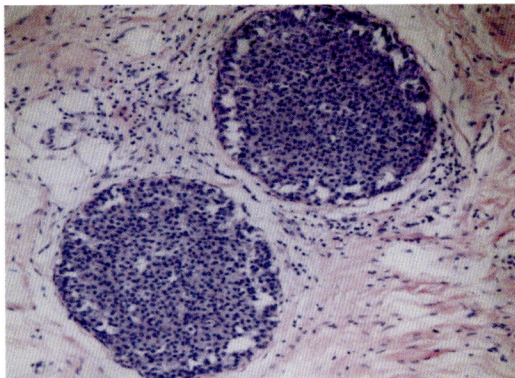

图 12-18 非粉刺型导管内癌
肿瘤细胞体积小,形态比较规则,有一定程度的异型性,核为低级别

(2)小叶原位癌(lobular carcinoma in situ,LCIS):肿瘤细胞排列在扩张的乳腺小叶末梢导管和腺泡内,体积通常较导管原位癌的肿瘤细胞小,大小、形态比较一致,核卵圆形或圆形,核分裂象少见。一般无肿瘤细胞坏死,亦无间质纤维组织增生和炎症反应。约1/3的小叶原位癌可累及双侧乳腺,常为多中心性,因肿块小,临床上一般摸不到明显肿块,有时很难与乳腺小叶增生区别。LCIS发展为浸润性癌的风险相对较小。

2. 浸润性癌(invasive carcinoma)

(1)非特殊型浸润性癌(invasive carcinoma of nonspecific type):最常见的乳腺癌类型,往往由导管原位癌发展而来,肿瘤细胞突破导管基底膜向间质浸润,占乳腺癌的60%~70%。

①病理变化:肉眼观,肿瘤呈灰白色,质硬,切面有沙砾感,无包膜,与周围组织分界不清,活动度差。镜下观,组织学形态多种多样,肿瘤细胞排列呈巢状、条索状,或伴有少量腺样结构。肿瘤细胞体积大,形态各异,多形性常较明显,核分裂象多见,常见局部肿瘤细胞坏死(图12-19)。肿瘤间质有致密的纤维组织增生,肿瘤细胞在纤维间质内浸润性生长,实质和纤维间质的比例不同。

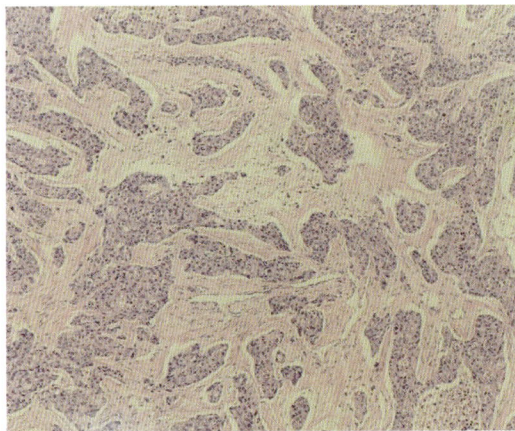

图 12-19 非特殊型浸润性癌
肿瘤细胞排列呈巢状、条索状,肿瘤细胞体积大,多形性较明显,核分裂象易见,并见坏死

②临床病理联系:肿瘤组织常呈树根状侵入邻近组织内,肿瘤体积大时可深达筋膜。如肿瘤组织侵及乳头又伴有大量纤维组织增生,癌周增生的纤维组织收缩,可导致乳头下陷。如肿瘤组织阻塞真皮内淋巴管,可致皮肤水肿,而毛囊汗腺处皮肤相对下陷,呈橘皮样外观。晚期乳腺癌形成巨大肿块,在癌周浸润蔓延,可形成多个卫星结节。如肿瘤组织穿破皮肤,可形成溃疡。

(2)浸润性小叶癌(invasive lobular carcinoma):肿瘤细胞穿透基底膜向间质浸润,一般由小叶原位癌发展而来,占乳腺癌的5%左右。

病理变化:肉眼观,肿物切面呈橡皮样,灰白色,质地柔韧,与周围组织分界不清。镜下观,肿瘤细胞呈单行串珠状或细条索状浸润于纤维间质之间,或环形排列在正常导管周围。肿瘤细胞小,大小一致,核分裂象少见,细胞形态和小叶原位癌的肿瘤细胞相似。

约有20%的浸润性小叶癌累及双侧乳腺,在同一乳腺中呈弥漫性多灶性分布,因此不容易被临床和影像学检查发现。浸润性小叶癌的扩散和转移亦有其特殊性,常转移至肺、骨、脑、腹腔、腹膜后、子宫壁。

3.其他特殊类型浸润性癌 包括黏液癌、筛状癌、小管癌、化生性癌、黏液性囊腺癌、分泌性癌等。

4.佩吉特病(Paget's disease) 乳腺癌引起的乳头结痂性病变,乳头和乳晕常见渗出和浅表溃疡,呈湿疹样改变,因此,又称湿疹样癌。肿瘤细胞位于表皮内,细胞异型性大,细胞质透明,细胞可孤立散在,或可成簇分布。在病变下方可查见导管原位癌,伴有或不伴有间质浸润,其细胞形态和表皮内的肿瘤细胞相似。

(二)扩散

1.直接蔓延 肿瘤细胞沿乳腺导管直接蔓延,可累及相应的乳腺小叶腺泡;或沿导管周围组织间隙向周围扩散到脂肪组织,甚至可侵及胸肌和胸壁。

2.淋巴道转移 乳腺癌最常见的转移途径。首先转移到同侧腋窝淋巴结,然后相继转移至锁骨下淋巴结,逆行转移至锁骨上淋巴结。位于乳腺内上象限的乳腺癌常转移至乳内动脉旁淋巴结,进一步转移至纵隔淋巴结。少部分病例可通过胸壁浅部淋巴管或深筋膜淋巴管转移到对侧腋窝淋巴结。

3.血道转移 晚期乳腺癌可经血道转移至肺、骨、肝、肾上腺和脑等组织或器官。

目前免疫组织化学染色检测雌激素受体(estrogen receptor,ER)、孕酮受体(progesterone receptor,PR)和人表皮生长因子受体-2(human epidermal growth factor receptor-2,HER2)已成为指导乳腺癌临床治疗与判断预后的常规检测手段。内分泌治疗可作为ER和PR阳性患者的辅助治疗手段,这是由于正常乳腺上皮细胞的细胞核内均含有ER和PR,激素在细胞核内与这些受体形成二聚体的激素受体复合物,促使DNA复制,启动细胞分裂周期。阻断ER和PR的作用环节可抑制乳腺癌的生长。HER2过度表达者,可应用抗 *HER2* 基因的单克隆抗体曲妥珠单抗进行靶向治疗。ER、PR、HER2均为阴性的乳腺癌增殖活性高,转移早,对激素治疗不敏感,治疗反应差,预后不良。

知识拓展

乳腺癌位居女性恶性肿瘤新发病例首位,对女性生命健康危害严重。近年来,在精准医学理念的指导下,传统手术治疗不再是乳腺癌患者的最佳选择,内分泌治疗、抗HER2靶向治疗、化疗等治疗手段的应用使得乳腺癌的综合治疗水平逐年提升并取得较大进展。三阴性乳腺癌,即ER、PR、HER2均为阴性的乳腺癌,是乳腺癌的一种特殊亚型,由于其具有侵袭性强、易早期复发、预后差等特征,多数患者在术后5年内复发,预后很差。三阴性乳腺癌对内分泌治疗和靶向治疗均不敏感。随着免疫治疗研究的不断深入,细胞毒性化疗逐渐成为针对三阴性乳腺癌的主要治疗措施。

HER2 阳性的乳腺癌同样侵袭性强且预后差,目前以曲妥珠单抗为代表的抗HER2 治疗显著改善了患者的预后。

(黄河科技学院　唐　博)

Note

第十三章　内分泌系统疾病

素质目标:通过分析内分泌系统器官、组织和细胞病变形态,结合激素调节机制,培养学生具备严谨的学习态度,可将形态与功能相结合的临床思维能力。

能力目标:使用显微镜观察内分泌腺的典型病变,使学生能理解激素分泌异常导致靶器官的增生或萎缩的机制;能运用所学内分泌器官炎症、肿瘤病理变化的基本知识,对常见的内分泌系统疾病进行分析讨论。

知识目标:掌握垂体腺瘤、甲状腺肿、甲状腺癌的病理变化及其与临床的联系。熟悉甲状腺肿的病因及发病机制;甲状腺腺瘤的病理变化;甲状腺癌的病理类型;甲状腺炎的病理特点。了解垂体前叶功能亢进及低下的发病机制及病理变化;肾上腺皮质增生和肿瘤的病理变化;糖尿病的病因、发病机制及病理变化。

内分泌系统(endocrine system)包括内分泌腺、内分泌组织和弥散于组织内的内分泌细胞。由内分泌腺或散在的内分泌细胞所分泌的高效能的生物活性化学物质称为激素。大多数激素经血液运输至远距离的靶细胞或组织而发挥作用,称为远距离分泌(telecrine);某些激素不经血液运输、由组织液扩散而作用于邻近细胞,称为旁分泌(paracrine);有些激素作用于分泌细胞本身,称为自分泌(autocrine);还有的内分泌细胞的信息物质以原位作用于该细胞质内的效应器,称为胞内分泌(endocellular secretion)。内分泌系统与神经系统共同调节机体的生长发育和新陈代谢,维持体内平衡或稳定。

内分泌系统的器官、组织或细胞发生病变均可引起内分泌系统的激素分泌增多或减少,导致功能亢进或低下,使相应靶器官或组织增生、肥大或萎缩。本章主要介绍垂体、甲状腺、肾上腺等器官的常见病、多发病。

第一节　垂 体 疾 病

垂体位于蝶鞍垂体窝内,大小约 $0.5\,cm \times 0.9\,cm \times 1.5\,cm$,重 $0.5 \sim 0.9\,g$,由神经垂体和腺垂体两部分组成。前者分为神经部和漏斗两部分;后者分为远侧部、中间部及结节部三部分。腺垂体的远侧部又称垂体前叶,分泌生长激素、催乳素、促甲状腺素、促肾上腺皮质激素、促性腺激素;神经垂体的神经部和腺垂体的中间部合称垂体后叶,释放下丘脑产生的抗利尿激素和催产素。

一、下丘脑及垂体后叶疾病

下丘脑-垂体后叶轴的功能性或器质性病变,可导致其内分泌功能异常而出现一些疾病或综

扫码看PPT

临床案例讨论

Note

247

合征，如尿崩症等。

尿崩症（diabetes insipidus）是由垂体后叶的抗利尿激素（ADH）缺乏或显著减少引起的临床综合征，主要表现为多尿、低比重尿、烦渴、多饮等。根据其病因分类如下：①垂体性尿崩症：垂体后叶释放 ADH 不足。②继发性尿崩症：下丘脑-垂体后叶轴的肿瘤、感染、损伤等引起，较为多见。③肾性尿崩症：肾小管对血中正常水平的 ADH 缺乏反应。④原因不明的原发性尿崩症。

二、垂体前叶功能亢进与低下

垂体前叶功能亢进是由垂体前叶的某一种或多种激素分泌异常增多导致的，多由垂体前叶的功能性肿瘤引起，如垂体性巨人症及垂体性肢端肥大症、高催乳素血症和垂体性 Cushing 综合征等。垂体功能低下是前叶激素分泌减少所致，由各种原因造成垂体前叶多数组织的破坏引起（如肿瘤、血液循环障碍、外科手术或外伤等），如希恩（Sheehan）综合征、Simmond 综合征和垂体性侏儒症等。

（一）垂体性巨人症及肢端肥大症

本病多由垂体生长激素细胞腺瘤分泌过多的生长激素所致。若发生在青春期以前，由于骨骺未闭合，人体骨骼、器官和组织按比例过度生长，导致身材异常高大，称为垂体性巨人症。若发生在青春期后，表现为头颅骨增厚，下颌骨、眶上嵴及颧骨弓增大突出，鼻、唇、舌肥大增厚，面容特异，四肢手（足）指（趾）宽厚粗钝，称为肢端肥大症。

（二）高催乳素血症

高催乳素血症（hyperprolactinemia）主要由垂体催乳素细胞腺瘤分泌过多的催乳素引起，部分由下丘脑病变或药物所致，表现为溢乳-闭经综合征：女性患者出现闭经、不孕和溢乳；男性患者性功能下降。

（三）垂体性侏儒症

垂体性侏儒症（pituitary dwarfism）是由垂体前叶分泌生长激素减少或缺乏引起的儿童期生长发育障碍性疾病。其表现为骨骼、躯体生长发育迟缓，身材矮小，体型停滞于儿童期，伴性器官发育障碍，但智力发育正常。

（四）Simmond 综合征

Simmond 综合征（Simmond syndrome）是由炎症、肿瘤、血液循环障碍、损伤等因素引起垂体前叶多种激素分泌障碍的一种综合征，导致相应的靶器官如甲状腺、肾上腺、性腺等萎缩，出现各种激素分泌低下，产生相应临床症状。

（五）希恩（Sheehan）综合征

Sheehan 综合征（Sheehan syndrome）是垂体缺血性萎缩、坏死，引起垂体前叶各种激素分泌减少的一种综合征。其多由分娩时大出血或休克所致。典型病例于分娩后乳腺萎缩、乳汁分泌停止，继而出现生殖器官萎缩、闭经，甲状腺和肾上腺萎缩，进而全身萎缩。

（六）性早熟症

性早熟症（precocious puberty）是因中枢神经系统疾病（如脑肿瘤、脑积水等）或遗传异常而导致下丘脑-垂体过早分泌释放促性腺激素，引起女孩 8 岁、男孩 10 岁前出现性发育的疾病。

三、垂体肿瘤

垂体部位发生的肿瘤较多，如垂体腺瘤、垂体腺癌、颅咽管瘤、脑膜瘤、胶质瘤、生殖细胞肿瘤、脊索瘤等，最常见的是垂体腺瘤。

(一)垂体腺瘤

垂体腺瘤(pituitary adenoma)是来源于垂体前叶上皮细胞的良性肿瘤,占颅内肿瘤的 10%～20%,发病年龄常在 30～60 岁,女性较男性多见。垂体腺瘤中功能性腺瘤约占 65%,主要临床表现:①肿瘤分泌某种激素过多,出现相应的功能亢进;②肿瘤破坏、压迫垂体,导致激素分泌障碍,表现为功能低下;③肿瘤压迫视神经,出现视野损失、视力下降或失明等。

1. 病理变化 肉眼观,肿瘤大小不一,直径 0.1～10 cm 不等,直径小于 1 cm 者为小腺瘤,大于 1 cm 者为大腺瘤;肿瘤境界清楚,大多呈膨胀性生长,约 30% 无包膜,侵入周围脑组织时,称为侵袭性垂体腺瘤。肿瘤质软,颜色灰白、灰红或黄褐;可伴有出血、坏死、囊性变。

镜下观,大多数腺瘤由单一细胞构成,形态一致,肿瘤细胞核呈圆形或卵圆形,似正常的垂体前叶细胞;肿瘤细胞排列成片块、条索状、巢状、腺样或乳头状结构,肿瘤细胞巢之间为血管丰富的纤细间质。

2. 分类 根据免疫组织化学(immunohistochemistry,IHC)染色、电镜和内分泌激素的检测结果,结合细胞形态和功能进行分类。①催乳素细胞腺瘤:最常见的功能性腺瘤,约占 30%。肿瘤细胞多由嫌色性或弱嗜酸性细胞构成,细胞质中见小神经内分泌颗粒。IHC 染色:催乳素(PRL)(＋)。血中 PRL 水平增高,表现为泌乳-闭经综合征。②生长激素细胞腺瘤:约占 25%。由嗜酸性和嫌色性细胞构成,细胞质内可见神经内分泌颗粒。IHC 染色:生长激素(GH)(＋)。血中 GH 水平增高,患者可出现巨人症或肢端肥大症。③促肾上腺皮质激素细胞腺瘤:约占 15%,肿瘤细胞嗜碱性。IHC 染色:ACTH(＋)。患者可出现 Cushing 综合征和纳尔逊(Nelson)综合征。④促性腺激素细胞腺瘤:占 5%～15%,由嫌色性或嗜碱性细胞构成,肿瘤细胞可产生促黄体素(LH)和促卵泡激素(FSH)。IHC 染色:FSH 或 LH(＋)。临床表现为性功能减退。⑤促甲状腺素细胞腺瘤:约占 1%,肿瘤细胞多为嫌色性细胞。IHC 染色:促甲状腺素(TSH)(＋)。多数患者甲状腺功能减退,少数患者血中 TSH 水平升高。⑥多种激素细胞腺瘤:约占 10%,多数为 GH 细胞及 PRL 细胞混合腺瘤。⑦无功能性细胞腺瘤:由嫌色性细胞构成。

(二)垂体腺癌

垂体腺癌(pituitary carcinoma)少见,单纯从肿瘤细胞形态很难区别腺瘤和腺癌。垂体腺瘤明显侵犯脑组织或转移时考虑诊断为垂体腺癌。

第二节 甲状腺疾病

甲状腺是人体最大的内分泌腺,由左、右侧叶和中间的峡部组成。甲状腺表面被覆有薄层结缔组织,实质由大量甲状腺滤泡和滤泡上皮细胞组成。滤泡上皮细胞合成、分泌的甲状腺激素作用于机体所有组织,参与促进生长发育,调节新陈代谢。

一、弥漫性非毒性甲状腺肿

弥漫性非毒性甲状腺肿(diffuse nontoxic goiter)也称单纯性甲状腺肿,常由缺碘导致甲状腺激素分泌不足,促甲状腺素(TSH)分泌增多,甲状腺滤泡上皮增生和滤泡内胶质堆积而导致甲状腺肿大。本病常呈地方性分布,又称地方性甲状腺肿,我国超过 3 亿人生活在碘缺乏地区,易患本病。本病常表现为甲状腺肿大,一般无临床症状,部分患者后期可出现吞咽和呼吸困难,少数伴有甲状腺功能亢进或低下等症状。

（一）病因及发病机制

1. 缺碘　地方性水、土、食物中缺碘及机体在青春期、妊娠期和哺乳期对碘需求量增加而导致相对缺碘。若甲状腺激素合成减少，通过反馈作用刺激垂体 TSH 分泌增多，甲状腺滤泡上皮增生，摄碘功能及甲状腺激素的合成与分泌作用增强则缺碘症状缓解。如果持续长期缺碘，一方面滤泡上皮增生，另一方面所合成的甲状腺球蛋白没有碘化而不能被上皮细胞吸收利用，滤泡腔内充满胶质，甲状腺则会肿大。

2. 致甲状腺肿因子的作用　①饮用水中大量钙和氟可引起甲状腺肿，因其影响肠道碘的吸收，使滤泡上皮细胞质内钙离子增多，从而抑制甲状腺激素分泌；②某些食物（如卷心菜、木薯等）可致甲状腺肿，其内含有的化学物质如氰化物，可抑制碘化物在甲状腺内运送；③硫氰酸盐及过氯酸盐可妨碍碘向甲状腺聚集；④药物如硫脲类药、磺胺类药，以及锂、钴、高氯酸盐等，可抑制碘离子的浓集或碘离子有机化。

3. 高碘　长期饮用碘含量高的水，因碘摄入量过高，过氧化物酶的功能基团过多地被占用，则会影响酪氨酸氧化，导致碘的有机化过程受阻，甲状腺呈代偿性肿大。

4. 遗传与免疫　家族性甲状腺肿的原因是激素合成过程中有关酶的遗传性缺乏，如过氧化物酶、去卤化酶的缺陷及碘酪氨酸偶联缺陷等。有人认为甲状腺肿的发生与自身免疫机制有关。

（二）病理变化

根据弥漫性非毒性甲状腺肿的发生、发展过程和病变特点，其可分为以下 3 个时期。

1. 增生期　又称弥漫性增生性甲状腺肿。肉眼观，甲状腺中度弥漫性对称性增大，一般不超过 150 g（正常 20～40 g），表面光滑；镜下观，滤泡上皮呈立方或矮柱状增生，伴小滤泡和假乳头形成，胶质较少，间质充血。甲状腺功能无明显改变。

2. 胶质贮积期　又称弥漫性胶性甲状腺肿。因长期持续缺碘，胶质大量贮积。肉眼观，甲状腺弥漫性对称性显著增大，重 200～300 g，表面光滑，切面呈棕褐色、半透明胶冻状；镜下观，滤泡大小不等，大部分滤泡上皮复旧变扁平状，滤泡腔显著扩大，腔内大量胶质贮积（图 13-1），但仍可见部分上皮增生，小滤泡或假乳头形成。

3. 结节期　此期甲状腺肿又称结节性甲状腺肿。本病后期滤泡上皮局灶性增生，复旧或萎缩不一致，分布不均，形成结节。肉眼观，甲状腺呈不对称结节状增大，结节大小不一，有的结节境界清楚，常无完整包膜，切面内常见出血、坏死、囊性变、钙化和纤维化。镜下观，部分上皮呈柱状增生，部分上皮萎缩，胶质贮积；间质纤维组织增生、间隔包绕形成大小不一的结节状病灶（图 13-2）。

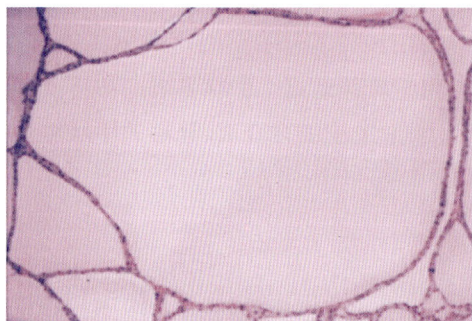

图 13-1　弥漫性非毒性甲状腺肿（胶质贮积期）

滤泡腔显著扩大，腔内有大量胶质贮积，滤泡上皮呈扁平状，部分滤泡腔较小

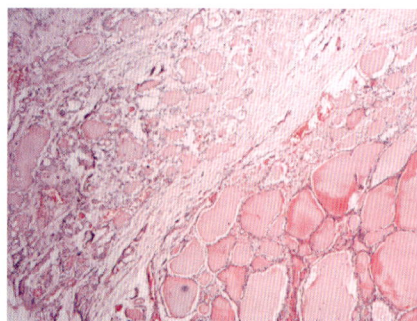

图 13-2　弥漫性非毒性甲状腺肿（结节期）

可见纤维组织增生、间隔包绕滤泡，形成结节

二、弥漫性毒性甲状腺肿

弥漫性毒性甲状腺肿(diffuse toxic goiter)是指血中甲状腺激素过多,作用于全身各组织所引起的临床综合征,又称为甲状腺功能亢进症(简称"甲亢")。临床约有1/3的患者眼球突出,故也称为突眼性甲状腺肿。临床表现为甲状腺肿大,基础代谢率和神经兴奋性升高,如心悸、多汗、烦热、多食、消瘦、乏力、突眼、手震颤等。本病多见于女性,以20~40岁最多见。

(一)病因及发病机制

一般认为与下列因素有关:①自身免疫病:患者血中有与TSH受体结合的抗体,刺激上皮细胞增生并分泌甲状腺激素;存在多种抗甲状腺的自身抗体,与一些自身免疫病并存。②遗传因素:一些患者有家族史或其他自身免疫病。③精神创伤:可能促进自身免疫病的发生。

(二)病理变化

肉眼观,甲状腺弥漫性对称性增大,为正常的2~4倍,表面光滑,血管充血,切面灰红色、呈分叶状,胶质少,质软,如牛肉色泽(图13-3)。镜下观:①滤泡上皮呈高柱状、乳头状增生,并有小滤泡形成;②滤泡腔内胶质稀薄,滤泡周边可见大量上皮细胞的吸收空泡(图13-4);③间质内血管增生、充血,淋巴组织增生。免疫荧光染色:滤泡基底膜上有IgG沉着。手术前须经碘治疗,治疗后甲状腺病变减轻,甲状腺体积缩小、质变实,光镜下可见上皮细胞增生减轻、胶质增多变浓、间质血管减少。

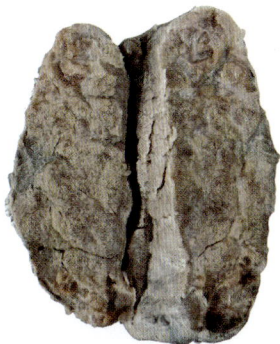

图13-3 弥漫性毒性甲状腺肿(肉眼观)
甲状腺弥漫性肿大,切面灰红色,如牛肉色泽

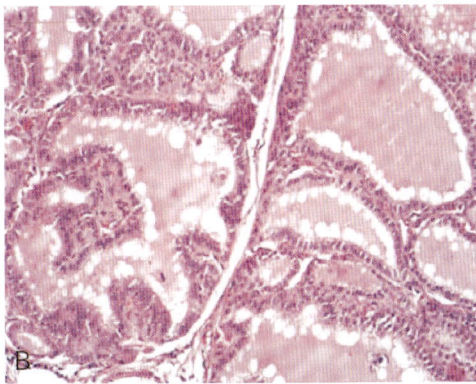

图13-4 弥漫性毒性甲状腺肿(镜下观)
滤泡上皮呈乳头状增生,有吸收空泡,间质淋巴组织增生

本病除甲状腺病变外,全身可有淋巴组织增生,胸腺和脾增大,心脏肥大,心肌可有变性、坏死及纤维化。眼球外突的原因是眼球外肌水肿,球后纤维脂肪组织增生、淋巴细胞浸润和黏液水肿。

知识拓展

甲状腺功能减退症

甲状腺功能减退症是甲状腺激素合成和释放减少或缺乏而出现的全身性低代谢综合征。根据年龄不同其可表现为克汀病或黏液水肿。克汀病也叫呆小病,胎儿期和婴儿期从母体获得或合成甲状腺激素不足,导致生长发育障碍。临床表现为大脑发育不全、智力低下、表情痴呆,骨形成及成熟障碍,四肢短小。黏液水肿主要发生于成人,由于甲状腺功能减退,大量类黏液(透明质酸)积聚于皮肤和组织间质。临床表现为畏寒、乏力、嗜睡、表情呆滞、反应迟钝、颜面水肿、皮肤干燥粗糙及非凹陷性水肿,女性月经紊乱。镜下可见间质胶原纤维分解、断裂,排列疏松,充以灰蓝色的黏液样基质液体。

三、甲状腺炎

甲状腺炎一般分为急性、亚急性和慢性三种。急性甲状腺炎是一种由细菌感染引起的化脓性炎,较少见;亚急性甲状腺炎是与病毒感染有关的炎症;慢性甲状腺炎包括慢性淋巴细胞性甲状腺炎和纤维性甲状腺炎。

(一)亚急性甲状腺炎

亚急性甲状腺炎(subacute thyroiditis)又称亚急性肉芽肿性甲状腺炎、巨细胞性甲状腺炎,是与病毒感染有关的肉芽肿性炎症。多见于中青年女性,起病急,表现为甲状腺肿大、压痛明显,伴有发热,病程短,数月内可恢复正常。

病理变化:肉眼观,甲状腺呈不均匀结节状,轻至中度增大,质实如橡皮样。切面病变呈灰白色或灰黄色,坏死或瘢痕形成,常与周围组织有粘连。镜下观,病变呈灶性分布,部分滤泡被破坏,胶质外溢,引起类似结核结节的肉芽肿形成,伴异物巨细胞反应,但无干酪样坏死;有多量的中性粒细胞及不等量的嗜酸性粒细胞、淋巴细胞和浆细胞浸润,可形成微小脓肿。愈复期巨噬细胞消失,滤泡上皮细胞再生,间质纤维化,瘢痕形成(图 13-5)。

(二)慢性甲状腺炎

1.慢性淋巴细胞性甲状腺炎(chronic lymphocytic thyroiditis) 又称桥本甲状腺炎、自身免疫性甲状腺炎,是一种自身免疫病。多见于中年女性,临床上甲状腺无痛性弥漫性肿大,晚期常有甲状腺功能减退的表现,患者血内出现多种自身抗体。

病理变化:肉眼观,甲状腺弥漫性对称性肿大,重 60～200 g,被膜轻度增厚,切面呈分叶状,色灰白或灰黄,质韧。镜下观,甲状腺广泛破坏、萎缩,大量淋巴细胞浸润,淋巴滤泡形成,纤维组织增生(图 13-6)。

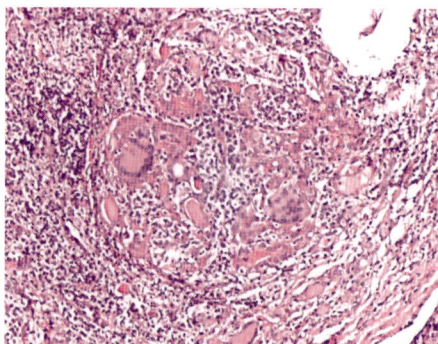

图 13-5　亚急性甲状腺炎

病灶内大量炎症细胞浸润,多核巨细胞性肉芽肿形成,无干酪样坏死

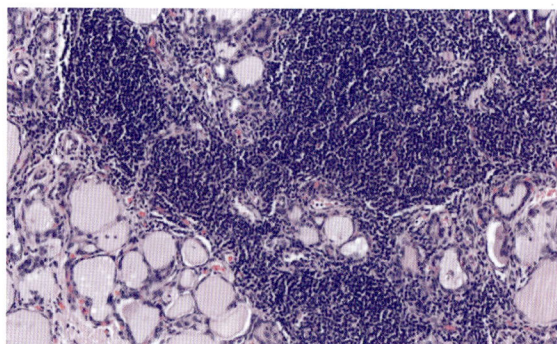

图 13-6　慢性淋巴细胞性甲状腺炎

甲状腺滤泡破坏、萎缩,大量淋巴细胞浸润并形成淋巴滤泡

2.纤维性甲状腺炎(fibrous thyroiditis) 又称 Riedel 甲状腺肿、慢性木样甲状腺炎,原因不明,罕见。早期症状不明显,晚期增生的瘢痕组织压迫可导致声音嘶哑、呼吸及吞咽困难等,常有甲状腺功能减退。

病理变化:肉眼观,甲状腺肿大,病变呈结节状,质硬似木样,切面灰白色,与周围组织明显粘连。镜下观,滤泡萎缩消失,大量纤维组织增生、玻璃样变,少量淋巴细胞浸润。

四、甲状腺肿瘤

（一）甲状腺腺瘤

甲状腺腺瘤（thyroid adenoma）是甲状腺滤泡上皮发生的常见良性肿瘤。中青年女性多见，肿瘤生长缓慢，随吞咽活动而上下移动。肉眼观，肿瘤多为单发结节，圆形或类圆形，直径一般为 3～5 cm，有完整的包膜；切面多为实性，色暗红或棕黄，可并发出血、囊性变、钙化和纤维化，常压迫周围组织。根据肿瘤组织形态学特点分为单纯性、胶性、胚胎型、胎儿型、嗜酸性和不典型腺瘤等。

结节性甲状腺肿和甲状腺腺瘤的诊断及鉴别要点：①前者一般为多发结节，无完整包膜；后者多为单发，有完整包膜。②前者滤泡大小不一致，一般比正常滤泡大；后者滤泡大小较一致。③前者周围甲状腺组织无压迫现象，邻近的甲状腺与结节病变相似；后者周围甲状腺有压迫现象，邻近处甲状腺组织正常。

（二）甲状腺癌

甲状腺癌（thyroid carcinoma）是一种较常见的恶性肿瘤，男女之比约为 2∶3，以 40～50 岁多见。不同类型的甲状腺癌生长规律差异大，有的生长缓慢似腺瘤；有的原发灶很小、转移灶大，常因颈部淋巴结肿大而就诊；有的短期内生长很快，浸润周围组织引起临床症状。多数甲状腺癌患者甲状腺功能正常。常见的组织学类型如下。

1. 甲状腺乳头状癌（papillary carcinoma） 甲状腺癌中最常见的类型，占 60%，青少年女性多见。肿瘤生长缓慢，恶性程度较低，预后较好，10 年生存率达 80% 以上。局部淋巴结转移较早，生存率与肿瘤大小和是否远处转移有关。肉眼观，肿瘤呈球形，无包膜，切面灰白色，质地较硬，可伴有出血、坏死、纤维化和钙化。部分病例有囊形成，囊内可见乳头，故该型又称为乳头状囊腺癌（图 13-7）。镜下观，乳头分支多，中心有纤维血管间质；乳头上皮常呈单层或多层，染色质少，常呈透明毛玻璃样，无核仁，有核沟或核内假包涵体。间质内可见呈同心圆状的钙化小体，即砂粒体（图 13-8），有助于诊断。肿瘤直径小于 1 cm 时为微小癌，临床称为隐匿癌。微小癌预后较好，远处转移少见。

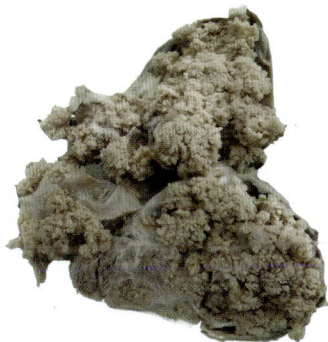

图 13-7 甲状腺乳头状癌（肉眼观）

肿瘤呈囊状，囊内见乳头

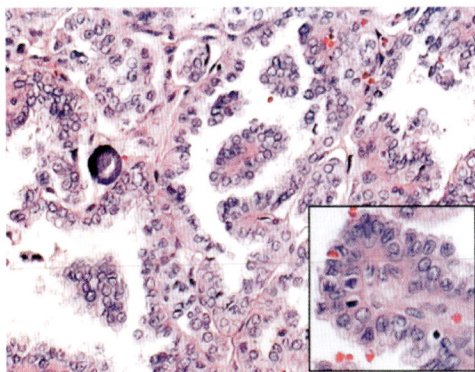

图 13-8 甲状腺乳头状癌（镜下观）

乳头有多级分支，有纤维血管间质，可见砂粒体，肿瘤细胞核呈毛玻璃样或有核沟

2. 甲状腺滤泡癌（follicular carcinoma） 较常见，发病率仅次于乳头状癌，多发于 40 岁以上女性，易经血道转移。其常比甲状腺乳头状癌恶性程度高、预后差。肉眼观，肿瘤呈结节状，边界较清楚，包膜不完整，切面灰白色、质软。镜下观，可见不同分化程度的滤泡，分化好的甲状腺滤

泡癌不易与腺瘤区别,需对肿瘤包膜多处取材、切片,注意是否有肿瘤包膜和血管侵犯,以此进行鉴别(图 13-9)。分化差的甲状腺滤泡癌呈实性巢片状,肿瘤细胞异型性显著,滤泡少而不完整。

3.甲状腺髓样癌(medullary carcinoma)　由滤泡旁细胞(即 C 细胞)发生的恶性肿瘤,属于 APUD 瘤。其占甲状腺癌的 5％～10％,40～60 岁为高发年龄,部分为家族性常染色体显性遗传。肿瘤分泌降钙素(calcitonin, CT),引起严重腹泻和低钙血症。肉眼观,肿瘤单发或多发,可有假包膜,直径 1～11 cm,切面灰白色或黄褐色,质实而软。镜下观,肿瘤细胞圆形、多角形或梭形,核圆形或卵圆形,核仁不明显,核分裂象罕见。肿瘤组织呈实体巢片状或乳头状、滤泡状、旋涡状排列,间质内常有淀粉样物质沉着(可能与 CT 的分泌有关)。细胞质内有大小较一致的神经内分泌颗粒。免疫组织化学染色:CT 阳性,甲状腺球蛋白(thyroglobulin, TG)阴性;甲状腺滤泡癌、甲状腺乳头状癌和甲状腺未分化癌 TG 均呈阳性,CT 均呈阴性。

4.甲状腺未分化癌(undifferentiated carcinoma)　又称间变性癌、肉瘤样癌,占甲状腺癌的 5％～10％,多见于 50 岁以上女性。肿瘤生长快,早期发生浸润、转移,恶性程度高,预后差。肉眼观,肿瘤体积较大,无包膜,广泛浸润与破坏,切面灰白色,常有出血、坏死。镜下观,肿瘤细胞大小、形态不一,核分裂象多见(图 13-10)。其在组织学上可分为小细胞型、梭形细胞型、巨细胞型和混合细胞型。免疫组织化学染色显示肿瘤细胞可表达角蛋白(keratin)、CEA 及 TG 等。

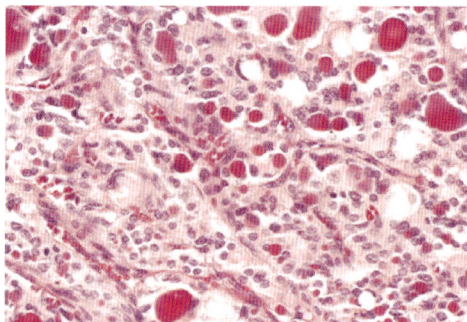

图 13-9　甲状腺滤泡癌

肿瘤细胞异型性显著,滤泡少而不完整,分化差的呈实性巢片状

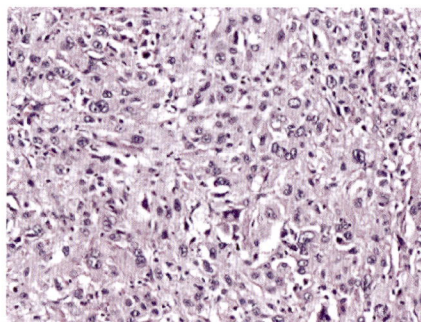

图 13-10　甲状腺未分化癌

肿瘤细胞大小、形态、染色深浅不一,核分裂象多见

第三节　肾上腺疾病

一、肾上腺皮质功能亢进

肾上腺皮质分泌盐皮质激素、糖皮质激素和肾上腺雄激素或雌激素。每种激素异常分泌过多时均可引起相应的临床综合征,常见的有皮质醇增多症(也称 Cushing 综合征)和醛固酮增多症。

(一)Cushing 综合征

糖皮质激素长期分泌过多,促进蛋白质异化、脂肪沉积,表现为满月脸、向心性肥胖、高血压、皮肤紫纹、多毛、糖耐量降低、月经失调、性欲减退、骨质疏松、肌肉乏力等。Cushing 综合征成人发病率高于儿童,以 20～40 岁女性常见。其根据病因及病理变化分类如下。

1.垂体性 Cushing 综合征　由于垂体肿瘤分泌过多的 ACTH 或下丘脑分泌皮质激素释放因子过多,血中 ACTH 水平增高。双侧肾上腺弥漫性中度肥大,镜下表现主要为网状带和束状带细胞增生。

2.肾上腺性 Cushing 综合征 由于肾上腺肿瘤或增生分泌大量皮质醇,血中 ACTH 水平降低。双侧肾上腺显著增生、肥大,镜下表现主要为网状带及束状带细胞弥漫增生,束状带细胞增生多表现为结节状。

3.异位性 Cushing 综合征 由异位分泌的 ACTH 引起,最常见的原因是小细胞肺癌,其他还有胸腺神经内分泌肿瘤、胰岛细胞瘤等。

4.医源性 Cushing 综合征 长期大量使用糖皮质激素(如地塞米松等)引起,机体反馈性抑制垂体释放 ACTH 可致肾上腺皮质萎缩。

(二)醛固酮增多症

醛固酮增多症(hyperaldosteronism)分为原发性醛固酮增多症和继发性醛固酮增多症两种。

1.原发性醛固酮增多症 大多数由肾上腺肿瘤引起,少数为肾上腺皮质增生所致,镜下表现主要为球状带细胞增生。由于醛固酮分泌增多,临床主要表现为高钠血症、低钾血症及高血压。

2.继发性醛固酮增多症 肾上腺皮质以外的各种疾病如慢性肾小球肾炎、肝硬化等,导致醛固酮分泌增多或灭活减少而引起的继发性疾病。

二、肾上腺皮质功能减退

(一)急性肾上腺皮质功能减退

急性肾上腺皮质功能减退的主要病因是肾上腺皮质大片出血或坏死、重症感染、应激反应及长期使用皮质激素治疗后突然停药等。临床表现为血压下降、休克、昏迷等,严重者可致死。

(二)慢性肾上腺皮质功能减退

慢性肾上腺皮质功能减退少见,主要病因为双侧肾上腺结核和特发性肾上腺萎缩,极少数为肿瘤转移等其他原因。双侧肾上腺皮质严重破坏,破坏程度达 90% 以上。临床表现为皮肤和黏膜及瘢痕处黑色素沉着增多、低血糖、低血压、肌力低下、食欲不振、易疲劳、体重减轻等。

三、肾上腺肿瘤

(一)肾上腺皮质腺瘤

肾上腺皮质腺瘤(adrenocortical adenoma)是肾上腺皮质细胞发生的良性肿瘤。女性多于男性,以儿童多见。肉眼观,肿瘤直径为 1~5 cm,常有完整包膜,切面金黄色或棕黄色,质实,可见出血或小囊性变。镜下观,肿瘤主要由富含类脂质的透明细胞构成,核较小,肿瘤细胞排列成团,由富含毛细血管的少量间质分隔。大多数腺瘤为无功能性,少数可引起醛固酮增多症或 Cushing 综合征。

肾上腺皮质腺瘤与结节状皮质增生的鉴别要点:前者常为单侧、单发,有包膜,对周围组织有压迫现象;后者常为双侧、多发,直径在 1 cm 以下,多见于高血压患者。有学者将直径超过 1 cm 者归为腺瘤。

(二)肾上腺皮质癌

肾上腺皮质癌较少见,肉眼观,肿瘤体积一般较大,重量常超过 100 g,呈浸润性生长,包膜不完整,切面棕黄色或多彩色,可见出血、坏死、囊性变等。镜下观,肿瘤细胞大小不等,异型性明显,核分裂象常见,易发生局部浸润、转移。肾上腺皮质癌多为功能性,常表现为女性男性化及肾上腺功能亢进。

(三)肾上腺髓质肿瘤

肾上腺髓质来自神经嵴,可发生嗜铬细胞瘤(成人多见)、神经母细胞瘤(儿童多见)、神经节细胞瘤等。

　　嗜铬细胞瘤(pheochromocytoma)是由肾上腺髓质嗜铬细胞发生的肿瘤,又称肾上腺内副神经节瘤,多见于 20～50 岁患者。肉眼观,肿瘤常为单侧、单发,直径 2～6 cm,重约 100 g,有完整包膜,切面灰白色或粉红色,常伴出血、坏死、钙化及囊性变。镜下观,肿瘤细胞呈大多角形,少数呈梭形或柱状,有一定程度的多形性,可见瘤巨细胞,细胞质内有大量嗜铬颗粒;肿瘤细胞呈索状、团状排列,肿瘤间质为血窦;细胞质内含有界膜包绕的神经内分泌颗粒。从细胞形态学上很难鉴别良、恶性嗜铬细胞瘤,只有广泛浸润邻近组织或出现转移时才能确诊为恶性嗜铬细胞瘤。嗜铬细胞瘤异常分泌儿茶酚胺,导致患者间歇性或持续性高血压、头痛、心悸、心动过速、出汗和基础代谢率升高等。

第四节　胰 岛 疾 病

　　成人胰岛内主要有四种内分泌细胞:①胰岛 A 细胞:分泌胰高血糖素,占 15％～25％;②胰岛 B 细胞:分泌胰岛素,占 60％～70％;③胰岛 D 细胞:分泌生长抑素,占 5％～10％;④胰岛 PP 细胞:分泌胰多肽,约占 2％。各种内分泌细胞可增生或形成肿瘤,导致激素的异常分泌和功能亢进;或细胞变性、萎缩,引起相关激素分泌不足和功能减退。主要疾病有糖尿病和胰岛细胞瘤。

一、糖尿病

　　糖尿病(diabetes mellitus)是一种体内胰岛素绝对或相对不足或靶细胞对胰岛素敏感性降低等而引起的糖、脂肪和蛋白质代谢紊乱的慢性疾病。其主要特点是高血糖、糖尿。临床表现为多饮、多食、多尿和体重减轻(即"三多一少"),引起一些组织或器官发生形态改变和功能障碍,并发酮症酸中毒、肢体坏疽、多发性神经炎、失明和肾功能衰竭等。

(一)分类、病因及发病机制

　　糖尿病分为原发性和继发性两种。原发性糖尿病又分为 1 型和 2 型两种。

1. 原发性糖尿病

　　(1)1 型糖尿病:又称幼年型或胰岛素依赖型,约占糖尿病的 10％。主要特点是青少年发病、起病急、病情重、发展快,胰岛 B 细胞数目明显减少,胰岛素分泌绝对不足,血中胰岛素水平降低,易出现酮症酸中毒,治疗依赖胰岛素。目前认为本型是在遗传易感性的基础上由某些病毒感染诱发的针对胰岛 B 细胞的自身免疫病,可导致胰岛 B 细胞严重受损。

　　(2)2 型糖尿病:又称成年型或非胰岛素依赖型,约占糖尿病的 90％。主要特点是成年发病、肥胖者多见,起病缓慢,病情较轻,发展较慢,胰岛数目正常或轻度减少,血中胰岛素水平正常或降低,治疗一般不依赖胰岛素。本型病因、发病机制不清楚,认为是与肥胖相关的胰岛素相对不足以及组织对胰岛素抵抗相关。

2. 继发性糖尿病　　有明确原因造成胰岛内分泌功能不足所致的糖尿病,如炎症、肿瘤、损伤或某些内分泌疾病等导致的糖尿病。

(二)病理变化

　　1. 胰岛病变　　不同类型、不同时期病变不同。1 型糖尿病早期为非特异性胰岛炎,继而胰岛 B 细胞空泡变性、坏死,胰岛萎缩,纤维组织增生并发生玻璃样变。2 型糖尿病早期病变不明显,后期胰岛 B 细胞减少,常见胰岛淀粉样变。

　　2. 血管病变　　毛细血管和细、小动脉内皮细胞增生,基底膜增厚明显,血管壁增厚并伴有玻璃样变;可有血栓形成或管腔狭窄,引起组织或器官缺血、功能障碍和病变。大、中动脉有动脉粥样硬化或中层钙化,引起冠心病、脑萎缩、四肢坏疽等。

3.肾脏病变 糖尿病肾病是糖尿病严重的并发症。镜下观：①肾小球体积增大：早期肾血流量增加，肾小球滤过率增高，导致肾小球体积增大。②结节性肾小球硬化：肾小球系膜内可见均质嗜伊红的玻璃样物质沉积结节，结节增大可导致毛细血管腔阻塞。③弥漫性肾小球硬化：系膜基质弥漫性增多，基底膜弥漫性增厚，毛细血管腔变窄或闭塞，肾小球玻璃样变。④肾小管间质性损害：肾小管上皮细胞出现颗粒样和空泡样变性，晚期肾小管萎缩，肾间质纤维化和淋巴细胞浸润。⑤肾入球小动脉硬化：内皮细胞损伤，血浆蛋白沉积于血管壁致玻璃样变。

4.视网膜病变 早期表现为微小动脉瘤和视网膜小静脉扩张，继而出现水肿、微血栓形成、出血等病变；还可由缺氧导致纤维组织增生、新生血管形成等增生性视网膜性病变。视网膜病变可致白内障或失明。

5.神经系统病变 因血管病变引起周围神经缺血性损伤，如肢体疼痛、麻木、感觉丧失、肌肉麻痹等，脑细胞可出现广泛变性。

6.其他组织或器官病变 可出现皮肤黄色瘤、肝脂肪变、骨质疏松和真菌感染等。

二、胰岛细胞瘤

胰岛细胞瘤也称为胰腺神经内分泌肿瘤，好发部位依次为胰尾、胰体、胰头。常见于 $20\sim50$ 岁者。肉眼观，肿瘤多为单个，直径 $1\sim5$ cm，圆形或椭圆形，境界清楚，切面粉白色或暗红色，质软。镜下观，肿瘤细胞与正常胰岛细胞相似，形态较一致，核圆形或椭圆形，染色质细颗粒状，可见小核仁。肿瘤组织排列形式多样，有的呈实性团块状或岛片状，有的呈腺泡样、腺管状或菊形团样，有的呈脑回状、梁索带状，还可呈弥漫、不规则排列。肿瘤组织间质为毛细血管和胶原纤维，可伴有黏液样变、淀粉样变。胰岛细胞瘤多数为功能性肿瘤，根据分泌功能可分为胰岛素瘤、胃泌素瘤、胰高血糖素瘤、生长抑素瘤、血管活性肠肽瘤和胰多肽瘤。其依据组织学特点不易区分，常结合临床表现、激素水平和免疫组织化学染色等检查进行鉴别。

胰岛素瘤是胰岛 B 细胞来源的内分泌肿瘤，占胰腺内分泌肿瘤的 75% 左右。肿瘤细胞分泌过多胰岛素，引起高胰岛素血症和低血糖，患者发作时虚弱、抽搐、精神恍惚、意识障碍，甚至昏迷，给予葡萄糖可缓解。

课程思政教学案例

伴随着人们生活水平的飞速提高，以及人们对"饮食文化"的痴迷，糖尿病也逐渐走进了我们的生活，中国已成为全球糖尿病患病人数最多的国家。糖尿病的经典治疗原则为饮食控制、运动治疗、药物治疗（包括口服药物和胰岛素）、自我监测、糖尿病教育，这被称为"五驾马车"。

(1)饮食控制：就是"管住嘴"，控制总量，定时定量进餐，规律饮食，饮食搭配合理。

(2)运动治疗：就是"迈开腿"，规律运动，循序渐进，持之以恒。

(3)药物治疗：合理使用降糖药物和胰岛素。

(4)自我监测：定期监测血糖控制指标和并发症相关指标，包括血糖、糖化血红蛋白等。

(5)糖尿病教育：让患者认识到控制血糖的重要性，从而控制好血糖，减少并发症。

在线答题

（湖北科技学院 李敏才）

第十四章　神经系统疾病

学习目标

素质目标：通过学习神经系统疾病，培养学生的辩证思维，使其认识神经系统疾病的特殊性和重要性；通过学习疾病病因，培养学生关注健康问题、增强健康意识；通过肉眼和镜下观察分析病变组织，培养学生科学严谨的学习态度；通过临床病理联系，初步建立学生的临床思维，同时培养学生关爱患者的情怀，使其具备良好的医德医风。

能力目标：能够识别神经系统的基本病变；能够利用流行性脑脊髓膜炎和流行性乙型脑炎的理论知识解释和分析相关的临床表现。

知识目标：掌握神经系统的基本病变；流行性脑脊髓膜炎和流行性乙型脑炎的病理变化及临床病理联系。熟悉流行性脑脊髓膜炎和流行性乙型脑炎的病因及发病机制；阿尔茨海默病和帕金森病的病因、发病机制及病理变化；多发性硬化症的病理变化。了解多发性硬化症的病因及临床病理联系；急性播散性脑脊髓炎和急性出血性白质脑炎的临床表现和病变特点；缺氧和脑血管病的病因、发病机制和病理变化；神经系统肿瘤的基本类型和病变特点。

神经系统对机体生理功能活动的调节起着主导作用，与机体其他系统关系密切。神经系统病变可导致所支配部位的功能障碍和病变，其他系统的病变也会影响神经系统的功能。

神经系统解剖和生理上的特性决定了其在病理方面主要有以下特点：①病变定位与功能障碍之间关系密切，如一侧大脑基底节的病变可引起对侧肢体运动及感觉障碍。②相同病变发生在不同部位，可出现不同的临床表现和后果，如额叶前皮质区小梗死灶可不引起任何症状，而脑干部位同种类型的病变可能危及生命。③对不同致病因素的损伤刺激表现出的病理反应类型较少，主要表现为神经元变性坏死、髓鞘脱失、小胶质细胞激活和胶质细胞增生等，且这些病理改变是神经系统不同于颅外其他系统的特有病变。④不同性质的病变可导致相同的后果，如颅内出血、炎症及肿瘤等占位性病变均可引起颅内压增高。⑤某些解剖生理特征具有双重影响，如颅骨虽然可以保护大脑，防止损伤，但也是引起颅内高压和脑疝的重要因素。血脑屏障作为天然的屏障，虽然一定程度地限制了一些有害因素及炎症反应向脑实质的扩散，但也阻碍了药物进入脑内发挥作用。⑥颅内原发性恶性肿瘤极少转移至颅外，但颅外器官的恶性肿瘤常可转移至脑。⑦颅内无固有的淋巴组织和淋巴管，免疫活性细胞通过血液循环运输至脑。

第一节　神经系统的基本病变

构成神经系统的细胞主要有神经元和神经胶质细胞。神经元是神经系统最基本的结构和功能单位，参与神经系统的主要生命活动；神经胶质细胞包括星形胶质细胞、少突胶质细胞和室管膜细胞，对神经元的生命活动及物质代谢起着重要的调控作用。

一、神经元及神经纤维的基本病变

神经元及神经纤维的基本病变包括神经元急性坏死、单纯性神经元萎缩、中央性尼氏体溶解、包涵体形成、轴突损伤和轴突反应及脱髓鞘等。

1. 神经元急性坏死 急性缺血缺氧、感染和中毒等可引起神经元坏死。HE 染色显示神经元胞体皱缩，核固缩，核仁和尼氏体消失，细胞质内嗜酸性物质增多，呈深红染，故又称红色神经元（red neuron）（图 14-1），继而出现细胞核溶解消失，只残留细胞的轮廓，称为鬼影细胞（ghost cell）。由缺血引起的红色神经元常见于大脑皮质的锥体细胞和小脑浦肯野细胞。

2. 单纯性神经元萎缩 单纯性神经元萎缩（simple neuronal atrophy）的特征性表现为神经元胞体及胞核固缩、消失，无明显的尼氏体消失，一般不伴炎症反应。病变早期此类神经元的丢失很难察觉，到晚期出现明显的胶质细胞增生，提示该处曾有神经元存在。单纯性神经元萎缩多见于病程较长的神经元慢性渐进性变性疾病，如多系统萎缩、肌萎缩性侧索硬化等。

课程思政教学案例

> 蔡磊，渐冻症抗争者、京东集团原副总裁、电子发票的推动者。2019 年，41 岁的蔡磊被确诊为肌萎缩性侧索硬化，也就是俗称的"渐冻症"，也称运动神经元病。该病是一种进行性的慢性神经系统变性疾病，是一种罕见病，目前无有效的治愈药物，患者多在 5 年内死亡。面对罹患"渐冻症"的事实，蔡磊并没有消极颓废，而是积极地充分利用自己的资源和能力，与"渐冻症"进行抗争：他开始自学医学知识，大量查阅文献，并成立了"渐愈互助之家"信息聚合平台，是目前全球范围内最大的渐冻症患者数据平台。为了推动相关药物研发，他搭建了渐冻症药物快速实验平台。药物研发需要大量的资金，为了筹备资金，他不仅自己投资上亿元，还积极通过各种途径进行融资，包括开展"冰桶挑战"、开启"直播带货"、出版书籍《相信》等。他还发起和参与建立关于渐冻症的公益基金，用来推动药物研发。虽然蔡磊的身体状况越来越差，但是他一直没有放弃希望，每天都带病坚持工作，奋战在抗击渐冻症的第一线。他这种勇于面对困难、奋力拼搏的精神值得我们每个人去学习。

3. 中央性尼氏体溶解 中央性尼氏体溶解（central chromatolysis）通常由病毒感染、缺氧、B 族维生素缺乏及轴突损伤等引起。其表现为神经元肿胀变圆，核偏位，核仁增大，尼氏体从核周开始崩解，最后完全消失，或仅在细胞周边区有少量残留，细胞质淡染（图 14-2）。中央性尼氏体溶解由粗面内质网脱颗粒所致。早期病变可逆，但若病因长期存在，可导致神经元死亡。

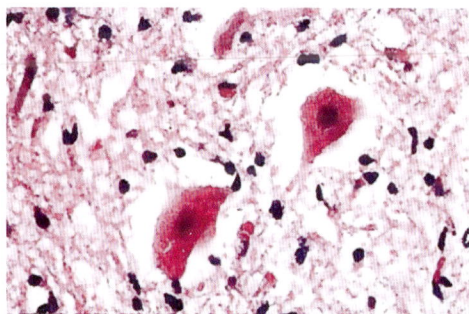

图 14-1 红色神经元
因缺血缺氧而导致的神经元坏死，细胞质内嗜酸性物质增多，呈深红染

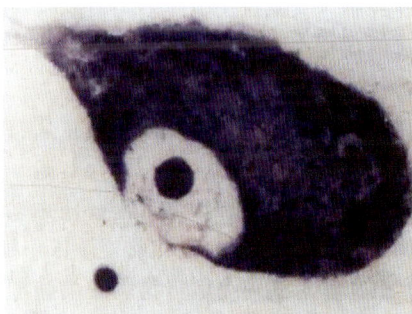

图 14-2 中央性尼氏体溶解（尼氏染色）
神经元胞体中央尼氏体溶解消失，呈透亮区域

4. 包涵体(inclusion body)形成 神经元包涵体可见于神经元胞质或胞核内,多发生于某些病毒感染和变性疾病。包涵体的形态、大小和着色因包涵体本身的性质不同而不同,但其分布部位具有一定的规律性,如患狂犬病时形成的内氏小体(Negri body),又称狂犬病病毒包涵体,常发现于海马和小脑浦肯野细胞胞质内,嗜酸性,呈圆形、椭圆形或菱形,对狂犬病具有诊断价值(图14-3);路易体(Lewy body)主要分布于帕金森病(Parkinson disease,PD)患者的黑质神经元胞质中,主要成分是 α-突触核蛋白(α-synuclein),显微镜下呈圆形粉红色均质状结构(图 14-4);巨细胞病毒感染时包涵体可同时出现在神经元胞核和胞质内。此外,神经元胞质中出现脂褐素的沉积,多见于老年人,和全身其他组织一样,脂褐素源于溶酶体内未彻底消化的膜包被的细胞器残体。

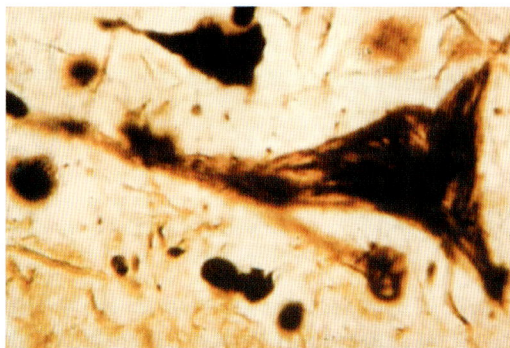

图 14-3　内氏小体

位于神经元胞质内,嗜酸性,圆形、椭圆形或菱形

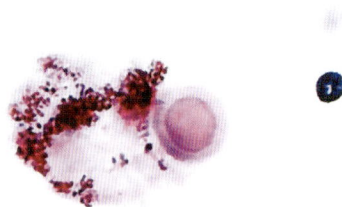

图 14-4　路易体

位于黑质神经元胞质内,呈圆形粉红色均质状结构,周围可见空隙

5. 神经原纤维缠结 神经原纤维缠结(neurofibrillary tangle,NFT)多见于阿尔茨海默病,是神经元趋于死亡的一种标志。用镀银染色法在阿尔茨海默病等患者的脑皮质神经元细胞质中可显示神经原纤维变粗,并在胞核周围凝结卷曲呈缠结状(图 14-5)。

图 14-5　神经原纤维缠结

脑皮质锥体神经元内的神经原纤维缠结,呈现团块状,Bielschowsky 银染色

6. 轴突损伤和轴突反应 轴突损伤后,轴突发生沃勒变性(Wallerian degeneration),损伤远端及近端的部分轴突出现肿胀,崩解成球状小体。髓鞘崩解脱失即脱髓鞘成为脂质,巨噬细胞增生并吞噬崩解产物,神经元出现中央性尼氏体溶解,合成代谢增强,以利于近端轴突向远端增生,神经膜细胞(中枢神经系统为少突胶质细胞,周围神经系统为施万细胞)增生包绕再生的轴突,修复损伤。

二、神经胶质细胞的基本病变

神经胶质细胞包括星形胶质细胞、少突胶质细胞和室管膜细胞。神经胶质细胞不仅具有连接和支持各种神经成分的作用,还起着分配营养物质、参与修复和吞噬的作用。

1. 星形胶质细胞的基本病变 星形胶质细胞功能广泛,主要对神经元起支持作用,其基本病变主要表现如下:①肿胀,主要表现为细胞核及胞体肿大、颜色淡染,是缺氧、中毒、低血糖以及海绵状脑病时最早出现的形态变化,如损伤因素持续存在,可进一步导致星形胶质细胞死亡。②反应性胶质化(reactive astrogliosis),这是神经系统损伤后进行的修复反应,星形胶质细胞肥大伴增生,形成大量胶质瘢痕,胶质瘢痕内不含胶原纤维和相应的间质蛋白,故机械强度较弱。肥大的星形胶质细胞的细胞核体积增大,核偏位,甚至出现双核,细胞质丰富,嗜伊红染色,又被称为肥胖型星形胶质细胞,细胞质富含胶质细胞原纤维酸性蛋白(glial fibrillary acidic protein,GFAP),该细胞多见于局部缺氧、水肿、梗死及肿瘤周边。③淀粉样小体(corpora amylacea)形成,老年人大脑中的星形胶质细胞突起常发生聚集,HE染色可见形成圆形、向心性层状排列的嗜碱性小体,称为淀粉样小体。这种现象多见于星形胶质细胞突起丰富的区域,如软脑膜下、室管膜下和血管周围。④Rosenthal纤维(Rosenthal fiber)形成,是星形胶质细胞胞质和突起中的GFAP细丝蛋白变异导致的玻璃样变现象,HE染色可见形成均质红染的嗜酸性小体,呈圆形、卵圆形、长形和棒状(图14-6)。磷钨酸苏木精(phosphotungstic acid hematoxylin,PTAH)染色呈红色或紫红色,常见于缓慢生长的毛细胞型胶质细胞瘤。

2. 少突胶质细胞的基本病变 正常生理条件下,灰质中单个神经元的周围常分布有1～2个少突胶质细胞。在病理状态下,如神经元发生变性坏死时,1个神经元由5个或5个以上少突胶质细胞围绕,称为卫星现象(satellitosis)(图14-7)。其具体意义不明,可能和神经营养有关。

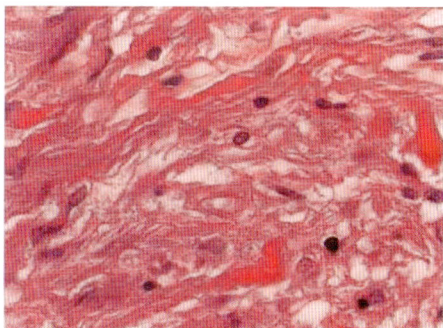

图 14-6 星形胶质细胞瘤的 Rosenthal 纤维
均质红染的嗜酸性小体,呈卵圆形和长形结构

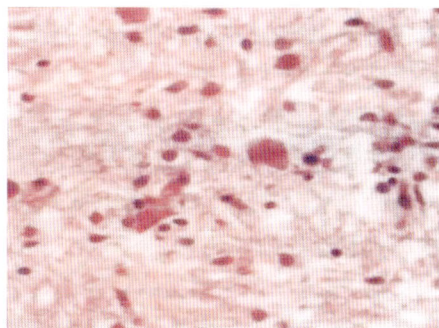

图 14-7 卫星现象
1个神经元周围分布5个或5个以上的少突胶质细胞

3. 室管膜细胞的基本病变 室管膜细胞呈立方体覆盖于脑室系统内面,各种致病因素均可引起局部室管膜细胞丢失,由室管膜下的星形胶质细胞增生充填缺损,形成众多向脑室面突起的细小颗粒,称为颗粒性室管膜炎(granular ependymitis)。病毒感染尤其是巨细胞病毒感染可引起广泛室管膜损伤,残留的室管膜细胞内可出现病毒包涵体。

三、小胶质细胞的基本病变

小胶质细胞属单核巨噬细胞系统,并非真正的胶质细胞,其形态具有高度的可塑性,介导中枢神经系统损伤和疾病的免疫性反应,发挥神经保护或神经毒性的作用。小胶质细胞对损伤的反应如下:①噬神经细胞现象:增生的小胶质细胞或血源性巨噬细胞包围并吞噬变性坏死的神经元的现象(图14-8)。小胶质细胞或巨噬细胞吞噬神经组织崩解产物后,胞体增大,细胞质中出现大量脂质小滴,HE染色呈空泡状,称为格子细胞(gitter cell)或泡沫细胞(foam cell),苏丹Ⅲ染色呈阳性反应。②小胶质细胞结节(microglial nodule):中枢神经系统感染,如病毒性脑炎或神经梅毒时,小胶质细胞常局灶性增生形成结节(图14-9)。

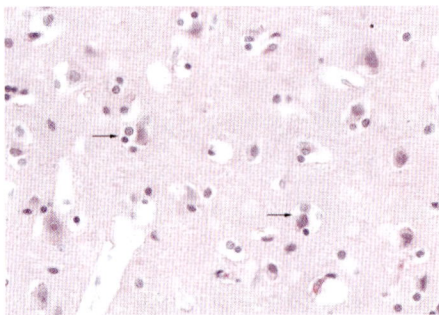

图 14-8　噬神经细胞现象
小胶质细胞包绕吞噬变性坏死的神经元(箭头所示)

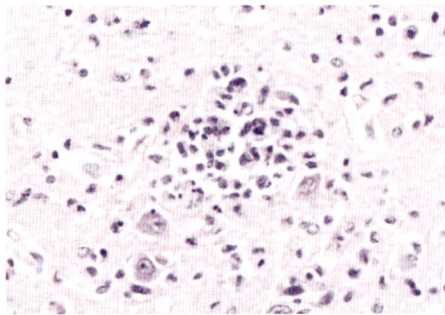

图 14-9　小胶质细胞结节
小胶质细胞局灶性增生形成结节

第二节　中枢神经系统感染性疾病

中枢神经系统的感染可由细菌、病毒、真菌和寄生虫等引起,导致脑膜炎(meningitis)、脑脓肿(brain abscess)及脑膜脑炎等。病原体可通过以下途径侵入中枢神经系统:①血源性感染:最主要的感染途径,如脓毒血症的感染性栓子可经血液循环入脑。②局部扩散:如乳突炎、中耳炎、鼻窦炎等,病原体通过直接扩散入颅,感染中枢神经系统。③直接感染:如开放性创伤或腰椎穿刺等医源性感染。④经神经感染:某些病毒可经周围神经入颅,造成感染,如狂犬病病毒可沿周围神经上行感染脑部,单纯疱疹病毒可沿嗅神经、三叉神经侵入中枢神经系统而引起感染。

颅内常见的细菌性感染为脑膜炎和脑脓肿。脑脓肿主要由血源性感染(如肺脓肿、感染性心内膜炎、败血症等)和局部感染灶的直接蔓延所致。脑膜炎包括硬脑膜炎(pachymeningitis)和软脑膜炎(leptomeningitis),后者常见,包括软脑膜、蛛网膜和脑脊液的感染,严重且病程较长者可累及脑实质而引起脑膜脑炎。脑膜炎可分为三种基本类型:化脓性脑膜炎(常为细菌感染引起)、淋巴细胞性脑膜炎(常为病毒感染所致)和慢性脑膜炎(可由结核分枝杆菌、梅毒螺旋体、布鲁氏菌及真菌感染引起)。本节以流行性脑脊髓膜炎(epidemic cerebrospinal meningitis)为例讲述急性化脓性脑膜炎。

引起中枢神经系统感染性疾病的病毒种类繁多:DNA 病毒,如单纯疱疹病毒、带状疱疹病毒、EB 病毒、巨细胞病毒等;RNA 病毒,如乙型脑炎病毒、森林脑炎病毒等;小型 RNA 病毒,如脊髓灰质炎病毒、柯萨奇病毒、埃可病毒等;狂犬病病毒以及人类免疫缺陷病毒等。本节主要讲述由乙型脑炎病毒感染导致的流行性乙型脑炎(epidemic encephalitis B)。

一、流行性脑脊髓膜炎

流行性脑脊髓膜炎是由脑膜炎球菌感染引起的脑脊髓膜的急性化脓性炎。本病多为散发性,在冬春季可引发流行,因此称为流行性脑脊髓膜炎,简称流脑。患者多为儿童和青少年,临床上可出现发热、头痛,呕吐,皮肤和黏膜有瘀点(斑)及脑膜刺激症状,部分严重者可出现中毒性休克。

(一)病因及发病机制

本病主要致病菌为具有荚膜的脑膜炎球菌,能抵抗体内白细胞的吞噬作用,存在于患者或带菌者鼻咽部,通过咳嗽、打喷嚏等借飞沫传播。细菌进入上呼吸道后,大多数人不发病,或仅有局部轻度卡他性炎,成为带菌者。当机体抗病能力低下或细菌感染量多、毒力强时,细菌可经上呼吸道黏膜侵入血液,并在血液中繁殖,引起短期菌血症或败血症。其中2%~3%的患者体内的致病菌可到达脑(脊)膜并定位于软脑膜,且可在蛛网膜下腔的脑脊液中迅速繁殖并播散,引起弥漫性化脓性脑膜炎。

(二)病理变化

肉眼观,脑脊膜血管高度扩张充血,病变严重的区域,在蛛网膜下腔充满灰黄色脓性渗出物,覆盖于脑、沟脑回以致结构分辨不清(图14-10),病变较轻的区域可见脓性渗出物沿血管分布,或软脑膜略带混浊。脓性渗出物可累及大脑凸面矢状窦附近或脑底部视神经交叉及附近脑池。由于炎性渗出物的阻塞,脑脊液循环发生障碍,可引起不同程度的脑室扩张。镜下观,蛛网膜血管高度扩张充血,蛛网膜下腔增宽,其中可见大量中性粒细胞、浆液及纤维素渗出和少量淋巴细胞、单核细胞浸润(图14-11)。经革兰染色,细胞内、外均可检出致病菌。脑实质一般不受累,邻近的大脑皮质可有轻度水肿。严重病例可累及邻近脑膜的脑实质,使神经元变性,称脑膜脑炎。病变严重者的脑膜血管发生脉管炎和血栓形成,从而导致脑实质缺血和梗死。

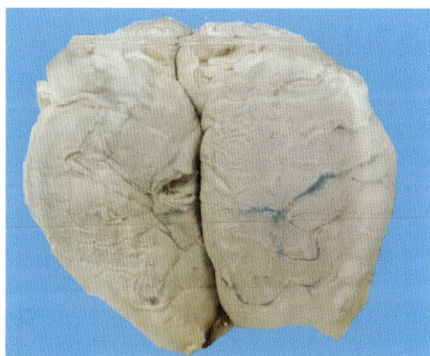

图14-10 流行性脑脊髓膜炎(肉眼观)
脑脊膜血管高度扩张充血,蛛网膜下腔充满灰黄色脓性渗出物,脑沟、脑回分辨不清

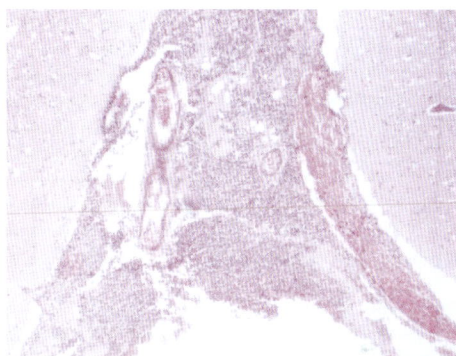

图14-11 流行性脑脊髓膜炎(镜下观)
蛛网膜血管高度扩张充血,蛛网膜下腔增宽,可见大量中性粒细胞浸润

(三)临床病理联系

流脑根据病情进展,在临床上常可以分为三期:上呼吸道感染期、败血症期和脑膜炎症期。患者除出现因败血症引起的发热,皮肤、黏膜瘀点(斑)等症状外,常伴以下神经系统症状。

1.脑膜刺激症状 表现为颈项强直和屈髋伸膝征(Kernig征)阳性。由于炎症累及脊髓神经根周围的蛛网膜、软脑膜和软脊膜,神经根在通过椎间孔处受压,当颈部或背部肌肉运动时,牵引受压的神经根而产生疼痛。颈项强直是颈部肌肉对上述情况发生的保护性痉挛状态。婴幼儿因腰背部肌肉发生保护性痉挛,可形成角弓反张(opisthotonos)的体征。Kernig征阳性是因腰骶节段脊神经后根受到炎症波及,当进行屈髋伸膝试验时,坐骨神经受到牵引而发生疼痛。

2.颅内压增高症状 因脑膜血管充血,蛛网膜下腔脓性渗出物积聚,蛛网膜颗粒因脓性渗出物的阻塞而致脑脊液吸收障碍等导致颅内压增高。如伴有脑水肿则颅内压升高更显著。临床上多表现为剧烈的头痛、喷射状呕吐、视神经乳头水肿和小儿前囟饱满等症状。

3.脑脊液改变 主要表现为压力增高,外观混浊不清或呈脓性,内含大量脓细胞,蛋白质含量增多,糖量减少,涂片及培养均可找到脑膜炎球菌。脑脊液中细胞的数量明显增加,可超过1000/mm³,尤其是中性粒细胞比例明显增高,可达90%以上。脑脊液检查是本病诊断的一个重要检查。

（四）结局和并发症

经及时治疗及应用抗生素，大多数患者可痊愈。目前死亡率在 5％ 以下。如治疗不及时或治疗不当，病变可由急性转为慢性，并可出现以下后遗症。①脑积水：由脑膜粘连，脑脊液循环障碍所致，严重者可发生智力障碍。②脑神经受损麻痹：由于脑膜炎累及周围的脑神经，出现相应的脑神经麻痹症状，如耳聋、斜视、视力障碍、面神经瘫痪等。③脑缺血及梗死：颅底脉管炎导致血管阻塞，引起相应部位脑缺血、梗死。

少数病例（主要是儿童）起病急骤，病情危急，称为暴发型流行性脑脊髓膜炎。根据临床病理特点，可分为以下两型。

1. 暴发型脑膜炎球菌败血症　患者脑膜的病变较轻，主要表现为周围循环衰竭、休克、皮肤及黏膜大片紫癜等。患者常伴发双侧肾上腺广泛出血以及急性肾上腺功能衰竭，称为沃-弗综合征（Waterhouse-Friderichsen syndrome）。其发生机制是脑膜炎球菌入血后，释放大量内毒素，引起中毒性休克及弥散性血管内凝血，患者病情凶险，常在短时间内死亡。

2. 暴发型脑膜脑炎　脑膜炎波及软脑膜下的脑组织，内毒素导致脑微循环发生障碍和血管通透性增高，脑组织淤血和大量浆液渗出，进而发生严重脑水肿，颅内压急骤增高。临床表现为突发高热，剧烈头痛，频繁呕吐，常伴惊厥、昏迷或脑疝形成，可危及生命。

二、流行性乙型脑炎

流行性乙型脑炎简称乙脑，是一种由乙型脑炎病毒感染引起的人兽共患急性传染病，主要病变为中枢神经系统以变质为主的炎症。乙脑最早发生于日本，多在夏秋之交流行，又称日本夏季脑炎。本病起病急，病情重，死亡率高。临床表现为高热、嗜睡、抽搐、昏迷等。儿童发病率高于成人，尤以 10 岁以下儿童为多，占乙脑患者的 50％～70％。

（一）病因及发病机制

本病的病原体是乙型脑炎病毒，一种嗜神经性 RNA 病毒，通过蚊虫叮咬传播。传染源是乙脑患者或隐性感染者，以及中间宿主家禽和家畜，其中猪、马、牛等家畜的隐性感染率较高，成为人类疾病的传染源和储存宿主。传播媒介为蚊子，包括库蚊、伊蚊和按蚊，在我国主要为三节吻库蚊。

带病毒的蚊子叮人吸血时，病毒可侵入人体，首先在血管内皮细胞及单核巨噬细胞系统中繁殖，然后入血引起短暂性病毒血症。病毒能否进入中枢神经系统，取决于机体免疫反应和血脑屏障功能状态。凡免疫功能强且血脑屏障功能正常者，病毒不能进入中枢神经系统，称为隐性感染者，多见于成人。免疫功能低下、血脑屏障不健全者，病毒可侵入脑组织而致病。受感染的神经细胞（神经元）表面有膜抗原存在，机体可产生相应的抗体并与其结合，同时激活补体，引发体液免疫或细胞免疫反应，导致疾病发生。

（二）病理变化

本病的病变广泛累及脑实质，引起神经元变性坏死、胶质细胞增生和血管周围炎症细胞浸润。病变以大脑皮质、基底核和视丘较为严重；小脑皮质、丘脑和脑桥次之；脊髓病变最轻，常仅限于颈段脊髓。

肉眼观，软脑膜血管充血、脑实质明显水肿，脑回变宽，脑沟变窄；脑实质切面可见粟粒或针尖大小的半透明软化灶，其境界清楚，呈弥散分布或聚集成群。

镜下观，通常出现如下病变：①神经元变性坏死：病毒在神经元内增殖，破坏其代谢、功能和结构，引起神经元损伤，表现为细胞肿胀、尼氏体消失、细胞质内出现空泡、核偏位等。严重者神经元可发生核固缩、溶解和消失，可见卫星现象（图 14-7）和噬神经细胞现象（图 14-8），小胶质细胞或巨噬细胞因吞噬了神经元碎片，细胞质内出现大量小脂滴，HE 染色呈空泡状，称为格子细胞或泡沫细胞。②软化灶形成:病变严重时,神经组织可发生液化性坏死,形成质地疏松、染色较淡的镂空筛网状软化灶,呈圆形或卵圆形(图 14-12),散在分布,对本病的诊断具有一定的特征性意义。③血管变化和炎症反应:脑实质血管高度扩张充血,有时可见环状出血,血管周围因液体渗出而致间隙增宽,并伴有淋巴细胞、单核细胞和浆细胞为主的炎症细胞浸润,浸润的炎症细胞多以变性坏死的神经元为中心,或围绕血管周围间隙形成血管袖套现象(图 14-13)。④胶质细胞增生:主要是小胶质细胞呈弥漫性或局灶性增生,后者多位于坏死的神经元附近或小血管旁,形成小胶质细胞结节(图 14-9)。星形胶质细胞的增生也很明显。此外,变性坏死的脑组织软化灶被逐渐吸收,由增生的胶质细胞所取代而形成胶质瘢痕。

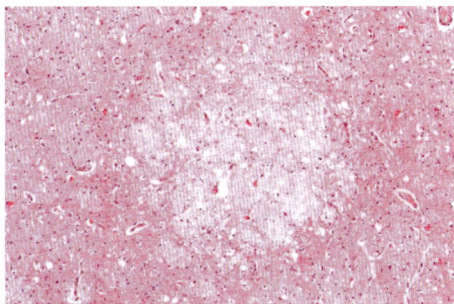

图 14-12 软化灶

脑组织内见淡染的境界清楚的镂空筛网状病灶,病灶内为液化性坏死的神经元碎屑和吞噬细胞

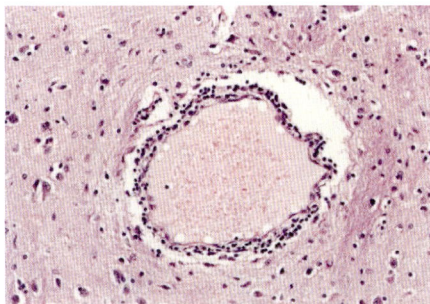

图 14-13 血管袖套现象

淋巴细胞等炎症细胞渗出,围绕血管,呈现袖套样外观

(三) 临床病理联系

本病早期有高热、全身不适等毒血症的表现。由于神经元广泛受累,嗜睡和昏迷是本病中期出现的主要症状。脑神经核团受损严重时,可出现相应的功能障碍,如脑桥和延髓的运动神经元受损严重时,可出现吞咽困难,甚至发生呼吸衰竭、循环衰竭等。由于脑内血管高度扩张充血,血管通透性增加而发生脑水肿和颅内压增高,患者出现头痛、呕吐,严重的颅内压增高可引起脑组织移位和脑疝,如发生小脑扁桃体疝,可致延髓呼吸和心血管中枢受挤压,引起呼吸、循环衰竭而致死。由于脑膜有不同程度的炎症反应,患者也可出现脑膜刺激症状,但症状较轻。

本病患者经治疗后,多数可在急性期后痊愈。脑组织病变较重者,恢复较慢,可出现痴呆、语言障碍、肢体瘫痪、吞咽困难、面瘫、眼球运动障碍等,这些症状经数月后多能恢复正常,少数病例因病变较重不能恢复而留有后遗症。

第三节 神经系统变性疾病

神经系统变性疾病是一组原因不明的以神经元原发性变性为特征的中枢神经系统疾病,其共同病变特点为选择性地累及 1~2 个功能系统的神经元,引起受累部位神经元萎缩、死亡和胶质细胞增生,从而产生受累部位特定的临床表现。常见的变性疾病:①累及大脑皮质的阿尔茨海默病(Alzheimers disease,AD)和皮克(Pick)病,主要表现为痴呆;②累及基底节和脑干的帕金森病(Parkinsons disease,PD)、亨廷顿病(Huntington'disease)、进行性核上性麻痹和多系统萎缩(包括纹状体黑质变性、橄榄体桥脑小脑萎缩),主要表现为运动障碍;③累及小脑和脊髓的Friedreich 共济失调和共济失调性毛细血管扩张症,主要表现为共济失调;④累及运动神经元的肌萎缩性脊髓侧索硬化及脊髓性肌萎缩,主要表现为肌无力。本节主要介绍阿尔茨海默病和帕金森病。

一、阿尔茨海默病

AD 俗称老年痴呆症,是一种起病隐匿、以进行性痴呆为主要临床表现的大脑变性疾病,是老年性痴呆最常见的一种类型。病变的主要特点是神经元变性、丢失,老年斑(senile plaque)和神经原纤维缠结形成。临床表现为进行性精神状态衰变,包括记忆、智力、定向力、判断力、情感障碍和行为失常,后期患者可陷入木僵状态。患者通常在发病后数年内死于继发性感染和全身衰竭。AD 多在 50 岁以后起病,随着世界人口老龄化进程的加快,其发病率有逐年增高的趋势。9月 21 日被定为"世界阿尔茨海默病日",每年世界许多地方都会在这一天举行宣传活动,以引起人们对 AD 预防和治疗的重视。

(一)病因及发病机制

AD 的确切病因和发病机制尚不明确。本病的发病可能与年龄、遗传、代谢、递质改变、环境等因素有关。50 岁以后,随着年龄的增长,发病率明显增高。本病大部分为散发,但有 5%~10% 的患者有明显的遗传倾向,相关的基因定位于第 1、14、19 和 21 号染色体。主要的易感基因有 β 淀粉样蛋白(amyloid β-protein,Aβ)、载脂蛋白 E(ApoE)、早老蛋白-1(PS-1)和早老蛋白-2(PS-2)。继发性神经递质乙酰胆碱减少以及环境中铝、锌、铜、铁等金属离子的改变均与 AD 发病相关。有关 AD 的发病机制目前主要有以下几种。

1. Aβ 异常沉积 Aβ 是由淀粉样前体蛋白(amyloid precursor protein,APP)水解产生的,Aβ 生成过多或清除障碍,均会导致 Aβ 异常增多,增多的 Aβ 快速聚集,形成斑块,成为老年斑的主要成分。Aβ 斑块对周围的神经元具有毒性作用,可引起神经元胞膜破坏,通透性增加,神经功能失调,以致变性坏死。同时,Aβ 斑块引起周围胶质细胞活化,促进神经炎症的发生。此外,PS-1 和 PS-2 也参与 APP 的水解和转运,当发生基因突变后,Aβ 增多,使神经元易于凋亡。

2. tau 蛋白异常磷酸化 tau 蛋白是神经元的微管相关蛋白,可促进微管聚集并维持已组装微管蛋白的稳定性。当 tau 蛋白发生异常磷酸化时,其与微管蛋白的结合发生障碍,导致细胞骨架微管系统稳态发生破坏,分子间广泛交叉连接聚集而形成双螺旋细丝样结构的神经纤维缠结。同时,微管系统崩解,可影响轴突运输,导致神经元变性。

3. ApoE 基因异常 ApoE 基因定位于 19 号染色体,其三种等位基因编码的 ApoE2、ApoE3 和 ApoE4 蛋白与 AD 发病密切相关。其中,ApoE4 蛋白能促进 Aβ 的生成、聚集、沉淀和 tau 蛋白的过度磷酸化,加速老年斑和神经原纤维缠结的形成,致使 AD 的发病年龄提早。

4. 胆碱能神经递质代谢障碍 乙酰胆碱是脑组织的重要神经递质。研究发现,AD 的突出特性包括乙酰胆碱能神经元的变性丢失、乙酰胆碱减少以及胆碱乙酰转移酶和乙酰胆碱酯酶活性降低,且胆碱乙酰转移酶活性降低与痴呆程度及神经原纤维缠结的数量呈正相关。

此外,AD 的发病可能与细胞内钙稳态失衡、线粒体动力学改变、神经炎性的损伤作用、细胞凋亡等机制的参与密切相关。总之,AD 的病因复杂,其发生是多种因素共同作用的结果。

(二)病理变化

肉眼观,脑组织呈不同程度的萎缩,脑回变窄,脑沟增宽,病变以额叶、颞叶和顶叶极为显著。切面可见脑室代偿性扩张。镜下观,AD 的主要病理学改变为老年斑、神经原纤维缠结、颗粒空泡变性(granulovacuolar degeneration)和 Hirano 小体形成等。

1. 老年斑 也称神经斑,为细胞外结构,呈不规则圆形,直径为 20~200 μm,多见于嗅区皮质区及海马 CA-1 区。其本质为退变的神经突起围绕中心淀粉样物质,HE 染色呈嗜伊红染色的团块状,中心周围有空晕环绕,外围有不规则嗜银颗粒或丝状物质。镀银染色显示,斑块中心为一均匀的嗜银团,免疫组织化学染色提示淀粉样中心含有 Aβ 成分(图 14-14)。老年斑的数目与痴呆程度成正比。

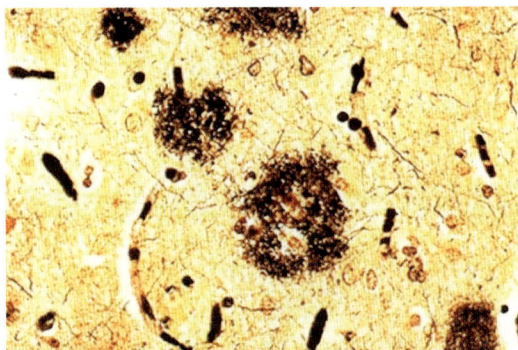

图 14-14　阿尔茨海默病老年斑(镀银染色)

光镜下可见大小不等的丝状团块,主要成分是 Aβ 多肽,多见于大脑皮质和海马

2.神经原纤维缠结　细胞内的一种病变,由神经原纤维增粗扭曲形成缠结,在 HE 染色中呈淡蓝色的细丝状,结构较模糊,在镀银染色中可清晰显示。电镜证实其由双螺旋缠绕的微丝构成,主要成分是过度磷酸化的 tau 蛋白。神经原纤维缠结多见于海马、杏仁核、颞叶内侧和额叶皮质的锥体细胞中。

3.颗粒空泡变性　表现为神经元胞质中出现小空泡,内含嗜银颗粒,多见于海马的锥体细胞中。

4.Hirano 小体形成　神经元树突近端的棒状包涵体,嗜酸性,生化分析证实大多为肌动蛋白,多见于海马的锥体细胞。

上述病变均不具有特异性,也可见于无特殊病变的老年人大脑,仅当其数目增多达到诊断标准,并具有特定的分布部位,结合临床才能作为 AD 的诊断依据。

二、帕金森病

PD 又称震颤麻痹(paralysis agitans),是一种起病隐匿的缓慢进行性神经变性疾病,以黑质区多巴胺能神经元的损害为主,多发生于 50～80 岁。临床上患者表现为震颤、肌强直、运动减少、姿势及步态不稳、起步及止步困难和假面具样面容等。患者晚期可出现痴呆症状,病程 10 年以上的患者多死于继发性感染或摔伤。

(一)病因及发病机制

本病的具体病因和确切机制迄今尚不清楚。目前认为与遗传、环境、衰老、氧化应激、自身免疫和细胞凋亡等因素密切相关。例如:研究提示 PD 可能有遗传倾向,且不同个体对 PD 的易感性也可能不同,目前 PD 的易感基因有 *SNCA*、*PARK*、*PINK1*、*MAPT*、*LRRK2* 等。*SNCA* 基因编码 α-突触核蛋白,*SNCA* 突变或其他因素可导致 α-突触核蛋白折叠错误,在细胞内异常聚集,构成路易体的主要成分(图 14-4)。路易体是 PD 的主要病理特征,也是其诊断的主要依据。经常接触工农业毒物的人群中,PD 患者的比例明显增高,而且吸烟、饮食习惯和感染也与 PD 的发生有一定的联系。研究者能够利用 1-甲基-4-苯基-1,2,3,6-四氢吡啶(MPTP)诱导建立 PD 的动物模型;PD 往往在中老年人中发病,40 岁之前发病罕见,提示衰老与本病相关;研究显示 PD 患者黑质区铁离子和过氧化脂质水平显著增加,还原型谷胱甘肽含量显著降低,过氧化氢因不能被有效清除而导致自由基增多,损伤神经元。因此,PD 是在环境和年龄等因素的作用下,通过氧化应激、线粒体功能紊乱、免疫异常及细胞凋亡等多种病理机制,引起黑质区大量多巴胺能神经元的变性死亡而导致的神经变性疾病。

(二)病理变化

肉眼观,脑黑质和蓝斑脱色是特征性的改变(图 14-15)。镜下观,病变处的神经黑色素细胞丧失,残留的神经元胞质中有特征性路易体形成。路易体呈圆形,中心嗜酸性着色,折光性强,边缘着色浅。电镜下路易体中心细丝致密,周围较松散。

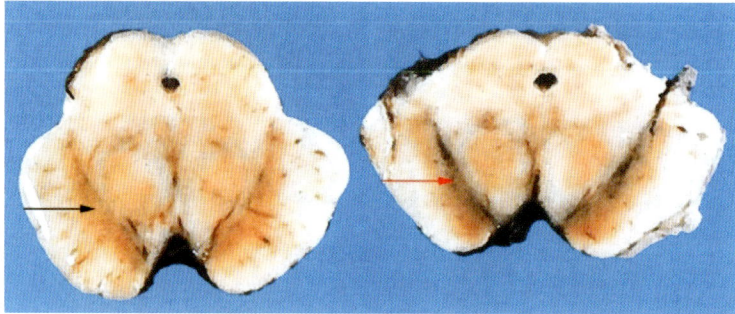

图 14-15　帕金森病患者脑黑质脱色
与正常脑组织(右侧)(红色箭头)相比,PD 患者脑组织黑质区(左侧)(黑色箭头)色素沉着丧失

知识拓展

阿尔茨海默病

阿尔茨海默病是老年性痴呆中最常见的一种类型,是一种中枢神经退行性病变,表现为进行性的认知功能障碍和行为损害。其发病原因复杂,发病机制尚未完全明确,目前没有有效的治疗药物,只能对病情进行一定程度的缓解。阿尔茨海默病的发现源于德国精神科医生及神经病理学家爱罗斯·阿尔茨海默(Alois Alzheimer)在 1901 年对他的一名患者病情的记录及问诊,这名患者是一位名叫奥古斯特·登特(Auguste Deter)的女性,她也是世界上第一个被详细记载的阿尔茨海默病患者。1906 年,阿尔茨海默在大会上报道了这个病例。1910 年,为表彰阿尔茨海默的贡献,人们将这个疾病命名为"阿尔茨海默病"。但是,当时人们并没有太关注这个严重影响人类生活质量的疾病。直至 20 世纪末,人们才意识到阿尔茨海默病研究的重要性,开始了对其发病机制的研究及治疗药物的研发。根据阿尔茨海默病的发病类型,其可以分为散发性和家族性两种,其中,散发性的阿尔茨海默病占比达 90% 以上。《2023 年世界阿尔茨海默病报告》显示:全球阿尔茨海默病患者人数预计从 2019 年的 5500 万增加到 2050 年的 1.39 亿,与阿尔茨海默病相关的费用也预计从 2019 年的每年 1.3 万亿美元增加到 2030 年的每年 2.8 万亿美元。因此,阿尔茨海默病不仅严重危害了患者的身心健康,也给家庭和社会带来了沉重的经济负担。2020 年《柳叶刀》阿尔茨海默病预防报告中指出,如果能够解决已确定的 12 种风险因素,便可以预防或延迟高达 40% 的阿尔茨海默病病例,这12 种风险因素分别是受教育程度低、高血压、听力丧失、吸烟、肥胖、抑郁、缺乏运动、糖尿病、社交孤立、过量饮酒、头部受伤和空气污染。可见,对于健康人群,我们要从多个方面做到对阿尔茨海默病的早预防,对于患者,要做到早诊断、早治疗,从而缓解患者的临床症状。

第四节 脱髓鞘疾病

中枢神经系统中,有髓神经纤维由轴索、髓鞘和神经膜组成,轴索包括神经元的轴突和感觉神经元的长树突。髓鞘紧紧包裹轴索,在神经冲动的快速传播中发挥着重要的生理作用。有髓神经纤维为大脑白质的主要成分,因此,多数髓鞘性疾病为白质病变。

脱髓鞘疾病(demyelinating disease)是一类以原先已形成的髓鞘脱失,而轴索相对保留为基本病变的疾病。中枢神经系统髓鞘再生能力有限,脱髓鞘后可继发轴索损伤,导致严重后果。原发性脱髓鞘疾病是一种原因不明的中枢神经系统特异性髓鞘病变性疾病。继发性脱髓鞘疾病由感染、缺氧等原因所致。白质营养不良则是指某些遗传性髓鞘合成障碍疾病。脱髓鞘疾病一般是指原发性脱髓鞘疾病,包括多发性硬化症(multiple sclerosis,MS)、急性播散性脑脊髓炎(acute disseminated encephalomyelitis,ADEM)、急性出血性白质脑炎(acute hemorrhagic leukoencephalitis,AHLE)和脑桥中央白质溶解等。

一、多发性硬化症

MS是最常见的脱髓鞘疾病,中年女性多见。本病常累及的部位为脑室周围白质、视神经、脊髓、脑干和小脑。临床上以病情发作和缓解反复交替为特征,病程可达数年至数十年。每次发作累及的部位可不相同,出现不同的神经系统症状。

(一)病因及发病机制

MS病因尚未完全明确,被认为与病毒感染、自身免疫、遗传和环境等多种因素相关。①病毒感染:分子模拟学说推测,病毒感染后机体内T细胞激活并生成相应抗体,这些抗体可与神经髓鞘多肽片段发生反应,从而导致脱髓鞘病变。②自身免疫:MS是一种机体丧失对自身蛋白(髓鞘抗原)耐受性所致的自身免疫病。由于MS斑块内及其周围有明显的炎症细胞浸润,人们认为免疫介导的髓鞘损伤在MS发病中发挥了核心作用。人类MS病例和采用髓鞘蛋白免疫动物建立的MS模型均提示$CD4^+$T细胞对髓鞘损害起关键作用。③遗传:调查显示,MS患者的直系亲属患病率是正常人群的15倍,约15%的MS患者有一名患同样疾病的亲属。研究显示,MS的遗传易感性与多个基因相关,如IL-2和IL-7受体基因多态性与MS发病密切相关。④环境:流行病学资料显示,接近地球两极地带国家的MS发病率较赤道附近国家的高,欧洲人发病率高于东方人和非洲人。此外,感染、劳累、情绪激动等因素均可促进MS的发生或加重病情。

(二)病理变化

病变主要累及大脑白质,形成多灶性斑块。斑块形状不规则,灰红色或灰褐色,半透明,境界十分清楚,后期斑块呈灰白色,质地硬。病变以脑室角和室旁白质多见。镜下观,本病的主要病理变化是髓鞘脱失。早期,髓鞘多从静脉周围开始脱失,因此又名静脉周围脱髓鞘,同时伴有血管周围单核细胞和淋巴细胞浸润。活动性斑块区表现为进行性脱髓鞘,可见大量巨噬细胞浸润,巨噬细胞吞噬变性崩解的髓鞘碎片,形成泡沫细胞。轴突大多相对完好。病变晚期轴突崩解,神经细胞减少,病灶胶质化,演变成硬化斑。

(三)临床病理联系

本病病变分布广泛,轻重不等,故临床表现多样,有大脑、脑干、小脑、脊髓和视神经损害等症状,如肢体无力、感觉异常、痉挛性瘫痪、共济失调、眼肌麻痹、膀胱功能障碍等。病情发作和缓解可交替进行多年。

Note

二、急性播散性脑脊髓炎

急性播散性脑脊髓炎是特发性中枢神经系统脱髓鞘疾病的一种,多见于儿童,成人也可发病,但较罕见。本病可见于病毒(如麻疹病毒、风疹病毒、水痘-带状疱疹病毒等)感染后或疫苗(如牛痘疫苗、狂犬病疫苗等)接种后,临床表现为发热、呕吐、嗜睡及昏迷。一般在病毒感染后 2～4 天或疫苗接种后 10～13 天发病。病情发展迅速,预后良好,但仍约有 20% 的病例死亡。

本病病变特点为静脉周围脱髓鞘伴炎性水肿,浸润的炎症细胞以淋巴细胞、巨噬细胞为主。轴突一般不受累。病变呈多发性,累及脑和脊髓各处,特别是白质深层和脑桥腹侧。病变明显者,小静脉周围可出现软化灶。软脑膜中可有少量慢性炎症细胞浸润。本病髓鞘损伤由病原相关抗原的抗体与髓鞘抗原(如髓鞘碱性蛋白)呈交叉反应所致,因此,在患者的中枢神经组织中不能检出病毒。

三、急性出血性白质脑炎

急性出血性白质脑炎又称急性坏死性出血性白质脑炎或脑病,是一种罕见的急剧发展的中枢神经系统脱髓鞘炎性疾病,主要见于儿童和年轻人。其多发生在上呼吸道感染后,也可发生于注射疫苗或者服用某些药物之后,但很多患者的发病原因尚不明确。临床表现为头痛、发热、进行性意识障碍,短时间内出现单侧或双侧大脑半球和脑干的症状及体征,局灶性癫痫、偏瘫或四肢瘫,是一种超级型急性播散性脑脊髓炎,死亡率高。

此病好发于大脑半球和脑干。病变特点是脑肿胀,伴白质点状出血;小血管局灶性坏死伴环状或球形出血;血管周围脱髓鞘,中性粒细胞、淋巴细胞和巨噬细胞等炎症细胞浸润。本病坏死广泛伴急性炎症细胞浸润,而且血管坏死明显,可与急性播散性脑脊髓炎相区别。

第五节　缺氧与脑血管病

脑血管病的危害性很大,具有很高的发病率、致残率和死亡率。在我国,其发病率是心肌梗死的 5 倍。由于脑组织不能储存能量,也不能对糖原进行无氧酵解,因此神经元对氧和血供的要求特别高。缺血缺氧 4 min 即可造成神经元死亡。脑缺血可激活谷氨酸等兴奋性氨基酸递质的受体,导致大量 Ca^{2+} 进入神经元,致使神经元死亡。

一、缺血性脑病

缺血性脑病(ischemic encephalopathy)是指由低血压、心搏骤停、失血、低血糖及窒息等原因引起的缺血缺氧性脑损伤。

(一)病变的影响因素

(1)不同部位和不同细胞对缺氧的敏感性不尽相同。大脑较脑干各级中枢更为敏感。大脑灰质较白质敏感。各类细胞对缺氧的敏感性由高至低依次为神经元、星形胶质细胞、少突胶质细胞、内皮细胞。神经元中以皮质第 3、5、6 层细胞,海马锥体细胞和小脑浦肯野细胞更为敏感,在缺血缺氧时首先受累。

(2)损伤部位与局部血管的分布和状态有关。发生缺血缺氧时,动脉血管的远心端供血区域最易发生灌流不足。大脑分别由来自颈内动脉的大脑前动脉、大脑中动脉和来自椎动脉的大脑后动脉供血,这 3 支动脉的供应区之间存在一个 C 形分布的血供边缘带,位于大脑凸面,与矢状缝平行,旁开矢状缝 1～1.5 cm(图 14-16)。发生缺血性脑病时,该区域最易受累。若某支血管管径相对较小,或局部发生动脉粥样硬化,其供血区也较易受累。

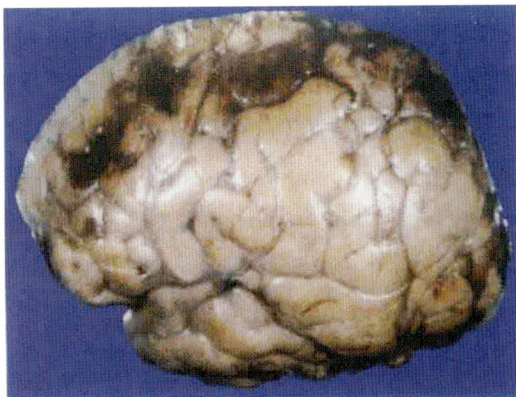

图 14-16 缺血性脑病
大脑前、中、后动脉血供边缘带出血性梗死,梗死灶呈 C 形

(3)脑损伤程度取决于缺氧的程度、持续时间以及患者的存活时间。轻度缺氧者往往无明显病变,重度缺氧仅存活数小时者尸检时也可无明显病变。只有中度缺氧、存活时间在 12 h 以上者才出现典型病变。

(二)病理变化

缺血早期无明显形态学改变。12 h 后神经元出现中央性尼氏体溶解和坏死(形成红色神经元),髓鞘和轴突崩解,星形胶质细胞肿胀。1～2 天出现脑水肿,中性粒细胞和巨噬细胞浸润,并开始出现泡沫细胞。第 4 天,星形胶质细胞明显增生,出现修复反应。30 天左右,形成蜂窝状胶质瘢痕。常见的缺血性脑病的病理类型有层状坏死、海马硬化和边缘带梗死三型:层状坏死累及皮质第 3、5、6 层神经元;海马硬化累及海马锥体细胞;边缘带梗死可形成 C 形分布的梗死灶,极端情况下则可引起全大脑梗死。

二、阻塞性脑血管病

脑梗死是由血管阻塞引起局部血供中断所致,可以是血栓性阻塞,也可以是栓塞性阻塞。大动脉,如颈内动脉、椎动脉之间存在脑底动脉环,故其中一支阻塞时一般不引起梗死。梗死多发生在吻合支少、侧支循环不易建立的大脑中、小动脉,如大脑前动脉、大脑中动脉等的终末支之间仅有部分吻合,血管管腔阻塞可导致梗死,但梗死区小于该血管供应区。豆纹动脉、皮质穿支等小动脉很少有吻合支,一旦发生阻塞,梗死范围与血管供应区基本一致。

(一)脑血管阻塞类型

1. 血栓性阻塞 颈内动脉,大脑前动脉、中动脉分支处,后交通动脉及基底动脉等易发生动脉粥样硬化病变,在此病变基础上常发生血栓性阻塞。粥样斑块及其继发病变,如斑块内出血、附壁血栓,均可阻塞血管。血栓性阻塞所致脑梗死发展较慢,临床表现常在数小时或数天内不断发展,表现为偏瘫、神志不清和失语等。

2. 栓塞性阻塞 栓子可来源于全身各处,但以心源性栓子居多。病变常累及大脑中动脉供应区,发生往往比较突然,临床表现急骤,预后较差。

(二)病理变化

脑梗死可表现为贫血性或出血性。局部动脉血供中断引起的梗死一般为贫血性。如栓子碎裂并随再通灌流的血液运行,致梗死区血供部分恢复,再灌流的血液可通过已经损害的血管壁大量外溢,导致出血性梗死。梗死前有静脉血栓形成引起的组织严重淤血,也可发生出血性梗死。

肉眼观,脑梗死数小时后可见梗死区灰质暗淡,灰白质界限不清,2~3 天局部水肿,夹杂有出血点。1 周后坏死组织软化,最后液化形成蜂窝状囊腔。镜下观,病变与缺血性脑病基本一致。由于脑膜和皮质之间有吻合支,故梗死灶靠近脑膜边缘的脑组织结构常保存完好,有别于脑挫伤的形态学改变。

腔隙状坏死灶是直径小于 1.5 cm 的囊性病灶,常呈多发性,可见于基底核、内囊、丘脑、脑桥底部和白质。其常见原因是在高血压基础上引起的小出血或深部细动脉阻塞引起的梗死。除非发生在特殊的功能区,腔隙状坏死可无临床表现。

三、脑出血

脑出血包括脑内出血、蛛网膜下腔出血和混合性出血。颅脑外伤常致硬脑膜外出血和硬脑膜下出血。

(一)脑内出血

脑内出血最常见的原因是原发性高血压,也可见于血液病、血管瘤破裂等。70 岁以上脑内出血者约 10% 为微血管壁淀粉样变所致。大块型脑内出血常起病急骤,患者突感剧烈头痛,随即频繁呕吐、意识模糊,进而昏迷。神经系统症状和体征取决于出血的部位和出血范围,如基底核外侧型出血常引起对侧肢体偏瘫,内侧型出血易破入侧脑室和丘脑,脑脊液常为血性,预后极差(图 14-17);脑桥出血的特征性病变为两侧瞳孔极度缩小,呈针尖样改变;小脑出血的表现为出血侧枕部剧痛及频繁呕吐。脑内出血的直接死亡原因多为并发脑室内出血或严重的脑疝。

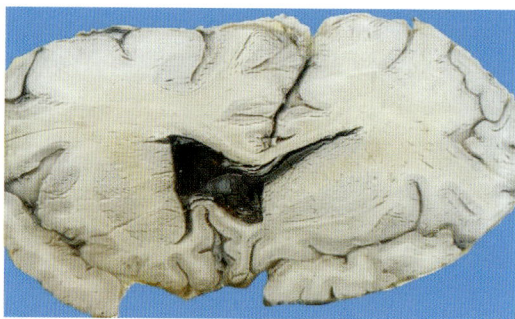

图 14-17 脑内出血
大脑基底核部位出血,已破入侧脑室

(二)蛛网膜下腔出血

自发性蛛网膜下腔出血(subarachnoid hemorrhage)占脑血管意外的 10%~15%,常见原因为先天性球性动脉瘤破裂,好发于基底动脉环的前半部,常呈多发性,部分患者可多次出现蛛网膜下腔出血。临床表现为突发剧烈头痛、脑膜刺激症状和血性脑脊液。大量出血可导致患者死亡。蛛网膜下腔出血常引起颅内血管的严重痉挛,进而导致脑梗死。出血后机化则可造成脑积水。

(三)混合性出血

混合性出血是指脑内和蛛网膜下腔混合出血,常由动静脉畸形(arteriovenous malformation, AVM)引起。AVM 是指走向扭曲,管壁结构异常,介于动脉和静脉之间的一类血管,其管腔大小不一,可以成簇成堆出现。约 90% 的 AVM 分布于大脑半球浅表层,因此破裂后常导致混合性出血。患者除脑内出血和蛛网膜下腔出血的临床表现外,常可伴癫痫发作。

第六节 神经系统肿瘤

一、中枢神经系统肿瘤

中枢神经系统肿瘤包括起源于脑、脊髓或脑膜的原发性和转移性肿瘤。原发性肿瘤中，40％为胶质瘤，15％为脑膜瘤，约8％为神经鞘瘤。转移性肿瘤则以转移性肺癌多见。儿童常见的中枢神经系统肿瘤有胶质瘤和髓母细胞瘤。根据肿瘤生物学行为，WHO采用四级法对中枢神经系统肿瘤进行分级，其中1级和2级为低级别肿瘤，预后较好；3级和4级为高级别肿瘤，预后较差。中枢神经系统原发性肿瘤有一些共同的生物学特性和临床表现：①与癌比较，肿瘤没有类似的癌前病变和原位癌阶段。②无论级别高低，肿瘤都可在脑内广泛浸润，引起严重临床后果，故肿瘤的良恶性具有相对性。③任何组织学类型的肿瘤，患者预后都受其解剖学部位的影响。如延髓的脑膜瘤可压迫延髓导致呼吸循环衰竭。第三脑室分化良好的毛细胞型星形细胞瘤，因位于手术禁区，预后不好。④脑脊液转移是恶性胶质瘤常见的转移方式。⑤不同类型颅内肿瘤可引起共同的临床表现。一是压迫或破坏周围脑组织而引起局部神经症状，如癫痫、瘫痪和视野缺损等；二是引起颅内压增高，表现为头痛、呕吐和视神经乳头水肿等。

（一）胶质瘤

胶质瘤（glioma）泛指起源于神经胶质细胞和（或）具有胶质细胞分化特征的原发性神经系统肿瘤。其包括星形胶质细胞肿瘤、少突胶质细胞肿瘤和室管膜肿瘤等，有时呈混合形式存在，如少突星形细胞瘤。星形胶质细胞肿瘤和少突胶质细胞肿瘤往往呈弥漫浸润性生长，室管膜肿瘤则倾向于形成实体瘤。

1.星形胶质细胞肿瘤 星形胶质细胞肿瘤是最常见的胶质瘤。男性较多见，发病高峰年龄为30～40岁。肿瘤多发生于大脑半球，以额叶多见，其次为颞叶、顶叶等。星形胶质细胞肿瘤按病理学类型可分为毛细胞型星形细胞瘤（WHO 1级）、室管膜下巨细胞星形细胞瘤（WHO 1级）、多形性黄色星形细胞瘤（WHO 2级）、弥漫性星形细胞瘤（WHO 2级）、间变性星形细胞瘤（WHO 3级）、胶质母细胞瘤（WHO 4级）和大脑神经胶质瘤病等。其中胶质母细胞瘤是主要亚型。

肉眼观，肿瘤大小不等，瘤体灰白色或灰红色、境界不清，质地因瘤内胶质纤维的多少而异，可呈实性或胶冻状外观，并可有出血、坏死和囊性变。

镜下观，肿瘤呈浸润性生长。毛细胞型星形细胞瘤的肿瘤细胞两端可发出毛发状纤细突起，呈双极性，间质可见Rosenthal纤维，表现为圆形、棒状或胡萝卜状嗜酸性毛玻璃样团块，预后较好。弥漫性星形细胞瘤的肿瘤细胞轻到中度增生，轻度细胞核多形性；肿瘤细胞间是纤细的神经纤维网，免疫组织化学染色显示GFAP呈阳性。间变性星形细胞瘤中，肿瘤细胞密度明显增加，具有明显的核多形性，核分裂象多见。胶质母细胞瘤的组织学改变类似间变性星形细胞瘤，出血、坏死明显，肿瘤细胞可围绕坏死灶周呈假栅栏状排列，这是区分其与间变性星形细胞瘤的主要特征；毛细血管呈巢团样增生，血管内皮细胞明显增生肿大，高度增生的血管呈球状，称肾小球样小体（图14-18）。胶质母细胞瘤的预后极差，其中位生存期仅15个月。

2.少突胶质细胞肿瘤 根据分化程度不同，其可分为少突胶质细胞瘤和间变性少突胶质细胞瘤。占胶质瘤的5％～15％，好发于成人，病程一般较长。病变好发于大脑半球，半数以上位于额叶，常引发癫痫及头痛症状。

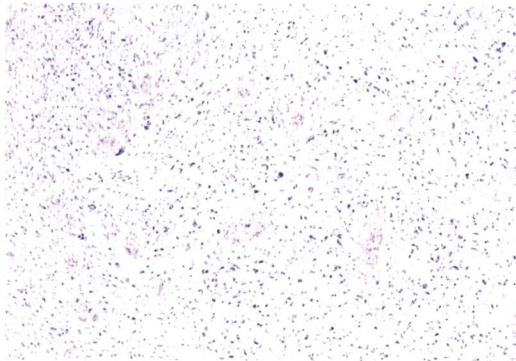

图 14-18　胶质母细胞瘤

肿瘤细胞可呈假栅栏状排列,间质血管高度增生,形成球状的肾小球样小体

肉眼观,瘤体多呈球体,边界较清,但呈浸润性生长,切面呈灰红色,质软,钙化常见,可伴有出血和囊性变。

镜下观,肿瘤细胞呈浸润性生长,弥散排列,密度中等。肿瘤细胞分化良好,细胞大小一致,形态单一,呈圆形,核圆形居中,核周有空隙。有些肿瘤细胞环绕神经元,呈卫星状排列。血管呈丛状结构,多数血管呈枝芽状穿插在肿瘤细胞群之间,可形成典型的致密鸡爪样分支毛细血管网。可伴有不同程度的钙化和砂粒体形成。免疫组织化学染色显示少突胶质细胞瘤 S100 蛋白、CD57、髓鞘碱性蛋白(myelin basic protein,MBP)等可呈阳性。部分少突胶质细胞瘤患者染色体 1p 和 19q 丢失,此类患者对甲基苄肼+洛莫司汀+长春新碱的治疗敏感,是目前胶质瘤中唯一对化疗敏感的肿瘤。本病预后较好,手术结合化疗和放疗后,平均生存期为 10～20 年。若肿瘤细胞密度增高,分化差,异型性明显,核分裂象增多,微血管出现增生及坏死,称为间变性少突胶质细胞瘤(WHO 3 级)。间变性少突胶质细胞瘤生长迅速,术后平均生存期仅 3.5 年。

3. 室管膜肿瘤　来源于脑室与脊髓中央管的室管膜细胞或脑内白质室管膜细胞巢的中枢神经系统肿瘤,包括室管膜瘤和间变性室管膜瘤。室管膜瘤多发生于脑室内,以第四脑室最为常见,少数肿瘤组织在脑组织内,患者以儿童和青少年居多,男性多发。

肉眼观,瘤体一般境界清楚,圆形或分叶状,切面灰白色或灰红色,质地均匀或呈颗粒状,可伴出血、囊性变和钙化。

镜下观,肿瘤细胞大小、形态较一致,多呈梭形或胡萝卜形,细胞质丰富,核圆形或椭圆形。最具特征的组织学变化为肿瘤细胞围绕空腔呈腺管状排列形成室管膜菊形团,或围绕血管排列形成假菊形团。假菊形团中的肿瘤细胞以细胞突起与血管壁相连,在血管周形成红染的无核区,免疫组织化学染色显示该区为富于 GFAP 的胶质纤维。当肿瘤组织中肿瘤细胞密集,核分裂象活跃,并有假栅栏状坏死时,可诊断为间变性室管膜瘤。室管膜瘤生长缓慢,患者可存活 8～10 年,但发生于第四脑室者易导致脑积水和颅内压增高,预后较差。

(二)髓母细胞瘤

髓母细胞瘤(medulloblastoma)是中枢神经系统最常见的胚胎性肿瘤,为高度恶性肿瘤,相当于 WHO 4 级。其主要发生于 14 岁以下的儿童,少数发生 20 岁以上者。该肿瘤起源于小脑的胚胎性外颗粒层细胞,或室管膜下基质细胞,故肿瘤多位于小脑蚓部,并突入第四脑室。主要症状是共济失调、步态不稳和颅内压增高。髓母细胞瘤生长迅速,手术不易全部摘除,且易发生脑脊液播散,故恶性程度高,病程短,预后差。

肉眼观,肿瘤组织呈灰红色,鱼肉状,质软,较大的肿瘤中央可见坏死。

镜下观,肿瘤由原始未分化细胞构成,排列密集。肿瘤细胞呈圆形、卵圆形,细胞质少,边界不清。细胞核大小不等,染色深,可见数量不等的病理性核分裂象。典型的结构是肿瘤细胞环绕神经纤维中心呈放射状排列形成 Homer-Wright 菊形团,具有一定的诊断意义。间质少,有纤细的纤维,血管少。少数病例可向神经元分化。免疫组织化学染色显示 GFAP 阳性,并表达神经元分化标志物,如突触素(synaptophysin,Syn)等。髓母细胞瘤最常见的遗传学异常是出现 17q 等臂染色体(30%～40%),并伴有染色体 17 三体,多数病例显示 *MYC* 基因扩增。

(三)神经元和混合性神经元-胶质肿瘤

1. 神经节细胞瘤(gangliocytoma)和神经节细胞胶质瘤(ganglioglioma)　好发于青年人,为分化好、生长缓慢的神经上皮肿瘤,相当于 WHO 1 级(神经节细胞瘤)或 1～2 级(神经节细胞胶质瘤)。颅内好发于幕上,常侵犯颞叶,其临床症状多与颞叶癫痫有关。肉眼观,肿瘤体积小,界限清楚,可呈实性或囊性,切面灰红色,多见钙化。镜下观,神经节细胞瘤由排列不规则的神经节细胞构成,肿瘤细胞可有单核、双核和多核,形态各异,核分裂象少见,间质是非瘤性星形胶质细胞和胶质纤维网。神经节细胞胶质瘤除了神经元外,间质常伴有胶质瘤成分,多为分化较好的星形胶质细胞肿瘤,如果出现异型,生长活跃,则为间变性神经节细胞胶质瘤,相当于 WHO 3 级。神经节细胞瘤免疫组织化学染色显示肿瘤组织内胶质细胞 GFAP 阳性,神经节细胞表达神经元核(neuronal nuclei,NeuN)、神经丝(neurofilament,NF)和 Syn。多数神经节细胞胶质瘤的肿瘤性神经元恒定表达 CD34,但正常成人颅内神经元中不表达,其肿瘤胶质性成分表达 GFAP。电镜观察,特征性表现为肿瘤性神经元内见致密核心的颗粒。

2. 中枢神经细胞瘤(central neurocytoma)　由伴有神经元分化的肿瘤细胞构成,相当于 WHO 2 级。平均发病年龄在 20～30 岁,好发于幕上、侧脑室内和第三脑室内。主要症状是头痛和梗阻性脑积水所导致的颅内压增高症状。出现症状时,肿瘤均已长得很大。肉眼观,肿瘤呈灰红色,易碎,边界清楚,可伴有钙化、坏死、囊性变和出血。镜下观,肿瘤组织与少突胶质细胞肿瘤相似,细胞小,形态均一,核圆形,细胞质透明,血管周可见原纤维性细胞带,并可见 Homer-Wright 菊形团和神经节样细胞。免疫组织化学染色显示 Syn 阳性,几乎所有病例细胞核表达NeuN;嗜铬素 A(CgA)和 NF 通常呈阴性。该肿瘤一般能被完全切除,预后较好,偶可复发和恶性变。

(四)脑膜瘤

脑膜瘤(meningioma)是中枢神经系统常见的原发性肿瘤,也是颅内及椎管内常见的肿瘤之一,占颅内肿瘤的 13%～26%,仅次于胶质瘤。本病好发于中老年人,高发年龄为 50～70 岁,女性多见。多数脑膜瘤生长缓慢,易于手术切除,预后好,相当于 WHO 1 级,部分亚型预后较差,相当于 WHO 2～3 级。

脑膜瘤起源于蛛网膜帽状细胞(脑膜皮细胞),好发于上矢状窦两侧、嗅沟、蝶骨嵴、视神经、小脑脑桥角以及脊髓胸段脊神经在椎间孔的出口处。肉眼观,肿瘤常为单发,常与硬膜广泛相连,呈球形或呈分叶状,膨胀性生长,有完整包膜,界限清楚,压迫脑组织,易与脑组织分离。肿瘤质韧实,灰白色,可见砂粒体。镜下观,脑膜瘤组织学类型很多,脑膜细胞型或合体细胞型的特征性结构特点是肿瘤细胞呈大小不等同心圆状或旋涡状排列,中央的血管壁常有透明变性,可见钙化形成的砂粒体;纤维型脑膜瘤的肿瘤细胞还可为梭形,呈致密交织束状结构,有的细胞核呈栅栏状排列,其间可见网状纤维或胶原纤维(图 14-19);还可呈现以上两种结构的过渡或混合,为过渡型或混合型脑膜瘤。此外,还有砂粒体型脑膜瘤(WHO 1 级)、血管瘤型脑膜瘤(WHO 1 级)、脊索样型脑膜瘤(WHO 2 级)、非典型脑膜瘤(WHO 2 级)、乳头状脑膜瘤及间变性脑膜瘤(WHO 3 级)等 15 种亚型。如细胞异型性大、生长活跃,出现坏死及颅外转移,常转移至肺及淋巴结,称为恶性脑膜瘤或间变性脑膜瘤,诊断时应十分慎重。

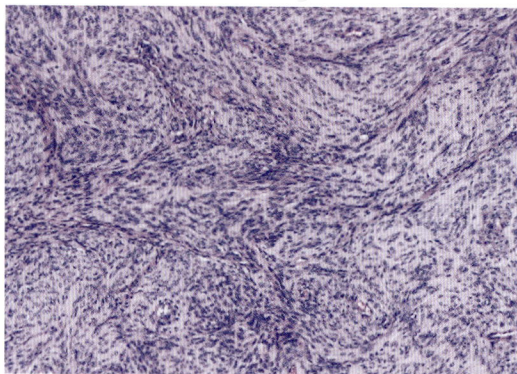

图 14-19　纤维型脑膜瘤

肿瘤细胞致密,呈交织束状结构,其间可见网状纤维或胶原纤维

二、周围神经系统肿瘤

周围神经系统肿瘤组织学特点多样,根据其临床病理学特点主要分为神经鞘瘤(WHO 1 级)、神经纤维瘤(WHO 1 级)、神经束膜瘤(WHO 1～3 级)和恶性外周神经鞘瘤（malignant peripheral nerve sheath tumor，MPNST)(WHO 2～4 级)。以下简要介绍神经鞘瘤和神经纤维瘤。

(一)神经鞘瘤

神经鞘瘤(neurilemmoma)又称施万细胞瘤(schwannoma),是起源于周围神经施万细胞的良性肿瘤。肿瘤可单发或多发,多累及四肢屈侧较大神经干,也可发生于颅内和椎体内的神经根或交感神经,颅内多发生于听神经的前庭、小脑脑桥角和三叉神经;神经鞘瘤是椎管内最常见的肿瘤,其占椎管内肿瘤的 25%～30%。

肉眼观,肿瘤大小不一,多呈圆形或分叶状,与其所发生的神经粘连在一起,包膜完整,边界清楚。切面呈灰白色或灰黄色,可伴有出血和囊性变。镜下观,一般可见两种组织学形态:①束状型(Antoni A 型),细胞密集,排列整齐,呈梭形,境界不清,核呈梭形或卵圆形,相互紧密平行排列成栅栏状或不完全的旋涡状,后者称 Verocay 小体;②网状型(Antoni B 型),细胞稀少,排列成稀疏的网状结构,细胞间有较多的黏液,常有小囊腔形成。以上两种结构往往同时存在于同一肿瘤中,其间有过渡形式,但多数以其中一型为主。一般颅内的神经鞘瘤较多出现 Antoni B 型结构,椎管内的神经鞘瘤多为 Antoni A 型结构,且易形成小囊腔。大多数神经鞘瘤可经手术根治,极少数与周围组织紧密粘连,手术未能完全切除,可复发,复发肿瘤仍属良性。

(二)神经纤维瘤

神经纤维瘤(neurofibroma)多发生在皮肤或皮下,可单发或多发。多发性神经纤维瘤又称神经纤维瘤病(neurofibromatosis),可并发皮肤的牛奶咖啡色斑和腋窝斑点。

肉眼观,皮肤或皮下单发性神经纤维瘤呈结节状或息肉状,境界清楚,无包膜,常不能找到其发源的神经,也可弥漫侵及皮肤和皮下。切面灰白色,质实,可见旋涡状纤维,也可呈胶冻状,很少发生出血和囊性变。镜下观,肿瘤组织由增生的施万细胞、神经束膜样细胞和成纤维细胞构成,交织排列,呈小束并分散在神经纤维之间,伴大量网状纤维和胶原纤维及疏松的黏液样基质(图 14-20)。若细胞密度增大,核有异型性并见核分裂象,提示可能恶变。

MPNST 约占软组织肉瘤的 5%,约 2/3 的病例起源于周围型神经纤维瘤,而经神经鞘瘤恶变者少见。该肿瘤常呈多发性,侵袭性较高,相当于 WHO 2～4 级。镜下观,肿瘤病理组织学变异较大,形态颇似纤维肉瘤,有较多核分裂象,并伴有血管增生和细胞坏死。MPNST 多发生于 20～60 岁成人,除伴有神经束膜细胞分化的病例,一般进展快、预后差。

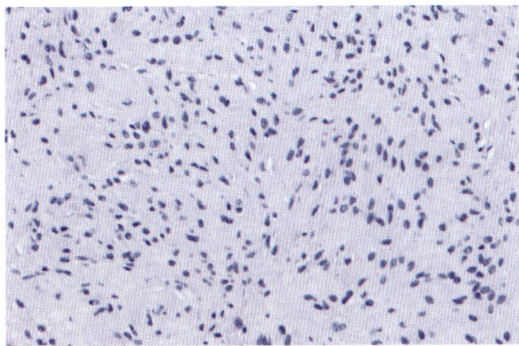

图 14-20 神经纤维瘤

肿瘤细胞交织呈小束状排列,伴大量网状纤维和胶原纤维及疏松的黏液样基质

三、转移性肿瘤

中枢神经系统转移性肿瘤(转移瘤)约占全部脑肿瘤的 20%,多由外周肿瘤经血道转移至颅内,少数邻近部位的肿瘤可直接蔓延至颅内,如鼻咽癌和眶内肿瘤等,则不属于转移瘤。最易发生脑转移的恶性肿瘤是肺癌,约占脑转移瘤的 50%;其次是乳腺癌,约占脑转移瘤的 15%;再次是黑色素瘤,约占脑转移瘤的 10.5%,还有胃癌、结肠癌、肾癌和绒毛膜癌等。发生白血病时,脑膜或脑实质也常可出现白血病细胞灶性浸润。

脑转移瘤常发生于大脑和硬脑膜,脊髓转移瘤常发生于硬膜外间隙、软脊膜或脊髓。转移瘤在颅内的存在形式:①转移结节,多发生于灰质与白质交界处及脑的深部,约 80% 的脑转移瘤位于此部位。②软脑膜癌病,肿瘤细胞沿蛛网膜下腔弥漫性浸润,局部可出现大小不等的结节或斑块,由于脑脊液循环受阻,可发生脑积水及颅内高压。③脑炎性转移,弥散性血管周围肿瘤细胞浸润可形成局限性肿瘤结节或广泛浸润。脑转移瘤的组织学形态与其原发性肿瘤相似,常伴有出血、坏死、囊性变及液化。多数转移瘤呈结节状,边缘清楚,其周围脑组织可有水肿,并伴有淋巴细胞和巨噬细胞的浸润。

(山西大同大学 刘晓琴)

在线答题

第十五章　感染性疾病

扫码看PPT

临床案例讨论

学习目标

素质目标：通过学习感染性疾病，引导学生建立健康文明的生活方式，培养学生良好的职业道德，树立以人民为中心、全心全意为患者服务的崇高思想。

能力目标：学会常见感染性疾病的病理诊断，能够应用病理学知识解释相关疾病的临床表现，具备对社会相关人群进行常见感染性疾病卫生宣教的能力。

知识目标：掌握结核病的基本病理变化及转化规律，原发性与继发性肺结核病的概念及病变特征，继发性肺结核病的类型和病理变化，肺外结核病的病变特征；伤寒、细菌性痢疾的病理变化及临床病理联系，尖锐湿疣、梅毒和获得性免疫缺陷综合征的病变特征，阿米巴脓肿、嗜酸性脓肿、假结核结节的概念，血吸虫病性肝硬化的病变特征。熟悉血源播散性结核病的病变特征，肺外器官结核病的病变特征，尖锐湿疣、梅毒和获得性免疫缺陷综合征的病理变化，肠外阿米巴病、血吸虫病和棘球蚴病的病因、发病机制、病理变化、临床病理联系和主要器官的病变及其后果。了解结核病、伤寒、细菌性痢疾和性传播性疾病的病因、传播途径及发病机制。

　　感染性疾病是由病原体经各种方式侵入人体后发生感染并产生临床表现的一组疾病。此病在人群中广泛流行，严重威胁人类健康。感染性疾病的发病率和死亡率在发达国家中处于次要地位，但在发展中国家仍是主要的健康问题，尤其是传染病作为感染性疾病中的特殊疾病群体，除具有感染性疾病的特征外，还能在人群中引起流行。本章重点介绍结核病等传染病和阿米巴病等寄生虫病。

　　传染病的发生或流行是一个复杂过程，须同时具备传染源、传播途径和易感人群三个基本环节。病原体侵入人体，有一定的感染途径和方式，常定位于一定的组织或器官。近年来，由于社会经济条件的改善、基因诊断技术和有效抗生素等的应用，传染病的诊治取得重大进展。中华人民共和国成立后，我国有些传染病如天花已经消灭，但有些原已得到控制的传染，如梅毒、淋病等，因各种原因死灰复燃，同时又出现一些新的传染病（如艾滋病等）。寄生虫病是由寄生虫作为病原体寄生于人体后引起的一类疾病的总称。寄生虫病是全球性常见病、多发病，其流行具有区域性、季节性及自然疫源性等特点，主要见于一些生活条件落后的发展中国家。自中华人民共和国成立以来，经过全面防治，我国在控制钩虫病、疟疾等严重危害人民身心健康的寄生虫病流行方面的工作取得了重大成就。但随着社会经济的快速发展，又出现了一些新情况，如既往未被重视的隐孢子虫病、弓形虫病等某些机会性寄生虫病给人们的健康带来新的威胁。因此，寄生虫病防治仍是我国公共卫生工作中的重要任务。

Note

第一节 感染性疾病概述

一、病原体的传播途径及其体内播散

导致感染性疾病发生的病原体包括病毒、细菌、真菌、支原体、螺旋体、立克次体、寄生虫等，以病毒和细菌最为常见。此外，在人体上呼吸道、消化道等部位存在如细菌、病毒、真菌等微生物组的群体寄居，其与宿主和谐共处，可阻止病原体的侵入，从而保持机体微环境的稳定。若机体的正常防御机制受到损害，则这些微生物可能会导致机体发生感染性疾病。

病原体入侵机体的第一步是突破其天然防御屏障（即皮肤和黏膜上皮），进而沿组织间隙、血管、淋巴管、神经在宿主体内播散，引起局部或全身反应后，最终从宿主体内释出并通过直接接触、消化道、呼吸道、母婴垂直传播、性接触、虫媒途径在宿主之间传播。

(一)病原体的侵入途径

1. 通过皮肤侵入 作为机体第一道天然防御屏障的皮肤和黏膜上皮可防御多数病原体的入侵。多种途径损伤皮肤，屏障遭到破坏可致感染：①病原体经破损的皮肤侵入所致感染；②院内留置静脉导管及静脉注射等所致感染；③昆虫（如蚊、虱、蚤等）的叮咬所致感染；④动物咬伤引起狂犬病病毒或厌氧菌等所致感染；⑤寄生虫如血吸虫幼虫通过释放溶组织酶，溶解皮肤表面的黏附蛋白所致感染。

2. 通过消化道侵入 病原体通过污染的水和食物进入机体，造成腹泻的流行，主要通过以下机制引起肠道疾病：①摄入被金黄色葡萄球菌等分泌的肠毒素污染的食物所致的急性食物中毒；②霍乱弧菌等通过直接黏附于肠黏膜上皮并在黏膜内扩增，释放外毒素致水样腹泻；③沙门菌、溶组织内阿米巴原虫等直接侵入并损伤肠黏膜而导致以肠道急性炎症、溃疡形成为特征的痢疾；④通过宿主固有的抗原摄入途径入侵，如脊髓灰质炎病毒被肠黏膜相关淋巴组织特异性被覆上皮 M 细胞摄取并被递送到淋巴组织。

3. 通过呼吸道侵入 病原体通过下述机制破坏呼吸道黏膜防御屏障而侵入机体：①流感嗜血杆菌、肺炎支原体等释放毒素，破坏纤毛运动；②流感病毒通过其包膜上的血凝素黏附于呼吸道上皮表面，诱导上皮细胞吞噬病毒并在细胞内复制，进而诱导肺炎链球菌等二重感染，导致肺炎；③结核分枝杆菌通过逃脱肺泡巨噬细胞的吞噬和杀灭而在肺泡内长期存活；④长期吸烟、气管插管等导致呼吸道黏膜损伤；⑤机体白细胞数量不足或免疫功能缺陷导致机会性真菌感染。

4. 通过泌尿生殖道侵入 ①尿路梗阻和输尿管反流是泌尿道感染的主要原因。女性因尿道短，故感染概率比男性高，大肠杆菌有黏附性菌毛，是急性泌尿道感染的主要致病菌；②阴道因抗生素等破坏酸性环境可发生念珠菌病；③HPV 感染损伤子宫颈鳞状上皮，是子宫颈鳞状细胞癌的重要发病因素。

5. 母婴垂直传播 ①母亲的感染经胎盘传播给胎儿，感染是否导致胎儿损伤取决于感染时间；②在生产过程中，孕妇将淋球菌等病原体传播给婴儿；③人类免疫缺陷病毒等通过哺乳传播给婴儿。

(二)病原体的体内播散

病原体侵入机体后，其中一部分在入侵的部位停留，另一部分通过分泌溶解酶在周围组织蔓延，或经血道、淋巴道和神经向远隔部位播散。血道播散是病原体最常见、最有效的播散方式，侵入血流的病原体以多种方式播散，如脊髓灰质炎病毒和 HBV、多数细菌和真菌，以及非洲锥虫和蠕虫等某些寄生虫通过血浆携带播散,白细胞可携带 HIV、疱疹病毒、某些真菌、原虫、分枝杆菌,红细胞是疟原虫等的载体。血道播散所致后果取决于病原体的毒性、数量和机体的免疫状态。少量毒力较低的病原体入血,一般不引起严重后果,致病性强的病原体经血道播散可能引起危及生命的严重感染,常表现为发热、血压降低、全身中毒症状、凝血功能障碍,重者致多器官功能衰竭而死亡。血道播散所致感染的病变常发生在远离入侵处的器官,如脊髓灰质炎病毒从消化道侵入机体,却引起运动神经元受损而导致肢体瘫痪;水痘-带状疱疹病毒和麻疹病毒经呼吸道感染却表现为皮肤出疹。

二、病原体的致病机制

病原体主要通过以下机制感染和损伤组织:①通过接触或侵入细胞引起细胞死亡,或改变细胞代谢和增殖能力,并可能导致细胞恶性转化。②通过释放毒素而杀伤细胞,释放酶而降解组织成分,或损伤血管致组织缺血坏死。③导致机体产生免疫反应,一方面可抵御病原体,另一方面可诱发变态反应,导致组织损伤。

(一)病毒的致病机制

病毒通过侵入细胞而在细胞内复制,其感染所致表现取决于病毒的类型及其对特定细胞或组织的亲和力。

病毒侵入细胞后,通过以下机制杀伤细胞:①直接杀伤作用:通过阻止生物大分子的合成,产生降解酶、毒性蛋白和诱导凋亡等途径,如 HSV 产生抑制细胞 mRNA 及 DNA 合成的蛋白质及降解细胞 DNA 的蛋白酶。②抗病毒免疫反应:细胞表面的病毒蛋白可被机体免疫系统识别,淋巴细胞进而靶向攻击被感染的细胞。细胞毒性 T 细胞在抗病毒免疫反应中发挥作用,同时也可造成机体正常细胞的损伤,如 HBV 感染导致肝损伤。③感染细胞的转化:HPV、EBV 等病毒通过阻滞细胞周期、插入突变、抗凋亡等途径刺激细胞增殖和转化,并可能诱导肿瘤的发生。

(二)细菌的致病机制

细菌损伤细胞的程度取决于细菌的黏附、侵袭及毒素的释放等能力。致病性细菌内含有被称为致病岛的成簇分布的致病性基因,少量此基因即可决定该细菌是否致病。细菌内的质粒和噬菌体等小分子独立元件携带致病性因子在细菌间转换、传播,可赋予细菌存活能力、高致病性及抗生素抵抗性等。

1.细菌黏附于宿主细胞　细菌入侵宿主的第一步是其黏附于细胞表面,由细菌黏附素介导,黏附素即结合于宿主细胞或细胞外基质的细菌表面分子,细菌种属不同,其细胞表面分子结构也不同。化脓性细菌具有细胞表面蛋白 F 和磷壁酸,可结合于细胞表面及细胞外基质的纤维粘连蛋白。某些具有细丝状菌毛的细菌,其菌毛顶部的氨基酸序列不同,决定了该菌黏附于宿主细胞的特异性,如大肠杆菌致泌尿道感染,原因为该菌表面的 P 菌毛可特异性结合于泌尿道上皮细胞的 Gal 蛋白。

2.细菌毒素　细菌毒素包括内毒素和外毒素。内毒素为革兰阴性菌细胞壁双层结构的脂多糖,大量内毒素进入血液循环,引起内毒素休克综合征,可致机体发热、DIC、中毒性休克、急性呼吸窘迫综合征等。外毒素是革兰阳性菌和部分革兰阴性菌产生后释放到菌体外,直接引起细胞损伤的蛋白质。根据作用机制的不同,外毒素可分为以下类型:①酶类:细菌通过释放蛋白酶、血浆凝固酶、透明质酸酶等作用于细胞导致损伤,如金黄色葡萄球菌产生的剥脱性毒素,即为一种蛋白酶,可裂解角化上皮之间的连接蛋白,引起表皮剥脱。②A-B 毒素:作用为改变细胞之间的信号或调控通路,A 组分具有酶活性,B 组分则与细胞表面受体结合并将 A 组分递送到细胞质。霍乱弧菌、炭疽杆菌、白喉杆菌等可产生该毒素。③神经毒素:肉毒杆菌和梭状芽孢杆菌均可产生该毒素,其可通过抑制神经递质的释放而导致神经麻痹。

三、感染性疾病的类型

临床上感染性疾病包括传统的传染病、寄生虫病、有明确病原体的其他感染性疾病及医院内感染等,其范围广,病种多。在病理学上,感染性疾病的本质是病原体感染所致的炎症,主要包括以下病理类型:①化脓性炎,如链球菌、葡萄球菌等所致感染。②肉芽肿性炎,如血吸虫、结核分枝杆菌等所致感染。③以细胞增殖为主的炎症,如 HPV 感染致上皮细胞增生形成尖锐湿疣。④组织坏死,如溶组织内阿米巴原虫等某些寄生虫感染所致组织坏死。⑤慢性炎症及瘢痕组织形成,是多数慢性感染性疾病的结局,如感染性心外膜炎可最终因纤维组织增生修复而转变为慢性缩窄性心包炎等。

第二节 结 核 病

一、概述

结核病(tuberculosis)是一种由结核分枝杆菌(Mycobacterium tuberculosis)引起的慢性肉芽肿性炎。结核病以肺结核病最常见,也可发生于其他器官。结核病的典型病变是结核结节的形成伴干酪样坏死。

结核病曾给世界人民的健康造成严重威胁。由于有效抗结核药物的应用以及医疗卫生条件的改善,结核病的发病率和死亡率呈逐年下降的趋势。但自 20 世纪 80 年代起,因耐药菌株的出现和艾滋病的流行,其发病率又出现上升趋势。WHO《2024 年全球结核病报告》的数据显示,2023 年全球新发结核病患者 1080 万例,死亡病例 125 万例。因此,结核病是 WHO 重点控制的传染病。

(一)病因和发病机制

结核病的病原菌是结核分枝杆菌,简称结核杆菌,为细长弯曲的革兰阳性需氧菌,其细胞壁中含分枝菌酸,经抗酸染色呈红色。引起人类结核病的主要是人型和牛型结核分枝杆菌,前者感染的发病率较高。

结核病最常见和最重要的传播途径是经呼吸道传播,也可经消化道感染(食入带菌的食物等),偶尔经皮肤伤口感染。肺结核病(尤其是空洞型肺结核病)患者在说话、咳嗽或打喷嚏时,经呼吸道排出大量带菌的微滴,健康人吸入这些微滴即可造成感染。直径小于 5 μm 的微滴因能到达肺泡,故其致病性最强。结核分枝杆菌到达肺泡后,首先趋化和吸引巨噬细胞,并被其吞噬。因有效细胞免疫尚未建立,巨噬细胞杀灭结核分枝杆菌的能力有限,故结核分枝杆菌可在巨噬细胞内繁殖,一方面引发局部炎症,另一方面可发生全身性血道播散,成为以后肺外器官结核病的发病根源。机体对结核分枝杆菌产生特异性细胞免疫的时间一般为 30~50 天,这种细胞免疫表现为皮肤结核菌素试验阳性。

结核病的免疫反应和变态反应(Ⅳ型)常同时发生。变态反应的出现提示机体已获得免疫力,对结核分枝杆菌产生抵抗,但其发生时常伴随干酪样坏死,试图杀灭结核分枝杆菌。已经致敏的机体动员自身防御反应比未致敏机体更快,但导致的组织坏死也更加明显。因此,机体因结核分枝杆菌感染而产生的临床表现取决于机体不同的反应。若主要为保护性反应,则细菌被杀灭,病灶局限;若主要为组织破坏性反应,则表现为结构和功能均有损害的结核病。结核病的基本病理变化与机体的免疫状态关系见表 15-1。

Note

表 15-1 结核病的基本病理变化与机体免疫状态的关系

病理变化	机体免疫状态		结核分枝杆菌		病理变化特征
	免疫力	变态反应	菌量	毒力	
以渗出为主	弱	较强	多	强	浆液性炎或浆液纤维素性炎
以增生为主	较强	较弱	少	较弱	结核结节
以坏死为主	弱	强	多	强	干酪样坏死

(二)基本病理变化

1. 以渗出为主 见于结核病变的早期或恶化进展期,此时机体抵抗力低下,细菌数量多、毒力强或变态反应较强。此型病变主要发生于肺、滑膜、浆膜、脑膜等处,表现为浆液性炎或浆液纤维素性炎。病变初期见中性粒细胞浸润,随即被巨噬细胞取代。在巨噬细胞内和渗出液中可检出结核分枝杆菌。渗出物可完全吸收,不留痕迹,病变亦可转变为以坏死为主或以增生为主。

2. 以增生为主 在机体感染的结核分枝杆菌数量少、毒力较弱,或机体免疫力较强时,发生以增生为主的病变,形成具有诊断意义的结核肉芽肿(tuberculous granuloma),即结核结节(tubercle)。

结核结节是在细胞免疫的基础上形成的,是由上皮样细胞、朗汉斯巨细胞、周围局部聚集的淋巴细胞和少量反应性增生的成纤维细胞构成的特异性肉芽肿(图 15-1)。典型的结核结节中央为干酪样坏死,周围有由吞噬了结核分枝杆菌、体积增大的巨噬细胞转变而来的上皮样细胞。上皮样细胞呈梭形或多角形,细胞质丰富而淡染,呈伊红色,边界不清。细胞核呈圆形或卵圆形,染色质较少,可呈空泡状,核内可见 1～2 个核仁。上皮样细胞活性增强,有利于吞噬和杀灭结核分枝杆菌。多个上皮样细胞相互融合,或单个上皮样细胞发生核分裂而胞质不分裂,形成朗汉斯巨细胞。该细胞是一种多核巨细胞,细胞质丰富,其细胞质突起常与上皮样细胞的胞质突起相连,细胞核与上皮样细胞的核相似,细胞核的数目可有几个、十几个或几十个,亦有超过百个者。细胞核规则排列在细胞质周围,呈马蹄形、花环状或密集分布在细胞体一端。

单个结核结节非常小,直径约 0.1 mm,肉眼和 X 线检查均不易发现。3～4 个结节融合成较大结节时才能见到。这种融合性结节呈灰白色,半透明状,粟粒大小,边界清楚。伴干酪样坏死时略呈微黄色,可微隆起于病变器官表面。

3. 以坏死为主 当结核分枝杆菌数量多,毒性强,机体抵抗力弱或变态反应强烈时,以渗出或以增生为主的病变均可发生干酪样坏死(caseous necrosis)。结核坏死灶因含脂质较多而呈淡黄色,均匀细腻,质地较实,状似奶酪,故称为干酪样坏死。镜下干酪样坏死为无结构的细颗粒状红染物质(图 15-2),对结核病的病理诊断具有一定的意义。干酪样坏死物中常含有一定数量的结核分枝杆菌,为结核病恶化进展的原因之一。

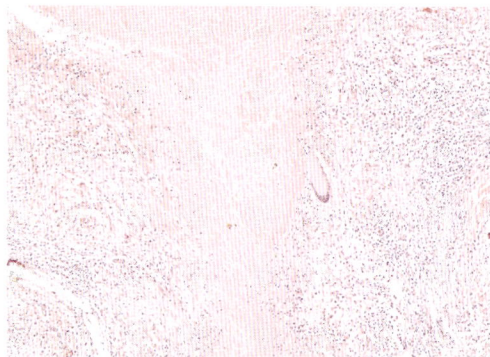

图 15-1 结核结节

中央为干酪样坏死,周围为上皮样细胞、朗汉斯巨细胞、淋巴细胞和少量成纤维细胞

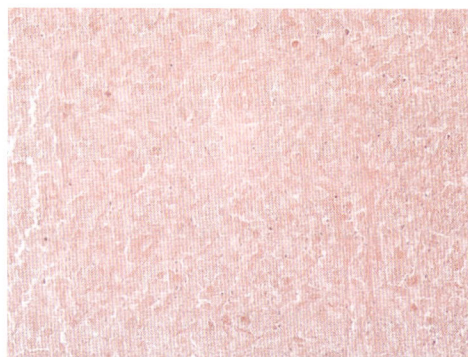

图 15-2 干酪样坏死

一片无结构的细颗粒状红染物质

上述渗出、增生和坏死三种病变常同时存在而以某一种病变为主,并随疾病的发展而互相转化。因此,在同一器官或不同器官中的结核病变是复杂多变的。

(三)结核病基本病理变化的转化规律

结核病的发展及其结局由结核分枝杆菌致病力与机体免疫力之间的矛盾关系决定。当机体抵抗力增强时,结核分枝杆菌可被抑制或杀灭,病变逐渐愈合;反之,则转向恶化。

1. 转向愈合

(1)吸收、消散:此为渗出性病变的主要愈合方式。病灶中的渗出物经淋巴道吸收后,病灶缩小或消散。较小的干酪样坏死灶和增生性病灶,经积极治疗亦可缩小或完全吸收、消散。X线检查示密度不均、边缘模糊的云絮状的渗出性病变阴影逐渐缩小或被分割为小片,最终完全消失,临床称为吸收好转期。

(2)纤维化、钙化:增生性病变、小干酪样坏死灶不能完全吸收消散,可逐渐纤维化,形成瘢痕而愈合。较大干酪样坏死灶难以完全纤维化,则病灶周围的纤维组织增生,可将坏死物包裹,继而坏死物逐渐干燥、浓缩,并有钙盐沉积而发生钙化。在纤维包裹及钙化的结核灶内仍有少量结核分枝杆菌存活,该病变在临床上虽属痊愈,但在机体抵抗力降低时仍有可能复发进展。X线检查可见纤维化病灶呈密度较高、边缘清楚的条索状阴影;钙化病灶为边缘清晰、密度极高的阴影,临床称为硬结钙化期。

2. 转向恶化

(1)浸润进展:在病情恶化时,原有病灶的周围出现渗出性病变(病灶周围炎),范围逐渐扩大,并在渗出的基础上发生干酪样坏死。X线检查可见原有病灶的周围出现边缘模糊的絮状阴影,临床称为浸润进展期。

(2)溶解播散:当疾病恶化时,干酪样坏死物发生溶解液化,形成半流体物质,经体内自然管道(如支气管、输尿管等)排出,导致病变局部形成空洞。由于液化的干酪样坏死物中含大量结核分枝杆菌,故在通过自然管道播散到其他部位后,可形成新的结核病灶。X线检查示病灶阴影密度高低不一,出现透亮区及大小不等的新播散灶阴影,临床称其为溶解播散期。此外,结核分枝杆菌亦可经血道和淋巴道引起全身更为广泛的播散。

二、肺结核病

结核病中以肺结核病(pulmonary tuberculosis)最为常见。由于机体初次感染和再次感染结核分枝杆菌时的反应不同,因而肺部病变的发生发展也有各自的特点。肺结核病可分为原发性肺结核病和继发性肺结核病。

原发性肺结核病是指机体第一次感染结核分枝杆菌而引起的肺结核病,多见于儿童,又称儿童型肺结核病,偶尔发生于未感染过结核分枝杆菌的青少年或成人。免疫功能受到严重抑制的成人因丧失对结核分枝杆菌的特异性,故可多次发生原发性肺结核病。

继发性肺结核病是指机体再次感染结核分枝杆菌而发生的肺结核病,多见于成人,又称成人型肺结核病。该病可在原发性肺结核病后短时间内发生,但多在初次感染结核分枝杆菌以后的十年或几十年后,因机体抵抗力下降使暂停活动的原发性结核病灶再次活跃而形成。

(一)原发性肺结核病

原发性肺结核病的病变特征是形成原发复合征(primary complex)。结核分枝杆菌进入肺泡后,最初在通气较好的肺的上叶下部或下叶上部近胸膜处,形成直径1~1.5 cm大小的原发病灶(Ghon灶),多位于右肺,为灰黄或灰白色炎性实变病灶,中央常有干酪样坏死。因初次感染结核分枝杆菌,机体缺乏特殊免疫力,原发病灶中的结核分枝杆菌游离或被巨噬细胞吞噬。结核分枝杆菌很快侵入淋巴管,经淋巴液引流到局部肺门淋巴结,引起相应的结核性淋巴管炎和淋巴结炎,表现为淋巴结肿大和干酪样坏死。肺的原发病灶、结核性淋巴管炎和肺门淋巴结结核合称为原发复合征。X 线检查示哑铃状阴影。

原发复合征形成后,虽然在最初几周内结核分枝杆菌可通过血道或淋巴道播散到其他器官,但随着细胞免疫的建立,约 95% 的患者病变不再发展,病灶可进行性纤维化、纤维包裹和钙化。有时支气管肺门淋巴结病变继续发展,形成支气管淋巴结结核,经适当治疗后这些病灶仍可通过纤维包裹和钙化而痊愈,患者临床症状和体征多不明显。少数营养不良或同时患有其他传染病(如流感、麻疹等)的患儿因抵抗力下降,病灶扩大,发生干酪样坏死和空洞形成,重者在肺内播散形成粟粒性肺结核病,或因全身播散而形成全身粟粒性结核病。此类病变也可见于继发性肺结核病。

(二)继发性肺结核病

继发性肺结核病的病理变化和临床表现都比较复杂,常新旧病变交杂存在,以某一种病变为主。根据病变特点和临床经过,继发性肺结核病分为以下类型。

1. 局灶型肺结核病 该型肺结核病是继发性肺结核病的最早期病变,属非活动性结核病。病灶多位于肺尖下 2~4 cm 处,右肺多见,直径一般为 0.5~1 cm,边界清楚。镜下病变以增生为主,中央为干酪样坏死,周围有纤维组织包裹。X 线检查示肺尖有单个或多个边界清楚的结节状病灶。患者常无临床症状,多于体检时发现。

2. 浸润型肺结核病 该型肺结核病是临床上最常见的活动性肺结核病和继发性肺结核病,多由局灶型肺结核病发展而来。以渗出性病变为主,中央有干酪样坏死,伴有病灶周围炎。X 线检查见锁骨下边缘模糊的云絮状阴影。患者有低热、咳嗽、疲乏、盗汗等表现。若及早治疗,渗出性病变可吸收(吸收好转),增生和坏死性病变可通过纤维化、钙化而愈合(硬结钙化)。若病变继续发展,干酪样坏死灶扩大(浸润进展),坏死物液化后经支气管排出,局部形成急性空洞,洞壁坏死层内含大量结核分枝杆菌,由支气管播散可致干酪性肺炎(溶解播散)。如果空洞靠近胸膜,穿破胸膜后可造成自发性气胸;大量液化坏死物进入胸腔,可发生结核性脓气胸。急性空洞一般较易愈合。经过治疗,洞壁肉芽组织增生,洞腔逐渐缩小,乃至闭合,最后形成瘢痕组织而愈合;空洞也可经塌陷后形成条索状瘢痕而愈合。急性空洞经久不愈,发展为慢性纤维空洞型肺结核病。

3. 慢性纤维空洞型肺结核病 此型是继发性肺结核病的常见慢性类型。该型病变特点:①肺内病变处有一个或多个厚壁空洞。空洞多位于肺上叶,不规则,大小不一,壁厚可达 1 cm 以上。镜下,洞壁分为三层:内层为含有大量结核分枝杆菌的干酪样坏死物,中层为结核性肉芽组织,外层为纤维结缔组织。②同侧或对侧肺组织,尤其是肺下叶可见由支气管播散导致的很多大小不等、新旧不一、病变类型不同的病灶,越往下越新鲜。③病变后期肺组织遭到严重破坏,广泛纤维化、胸膜增厚并与胸壁粘连,使肺体积缩小,变形,终致肺硬化,严重影响肺功能,甚至使肺功能丧失(图 15-3)。

由于病变的空洞与支气管相通,故可成为结核病的传染源。因此,慢性纤维空洞型肺结核病又有开放性肺结核之称。若干酪样坏死侵蚀较大的血管,可导致患者大咯血,严重者甚至可窒息死亡。空洞突破胸膜,导致气胸或脓气胸。若患者经常排出含菌的痰液,可导致喉结核。若咽下含菌的痰液,可引起肠结核。病变后期,肺广泛纤维化可引起肺动脉高压而致肺源性心脏病。若积极治疗,小空洞一般可机化后收缩而闭塞;较大空洞内壁的坏死组织脱落,增生的肉芽组织逐渐变为瘢痕组织,被支气管上皮覆盖。此时,空洞虽仍存在,但已无菌,实已愈合,故称开放性愈合。

4. 干酪性肺炎 干酪性肺炎发生于免疫力低下,对结核分枝杆菌变态反应过强的患者。其可由浸润型肺结核病恶化进展而来,或由急、慢性空洞内的结核分枝杆菌经支气管播散而致。根据病变的范围分为小叶性和大叶性干酪性肺炎。镜下,病变主要为大片干酪样坏死灶,肺泡腔内有大量浆液纤维素性渗出物。临床上,此型结核病起病急,中毒症状明显,病情危重,故有"奔马痨"或"百日痨"之称。

5.结核球 结核球又称结核瘤(tuberculoma),是由纤维包裹的、孤立的、境界分明的干酪样坏死灶,直径为2~5 cm(图15-4)。多为单个,亦可多个,常位于肺上叶。X线检查有时很难与周围型肺癌相鉴别。该病变可来自浸润型肺结核干酪样坏死灶的纤维包裹;或因结核空洞的引流支气管阻塞,空洞被干酪样坏死物填充;或由多个结核病灶融合并发生纤维包裹所致。结核球为相对静止的病变,临床多无症状。由于纤维包裹的存在,抗结核药物不易发挥作用,并有恶化进展的可能。X线检查需与肺癌进行鉴别。临床上多采取手术切除。

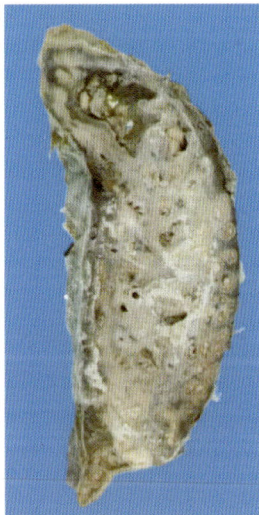

图15-3 慢性纤维空洞型肺结核肺部病变

肺叶上部有一个较大的不规则空洞,洞壁较厚,粗糙不平,附有灰黄色干酪样坏死物质。肺体积缩小,变形

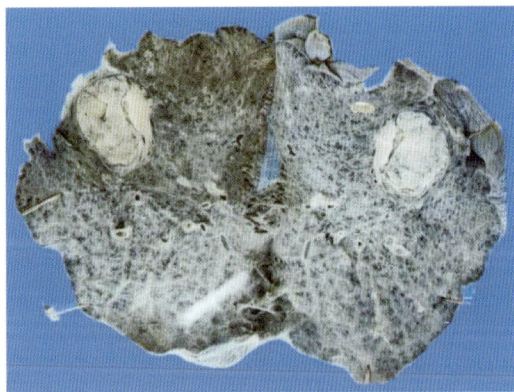

图15-4 结核球

肺叶上部见一直径约3 cm的圆形病灶,呈灰白色,略带淡黄色,有纤维组织包裹,与周围组织界限清楚

6.结核性胸膜炎 原发性肺结核病和继发性肺结核病的各个时期只要累及胸膜,均可发生结核性胸膜炎。根据病变的性质分为渗出性和增生性两种,以渗出性结核性胸膜炎为常见。

渗出性结核性胸膜炎又称为湿性结核性胸膜炎,多发生于青年人。病变主要为浆液纤维素性炎,可引起胸水。渗出一般经适当治疗可吸收,若渗出物中纤维素较多,不易被吸收,则因机化而使胸膜增厚、粘连。

增生性结核性胸膜炎又称为干性结核性胸膜炎,由肺膜下结核病灶直接蔓延到胸膜所致。病变常发生于肺尖,多为局限性,以增生性病变为主,很少有胸水,一般通过组织纤维化而愈合。

综上所述,原发性肺结核病与继发性肺结核病有很多不同的病变特征,其区别见表15-2。

表15-2 原发性肺结核病和继发性肺结核病的比较

项目	原发性肺结核病	继发性肺结核病
结核分枝杆菌感染	初次	再次
发病人群	儿童	成人
对结核分枝杆菌的免疫力或过敏性	无	有
病变特征	原发复合征	病变多样,新旧病灶并存,局限,常形成空洞
起始病灶	肺的上叶下部、下叶上部近胸膜处	肺尖部
主要播散途径	淋巴道或血道	支气管
病程	短,大多自愈	长,需要治疗

(三)肺结核病血源播散所致病变

原发性和继发性肺结核病恶化进展时,除通过淋巴道和支气管播散外,也可通过血道播散,引起粟粒性结核病和肺外器官结核病。除肺结核病外,肺外潜伏结核分枝杆菌再活化也可引起全身播散性结核病。肺内原发性病灶和再感染病灶及肺外结核病灶中的结核分枝杆菌进入血流,或结核分枝杆菌经淋巴管自胸导管进入血流,均能引起血源播散性结核病,可分为以下几种类型。

1.急性全身粟粒性结核病 多见于原发性肺结核病的恶化进展,亦可见于其他类型的结核病的播散。结核分枝杆菌在短时间内一次或反复多次大量侵入肺静脉分支,经左心至体循环,可播散到各器官,如肺、脾、肝和脑膜等处,引起急性全身粟粒性结核病。肉眼可见各器官内均匀密布灰白色、圆形、大小一致、边界清楚的小结节。镜下可见病变主要为增生性,偶尔出现渗出性、坏死性病变。患者病情危重,有高热、烦躁不安、衰竭等中毒表现。X线检查显示双肺有散在分布、粟粒大小、密度均匀的细点状阴影。患者病情凶险,但如能及时治疗,预后仍良好。少数病例可因结核性脑膜炎而死亡。

2.慢性全身粟粒性结核病 若未能及时控制急性期病变而致病程迁延3周以上,或结核分枝杆菌在较长时期内少量多次、不规则地进入血液,则可形成慢性全身粟粒性结核病。此时,病变的性质和大小均不一致,新旧病变并存,可同时见到增生性、坏死性及渗出性病变。其病程较长,成人多见。

3.急性肺粟粒性结核病 常为急性全身粟粒性结核病的一部分,偶可局限于肺。由于肺门、支气管旁、纵隔等处的淋巴结干酪样坏死物破入邻近的大静脉,或因含结核分枝杆菌的淋巴液经胸导管回流,自静脉入右心,沿肺动脉播散于双肺,可引起急性肺粟粒性结核病。肉眼可见肺表面和切面密布灰黄色或灰白色粟粒大小的结节(图15-5)。X线检查可见双肺有散在分布、密度均匀、粟粒大小的点状阴影。临床上起病急,患者有较严重的结核中毒症状。

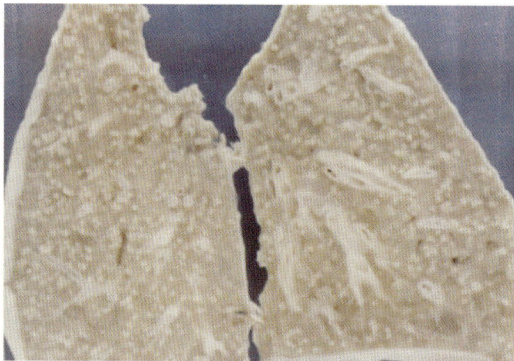

图15-5　急性肺粟粒性结核病肺部病变
肺切面均匀密布灰白色、圆形、大小一致、边界清楚的粟粒大小结节

4.慢性肺粟粒性结核病 成人多见。患者的原发病灶已痊愈,由肺外某器官结核病灶内的结核分枝杆菌间歇入血而致。病程较长,病变新旧程度及大小不一,小的约粟粒大,大的直径达数厘米以上,以增生性病变为主。

5.肺外器官结核病 见下述。

三、肺外器官结核病

肺外器官均可发生结核病,但多局限于一个器官内,多呈慢性经过。肺外器官结核病中淋巴结结核由淋巴道播散而致,消化道结核由咽下含结核分枝杆菌的食物或痰液致感染引起,皮肤结核经损伤皮肤感染引起,除此之外,其他器官结核病多为原发性肺结核病血源播散形成的潜伏病灶恶化进展而致。

(一)肠结核病

肠结核病可分为原发性肠结核病和继发性肠结核病两种类型。原发性肠结核病很少见，多由饮用含结核分枝杆菌的牛奶或乳制品而导致，常发生于小儿，可形成与原发性肺结核病时原发复合征类似的肠原发复合征，即肠原发性结核性溃疡、结核性淋巴管炎和肠系膜淋巴结结核。继发性肠结核病多继发于活动性空洞型肺结核病，由反复咽下含有结核分枝杆菌的痰液所致。肠结核病好发于回盲部，其次为升结肠。根据病变特点的不同，肠结核病分为以下两种类型。

1. 溃疡型肠结核病　此型较多见。结核分枝杆菌首先侵入肠壁淋巴组织，形成结核结节，结节逐渐融合并发生干酪样坏死，破溃后形成溃疡。由于肠壁淋巴管环肠管分布，病变沿淋巴管扩散，故典型肠结核病的溃疡呈环形，其长轴与肠管长轴垂直。溃疡一般较浅，底部可见干酪样坏死物，其下为结核性肉芽组织，溃疡边缘参差不齐。溃疡愈合后，因瘢痕形成和纤维组织的收缩可致肠腔狭窄。局部肠浆膜面常见纤维素性渗出和结核结节形成，连接成串，此为结核性淋巴管炎所致，后期纤维化可导致粘连。

2. 增生型肠结核病　此型少见。病变特征为肠壁内大量结核性肉芽组织形成和纤维组织增生。肠壁显著肥厚、变硬，肠腔狭窄，黏膜表面有浅表性溃疡或息肉形成。临床上常表现为慢性不完全性低位肠梗阻，右下腹可触及包块，易误诊为结肠癌。

(二)结核性腹膜炎

结核性腹膜炎多见于青少年，以腹腔内结核病灶直接蔓延为主要感染途径。最常见的原发病灶是溃疡性肠结核病，其次为肠系膜淋巴结结核或结核性输卵管炎，少数为腹膜外结核病灶经血道播散至腹膜而引起。根据病变特征分为干性和湿性两种，临床上以混合型多见。湿性者以结核性渗出为特征，腹腔内有大量草黄色积液，也可为血性积液。干性者的病变特征为腹膜上见大量结核结节和纤维素性渗出物，机化后可引起腹腔脏器的广泛粘连。

(三)结核性脑膜炎

结核性脑膜炎多见于儿童，主要由结核分枝杆菌经血道播散所致。在儿童，常为肺原发复合征经血道播散所致，故往往是全身粟粒性结核病的一部分。在成人，则由肺结核病、骨与关节结核病和泌尿生殖系统结核病经血道播散所致。有的病例也可因脑实质内结核球液化溃破，大量结核分枝杆菌直接进入蛛网膜下腔所致。

病变以脑底最为明显。肉眼可见脑桥、视神经交叉、脚间池和大脑外侧裂等处的蛛网膜下腔内有大量灰黄色、混浊的胶冻样渗出物积聚。镜下见渗出物内主要含浆液、纤维素、巨噬细胞、淋巴细胞等。脑室脉络丛及室管膜有时也可见结核结节形成。严重者可累及大脑皮质，引起脑膜脑炎。病程较长的患者可发生闭塞性血管内膜炎，从而导致多发性脑软化。部分病程迁延的患者，因蛛网膜下腔渗出物的机化可发生蛛网膜粘连，导致第四脑室正中孔和外侧孔堵塞，形成脑积水。

(四)泌尿生殖系统结核病

1. 肾结核病　病变多起始于肾皮质与髓质交界处或肾锥体乳头，最常见于20～40岁的青壮年男性，多为单侧。结核分枝杆菌来自肺结核病的血道播散。病变破坏肾乳头而溃入肾盂，形成结核性空洞(图 15-6)。随着病变的扩大蔓延，可形成多个空洞，最后甚至使肾脏仅剩一空壳，丧失肾功能。初为局灶性结核病变，继而发生干酪样坏死。液化的干酪样坏死物随尿液排出，可使输尿管和膀胱发生感染。输尿管黏膜因形成溃疡和结核结节，可使输尿管管壁增厚，管腔狭窄，甚至使其阻塞，从而导致肾盂积水或积脓。膀胱结核以膀胱三角区先受累，形成溃疡，以后累及整个膀胱。膀胱肌壁受累后，膀胱壁纤维化、肌层破坏，使膀胱容积缩小。膀胱溃疡以及纤维组织增生若影响到对侧输尿管口，使管口狭窄或失去正常括约肌功能，则造成其对侧健康肾引流不畅，最终引起肾盂积水，损害肾功能。

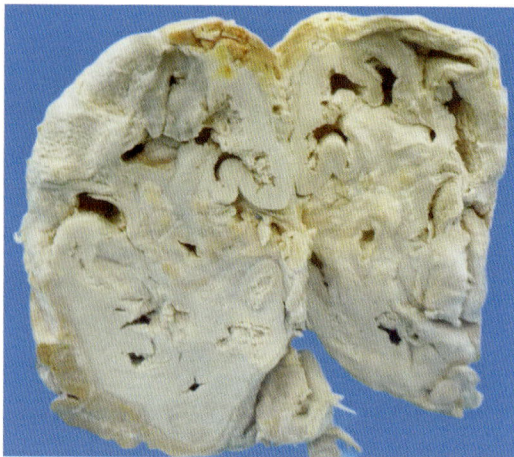

图 15-6　肾结核病肾部病变

肾脏体积增大,表面凸起。肾实质正常结构被破坏,切面见多个不
规则的空洞,洞壁内有均质的干酪样坏死物附着

2. 生殖系统结核病　男性生殖系统结核病与泌尿系统结核病有密切的关系,结核分枝杆菌经尿道感染前列腺和精囊,并蔓延至输精管、附睾等处。血源性感染偶可见到。病变器官可见结核结节和干酪样坏死形成。附睾结核可引起男性不育。

女性生殖系统结核病以输卵管结核病最多见,其次是子宫内膜和卵巢结核病,多由血道或淋巴道播散而致,也可源于邻近器官结核病的直接蔓延。输卵管结核病可引起女性不孕。

(五)骨与关节结核病

骨与关节结核病多见于儿童和青少年,多由血道播散所致。

1. 骨结核病　好发于脊椎骨、指骨及股骨下端和胫骨上端等长骨骨骺处。病变自松质骨内小结核病灶始发,发展为干酪样坏死型或增生型骨结核病。前者较多见,病变为明显的干酪样坏死和死骨形成,常累及周围软组织,导致形成干酪样坏死和结核性肉芽组织。坏死物液化后于骨旁形成结核性“脓肿”,因其局部无红、热、痛,故称其为“冷脓肿”。病变穿透皮肤后形成经久不愈的窦道。增生型骨结核病少见,病变无明显的干酪样坏死和死骨形成,主要为结核性肉芽组织,病灶内的骨小梁逐渐被侵蚀、吸收而消失。

骨结核病中最常见的是脊椎结核,好发于第 10 胸椎至第 2 腰椎。病变自椎体始发,多发生干酪样坏死,逐渐破坏椎间盘和邻近的椎体。病变的椎体因不能负重而塌陷,导致脊椎后凸畸形。病变穿破骨皮质,在脊柱两侧可形成“冷脓肿”,或坏死物沿筋膜间隙下行,在远隔部位形成“冷脓肿”。病变若穿透皮肤,则可形成经久不愈的窦道。

2. 关节结核病　好发于髋、踝、膝、肘等关节,多继发于骨结核病。病变常始于骨骺或干骺端的干酪样坏死,累及关节软骨和滑膜时,即为关节结核。当其痊愈时,因大量纤维组织填充关节腔,可造成关节强直而失去运动功能。

(六)淋巴结结核病

淋巴结结核病以儿童和青年的颈部、支气管和肠系膜淋巴结结核病等多见,尤以颈部淋巴结结核病(俗称瘰疬)最为常见。结核分枝杆菌来自肺门淋巴结结核的播散,或来自口腔、咽喉部的结核感染灶。淋巴结成群受累,可见结核结节和干酪样坏死。淋巴结逐渐增大,早期各淋巴结还能分离。在病变累及其周围组织时,淋巴结因互相粘连而形成较大包块。

课程思政教学案例

“干酪”一词虽然用于病理学等现代医学,但其记载最早可见于我国北魏时期的《齐

Note

民要术》。《齐民要术》是农学家贾思勰(曾任高阳郡(今山东淄博)太守)所著的一部综合性农学巨著,是世界农学史上现存最早的一部完整的农书。《齐民要术》中详细记载了干酪的做法:七月、八月中作之。日中炙酪,酪上皮成,掠取。更炙之,又掠。肥尽无皮,乃止。得一斗许,于铛中炒少许时,即出于盘上,曝。泡泡时作圆,大如梨许。又曝使干。得经数年不坏,以供远行。《齐民要术》收录了 1500 年前中国农艺、畜牧、酿造、烹饪等内容,强调在农业生产中要重视"天时、地利、人和",对世界农业技术的发展有极为深远的影响。广袤的中华大地,孕育了悠久而厚重的农耕文化,如今中国人的饭碗已经牢牢地端在了自己的手中!

第三节 伤 寒

伤寒(typhoid fever)是一种由伤寒杆菌感染引起的急性传染病。病变特征是全身单核巨噬细胞系统细胞增生,以回肠下段淋巴组织病变最为突出,故有"肠伤寒"之称。临床表现主要有持续发热、脾大、相对缓脉、神经系统中毒症状和消化道症状、皮肤玫瑰疹、中性粒细胞和嗜酸性粒细胞减少等,可有肠出血、肠穿孔等并发症。

一、病因与发病机制

伤寒杆菌属沙门氏菌属,D 族,革兰阴性菌。此菌具有菌体 O 抗原、鞭毛 H 抗原及体表 Vi 抗原,均可使人体产生相应的抗体,其中 O 及 H 抗原性强,临床常用血清凝集试验(肥达反应,Widal reaction)测定血清中 O 及 H 抗体水平的增高程度,以此作为诊断伤寒的依据之一。伤寒杆菌不产生外毒素,菌体裂解时释放的内毒素是致病的主要因素。

伤寒的传染源是患者或带菌者。伤寒杆菌随粪、尿排出,污染饮用水、食物、牛奶等或以苍蝇为媒介,经口入消化道而引起感染。本病在儿童及青壮年中多见,全年均可发病,以夏秋季节最多。患者病后可获得较为稳固的免疫力,极少再感染。

伤寒杆菌侵入人体后,大部分在胃内被破坏,是否发病主要取决于到达胃内的菌量和机体的免疫力等因素。当机体感染菌量较多时,未被杀灭的伤寒杆菌可以进入小肠,穿过肠黏膜上皮细胞,侵入肠壁淋巴组织,特别是易侵入回肠下段集合淋巴小结或孤立淋巴小结,沿着淋巴管到达肠系膜淋巴结。伤寒杆菌在淋巴组织中被巨噬细胞吞噬,并在细胞内生长繁殖,又可沿着淋巴管扩散,经胸导管入血,引起一过性菌血症。入血的细菌很快就被全身增生的单核巨噬细胞吞噬,并在其内大量繁殖,导致肝、脾、淋巴结肿大。此时间段(约 10 天)内患者没有明显的临床症状,故称潜伏期。此后,随着伤寒杆菌的繁殖,大量的伤寒杆菌和释放的内毒素再次入血,引起全身许多组织和器官发生病变,患者可产生败血症和毒血症等表现。伤寒杆菌在胆囊中大量繁殖,并随胆汁再次入肠,重复侵入已致敏的淋巴组织,可引发强烈的过敏反应,导致肠黏膜组织坏死、脱落和溃疡形成。

二、病理变化及临床病理联系

伤寒的基本病理变化是伤寒杆菌引起的以巨噬细胞增生为特征的急性增生性炎。病变主要累及肠道淋巴组织、肠系膜淋巴结以及肝、脾、骨髓等处。在增生活跃时,巨噬细胞胞质内有被吞噬的伤寒杆菌、红细胞和细胞碎片等,巨噬细胞尤以吞噬红细胞的作用为明显,这种巨噬细胞称为伤寒细胞(图 15-7)。伤寒细胞常聚集成团,形成小结节,称为伤寒小结(typhoid nodule)或伤寒肉芽肿(typhoid granuloma),它们是伤寒的特征性病变,具有重要的病理诊断价值。

1. 肠道病变 以回肠下段孤立淋巴小结和集合淋巴小结最为显著和常见。按病变的发展过程,可分为四期,每期持续约 1 周。

(1)髓样肿胀期:发病第 1 周。回肠下段淋巴组织略肿胀,隆起于黏膜表面,呈圆形或椭圆形,色灰红,质软,外形似脑的沟回,以集合淋巴小结最为典型(图 15-8)。镜下,淋巴组织中伤寒细胞增生,形成伤寒小结。

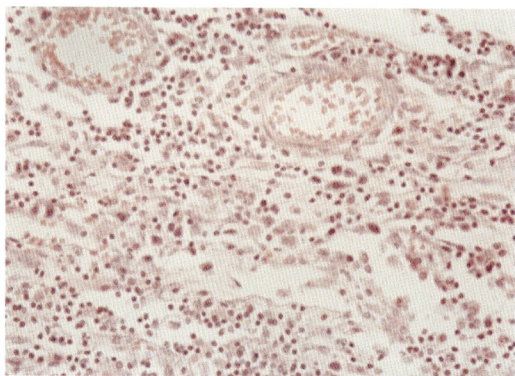

图 15-7 伤寒细胞
增生的巨噬细胞吞噬红细胞、细胞碎片等

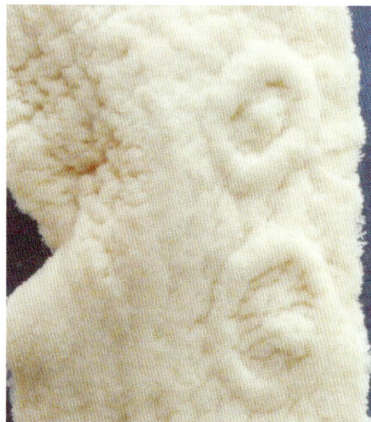

图 15-8 肠伤寒肠道病变(髓样肿胀期)
集合淋巴小结明显肿大,隆起于黏膜表面,呈椭圆形,其长轴与肠管长轴平行,表面高低不平,似脑回,向肠腔隆起

(2)坏死期:发病第 2 周。多种原因致病灶局部肠黏膜坏死,坏死的肠黏膜失去正常光泽,呈灰白色或被胆汁染成黄绿色,坏死区凹陷而周围组织肿胀、隆起,外观呈脐状。镜下,坏死组织红染,无结构,周围仍可见伤寒小结。

(3)溃疡期:一般发生于起病第 3 周。坏死的肠黏膜脱落,形成溃疡,其边缘隆起,底部凹凸不平。集合淋巴小结处发生的溃疡较大,呈椭圆形,其长轴与肠管的长轴平行。孤立淋巴小结处的溃疡小而圆。溃疡多深及黏膜下层,重者可达肌层及浆膜层,甚至发生穿孔。若侵及小动脉,则引起严重出血。

(4)愈合期:起病第 4 周。坏死组织逐渐脱落,溃疡处肉芽组织增生,将溃疡填平,溃疡边缘的上皮再生覆盖而愈合。

目前,由于临床上早期就应用有效抗生素,现已很难见到上述各期的完整典型病变。

2. 其他病变 肠系膜淋巴结、脾、肝和骨髓等处的巨噬细胞活跃增生而导致相应组织器官的肿大。镜下,可见增生的巨噬细胞、伤寒小结和灶性坏死。心肌细胞可见颗粒变性,甚至坏死;肾小管上皮细胞增生或发生颗粒变性;皮肤出现淡红色小丘疹,即玫瑰疹;膈肌、股内收肌和腹直肌常发生凝固性坏死,即蜡样变性,患者可出现肌痛和皮肤感觉过敏。多数患者的胆囊无明显病变,但伤寒杆菌常在胆汁中大量繁殖。患者临床痊愈后,伤寒杆菌仍可在胆汁中生存,并可通过胆汁由肠道排出,在一定时期内仍是带菌者,有的成为慢性带菌者,甚至终身带菌者,这在流行病学上具有重要的意义。

本病预后较好,一般经 4~5 周痊愈。如治疗不当,患者可有肠出血、肠穿孔等并发症,慢性病例也可累及关节、骨、脑膜和其他部位。小儿因免疫力低下,可并发支气管肺炎。

第四节 细菌性痢疾

细菌性痢疾(bacillary dysentery)简称菌痢,是一种由痢疾杆菌引起的假膜性肠炎。该病多发生于结肠,病变以大量纤维素渗出、形成假膜为特征,假膜脱落后形成不规则的浅表性溃疡。临床上以腹泻、腹痛、黏液脓血便、里急后重等为主要表现。

一、病因与发病机制

痢疾杆菌属志贺菌属,是革兰阴性短杆菌。其按抗原结构和生化反应可分为4种,即福氏痢疾杆菌、宋内氏痢疾杆菌、鲍氏痢疾杆菌和志贺氏痢疾杆菌。此4种痢疾杆菌均能产生内毒素,志贺氏痢疾杆菌还可产生强烈的外毒素。

本病的传染源是患者和带菌者。痢疾杆菌随粪便排出后,直接或间接(苍蝇为媒介)污染食物、饮用水等,经口传播给健康人。污染的食物和饮用水有时可引起细菌性痢疾的暴发流行。细菌性痢疾四季均可发病,以夏秋季多见。本病好发于儿童,其次是青壮年,老年患者少见。

痢疾杆菌对黏膜的侵袭力是主要的致病因素。痢疾杆菌进入消化道后,是否致病取决于多种因素。经口入胃的痢疾杆菌大部分被胃酸杀灭,只有少部分进入肠道。痢疾杆菌侵入结肠后,先在上皮细胞内繁殖,随后在黏膜固有层内增殖,释放具有破坏细胞作用的内毒素,使肠黏膜坏死,形成浅表溃疡。细菌内毒素被吸收入血,导致机体产生毒血症。志贺氏痢疾杆菌释放的外毒素,是引起患者水样腹泻的主要原因。

二、病理变化及临床病理联系

细菌性痢疾好发于乙状结肠和直肠,严重者可波及整个结肠,甚至累及回肠下段,但很少有肠道以外的组织反应。根据肠道病变的特征、全身反应和临床经过的不同,细菌性痢疾可分为以下三种类型。

1.急性细菌性痢疾 自然病程一般为1~2周,典型病变过程为初期的急性卡他性炎、随后的特征性假膜性炎以及溃疡形成,最后溃疡愈合。

镜下,早期急性卡他性炎表现为黏液分泌亢进,黏膜充血、水肿,中性粒细胞和巨噬细胞浸润,可有点状出血。病变进一步发展,黏膜浅表坏死,渗出物中含大量纤维素,与坏死组织、炎症细胞、红细胞和细菌一起形成特征性的假膜(图15-9)。肉眼观,假膜首先散布于黏膜皱襞的顶部,呈糠皮状,随后扩大、融合成片。假膜常呈灰白色,若出血明显,则呈暗红色,受胆色素浸染则呈灰绿色。发病约1周后,假膜开始脱落,形成大小不等、形状不一、边缘不规则的"地图状"溃疡。溃疡多比较浅表,很少穿破黏膜肌层。经治疗或病变趋向愈合时,肠黏膜渗出物及坏死组织逐渐被吸收和排出,周围健康组织再生、覆盖,溃疡得以修复。

临床上因病变的肠管蠕动亢进并有平滑肌痉挛,患者常有阵发性腹痛、腹泻等表现。因病变对直肠壁内神经末梢和肛门括约肌的刺激,患者有里急后重感以及排便次数增多。与肠道病变相对应,最初为混有黏液的稀便,待肠内容物排尽后转为黏液脓血便,偶尔可见排出片状假膜。病程一般为1~2周,治疗后多可痊愈。肠出血、肠穿孔等并发症少见,少数病例可转为慢性。

2.慢性细菌性痢疾 病程超过2个月,以福氏痢疾杆菌感染者居多,多由急性细菌性痢疾转变而来。有的慢性细菌性痢疾病程可长达数月或数年,在此期间,肠道病变此起彼伏,原有溃疡尚未完全愈合,新的溃疡又可形成。因此,新旧病灶混杂。由于组织的损伤和修复反复进行,溃

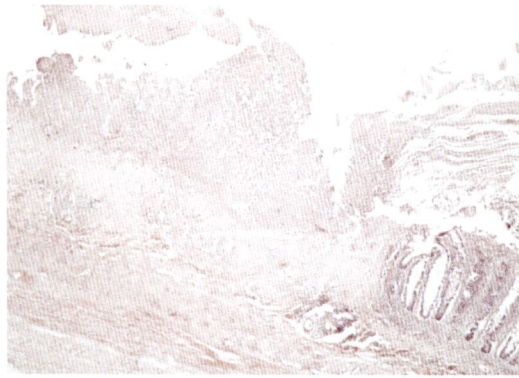

图 15-9 细菌性痢疾的特征性假膜

由大量纤维素、坏死组织、炎症细胞、红细胞和细菌形成

疡边缘不规则,黏膜常过度增生,形成息肉。肠壁各层可见慢性炎症细胞浸润和纤维组织增生,最后形成瘢痕,从而使肠壁不规则增厚、变硬,严重的病例可致肠腔狭窄。

临床表现依肠道病变而定,可有腹痛、腹泻、腹胀等症状。由于炎症加剧,临床上出现急性细菌性痢疾的症状时称慢性细菌性痢疾急性发作。少数慢性细菌性痢疾患者可无明显临床表现,但大便培养持续阳性,成为慢性带菌者和细菌性痢疾传播的传染源。

3.中毒性细菌性痢疾 此型多见于 2～7 岁的儿童,常由毒力较低的福氏痢疾杆菌或宋内氏痢疾杆菌引起。特征是起病急骤,肠道病变和症状轻微,但患者有严重的全身中毒症状,发病后数小时即可出现中毒性休克或呼吸衰竭而死亡。其发生与内毒素血症有关,急性微循环障碍是病变的基础。肠道多有卡他性炎改变,但有时肠壁内孤立淋巴小结和集合淋巴小结的滤泡增生肿大,故可为滤泡性肠炎。临床上患者常无明显的腹痛、腹泻和黏液脓血便等表现。

第五节 性传播性疾病

性传播性疾病(sexually transmitted disease,STD)是一类主要通过性接触而传播的疾病。传统的性病(venereal disease)只包括淋病、梅毒、软下疳、性病性淋巴肉芽肿和腹股沟肉芽肿。近 20 年来,性传播性疾病谱增宽,病种已达 20 余种。本节仅叙述尖锐湿疣、梅毒和获得性免疫缺陷综合征。

一、尖锐湿疣

尖锐湿疣(condyloma acuminatum)是由人乳头瘤病毒(HPV,主要是 HPV 6 型及 11 型)引起的性传播性疾病,潜伏期通常为 3 个月。好发于 20～40 岁人群,主要通过性接触传播,也可通过非性接触的间接感染而致病。尖锐湿疣好发于温暖潮湿的黏膜和皮肤交界的部位,男性常见于阴茎冠状沟和系带、龟头、尿道口或肛门附近,女性常见于阴蒂、阴唇、会阴部和肛周。偶见发生于生殖器外的身体其他部位,如乳房、腋窝等。

肉眼观,可见大小不等、形状各异的疣体。初为小而尖的突起,后逐渐扩大,色淡红或暗红,质软,表面凹凸不平,呈疣状颗粒。有时病变较大,呈菜花状生长。镜下,可见表皮角质层轻度增厚,几乎全为角化不全的细胞,棘层肥厚,有乳头状瘤样增生,表皮钉突增粗、延长,偶可见到核分裂象。表皮浅层出现有助于诊断的凹空细胞,其比正常细胞大,核体积增大,居中,染色深,呈圆形、椭圆形或不规则形,可见双核或多核,核周细胞质空化或有空晕,细胞边缘常残存带状胞质。

真皮层毛细血管和淋巴管扩张，大量慢性炎症细胞浸润。应用免疫组织化学染色的方法检测HPV抗原以及用原位杂交、PCR和原位PCR技术检测HPV DNA有助于临床诊断。

二、梅毒

梅毒(syphilis)是一种由梅毒螺旋体引起的慢性传染病，也是严重危害人体健康的性传播性疾病。梅毒分先天性和后天性两种，流行于世界各地，主要集中于南亚、东南亚和非洲。中华人民共和国成立后，国家积极防治梅毒，基本消灭了此病，但近年来又有新的病例发现，已经成为报告数量最多的性传播性疾病。

(一)病因与传播途径

梅毒螺旋体又称苍白螺旋体，是梅毒的病原体，运动能力强，能迅速穿过破损的皮肤和黏膜进入人体，但体外活力低，不易生存。其对理化因素的抵抗力极弱，对四环素、青霉素、砷、汞、铋剂敏感。梅毒多数(95%以上)通过性交传播，少数可因接吻、输血、医务人员不慎受染等直接接触传播，此为后天性梅毒。梅毒螺旋体还可经胎盘传播给胎儿，此为先天性梅毒。梅毒患者是此病唯一的传染源。

机体在感染梅毒后第6周，血清出现梅毒螺旋体特异性抗体及反应素，对梅毒的诊断有重要的参考价值，但应注意可能会出现假阳性。随着抗体的产生，机体对梅毒螺旋体的免疫力增强，局部病变部位的螺旋体数量减少，以致早期梅毒有不治自愈的倾向。但未治疗或治疗不彻底者，播散到全身的梅毒螺旋体常难以完全消灭，这是梅毒复发和晚期梅毒发生的原因。少数患者感染了梅毒螺旋体后，病原体可在体内终身隐伏，患者仅血清反应阳性，而无临床症状和病变，或有二期、三期梅毒活动，局部病变消失而血清反应阳性，这些均称为隐性梅毒。

(二)基本病理变化

1. 闭塞性动脉内膜炎和小动脉周围炎 闭塞性动脉内膜炎表现为小动脉的内皮细胞及纤维细胞增生，血管壁增厚，管腔狭窄、闭塞。小动脉周围炎表现为单核细胞、淋巴细胞和浆细胞的围管性浸润，浆细胞在小血管周围的恒定出现是本病的特征之一。这些病变在各期梅毒均可见到。

2. 树胶样肿 树胶样肿(gumma)是梅毒的特征性病变，又称梅毒瘤(syphiloma)，仅见于三期梅毒。病灶呈灰白色，大小不一，小的在镜下才可见到，大的肉眼可见，可达数厘米。该肉芽肿质韧，有弹性，似树胶，故名树胶样肿。镜下，其结构似结核结节，中央为凝固性坏死，似干酪样坏死，但坏死不彻底，尚保存有弹力纤维。弹力纤维染色可见病变组织内原有血管壁的轮廓。坏死灶周围肉芽组织中上皮样细胞和朗汉斯巨细胞较少，但富含淋巴细胞和浆细胞，且伴有闭塞性动脉内膜炎和小动脉周围炎。此又是其有别于典型结核结节的形态特征。树胶样肿后期可被吸收，发生纤维化，最后导致器官变形，但极少钙化，这与结核结节又有不同。梅毒树胶样肿可发生于体内任何器官，多见于皮肤、黏膜、肝、骨以及睾丸。

(三)后天性梅毒

后天性梅毒可分为一、二、三期。一、二期梅毒称早期梅毒，传染性强。三期梅毒又称晚期梅毒，传染性弱，常累及内脏，又称内脏梅毒。

1. 一期梅毒 梅毒螺旋体侵入人体后3周左右，在入侵的局部发生炎症反应，形成下疳，常为单个，呈圆形或椭圆形，直径约1 cm，表面可发生糜烂或溃疡，溃疡底部及边缘质硬，称硬性下疳。病变多见于男性阴茎冠状沟、龟头，女性子宫颈、阴唇，也可见于口唇、舌、肛周等处。镜下见病变部位有闭塞性动脉内膜炎和小动脉周围炎。

下疳出现后1～2周，局部淋巴结肿大，呈非化脓性增生性反应。经1个月左右，下疳多自然消退，仅留浅表的瘢痕，局部肿大的淋巴结也消退。临床上患者已无症状，病变处于静止状态，但体内的梅毒螺旋体仍在繁殖。

2. 二期梅毒　下疳发生后 7～8 周,体内梅毒螺旋体又大量繁殖入血。免疫复合物的沉积,致全身皮肤和黏膜广泛的梅毒疹,表现为口腔黏膜、掌心、足心等处的斑疹或丘疹,以及阴茎、肛周的扁平湿疣。此期伴发全身非特异性淋巴结肿大。镜下,病变呈血管周围炎改变,在病灶内可查见梅毒螺旋体。因此,该期梅毒的传染性强。梅毒疹可自行消退,再次进入无症状静止期,但梅毒血清反应仍然阳性。如此时给予治疗,可阻止其向三期发展。

3. 三期梅毒　常发生于感染后 4～5 年,病程长者可达 15～20 年之久。病变累及多个内脏,最常发生于心血管和中枢神经系统,其次为肝、骨和睾丸等器官,特征性的病变是形成树胶样肿。树胶样肿纤维化,瘢痕收缩,可引起严重的组织破坏,器官变形和功能障碍。

心血管梅毒主要侵犯主动脉,引起梅毒性主动脉炎、主动脉瓣关闭不全和主动脉瘤等,梅毒性主动脉瘤破裂常是患者猝死的主要原因。神经系统病变主要累及中枢神经和脑脊髓膜、脊髓末端等,可致麻痹性痴呆和脊髓痨。肝脏的病变主要为形成树胶样肿,肝脏呈结节性肿大,继而发生纤维化,瘢痕收缩,使肝呈分叶状。此外,病变常造成骨和关节损害,树胶样肿可导致骨折,鼻骨破坏后形成马鞍鼻,长骨、肩胛骨和颅骨亦常受累。睾丸树胶样肿可形成无痛性肿块,易误诊为肿瘤。

（四）先天性梅毒

根据被感染胎儿发病的早晚,先天性梅毒有早发性和晚发性两种类型。早发性先天性梅毒是指胎儿期或 2 岁内婴幼儿期发病的先天性梅毒,婴幼儿病变为皮肤黏膜广泛的大疱、大片剥脱性皮炎和梅毒疹等。晚发性先天性梅毒是在 2 岁以上幼儿发病的先天性梅毒,患儿发育不良,智力低下,可引发间质性角膜炎、神经性耳聋和小而尖的楔形门齿,此为本型梅毒的三联征,也可引发骨膜炎及马鞍鼻等病变。

三、获得性免疫缺陷综合征

获得性免疫缺陷综合征(acquired immunodeficiency syndrome,AIDS),简称艾滋病,是由人类免疫缺陷病毒(human immunodeficiency virus,HIV)感染引起的致命性传染病,以全身性严重免疫功能缺陷伴机会性感染、继发性肿瘤、神经系统症状为主要特征,临床上表现为发热、体重下降、乏力、全身淋巴结肿大和出现神经系统症状等。本病发病缓慢,传播迅速。1981 年 6 月,美国疾病预防控制中心首先报道本病,目前本病已遍布全球几乎所有国家和地区。1982 年 AIDS 传入我国,经过扩散,现已在普通人群中进入流行期。截至 2023 年,全球有约 3990 万 HIV 感染者和 AIDS 患者。

（一）病因与发病机制

1. 病因　AIDS 由 HIV 感染引起。HIV 属逆转录病毒科,是一种单链 RNA 病毒。目前,从 AIDS 患者中分离得到两个亚型 HIV,即 HIV-1 和 HIV-2。HIV-1 是世界各地,尤其是美国、欧洲和中非地区的常见类型,HIV-2 则主要在西非地区和印度等呈地方性流行。目前,我国已有 HIV-1 和 HIV-2 两个病毒类型及其 8 种亚型存在。

当前,HIV-1 的病毒结构已被研究清楚,由病毒核心和外膜组成,病毒颗粒呈圆形或椭圆形。病毒核心由两条 RNA 链(病毒基因组)、逆转录酶及核心蛋白 p17 和外壳蛋白 p24 构成,p24 是 HIV 感染后最易检测到的抗原,因此,其抗体常用于血清学筛查。病毒核心由来自宿主细胞的双层脂质膜包裹,膜上嵌有由病毒编码的糖蛋白,即外膜蛋白 gp120 和跨膜蛋白 gp41,它们在感染过程中起着重要作用。HIV-1 基因组包括 9 个基因,其中有的基因在编码核心蛋白、逆转录酶以及膜上的糖蛋白和调控病毒复制功能等方面发挥主要作用,但仍有部分基因的功能尚不清楚。现已发现,有的感染者通过血液途径感染了缺乏调控病毒复制基因(如 *nef* 基因)的 HIV 而未发展为 AIDS,这提示可将病毒调控蛋白(如 *nef* 基因编码的蛋白质)作为治疗 AIDS 的药物靶点,或以缺乏关键调控蛋白的 HIV 突变体作为疫苗。

2.发病机制 AIDS 主要累及免疫系统和中枢神经系统,其发病机制包括下述两个方面。

(1)HIV 感染 CD4$^+$ T 细胞:CD4 分子是 HIV 的主要受体。HIV 侵入人体后,通过其外膜上的糖蛋白 gp120 与 CD4$^+$ T 细胞膜上的 CD4 受体结合,同时,其又以趋化因子受体 CXCR4(淋巴细胞)和 CCR5(巨噬细胞或树突状细胞)作为共受体进行识别,即 HIV 须与 CD4 受体和共受体同时结合后才能进入细胞内。在逆转录酶的作用下,病毒 RNA 链合成反义 DNA 链,运送至细胞核,在多聚酶的作用下,复制为双股 DNA,经整合酶的作用,与宿主的基因组整合为环状病毒 DNA,即前病毒(provirus),此时其处于潜伏状态。经数月至数年临床潜伏期,前病毒被 TNF、IL-6 等因子激活,不断复制,在细胞内装配成新的病毒颗粒,以芽生方式释放入血,引起 CD4$^+$ T 细胞的溶解和死亡,同时侵犯其他靶细胞。由于 CD4$^+$ T 细胞在免疫应答中发挥核心作用,因此,在 HIV 的直接作用和间接作用下,CD4$^+$ T 细胞被大量破坏,功能受损,从而导致细胞免疫功能缺陷。因其他免疫细胞亦受损,因而可促进各种机会性感染和肿瘤的发生。

(2)HIV 感染单核巨噬细胞:HIV 还可侵袭存在于脑、肺和淋巴结等组织中的单核巨噬细胞。具体表现如下:①单核巨噬细胞表面有少量 CD4 分子,HIV 一方面通过外膜糖蛋白 gp120 与 CD4 结合的方式感染单核巨噬细胞,另一方面通过细胞的吞噬作用进入细胞,或经 Fc 受体介导的胞饮作用,使由抗体包被的 HIV 进入细胞;②在单核巨噬细胞内病毒可大量复制,但复制的病毒通常储存在胞质内,不似 CD4$^+$ T 细胞在胞膜上大量出芽。单核巨噬细胞能抵抗 HIV 致细胞病变的作用,故不会迅速被破坏,反而成为病毒的储存场所。因单核巨噬细胞具有游走功能,故会导致病毒扩散。一旦单核巨噬细胞携带 HIV 通过血-脑屏障,则可导致中枢神经系统感染,而感染 HIV 的单核巨噬细胞功能也有缺陷。

此外,淋巴结生发中心的滤泡树突状细胞也可因感染 HIV 而成为 HIV"储备池",因其树突表达 IgG 的 Fc 受体,故可与由 IgG 型抗体包被的 HIV 结合,病毒由此进入细胞内。

综上,HIV 感染导致机体严重的免疫功能缺陷,是 AIDS 发病的中心环节。

(二)传播途径

患者和无症状病毒携带者是 AIDS 的传染源。HIV 存在于宿主的血液、精液、子宫颈、阴道分泌物和乳汁中,唾液、尿液或眼泪等体液中偶尔可分离出病毒。AIDS 的传播途径包括:①性接触传播:AIDS 最常见的传播方式。全球的 HIV 感染约 75% 通过此途径传播,包括异性性接触、同性性接触和双性性接触。同性恋或双性恋男性曾是高危人群,但目前异性传播已成为全球 AIDS 流行的普遍传播方式。②血液传播:包括使用被病毒污染的针头进行静脉注射、输注含有病毒的血液和血液制品等。③母-婴传播:母体病毒经胎盘感染胎儿,或通过哺乳、黏膜接触等方式感染婴儿。④其他:医务人员或实验室人员职业性传播较少见。此外,约 5% 的感染不能确定其传播途径。

HIV 非常脆弱,可被普通的消毒剂和清洁剂所灭活,在干燥环境中不能存活,这限制了 HIV 的传播。HIV 一般不经食物、水、昆虫或无意接触而传播。

(三)病理变化

AIDS 患者各器官都有不同程度的病理变化,主要表现为淋巴组织的变化、机会性感染、继发恶性肿瘤。

1.淋巴组织的变化 淋巴结的变化包括早期淋巴组织反应性增生及晚期的淋巴组织耗竭。该动态过程中的形态学表现均为与 HIV 感染相关的特异性形态学表现。在这一系列改变中,生发中心的变化、滤泡网状带消失和小血管增生最为明显,且恒定存在。淋巴结病理组织学和免疫组织化学的变化与患者的免疫和临床状态有关。

病变早期,淋巴结肿大,滤泡明显增生,生发中心活跃,髓质内有较多的浆细胞。电子显微镜下或原位杂交检测显示 HIV 颗粒位于生发中心,主要集中于滤泡树突状细胞内,或出现于巨噬细胞和 $CD4^+T$ 细胞内。随着病变的发展,滤泡网状带开始被破坏,外层淋巴细胞减少或消失,可见小血管增生,生发中心被零落分割。副皮质区 $CD4^+T$ 细胞进行性减少,浆细胞浸润。以后网状带消失,滤泡界限不清。晚期淋巴结病变显示,淋巴结无淋巴滤泡和副皮质区之分,淋巴细胞明显减少,直至消失殆尽,只有少量巨噬细胞和浆细胞残留,淋巴结呈现一片荒芜。有的区域纤维组织增生,发生玻璃样变。有时可见机会性致病菌感染,特殊染色见大量分枝杆菌、真菌等病原微生物,但肉芽肿形成等细胞免疫反应性病变却很少见到。

胸腺、脾和消化道等处淋巴组织也表现为萎缩,淋巴细胞减少。

2. 机会性感染　AIDS 患者对各种病原微生物非常敏感,体内可有多种感染混合存在,特别是一些少见的混合性机会性感染。感染范围广,可累及各器官组织,以中枢神经系统、肺和消化道最多见。严重的免疫缺陷所致炎症反应常表现轻微而不典型。例如,AIDS 伴肺部结核分枝杆菌感染,虽然病灶中的结核分枝杆菌甚多,但很少形成典型的肉芽肿性病变。

多数(70%~80%)AIDS 患者可经历一次或多次肺孢子虫感染,约占因机会性感染而死亡病例的一半。因此,肺孢子虫感染对 AIDS 的诊断具有一定的参考意义。由 HIV 感染直接引起的神经系统疾病包括脑膜炎、亚急性脑病和痴呆等,这提示除淋巴细胞和巨噬细胞外,神经系统也是 HIV 感染的靶组织。约 70% 的患者中枢神经系统有弓形虫或新型隐球菌感染所致的脑炎或脑膜炎、巨细胞病毒和人乳头状瘤病毒感染所致的进行性多灶性白质脑病等。

3. 恶性肿瘤　约 1/3 AIDS 患者会发生 Kaposi 肉瘤,其他常见的继发肿瘤有淋巴瘤等。

(1)Kaposi 肉瘤:一种罕见的血管增殖性疾病。自 AIDS 出现以来,Kaposi 肉瘤发病率明显升高。研究表明,Kaposi 肉瘤起源于血管内皮细胞,部分可能来自淋巴管内皮。Kaposi 肉瘤可局限于皮肤和(或)黏膜,也可累及内脏。皮肤 Kaposi 肉瘤表现为局部红斑,周围出现由红变紫的瘀斑,有时呈结节状,可有坏死。Kaposi 肉瘤呈多中心性,不同部位的肿瘤并不是由一个原发肿瘤播散而来的。镜下,Kaposi 肉瘤主要由毛细血管样结构(血管裂隙)和梭形细胞构成,可见数量不等的红细胞,含铁血黄素沉着常见,有时可见一定数量炎症细胞浸润。

(2)淋巴瘤:非霍奇金淋巴瘤(NHL)在 AIDS 患者中发病率升高,与一般人群发生的 NHL 相比,具有以下特征。①在一般人群中相当罕见的中枢神经系统原发性 NHL,在 AIDS 患者却常见;②绝大多数(约 95%)是 B 细胞来源;③淋巴结外 NHL 发生率高,患者年轻,预后差;④部分(约 1/3)患者的 NHL 可能与 EB 病毒感染有关。

(四)临床病理联系

HIV 感染潜伏期较长,一般要经几个月至 10 年或更长时间才可发展为 AIDS。据美国疾病预防控制中心和 WHO 修订的 HIV 感染的临床分类,AIDS 分为以下三种类型:A 类,包括急性感染、无症状感染以及持续性全身淋巴结肿大综合征;B 类,包括免疫功能低下时出现的 AIDS 相关综合征、继发性细菌感染和病毒感染以及淋巴瘤等;C 类,患者有严重的免疫功能缺陷,出现机会性感染、继发性肿瘤和神经系统症状等表现。

AIDS 预后差。因此,大力开展 AIDS 的预防工作,对防止其流行具有重要的作用。

第六节　阿米巴病

阿米巴病(amebiasis)是一种由溶组织内阿米巴原虫感染人体而引起的寄生虫病。此原虫主要寄生于结肠,但也可侵犯肝、肺、脑以及其他器官。若肠管受累,则称为肠阿米巴病,因常出现腹痛和腹泻等痢疾症状,故又称阿米巴痢疾,属于肠道的原发性损伤。肠外组织器官受累,则称为肠外阿米巴病。

一、肠阿米巴病

(一)病因和发病机制

溶组织内阿米巴原虫生活史有滋养体和包囊两个阶段。阿米巴病主要是因摄入被成熟包囊污染的水和食物而发生,慢性阿米巴病患者或包囊携带者是重要传染源。因囊壁有抗胃酸作用,故包囊在进入胃内后不被破坏,经肠液的作用脱囊,发育为小滋养体。若结肠功能正常,人体抵抗力强,肠内环境不适宜小滋养体生长,则其不能分裂繁殖,而是形成成熟包囊,随粪便排出体外。若结肠功能紊乱,人体因受凉、营养不良致抵抗力降低,肠内环境适宜小滋养体生长繁殖,同时若肠黏膜受损,小滋养体便可侵入肠壁,在其中大量生长繁殖,转变为大滋养体,吞噬红细胞和组织细胞碎片,破坏肠壁组织,引起病变。

溶组织内阿米巴原虫的致病机制比较复杂,至今尚未完全研究清楚,其致病作用可能与下列因素有关:①滋养体对宿主细胞的接触溶解,该作用与其胞膜上存在的某些酶有关;②滋养体表面有丝状伪足,具有吞噬宿主细胞等作用;③阿米巴滋养体能生成一种细胞毒素——肠毒素,其可损害肠黏膜并引起腹泻。

(二)病理变化

肠阿米巴病是一种以组织液化坏死为主的变质性炎症,主要发生于盲肠、升结肠,其次为乙状结肠、直肠,重者可累及全部结肠和回肠末段。典型的病变特征是形成口小底大的烧瓶状溃疡。根据病程,肠阿米巴病分为急性期和慢性期。

1. 急性期 病变早期由于阿米巴滋养体侵入黏膜固有层,使其溶解坏死,故在肠黏膜表面可见多个隆起而散在分布的灰黄色斑点状坏死灶或浅表溃疡。此后,坏死灶扩大为圆形纽扣状。若病变进一步发展,阿米巴滋养体穿过黏膜肌层到达黏膜下层,可引起更为广泛的组织坏死。坏死组织液化脱落后,形成特征性的口小底大的烧瓶状溃疡,具有诊断价值。溃疡呈潜行性,常深达黏膜下层,内有残留的坏死组织。在坏死组织与正常组织交界处常可找到阿米巴滋养体。溃疡周围组织有充血、水肿、出血及少量淋巴细胞、浆细胞浸润。溃疡若扩大,可相互合并,在黏膜下互相沟通形成隧道状,其表面黏膜大块坏死脱落,形成巨大溃疡。若未合并细菌感染,溃疡间的黏膜大多完好,无明显炎症反应。本期病变多可治愈,少数因治疗不当而转为慢性。

2. 慢性期 本期肠壁病变较为复杂,组织损伤与修复同时存在。原有溃疡有的已愈合,有的则继续扩大,同时新的溃疡又在形成。新旧病变并存,可引起肠黏膜及肠壁纤维组织增生,形成息肉以及导致肠壁增厚、变硬,甚至肠腔狭窄。有时因肉芽组织过度增生而形成局限性包块,称为阿米巴肿,临床上易误诊为结肠癌,需注意鉴别。本期病变多可治愈,少数患者因肠腔狭窄或阿米巴肿而发生肠梗阻。

肠阿米巴病的并发症包括肠出血、肠穿孔、肠腔狭窄、阿米巴肛瘘及阑尾炎等。肠出血多见于急性期,由阿米巴滋养体侵蚀肠壁小血管引起,多为少量出血。若侵蚀较大血管,致反复大出血,可危及生命。肠穿孔多见于重症患者,因溃疡深达肠壁浆膜层而引起,常发生于回盲部。急性穿孔可致弥漫性腹膜炎,但少见,慢性穿孔较常见,因穿孔前与周围组织已有粘连,多引起局限性腹膜炎。肠梗阻较少见,由肠腔狭窄、阿米巴肿或肠粘连引起。

二、肠外阿米巴病

肠外阿米巴病多为继发性。肠壁中阿米巴滋养体侵入肠壁小静脉,经血道播散到肝、肺、脑、皮肤等器官而引起肠外阿米巴病,以阿米巴肝脓肿最为常见。

1. 阿米巴肝脓肿 多发生于肠阿米巴病发病后 1～3 个月。多位于肝右叶,主要是盲肠和升结肠病变中的滋养体随肠系膜上静脉血液进入肝右叶所致。早期脓肿一般为多个,大小不等,多较小,以后可相互合并成大的单个脓肿,直径可达 12～20 cm。脓肿内容物不是脓液,而是液化坏死组织与陈旧性出血混合后形成的棕褐色果酱样物质。脓肿壁附有破棉絮状、未彻底坏死的组织,壁内有少量淋巴细胞和单核细胞浸润,在坏死组织与正常组织交界处可找到阿米巴滋养体。若未合并细菌感染,一般见不到脓细胞。故阿米巴肝脓肿与一般化脓性细菌引起的脓肿不同,只是习惯上沿用"脓肿"名而已。慢性脓肿外层由肉芽组织和纤维组织包绕,周围肝组织正常。

2. 阿米巴肺脓肿 很少见,多数由阿米巴肝脓肿穿过横膈扩散至肺所致,少数由血道播散至肺引起。脓肿多位于右肺下叶,常与肝脓肿互相连通,多为单发性,脓肿内容物为棕褐色果酱样液化坏死物质。如脓肿破入支气管,坏死物质排出后可致肺空洞形成。镜下,可见局限性肺炎伴脓肿形成。

3. 阿米巴脑脓肿 极少见,常由肠、肝或肺病变中的阿米巴滋养体经血道播散至脑而引起,局部组织液化性坏死,多位于大脑半球,常为多发性,脓肿形态特点与肝、肺所见基本相同。

第七节 血 吸 虫 病

血吸虫病(schistosomiasis)是由血吸虫(schistosome)寄生于人体所引起的一种严重的地方性寄生虫病。人体一般通过皮肤接触含尾蚴的疫水而感染,主要病变为肝与结肠内由虫卵囤积而引起的肉芽肿。血吸虫又称裂体吸虫,寄生于人体的血吸虫有 6 种,以日本血吸虫、曼氏血吸虫、埃及血吸虫较常见。此外,还有间插血吸虫、湄公血吸虫等。WHO 于 2022 年 2 月发布了《WHO 控制和消除人体血吸虫病指南》。目前全球有 78 个国家和地区存在血吸虫病传播,约 7.79 亿人面临感染风险,2019 年至少有 2.366 亿人需获得预防性治疗。我国只有由日本血吸虫引起的血吸虫病,流行于长江中下游及其以南 12 个省、自治区和直辖市。

一、病因和感染途径

血吸虫的生活史可分为成虫、虫卵、毛蚴、母胞蚴、子胞蚴、尾蚴和童虫等阶段,成虫以人体或牛、猪、羊等其他哺乳动物为终宿主,自毛蚴至尾蚴的繁殖发育阶段以钉螺为中间宿主。

血吸虫病患者或病畜含虫卵的粪便污染水体,在适宜条件下,虫卵在水中孵出的毛蚴浮游于水面下,钻入适宜的中间宿主钉螺进行分裂繁殖,经 40～60 天母胞蚴和子胞蚴阶段,发育成尾蚴,尾蚴再次进入水中。当人、畜接触疫水时,尾蚴便钻入其皮肤(感染人、畜),脱去尾部发育成童虫。童虫侵入淋巴管或小血管而进入静脉系统,经右心和肺循环,穿过肺毛细血管到左心入体循环而运送到全身。只有进入肠系膜静脉的童虫才能发育为成虫并交配产卵,虫卵随血流进入肝,逆流入肠壁,于肠壁内形成病变,其中的虫卵可突破黏膜而进入肠腔,随粪便排出体外,然后重演其生活周期。尾蚴进人体后约经 35 天,即可在粪便中查到虫卵。粪便查虫卵遂成为一种简便的诊断方法。日本血吸虫虫卵在组织内的寿命约为 21 天,成虫在体内的平均寿命约为 4.5 年,最长可达 40 年之久。

二、病理变化

血吸虫的生活史复杂,其发育过程中的尾蚴、童虫、成虫和虫卵均可对宿主造成一系列损伤和导致宿主发生复杂的免疫病理反应。尾蚴、成虫和童虫所致损伤较轻微,而虫卵沉积于肝、肠等器官组织内诱发的虫卵肉芽肿及其纤维化是血吸虫病的主要病理基础,故虫卵引起的病变最严重。

(一)尾蚴和童虫引起的病变

1.尾蚴性皮炎　尾蚴侵入皮肤引起的炎症反应,称为尾蚴性皮炎(cercarial dermatitis),又称游泳者皮炎。患者在尾蚴侵入皮肤后数小时到2~3日内,局部皮肤出现瘙痒的红色丘疹,数日后自行消退。镜下,病变主要为真皮内一种急性过敏性炎症,毛细血管扩张、充血,伴有出血、水肿,初为中性粒细胞和嗜酸性粒细胞浸润,后有巨噬细胞浸润。其发生与Ⅰ型及Ⅳ型变态反应有关。

2.肺部病变　童虫在宿主体内移行时,引起所经过器官的血管炎和血管周围炎,以肺组织最为明显。肺出现充血、水肿、点状出血、嗜酸性粒细胞和巨噬细胞浸润及毛细血管栓塞或破裂等。其发病机制除与童虫穿破肺泡壁毛细血管进入肺组织内的机械作用有关外,还与其代谢产物或虫体死亡后蛋白质分解产物所致人体组织的变态反应有关。患者可出现发热、咳嗽和痰中带血等,但症状很快消失。

(二)成虫引起的病变

成虫对门静脉及肠系膜静脉内膜的机械损伤较轻,但死亡虫体分解的毒性物质可致静脉内膜炎、血栓性静脉炎及静脉周围炎等病变。成虫代谢产物、分泌物、排泄物的致敏和毒性作用,可致患者贫血、脾大、嗜酸性粒细胞增多。在肝、脾增生患者的巨噬细胞内,常见黑褐色血吸虫色素沉着,此为成虫吞噬红细胞后,在虫体内蛋白酶作用下,血红蛋白被分解而成的一种血红素样色素。在死亡成虫的周围,组织坏死并有大量嗜酸性粒细胞浸润,可形成嗜酸性脓肿。

(三)虫卵引起的病变

血吸虫病的复杂病理变化和严重后果,主要由虫卵的沉积引起。多数虫卵为成熟虫卵,形成特征性的虫卵肉芽肿性病变,即血吸虫性肉芽肿。在组织内按其病变发展过程可分为急性虫卵结节和慢性虫卵结节两种。虫卵主要沉积于宿主的乙状结肠和直肠肠壁及肝,也可沉积于回肠末段、阑尾等处。未成熟的虫卵无毒性分泌物产生,它在组织中的沉着仅由机械刺激引起轻度的纤维组织增生反应。

1.急性虫卵结节　由于成熟虫卵分泌的可溶性虫卵抗原(soluble egg antigen,SEA)作用,虫卵周围形成一片无结构的颗粒状坏死物质及大量嗜酸性粒细胞浸润,病变形态类似脓肿,故称嗜酸性脓肿。肉眼观,病变为灰黄色、粟粒至绿豆大小的结节。镜下,结节中央常有一至数个成熟虫卵,卵壳薄、色淡黄、折光性强,卵内毛蚴呈梨状。在成熟虫卵的表面有时附有嗜酸性的放射状火焰样棒状体(抗原抗体复合物),即何博礼现象。在其周围是大量变性、坏死的无结构颗粒状物质及嗜酸性粒细胞,其间可见菱形或多面形、屈光性强的蛋白质Charcot-Leyden结晶,该结晶由嗜酸性粒细胞内的嗜酸性颗粒融合而成。随后坏死组织周围可产生少许肉芽组织,其中有以嗜酸性粒细胞为主的炎症细胞浸润。随着病变的发展,肉芽组织逐渐向虫卵结节的中央生长,代替坏死组织,嗜酸性粒细胞减少,并出现围绕结节呈放射状排列的上皮样细胞层,构成晚期急性虫卵结节,并逐渐演变为慢性虫卵结节。

2.慢性虫卵结节(虫卵肉芽肿)　急性虫卵结节形成10余天后,虫卵内毛蚴死亡,坏死物质被吸收,虫卵破裂或钙化,其周围出现巨噬细胞并转变为上皮样细胞,可见多核异物巨细胞(可吞噬虫卵)和淋巴细胞浸润,其形态类似结核结节,故称为假结核结节(pseudotubercle)。最后结节纤维化、玻璃样变,其中卵壳碎片及钙化死卵可长期残留,是诊断血吸虫病的重要病理学依据。

三、主要器官的病变及其后果

1. 结肠病变　可累及全部结肠,但以乙状结肠为主。虫卵首先栓塞在肠黏膜及黏膜下层的小静脉中,形成急性虫卵结节。肉眼见肠黏膜充血、水肿,形成灰黄色、细颗粒状、扁平稍隆起的斑片状病灶。随后该处组织坏死,形成大小不等、边缘不规则的浅表小溃疡,此时患者出现腹痛、腹泻和血便等痢疾样症状。急性虫卵结节反复沉积及不断转变为慢性虫卵结节,后期纤维化使肠壁增厚、变硬,严重者肠腔狭窄引起肠梗阻。因虫卵结节纤维化及肠壁结缔组织增生,虫卵很少能排入肠腔,故粪检难以查到虫卵,若用直肠镜钳取组织,做压片检查,可获阳性结果。

此外,有的病变处部分黏膜可呈局灶性增生并形成多发性小息肉,一些慢性病例可并发管状或绒毛状腺瘤甚至腺癌,多见于乙状结肠和直肠,其发生可能是在肠黏膜息肉样增生的基础上逐渐演变而来。肝血吸虫病流行区结肠癌发病率高,且发病年龄较轻。因此,流行区应提倡开展结肠癌的普查。阑尾壁内也常有钙化虫卵的沉积,其与阑尾炎的发生有一定关系。流行区阑尾炎手术切除标本的病理学检查,有时可为本病的诊断提供依据。

2. 肝　肝是虫卵沉积最多之处(因随门静脉血流而入),病变发生最早,也最严重,以肝左叶较为明显。

急性期,肝轻度肿大,表面及切面见灰白色或灰黄色、粟粒至绿豆大小的结节。光镜下,门管区周围有较多急性虫卵肉芽肿,肝窦扩张充血,Kupffer 细胞增生,细胞质内常见被吞噬的血吸虫色素。肝细胞可见受压萎缩或水样变性及小灶性坏死。临床上有肝大及肝压痛等表现。

慢性期,因纤维组织增生致肝发生纤维化。肉眼观,轻度感染时仅在门管区形成少量慢性虫卵结节,临床上可无明显症状。重度或重复感染时,肝内虫卵反复沉积,门管区除慢性虫卵结节以及钙化的虫卵外,可见大量纤维结缔组织增生,导致肝严重的纤维化而使其质地变硬,体积缩小,形成血吸虫性肝硬化。肝表面不平,由浅沟纹分割肝表面而形成许多直径 3～5 cm 的不规则微隆起区,有时呈结节状,一般不呈细小颗粒状,少数严重者可形成粗大隆起的结节。切面上,增生的结缔组织沿门静脉分支呈树枝状分布,因而血吸虫性肝硬化又称为干线型或管道型肝硬化。光镜下,门管区内见大量慢性虫卵结节,伴多量纤维组织和小胆管增生及慢性炎症细胞浸润。肝小叶破坏较轻,因而结构尚完整,无假小叶形成。但门静脉分支虫卵的栓塞、静脉内膜炎和血栓形成,以及增生的结缔组织对门静脉分支的阻塞和压迫,均可导致门静脉压力增高。肝内这种门静脉阻塞是窦前性的,由此引起的门静脉高压出现较早而且严重,临床上患者常较早出现大量腹水、巨脾和食管静脉曲张等表现。

3. 脾　病变早期脾略大,主要由成虫的代谢产物使脾内巨噬细胞增生所致。后期脾明显增大,重量增加,可达 1 kg 乃至 4 kg 以上,形成巨脾,此为门静脉高压引起的脾慢性淤血和结缔组织增生所致。肉眼观,脾表面呈青紫色,质地坚韧,包膜增厚。切面呈暗红色,可见棕黄色含铁小结,主要由陈旧性出血、增生的纤维组织以及钙盐和铁质沉积于胶原纤维构成,有时可见多数梗死灶。光镜下,脾窦扩张充血,窦内皮细胞及网状细胞和巨噬细胞增生,增生的巨噬细胞内可见血吸虫色素沉着。脾髓内、血管周围及脾小梁的结缔组织增生,脾小体萎缩,数量减少,中央动脉管壁增厚,发生玻璃样变,脾内偶可发现虫卵结节。临床上可有脾功能亢进的表现,如贫血、白细胞和血小板减少等。

4. 异位血吸虫病　血吸虫成虫在门脉系统以外的静脉内寄生称异位寄生,门脉系统以外的器官或组织内的血吸虫虫卵肉芽肿则称为异位血吸虫病,以肺和脑多见。由侧支循环进入肺内的血吸虫虫卵可引起肺动脉炎,甚至可导致肺源性心脏病。急性血吸虫病患者肺内可形成粟粒大至黄豆大的急性虫卵结节,周围肺泡内常出现浆液性炎和出血性炎,X 线检查似肺粟粒性结核的表现,易误诊。脑的病变多见于大脑顶叶皮质部位或额叶和枕叶,主要表现为不同时期的虫卵结节形成及胶质细胞增生,脑组织有水肿。临床上可出现癫痫发作及疑似颅内肿瘤的占位性病变等表现。

此外,儿童时期若反复感染血吸虫,可导致垂体萎缩,功能低下,引起代谢和生长发育障碍,形成侏儒症。

第八节 棘球蚴病

棘球蚴病(echinococcosis)又称包虫病(hydatid disease),是棘球绦虫的幼虫(棘球蚴,又称包虫)寄生于人体所致的一种人兽共患寄生虫病。寄生于人体的棘球蚴有细粒棘球绦虫(Echinococcus granulosus)和泡状(多房)棘球绦虫的幼虫。由泡状棘球绦虫引起的泡状棘球蚴病(又称泡型棘球蚴病)分布于北美、欧洲、亚洲北部大部分区域。我国以细粒棘球绦虫引起的细粒棘球蚴病(又称囊型棘球蚴病)多见,分布于新疆、青海、甘肃、内蒙古、宁夏、西藏和四川西部等省、自治区,是广大牧区最常见、最严重的寄生虫病。

一、细粒棘球蚴病

(一)病因及感染途径

细粒棘球绦虫的成虫雌雄同体,寄生于终宿主犬、狼等食肉动物的小肠上段,由头节、幼节、成节和孕节等组成。孕节内含感染性虫卵,成熟后随终宿主粪便排出,污染土壤、牧草、水源等,当其被中间宿主人或牛、羊等食入后,在胃或十二指肠内胆汁和消化酶作用下孵化为六钩蚴,钻入肠壁血管,随血流经门静脉入肝,故肝棘球蚴病最多见。少数六钩蚴可通过肝静脉经右心到肺,极少数又可经肺循环到达全身各器官。六钩蚴也可侵入肠壁淋巴管,通过胸导管入血传至全身各处。幼虫经数月发育为囊状的棘球蚴或包虫囊,存活时间可达数十年,囊内含原头蚴,可发育为成虫。

(二)发病机制及病理变化

棘球蚴可对邻近组织器官造成机械性压迫,导致组织细胞萎缩、变性、坏死和功能障碍。棘球蚴的代谢产物、棘球蚴液的溢出等均可引起机体中毒和过敏反应,有时伴胃肠功能紊乱。若大量囊液溢出并进入血液循环,所含异种蛋白常可引起患者严重的过敏性休克而致其死亡。包虫囊生长发育过程中摄取宿主营养,也会影响宿主健康。

六钩蚴侵入器官组织后,引起巨噬细胞和嗜酸性粒细胞浸润,多数六钩蚴被吞噬消灭,仅少数存活发育成圆形或不规则形、大小不一、单房包虫囊。包虫囊生长缓慢,囊内充满无色或微黄色液体,所含蛋白质具有抗原性,悬浮在囊液中的原头蚴、生发囊、子囊、孙囊统称为棘球蚴砂。囊壁有内、外囊之分。外囊由宿主组织反应引发浸润的上皮样细胞、异物巨细胞、嗜酸性粒细胞和增生的成纤维细胞及纤维包膜构成,棘球蚴在外囊保护下可在宿主体内寄生。内囊为包虫囊壁,分为内、外两层。内层为生发层,由单层或多层生发细胞构成,具有芽生增殖能力,向囊内形成许多小突起,后变成单层小囊泡,即生发囊,内含大量头节;生发囊脱落发育为子囊,其内壁又可生出原头蚴。子囊与母囊结构相同,多达数百个,可再产生生发囊和孙囊,如此祖孙数代同在一个包虫囊内。生发层偶尔可向外芽生形成外生囊。外层为白色半透明的角皮层,似粉皮,具有吸收营养物质和保护生发层的作用,镜下为平行排列、红染的板层状结构。棘球蚴在生长过程中

Note

可因囊液不足或损伤而退变死亡,囊液逐渐吸收浓缩为泥沙样物,母囊与子囊可发生钙化。

(三)主要器官病变及临床病理联系

棘球蚴可寄生于人体任何部位,但最多见于肝,其次为肺,其他如肌肉、脑、骨、心、肾、眼、甲状腺等处少见。

1.肝棘球蚴囊肿 多位于肝右叶膈面,一般单发,肝大,可有肝区不适。囊肿逐渐增大,压迫周围肝组织,使肝细胞萎缩、变性或坏死。囊肿外纤维组织增生,形成外囊。肝内小胆管及血管可因受压而移位,被包入外囊。巨大囊肿可使横膈抬高,活动受限,若压迫胆总管,则可引起阻塞性黄疸,也可压迫门静脉致门静脉高压。

2.肺棘球蚴囊肿 多位于右肺下、中叶,常位于肺的周边区,一般单发。肺内丰富的血液循环、疏松的组织结构及胸腔的负压吸引都有利于肺棘球蚴囊的生长。肺组织因囊肿压迫可发生肺萎陷和纤维化。患者可出现胸部隐痛、刺激性咳嗽、呼吸困难等。因囊肿壁较薄,容易破裂,其内容物进入支气管,可致支气管肺炎,患者可突然咳出大量清水样囊液或粉皮样囊壁和囊砂,临床表现为阵发性呛咳,可伴有过敏反应;大量内容物突然进入支气管,可引起窒息;若囊肿内容物被咳出体外,则病变可自行痊愈。若囊肿内容物进入胸腔,则可引起棘球蚴性胸膜炎。患者继发感染时,有高热、胸痛、咳脓痰等临床表现。

二、泡状棘球蚴病

(一)病因和发病机制

泡状棘球绦虫的成虫主要寄生于狐等野生动物,其次为狗、狼、猫等。人因误食虫卵而感染,但人并非适宜中间宿主,中间宿主主要是鼠类。泡状棘球蚴主要寄生于肝,六钩蚴在肝先有囊泡出现,后在囊腔周围形成生发层和无细胞的角皮层,生发层通过外生性出芽方式发育成泡状棘球蚴,由无数小囊泡组成,形似一串葡萄或肺泡样组织。

(二)病理变化

泡状棘球蚴通常累及肝右叶,病变较细粒棘球蚴病严重,分为巨块型、结节型和混合型。肉眼观,表面可见质地坚硬的隆起肿块,切面囊泡常呈灰白色,蜂窝状或海绵状。囊泡内容物为豆腐渣样蚴体碎屑或不透明的稀薄液体。若发生变性、坏死或溶解,则为黄色黏稠的胶冻状液体。继发细菌感染,可见脓肿形成。囊泡外周无完整纤维包膜,与周围组织分界不清。外生性子囊可向周围组织、器官浸润,并可侵入血管或淋巴管,播散至脑、肺、肾、心等处。镜下见肝组织中散在大小不等的泡状蚴小囊泡,常仅见角皮层,偶可见单细胞性生发层,原头蚴少见。囊泡周围见嗜酸性粒细胞浸润,伴结核样肉芽肿形成和纤维组织增生。囊泡间及周围肝细胞因受压或过敏反应而发生萎缩、变性、淤胆或凝固性坏死,纤维组织增生等,最后可致肝硬化。

(三)临床病理联系

临床上患者出现肝区疼痛、肝功能损害。晚期肝明显肿大,触诊肝结节硬如石块,有时易误诊为肝癌。若泡状棘球蚴播散至肺、脑等部位,可导致相应的呼吸道和神经系统症状,如咯血、气胸、癫痫、偏瘫等。如侵及肝内外胆管、门静脉分支,或晚期出现肝硬化,可引起黄疸、门静脉高压、肝功能衰竭等。

知识拓展

在临床上,肿瘤是常见病、多发病,尤其恶性肿瘤会对人类健康造成严重威胁。研究发现,寄生虫可作为病原体侵入人体导致机体发生寄生虫病,同时还可能导致某些肿瘤的发生。例如,日本血吸虫可致结直肠癌,埃及血吸虫可致膀胱癌,华支睾吸虫可致肝癌等。近年来,随着对寄生虫与肿瘤关系研究的深入,人们发现蠕虫流行区的乳腺癌、前列腺癌等恶性肿瘤发病率较低,弓形虫、疟原虫等寄生虫可抑制肿瘤生长,某些抗肿瘤药物也具有抗寄生虫的效果。因此,充分认识寄生虫与肿瘤的关系,对防治寄生虫感染及某些肿瘤的发生都有积极的意义。

(济宁医学院 姜晓刚)

在线答题

第十六章　疾病的病理诊断和研究方法

病理诊断(pathologic diagnosis)分为细胞病理诊断和组织病理诊断,通过对活体组织、细胞病理学标本进行肉眼形态观察和镜下特征分析甚至结合免疫诊断、分子诊断对疾病做出诊断。病理诊断为临床确定疾病性质、制定治疗方案、评估疾病预后提供重要依据。病理诊断和研究方法多样,其中通过肉眼的大体观察和光学显微镜下的形态学研究是病理诊断和研究中最基础、最经典的方法。随着生物医学新技术的发展,一些新的先进技术手段已经应用在疾病的研究和病理诊断中。

第一节　大体、组织和细胞病理学技术

一、大体观察

大体观察主要运用肉眼、量尺、磅秤等辅助工具,对所检标本的病变性状进行细致的观察及检测。病理标本的大体观察应注意病变大小、重量、形状、包膜、切面、颜色、硬度、边界、与周围组织的关系等。通过对病理标本的大体观察不仅能够了解病灶整体形态的异同,而且可初步判断相应的病变性质、加深对疾病的病理认识,为显微镜下选择进一步的诊断方法提供方向。

二、组织病理学观察

收集病变组织后,用福尔马林固定,石蜡包埋,苏木素和伊红(HE)染色后,再用光学显微镜观察。通过观察分析病变特点,做出疾病的病理诊断。若不能做出诊断,则需要结合进一步的特殊染色、免疫组织化学染色和分子病理诊断技术。

三、细胞病理学观察

细胞病理学是对人体的脱落细胞,或用细针穿刺吸取的细胞进行涂片、固定、染色后,在显微镜下观察细胞形态、细胞类型、细胞组成、细胞数量、细胞排列方式、细胞外物质等来进行肿瘤的诊断与鉴别诊断。细胞病理学包括脱落细胞学和针吸细胞学(或称细针穿刺细胞学)。细胞病理学制片技术有传统涂片、液基薄层细胞学制片以及细胞块检查。常用染色方法有巴氏染色、HE染色等。该方法操作简单,患者创伤小,易于接受,但是诊断结果只具有参考性,还需进一步活检证实。

四、液体活检技术

肿瘤细胞释放的 DNA、RNA 和蛋白质等可溶性分子通过血液循环系统传播到其他部位,形成循环肿瘤标志物。液体活检(liquid biopsy)通过分析血液中的循环肿瘤标志物,包括循环肿瘤DNA(ctDNA)、循环肿瘤细胞(CTC)和外泌体(exosome),可以检测肿瘤存在与否、评估其进展

和治疗反应,甚至进行个体化治疗决策。

液体活检是新兴的肿瘤诊断技术,与传统检测手段相比具有创伤性小、取样便捷、可实时动态检测等优势,在肿瘤早期筛查、分子分型、复发监测和预后评估等方面发挥重要作用。

第二节 组织化学与免疫组织(细胞)化学技术

一、组织化学

组织化学(histochemistry)也称为特殊染色,通过应用某些能与组织或细胞的化学成分进行特异性结合的显色试剂,显示病变组织、细胞的特殊化学成分,同时又能保存组织原有的形态改变,实现形态与代谢的结合。如网状纤维染色可用于鉴别癌与肉瘤,PAS染色可用于证实糖原、中性黏液、基膜、某些真菌和寄生虫等存在与否。

二、免疫组织化学与免疫细胞化学

免疫组织化学(immunohistochemistry,IHC)和免疫细胞化学(immunocytochemistry,ICC)技术是应用免疫学基本原理——抗原抗体反应,对组织或细胞内抗原或抗体物质进行定性和定位的组织化学技术。

免疫组织化学和免疫细胞化学技术按照标记物的种类可分为免疫荧光法、免疫酶法、免疫铁蛋白法、免疫金法及放射免疫自显影法等。

(一)免疫荧光法

免疫荧光法(immunofluorescence method)的基本原理是将已知的抗体分子标记上某种带有荧光特性的荧光素,当与抗原反应时,形成的复合物上就带有荧光素,在荧光显微镜下就可以看见发出荧光的抗原抗体结合部位,在此部位检测出抗原。常用的荧光素有异硫氰酸荧光素(fluorescein isothiocyanate,FITC)和四甲基异硫氰酸罗丹明(TRITC)。FITC发出明亮的黄绿色荧光,是最常用的标记抗体的荧光素。四甲基异硫氰酸罗丹明是罗丹明(rhodamine)的衍生物,发出橙红色荧光,与FITC发出的黄绿色荧光对比鲜明,常用于双标记染色。免疫荧光法虽然具有操作简便、灵敏度高、特异性高的优势,但同时有很多不足之处,尤其是存在标本因荧光猝灭不能长期保存的问题。

按照抗原抗体反应的结合步骤,免疫荧光法可分为直接法、间接法和补体法。

(二)免疫酶法

免疫酶法是借助酶细胞化学等手段显示组织抗原(或抗体)的新技术,是在免疫荧光法的基础上发展起来的。与免疫荧光法相比较,免疫酶法具有以下优点:酶反应产物既能在一般的普通光学显微镜下观察,也可在电镜下观察,使灵敏度进一步提高;同时标本能长期保存,并能加设HE染色等其他复染,有利于将被标记物与病变的形态学改变相联系(定性与定位),弥补了免疫荧光法的不足。

免疫酶法的基本原理是将酶以共价键的形式结合在抗体上,制成酶标抗体,当形成免疫复合物后,酶特异性地催化底物发生反应,生成有色的不溶性产物或具有一定电子密度的颗粒,在光镜或电镜下进行观察。

Note

305

在实际工作中,最常用的示踪剂是辣根过氧化物酶(horseradish peroxidase,HRP)和碱性磷酸酶(alkaline phosphatase,AKP),除此之外,还有葡萄糖氧化酶(glucose oxidase,GOD)等,但因其形成的不溶性色素扩散作用较大,在应用上受到很大限制。

HRP 广泛分布于植物界,因其辣根含量最高而得名。它是由无色酶蛋白和深棕色的铁卟啉结合而成的一种糖蛋白(糖占 18% 左右),易溶于水和 58% 以下的饱和硫酸铵溶液,其活性部分为铁卟啉,称辅基。HRP 的底物有 3,3-二氨基联苯胺(DAB)和 3-氨基-9-乙基咔唑(AEC),分别显示棕色和红色。

碱性磷酸酶是一种催化磷酸基因水解的酶,该酶在许多人体组织或动物组织中有分布,如肝、胎盘、白细胞、肾、小肠等,最适 pH 为 9.8,其活性受底物及其浓度、缓冲液及其离子浓度等因素影响。碱性磷酸酶的常用底物有氯化硝基四氮唑蓝/5-溴-4-氯-3-吲哚磷酸盐(NBT/BCIP)、坚牢蓝和坚牢红。

葡萄糖氧化酶所催化的底物为葡萄糖,终产物比较稳定,为不溶性的蓝色沉淀。因哺乳动物组织内不存在内源性葡萄糖氧化酶,可以很好地避免内源性酶的干扰。但是,葡萄糖氧化酶分子较 HRP 大 3 倍,具有较多的氨基,在标记时易形成广泛的聚合而影响酶的活性。

免疫酶法可以分为以下几种。

1. 直接法　直接法是用酶标记的特异性抗体直接与标本中的相应抗原反应并显色的方法(图 16-1,直接法)。

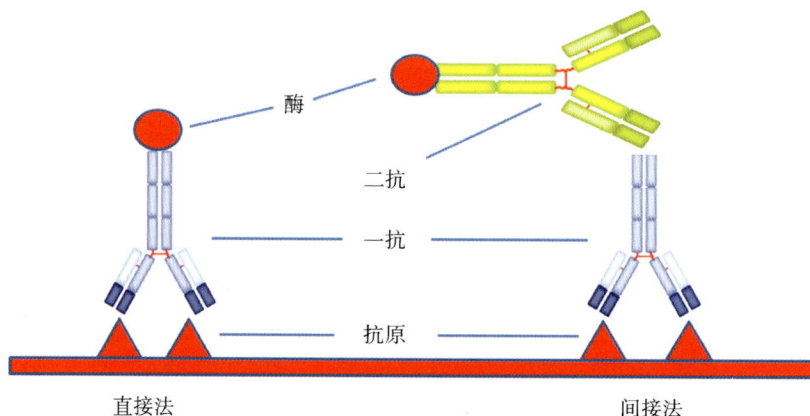

图 16-1　免疫酶法(直接法和间接法)

直接法利用特异的酶催化相应底物。以 HRP 为例,HRP 的底物是 H_2O_2,在反应过程中,酶与 H_2O_2 形成初级复合物,当电子供体存在时,反应以一定的速度形成中间产物,然后迅速生成水,酶被还原,电子供氢体被氧化、聚合,再经氧化环化,最后形成吲哚胺多聚体,出现不溶性棕褐色沉淀,达到定位、定性、定量的目的。

直接法简便、快速、特异性强,非特异性背景反应低。其缺点是每种抗原必须分别用其相应抗体的酶标记物,且敏感性较低。

2. 间接法　间接法是先用未标记的特异性抗体(一抗)与标本中相应抗原反应,再用抗一抗的酶标抗体与结合在抗原上的一抗(即特异性抗体)反应的方法(图 16-1,间接法)。例如,第一次使用的抗体(一抗)是由家兔产生的,则第二次使用的抗体(二抗)必须是抗兔抗体的免疫球蛋白。常用的二抗有羊抗兔或兔抗鼠的酶标记物。

间接法的优点是用一种酶标二抗就可与多种特异性一抗反应,且敏感性较高。

3. 酶桥法　酶桥法是以识别特异性种属的免疫球蛋白 Fc 段为桥,将酶标抗体和识别免疫反应的抗体结合,避免了化学反应过程中对酶活性和抗体效价的不良影响。其基本原理是用酶免疫动物,制备高效价、特异性强的抗酶抗体,然后用二抗作桥,将抗酶抗体和特异性的一抗(即联结在组织抗原上的抗体)连接起来,再将酶结合在抗酶抗体上,经过酶催化底物的显色反应后,显示出抗原所在的部位及含量。作为桥的二抗(即桥抗)必须对特异性抗体(一抗)和酶抗体都具有特异性,这样才能将二者连接起来,因此,一抗和酶抗体应由同一种属动物产生。例如,特异性抗体和酶抗体都是由兔产生的,再用羊抗兔 IgG 作为桥抗就能将两者连接起来。在此过程中,由于任何抗体均未被酶标记,酶是通过免疫学原理与抗酶抗体结合的,避免了共价连接对酶活性的影响,提高了方法的敏感性,同时也节省了特异性抗体(即一抗)的用量。

酶桥法虽然克服了酶标记抗体法的缺点,较好地保护了抗体和酶的活性,但是仍存在不足,其主要表现如下:①在抗酶抗体的抗血清中,含有低亲和力和高亲和力两类抗体,它们作为抗原与抗体结合,主要依赖于桥抗对它的亲和力,而与其本身对酶的亲和力无关,故两者均可被连接在桥抗上,由于低亲和力的抗酶抗体与酶结合较弱,漂洗时易解离,使部分酶丢失,从而降低了方法的敏感性。②在抗酶抗体血清中,亦含有非特异性抗体,其抗原性与抗酶抗体相同,所以能与桥抗结合,但不能与酶结合,这样影响了组织抗原的显示。为了解决这些不足,20 世纪 70 年代初,Sternberg 在各种标记抗体法和酶桥法的基础上,建立了过氧化物酶-抗过氧化物酶复合物法(PAP 法),并加以改良,成为应用非常广泛的免疫组织化学技术之一。

4. PAP 法　PAP 法是在酶桥法等基础上建立的,其基本原理与酶桥法相似,都是利用桥抗将酶连接在一抗结合的部位,所不同的是,将酶和抗酶抗体制成复合物(PAP)以代替酶桥法中的抗酶抗体和随后结合的酶(图 16-2,PAP 法),将两个步骤合并为一个步骤。这一重要的改进,不仅简化步骤,而且具有更大的优势。因为 PAP 是由 3 个过氧化物酶分子和 2 个抗酶抗体分子结合形成的一个环形分子,排列成五角形结构。这种结构非常稳定,冲洗时酶分子不易脱落,从而大大提高了敏感性,PAP 法比酶桥法灵敏度高约 20 倍。

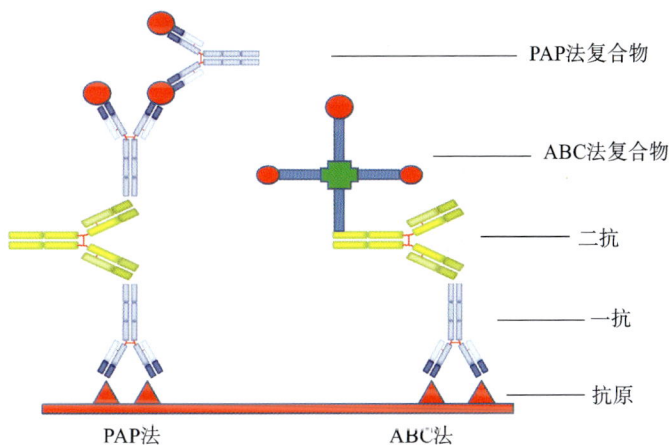

图 16-2　免疫组织化学 PAP 法和 ABC 法

PAP 法应用广泛,其主要优点如下。

(1)最大限度地保存了抗体活性。因为在所有的反应过程中,任何抗体均未被酶标记,避免了标记过程中对抗体活性的损害。

(2)灵敏度高。多层抗原抗体反应有免疫放大作用,使结合在免疫复合物上的酶分子增多,并且 PAP 法复合物性质、结构稳定,这样与酶底物反应后的呈色反应增强,使微量的或抗原性弱的抗原显示出来,提高了灵敏度。

(3)背景淡。PAP 法中,连接抗体中即使存在着非特异性抗体,因其不是抗 IgG 的特异性抗体,故不能与抗 HRP 抗体相结合,也就不能把 PAP 复合物连接在非特异性抗体上,所以不能与

HRP 结合,也就无酶活性及背景染色。

5. APAAP 法　碱性磷酸酶-抗碱性磷酸酶(APAAP)法是 Mason 和 Moir 等在 PAP 法的基础上,用 AKP 替代 HRP 而建立的一种方法,也属于未标记抗体桥联法。APAAP 法与 PAP 法一样,利用桥抗将 AKP 连接在一抗的结合部位,而 AKP 和抗 AKP 抗体被制成复合物(APAAP),通过 APAAP 复合物中的 AKP 催化底物显色以显示抗原物质。

6. ABC 法　抗生物素蛋白(又称亲和素)-生物素-过氧化物酶复合物法(avidin-biotin-HRP complex method,ABC 法)是首先将亲和素与生物素-过氧化物酶(HRP)按一定比例结合,形成可溶性复合物(avidin-biotin-HRP complex,ABC)(图 16-2,ABC 法)。由于酶分子能与多个生物素分子结合,而亲和素又能在 4 个结合位点与生物素-过氧化物酶(biotin-HRP)反应,同时酶标生物素上的多个生物素分子又可成为很多"触手"与亲和素形成晶格样连接的复合物,该复合物中未饱和的亲和素结合位点,再与二抗分子上的生物素结合,从而使抗原抗体反应与 ABC 标记体系成为一个多级放大的体系,使该方法检测的敏感度明显提高。

(三)免疫组织化学染色结果判读

免疫组织化学染色中常见的抗原表达模式有以下几种情况(图 16-3)。

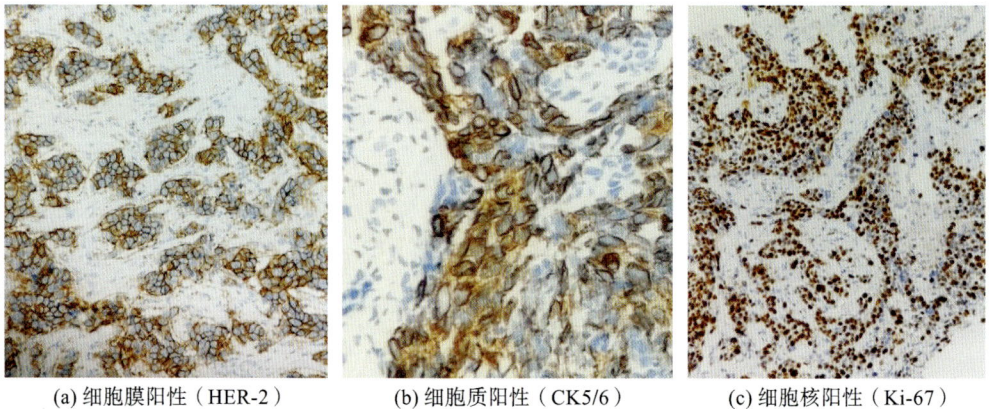

(a) 细胞膜阳性(HER-2)　　(b) 细胞质阳性(CK5/6)　　(c) 细胞核阳性(Ki-67)

图 16-3　免疫组织化学染色阳性信号定位

(1)细胞膜阳性:如大多数淋巴细胞分化抗原等。

(2)细胞质阳性:如 CK5/6、Bcl-2 等。

(3)细胞核阳性:如 Ki-67、Sox10 等。

有些抗体可同时出现细胞膜和细胞质的阳性表达,如上皮膜抗原可同时呈细胞膜阳性和细胞质阳性反应。

(四)免疫组织化学染色技术在临床的应用

免疫组织化学染色技术具有特异性高、敏感性高、方法步骤统一、在组织或细胞上定位准确的优势,这些优势使其成为临床病理诊断不可或缺的手段,广泛应用于肿瘤良恶性的判断、确定肿瘤来源及分期、细胞属性的判定等方面。

第三节　电子显微镜技术

电子显微镜简称电镜,是用电子束代替光束、用电子透镜代替光学透镜,使物质的细微结构成像的仪器(图 16-4)。

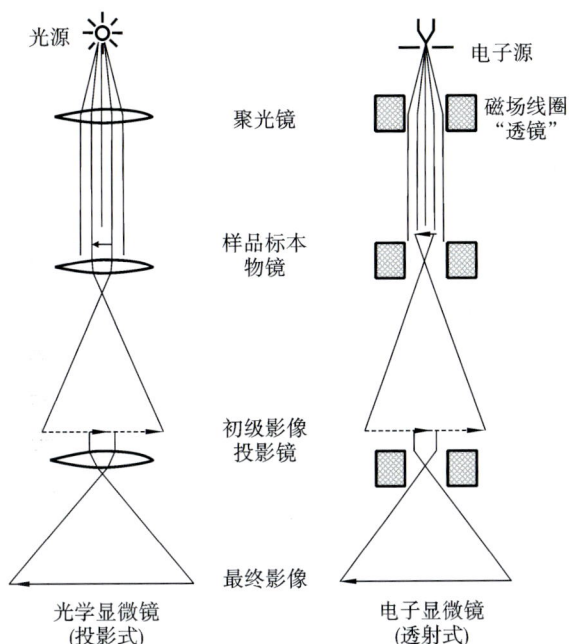

图 16-4 光学显微镜和电子显微镜原理

一、电子显微镜的基本结构和分辨能力

(一)电子显微镜的基本结构

电子显微镜由电子光学系统、真空系统和电源系统三个部分组成。电子光学系统主要有电子枪、电子透镜、样品架、荧光屏和照相机等部件。这些部件通常是自上而下地装配在一个筒状结构内。真空系统由机械真空泵、扩散泵和真空阀门等构成,并通过抽气管道与镜筒相连。电源系统主要由高压电源、发生器、稳流器和各种调节控制单元组成。

(二)电子显微镜的分辨能力

显微镜的分辨能力以它所能分辨的相邻两点的最小间距来表示。分辨能力是显微镜的重要指标。可见光的波长为 $300 \sim 700$ nm,其最大分辨能力为 0.2 μm,最大放大倍数为 2000 倍。电子显微镜的电子束的波长与加速电压有关,目前电子束波长为 $0.0037 \sim 0.0053$ nm,最大放大倍率超过 300 万倍,所以电子显微镜的发明和应用对于观察和揭示细胞、组织的超微结构与功能有巨大的推动作用。

二、电子显微镜的分类

电子显微镜按结构和用途可分为透射式电子显微镜、扫描式电子显微镜和一些专用的电子显微镜等。透射式电子显微镜是最早应用的电子显微镜,常用于观察细微物质结构;扫描式电子显微镜收集样品表面散射的电子用于成像,主要用于观察样品表面和断面的立体结构,也能与 X 射线衍射仪或电子能谱仪相结合,用于物质成分分析。

1. 透射式电子显微镜 透射式电子显微镜简称透射电镜,是用电子束直接穿透样品,然后用电子透镜将其放大而成像。透射电镜的图像是黑白的,细节的对比度由样品对电子束的散射而形成(图 16-5(a)(b)(c))。样品中较薄或密度较小的部分,电子束散射较少,在图像中较亮。样品中较厚或密度较大的部分,在图像中则较暗。

2. 扫描式电子显微镜 扫描式电子显微镜简称扫描电镜。扫描电镜的电子束不穿过样品,仅在样品表面扫描激发出次级电子,然后收集次级电子,形成电信号输送到显像管成像(图 16-5

(d)(e)(f))。扫描电镜的显像管的偏转线圈与作用于样品的电子束保持同步,荧光屏即可显示样品表面的全貌。扫描电镜的分辨率主要取决于样品表面电子束的直径。放大倍数是显像管上扫描幅度与样品上扫描幅度之比,可从几十倍连续地变化到几十万倍。

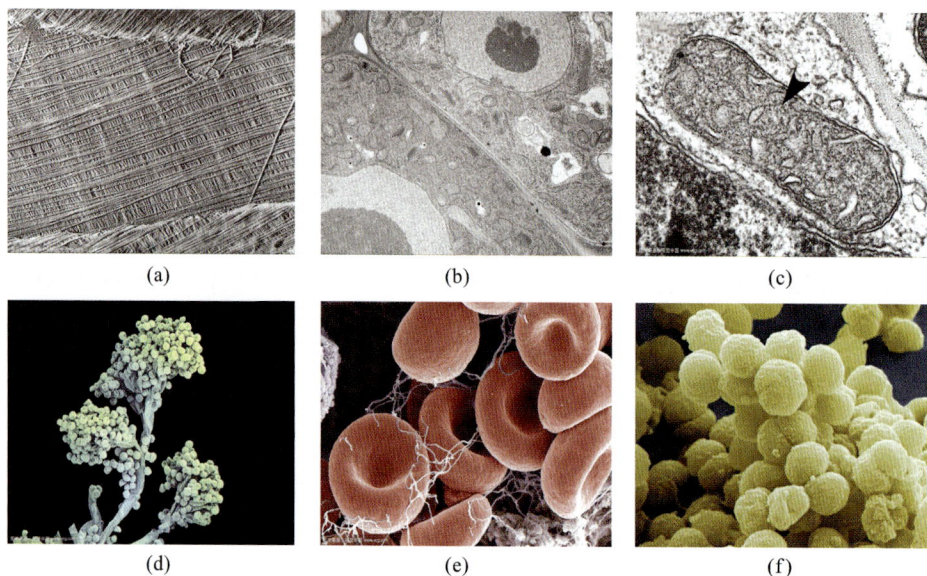

(a)　　　　　　(b)　　　　　　(c)

(d)　　　　　　(e)　　　　　　(f)

图 16-5　电子显微镜图像

第四节　显微切割术

一、显微切割术出现的背景

在分子病理学研究中,常常遇到两个比较棘手的问题。一是选取的研究材料需要在某一方面具有相同的特征,即具有一定程度的同质性。人体的各种组织绝大多数是由多种不同细胞组成的异质性的细胞群,如何选取具有同质性的研究材料这一问题在对人体组织的深入研究中常常遇到却又不易解决。二是随着研究的不断深入,需要在组织细胞中分离的研究材料日趋微小,常规手段往往不易做到。而显微切割术(microdissection)可以很好地解决以上问题,因而受到高度重视并得以广泛应用。

二、显微切割术的定义

显微切割术是在显微状态或显微镜直视下通过显微操作系统对欲选取的材料(组织、细胞群、细胞、细胞内组分或染色体区带等)进行切割分离并收集用于后续研究的技术。显微切割术实际上属于在微观领域对研究材料的分离收集技术,因此应用此技术往往是许多深入研究工作中起始且重要的一步。

三、显微切割术的特点

1. 细微　由于是在显微状态并采用特殊的分离收集手段,显微切割的对象可以达到微米级,显微切割的精度可以达到纳米级,因此利用显微切割术可以分离、收集到像核仁和包涵体及染色体特异区带这样细微的对象。

2. 原位　显微切割术是在组织细胞或染色体的原位取材,因此所取材料的定位清楚,所研究对象的背景明确。

Note

3.同质 显微切割术可以保证所取材料在一定层次上的同质性。

4.结合 显微切割术可以与多种分子生物学、免疫学及病理学技术结合使用。

四、显微切割的方式

显微切割方式依发展的过程可以分为以下四种:手动直接显微切割、机械辅助显微切割、液压控制显微切割和激光捕获显微切割。

1.手动直接显微切割 早期的切割方式,它是直接在显微镜下手持切割用针分离组织或细胞群,此种方式切割精度低,只适用于对较大块组织中的局部区域或细胞群进行分离,切割单个细胞十分困难。

2.机械辅助显微切割 利用普通光学显微镜的微调旋钮控制切割针切割细胞,可用 30G1/2 注射用针代替需要专用拉丝设备制作的玻璃切割针,此方式切割精度较手动直接显微切割的精度有了提高,可以对较大的单个细胞进行切割,而且此方式简单易行、低耗,尤其适合基层和无专用设备的单位使用。但由于显微镜的微调旋钮只能进行二维控制,因而对切割后的细胞进行收集较为困难,故切割精度仍然较低。

3.液压控制显微切割 采用液压式显微操纵系统配合倒置显微镜进行显微切割,目前常用的操纵系统有日本的 Narishige 和德国的 Eppendorf 液压显微操纵系统,该系统同时可用在转基因动物及显微注射等实验中,它通过液压系统可提供 X 轴、Y 轴和 Z 轴三个方向的精确的三维控制,其切割精度是目前各种方式中最高的,也是很多实验室常用的方法,缺点是不能实现显微切割的自动化,要收集较大量的目的组分时耗时长、效率低。

4.激光捕获显微切割 目前最为先进的方式,它快速方便,可从大量的研究材料中迅速捕获较多的目的组分,自动化程度高,但这需要昂贵的专用设备(图 16-6)。

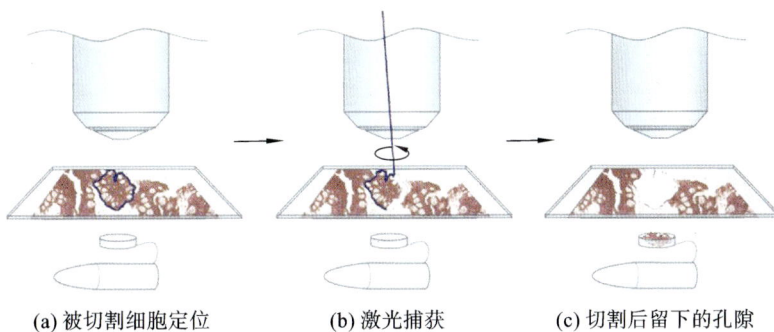

(a) 被切割细胞定位　　　(b) 激光捕获　　　(c) 切割后留下的孔隙

图 16-6　显微切割术步骤

五、显微切割的材料

显微切割的材料可以是以各种方式贴附于固相支持物上的各种组织细胞成分,其来源十分广泛,石蜡组织切片、冰冻组织切片、细胞铺片、细胞甩片、培养细胞、常规制备的染色体等均可作为材料。具体选择何种材料根据研究目的的不同来确定,如果显微切割后需要进行 RNA 分析,则通常采用冰冻组织切片或新制备的细胞片;在回顾性研究中,福尔马林固定石蜡包埋的组织切片应用最为广泛。

六、显微切割的应用

显微切割时究竟选择什么样的细胞完全取决于研究的目的,但如何识别欲切割的细胞及如何对已切割的细胞进行分析,则需要和其他方法相结合使用。根据研究的需要可在显微切割前应用组织化学、免疫组织化学、原位杂交、原位末端标记、原位聚合酶链反应、荧光原位杂交(fluorescence in situ hybridization,FISH)等方法对需要切割的组织内成分进行标记,显微切割后获得的材料可以用于提取蛋白质、DNA 和 RNA 等,进而用于蛋白质印迹(Western blot)、DNA 印迹(Southern blot)、RNA 印迹(Northern blot)、聚合酶链反应等与蛋白质和核酸相关的分析。

第五节　激光扫描共聚焦显微镜技术

激光扫描共聚焦显微镜(laser scanning confocal microscopy,LSCM)的主要原理是利用激光束通过照明针孔形成点光源,在荧光染料/探针标记过的标本焦平面上逐点扫描,采集点的光信号通过探测针孔到达检测器(光电倍增管(PMT)),再经过信号处理,在计算机显示屏上形成图像。它是将光学显微镜、激光扫描技术和计算机图像处理技术相结合而形成的新设备。和普通荧光显微镜相比,LSCM 最大的优势是分辨率高、灵敏度高。

LSCM 用于采集组织、细胞内荧光图像,既可以进行细胞形态的观察和测量,也可以通过样品产生的荧光信号对样品的生化成分进行定性、定量分析。LSCM 技术采集的样本最好是细胞,也可以是冷冻组织切片,缺点是石蜡组织切片不适用于该技术。

第六节　核酸原位杂交技术

原位杂交(in situ hybridization,ISH)是将分子生物学、组织化学及细胞学相结合而产生的技术。基本原理是将已知序列的 RNA 片段作为探针,利用核酸分子单链之间互补的碱基序列,通过杂交直接在组织、细胞或染色体上定位某一特定靶 DNA 或 RNA。原位杂交技术可分为荧光原位杂交(FISH)技术、基因组原位杂交技术、多彩色荧光原位杂交技术和原位聚合酶链反应。

FISH 技术是一种利用荧光信号检测探针的原位杂交技术。探针的荧光素标记方法有直接标记和间接标记两种。直接标记法是在已知碱基序列的核酸探针上标记荧光素,所检测的靶序列为 DNA。间接法使用非荧光物质标记的核酸探针,再通过亲和连接或免疫反应带入荧光物质来检测杂交体的存在。FISH 将荧光信号的高灵敏度、安全性及直观性和原位杂交的高特异性结合起来。在荧光显微镜下对荧光信号进行识别和计数,从而对染色体或基因异常的细胞和组织样本进行检测和诊断,为各种基因疾病的分型、诊断提供准确的依据(图 16-7)。

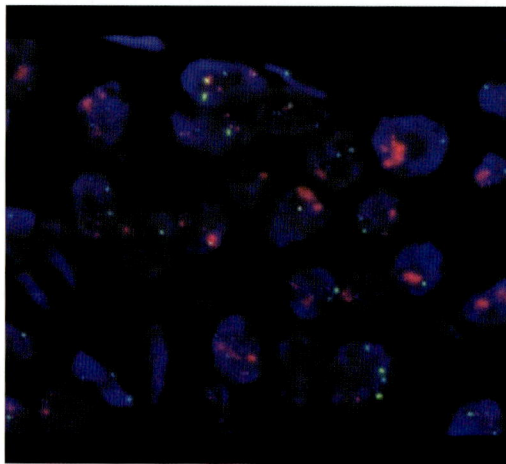

图 16-7　乳腺癌 *HER-2* 基因扩增 FISH 染色

第七节　原位聚合酶链反应技术

原位聚合酶链反应(in situ polymerase chain reaction)技术是将聚合酶链反应(PCR)的高效扩增与原位杂交的细胞及组织学定位相结合,在组织、细胞或染色体上检测和定位核酸的技术。

原位 PCR 技术有直接法原位 PCR、间接法原位 PCR、原位逆转录 PCR 等方法,其中应用最广泛的是间接法原位 PCR。其主要步骤包括组织固定、预处理、原位扩增及扩增产物的原位杂交和检测等。由于使用原位杂交技术对扩增产物进行检测,因而该方法的特异性较高。

原位 PCR 技术可对低拷贝的内源性基因进行检测和定位,可用于基因突变、基因重排等的观察和研究;还可用于外源性基因的检测和定位,如对各种感染性疾病病原基因的检测(如 EB 病毒、人乳头瘤病毒、肝炎病毒、巨细胞病毒等)和人类免疫缺陷病毒基因组及结核分枝杆菌、麻风杆菌基因的检测等。临床上还可用于对接受了基因治疗患者体内导入基因的检测等。

第八节　流式细胞术

流式细胞术(flow cytometry,FCM)是一种对液流中排成单列的细胞或其他生物微粒(如微球、细菌、小型模式生物等)逐个进行快速定量分析和分选的技术。流式细胞术集计算机技术、激光技术、流体力学、荧光标记技术、单克隆抗体技术、细胞免疫学于一体,并被广泛地运用于从基础研究到临床实践的各个方面。

一、概述

流式细胞术是一种在液流系统中,快速测定单个细胞或细胞器的生物学性质,并把特定的细胞或细胞器从群体中加以分类收集的技术。其方法是通过测定库尔特电阻、荧光、光散射和光吸收等参数来定量测定细胞的体积、DNA 含量、蛋白质含量、酶活性、细胞膜受体和表面抗原等,然后根据这些参数将不同性质的细胞分开,以获得供生物学和医学研究用的纯细胞群体。目前最高分选速度已达到每秒 3 万个细胞。

流式细胞术的原理是将待测样品经荧光染料染色后制成细胞悬液,在一定压力下通过鞘液包围的进样管而进入流动室,由流动室的喷嘴喷出单行排列的细胞液流,与入射激光束相交。细胞被激发而产生荧光,由放在与入射的激光束和细胞液流成 90°角处的光学系统收集。整个仪器用多道脉冲高度分析器处理荧光脉冲信号和光散射信号。测定的结果用单参数直方图、双参数散点图、三维立体图和轮廓(等高)图来表示。

对细胞进行分选的原理是,由超声振荡器产生高频振荡,使流动室发生振动,把喷嘴喷出的细胞液流断裂成一连串含有细胞的均匀小液滴。这些细胞在形成液滴前,光学系统检测信号确定与要分选的细胞性质符合,仪器给整个液流充以短暂的正或负电荷。当该液滴离开液流后,其中被选定细胞的液滴就带有电荷,而不被选定的细胞的液滴则不带电荷。带有正电荷或负电荷的液滴通过高压偏转板时发生向阴极或向阳极的偏转,从而达到了分类收集细胞的目的。

二、流式细胞术的应用

1.遗传学　用流式细胞术测定染色体 DNA 含量,可得到染色体频率分布图,称为流式染色体核型分析。同类型染色体出现一个峰,峰的面积代表这种类型染色体的丰度。流式染色体核型分析技术不仅能快速分析核型,而且能分选出不同类型的染色体,做成人类每条染色体的DNA 文库,可用于人类基因组研究、遗传病和癌症诊断的研究。

2.免疫学 流式细胞术以其快速、准确、灵敏度高等优点,广泛应用于免疫学的理论研究和临床诊断。流式细胞术可辨认和计数带有不同表面特异性抗原的细胞,根据细胞表面抗原的不同,分辨出不同的 T 细胞和 B 细胞亚群,以及测定每个细胞所带抗原的数量、密度及动力学参数等。

流式细胞术在判断获得性免疫缺陷综合征的重要特征,即 CD4$^+$和 CD8$^+$ T 细胞比例改变(CD4$^+$ T 细胞大量减少)以及判断自身免疫病和确定白血病、淋巴瘤的表型等方面,都发挥了重要的作用。此外,流式细胞术还可用于定量分析结合于细胞上的荧光素标记的外源凝集素,测定细胞表面积和荧光素结合位点的相对密度,结合细胞动力学测定每个细胞结合位点的数目,以及研究各种外源凝集素与细胞表面结合的竞争关系等。

3.肿瘤学 这是流式细胞术在临床医学中应用最早的一个领域。在大多数实体瘤和急性白血病中发现有非整倍体的细胞,而非整倍体细胞与肿瘤恶性程度有关。流式细胞术能快速得到有关 DNA 倍性的信息,因而能提供有价值的诊断数据以及对预后的判断。同时,临床医生可以根据细胞周期各时相的分布情况,依据化疗药物对细胞动力学的干扰理论,设计最佳的治疗方案,及时选用有效的药物,对肿瘤细胞达到最佳的杀伤效果。

此外,流式细胞术在血液学、微生物学、分子生物学等领域中也得到广泛应用。

第九节 图像采集和分析技术

一、病理图像采集

随着网络信息技术的快速发展,远程数字病理诊断平台已逐渐成为现代医学的一个重要辅助平台。数字切片通过数字扫描系统进行全视野高分辨率扫描,然后利用计算机进行无缝拼接处理,高保真地将玻璃切片真实重现,借助计算机对切片进行任意倍数的缩放功能,从而观察切片的任何位置。数字切片可以广泛应用于临床病理诊断、教学和科研等领域。

与传统的病理切片相比,数字切片的优势如下:①容易保存管理,可利用其建立超大容量的数字病理切片库,保存珍贵的病理切片资料,并且易于切片检索;②制作成本低、图像清晰,从根本上解决了切片破损后难以补充等问题;③方便浏览,数字病理切片不依赖显微镜,而是通过全景导航迅速引导学生定位病变区域,对重点区域可进行任意倍数的缩放;④为教学带来便利,在实验教学中,教师和学生可以调取感兴趣的数字病理图像在分屏或者是联网的显示器上共同观看,摆脱显微镜的限制。

二、病理图像分析

病理图像分析包括定性和定量两个方面,常规病理形态学观察基本是定性的,缺乏更为客观、精确的定量标准和方法。图像分析技术(image analysis,IA)主要应用于核形态参数的测定,用以区别肿瘤的良、恶性,区别癌前病变和癌,进行肿瘤的组织病理学分级和判断预后等。

第十节　比较基因组杂交技术

比较基因组杂交(comparative genomic hybridization,CGH)技术是将消减杂交、荧光原位杂交相结合,用于检测 DNA 序列的拷贝数变异并将其定位在染色体上的方法。通过单一的一次杂交可对某一肿瘤全基因组的染色体拷贝数的变化进行检测。基本原理是利用不同的荧光染料分别标记肿瘤细胞或组织 DNA,以及正常细胞或组织 DNA,并对正常人的分裂中期染色体进行共杂交,通过检测染色体上显示的肿瘤组织与正常对照组织不同的荧光强度,反映肿瘤基因组 DNA 拷贝数的变化,借助图像分析技术可对染色体拷贝数的变化进行定量研究。

第十一节　生物芯片技术

生物芯片技术是随着"人类基因组计划"(human genome project,HGP)的进展而发展起来的重大科技成果之一,它是集微电子学、生物学、物理学、化学、计算机科学于一体的高度交叉的新技术。生物芯片技术包括基因芯片、蛋白质芯片、细胞芯片、组织芯片,以及元件型微阵列芯片、通道型微阵列芯片、生物传感芯片等新型生物芯片。

一、基因芯片

基因芯片(gene chip)也称 DNA 芯片、DNA 微阵列(DNA microarray)、寡核苷酸微阵列等,是指采用原位合成或显微打印手段,将数以万计的 DNA 探针固化于支持物表面上,产生二维 DNA 探针阵列,然后与标记的样品进行杂交并检测杂交信号的技术。

1.基因芯片技术的基本过程

(1)DNA 方阵的构建:常用的支持物是硅片。通过液相化学合成寡核苷酸链探针,或 PCR 技术扩增基因序列,纯化后由阵列复制器(ARD)准确、快速地将不同探针样品定量点样于带正电荷的硅片上,再由紫外线交联固定后即得到 DNA 微阵列或芯片。

(2)样品 DNA 或 mRNA 的准备:从血液或活组织中获取的 DNA/mRNA 样品在标记成为探针以前必须进行扩增以提高检测灵敏度。在 PCR 扩增过程中,必须同时进行样品标记,标记方法有荧光标记法、生物素标记法、同位素标记法等。

(3)分子杂交:样品 DNA 与探针 DNA 互补杂交,根据探针的类型和长度以及芯片的应用来选择、优化杂交条件。若用于基因表达检测,则杂交的严格性较低、温度低、时间长、盐浓度高;若用于突变检测,则杂交条件相反。芯片分子杂交的特点是探针固化,样品荧光标记,一次可以对大量生物样品进行检测分析,杂交过程只要 30 min。

(4)杂交图谱的检测和分析:用激光激发芯片上的样品使之发射荧光,严格配对的杂交分子,其热力学稳定性较高,荧光信号强;不完全杂交的双链分子热力学稳定性低,荧光信号弱(不到前者的 1/35～1/5);不杂交分子的无荧光信号。采用激光共聚焦显微镜或激光荧光显微镜等可检测不同位点的信号强度,由计算机软件进行处理分析,得到有关基因的参数。

2.基因芯片的应用

(1)测序:基因芯片利用固定探针与样品进行分子杂交产生的杂交图谱而排列出待测样品的序列,这种测定方法快速且准确率高。

（2）基因表达水平的检测：用基因芯片进行基因表达水平的检测可自动、快速地检测出成千上万个基因的表达情况。

（3）基因诊断：人类的疾病与基因密切相关，基因芯片可以对遗传信息进行快速准确的分析。基因芯片技术已经被应用于感染性疾病、肿瘤和药物代谢等方面的研究。从正常人的基因组中分离出 DNA 与基因芯片杂交就可以得出标准图谱。从患者的基因组中分离出 DNA 与基因芯片杂交就可以得出病变图谱。通过比较、分析这两种图谱，就可以得出病变的 DNA 信息。这种基因芯片诊断技术以其快速、高效、敏感、经济、平行化、自动化等特点，成为一项现代化诊断新技术。

（4）药物筛选：高速、低成本的高通量筛选已成为当今药物筛选的主流，基因芯片技术能够从基因水平解释药物的作用机制，即可以利用基因芯片分析用药前后机体的不同组织、器官基因表达水平的差异。

此外，基因芯片在新基因发现、药物基因组学、中药物种鉴定、DNA 计算机研究等方面都有巨大应用价值。

3.基因芯片国内外现状和前景　1996 年美国 Affymetrix 公司成功地制作出世界上首批用于药物筛选和实验室研究的生物芯片，并制作出芯片系统，此后世界各国在芯片研究方面快速前进，不断有新的突破。我国基因芯片研究紧跟国际前沿，对我国生命科学研究、医学诊断、新药筛选具有革命性的推动作用，将对我国人口素质、农业发展、环境保护等做出巨大的贡献，同时也将带动我国科学整体进步，为各相关高科技产业创造机会。

二、蛋白质芯片

蛋白质芯片（protein chip）又称蛋白质微阵列，是在一个载体上高密度地点布不同种类的蛋白质，再用荧光标记的已知抗体或配体与待测样本中的相应抗体或配体一起与芯片上的蛋白质竞争结合，利用荧光扫描仪测定芯片上各点阵的荧光强度，再经计算机分析计算出待测样本结果。蛋白质芯片具有高效率、低成本的特点，尤其适合蛋白质表达的大规模、多种类筛查，还可用于受体-配体、多种感染因素的筛查和肿瘤的诊断。

三、组织芯片

组织芯片（tissue chip）又称组织微阵列，是将数十个至数百个小的组织片整齐地排列在某一载体（通常是载玻片）上而成的微缩组织切片。组织芯片的制作流程主要包括组织筛选和定位、阵列蜡块的制作和切片等步骤。组织芯片的特点是体积小、信息含量大，并可根据不同的需求进行组合制成各种组织芯片，能高效、快速和低消耗地进行各种组织学的原位研究和观察。

四、细胞芯片

细胞芯片（cell chip）将细胞按照特定的方式固定在载体上，用来检测细胞间的相互影响或相互作用情况。

第十二节　第二代测序技术

第二代测序技术又称二代测序（next-generation sequencing，NGS）技术，相比于一代测序技术，NGS 具有高通量、大规模、高速度、成本低等优点，一次可以对几百万条 DNA 分子进行测序，使得对全基因组或全转录组进行测序变得方便易行。NGS 已经成为现代医学研究和疾病诊断以及药物发现方面的一个宝贵工具,全基因组测序(WGS)、全外显子组测序(WES)、靶向测序,以及转录组、表观基因组和元基因组测序等方法的使用急剧增多。

第十三节　生物信息学技术

生物信息学(bioinformatics)是一门新兴的交叉学科,涉及计算机科学、统计学、生物学、物理学等多个领域,包含基因组信息的获取、处理、存储、分配、分析和解释的所有方面。随着生命科学技术的进步,生物信息学的研究重心也在不断发生改变。在测序技术出现之前,生物信息学主要关注蛋白质结构、蛋白质相互作用、蛋白质序列分析等问题。随着测序技术的出现,生物信息学的研究重心开始转向基因组学、转录组学、蛋白质组学、代谢组学等领域。测序技术的出现使得我们能够更深入地了解基因组和生命科学的其他领域,如研究基因表达、基因调控、基因突变和代谢通路等问题,从而推动生物信息学的发展。目前,单细胞测序技术的出现又进一步推动了生物信息学的发展。利用单细胞测序技术可以获得单个细胞的基因表达谱数据,从而更好地了解不同细胞类型和细胞状态之间的差异,进一步深入研究细胞发育、组织分化、疾病发生等问题。

第十四节　人工智能技术

人工智能(artificial intelligence,AI)是研究、开发用于模拟、延伸和扩展人的智能的理论、方法、技术及应用的一门新的技术科学,是计算机科学的一个重要分支和计算机应用的广阔新领域。

病理诊断未来的发展方向是数字化、智能化和个体化。数字化病理学将推动病理切片的数字化和远程访问,提高诊断效率和准确性;人工智能辅助诊断将通过机器学习和深度学习算法提供快速、精准的诊断支持;分子病理诊断将更加普遍且精准,为个体化治疗提供更多信息;多模式综合诊断将整合不同数据模式进行全面、细致的诊断;数据共享与合作将促进病例相关数据和知识交流。这些趋势将推动病理诊断朝着更先进、高效和个体化的方向发展,为临床实践和患者带来更大的益处。

(内蒙古医科大学　刘霞)

中英文专业词汇对照

5-hydroxytryptamine,5-HT | 5-羟色胺

A

abscess	脓肿
accelerated hypertension	急进型高血压
acquired immunodeficiency syndrome,AIDS	获得性免疫缺陷综合征
activated B-cell,ABC	活化 B 细胞
acute bacterial endocarditis	急性细菌性心内膜炎
acute corrosive gastritis	急性腐蚀性胃炎
acute diffuse proliferative glomerulonephritis	急性弥漫增生性肾小球肾炎
acute disseminated encephalomyelitis,ADEM	急性播散性脑脊髓炎
acute gangrenous appendicitis	急性坏疽性阑尾炎
acute gastritis	急性胃炎
acute hemorrhagic gastritis	急性出血性胃炎
acute haemorrhagic leukoencephalitis,AHLE	急性出血性白质脑炎
acute infectious endocarditis	急性感染性心内膜炎
acute infectious gastritis	急性感染性胃炎
acute irritant gastritis	急性刺激性胃炎
acute myeloid leukemia,AML	急性髓系白血病
acute phlegmonous appendicitis	急性蜂窝织炎性阑尾炎
acute pyelonephritis	急性肾盂肾炎
acute rejection	急性排斥反应
acute simple appendicitis	急性单纯性阑尾炎
adaptation	适应
adenocarcinoma	腺癌
adenocarcinoma in situ,AIS	原位腺癌
adenoma	腺瘤
adenoma of large intestine	大肠腺瘤
adenomyosis	子宫腺肌病
adrenocortical adenoma	肾上腺皮质腺瘤
adult stem cell	成体干细胞

air embolism	空气栓塞
alcoholic cardiomyopathy	酒精性心肌病
alkaline phosphatase，AKP	碱性磷酸酶
allogeneic transplantation	同种异体移植
alteration	变质
alterative inflammation	变质性炎
alveolar emphysema	肺泡性肺气肿
Alzheimer's disease，AD	阿尔茨海默病
amniotic fluid embolism	羊水栓塞
amebiasis	阿米巴病
amyloid degeneration	淀粉样变
anaplasia	间变
anaplastic tumor	间变性肿瘤
anemic infarct	贫血性梗死
angina pectoris	心绞痛
angiogenesis	血管生成
angiogenesis factor	血管生长因子
angioimmunoblastic T-cell lymphoma，AITL	血管免疫母细胞性 T 细胞淋巴瘤
angiosarcoma	血管肉瘤
animal experiment	动物实验
ankylosing spondylitis	强直性脊柱炎
antibody-dependent cell-mediated cytotoxicity，ADCC	抗体依赖细胞介导的细胞毒性
antinuclear antibody，ANA	抗核抗体
aortic valve insuffciency	主动脉瓣关闭不全
aortic valve stenosis	主动脉瓣狭窄
apoptosis	凋亡
apoptotic body	凋亡小体
appendicitis	阑尾炎
arachidonic acid，AA	花生四烯酸
arrhythmogenic right ventricular cardiomyopathy，ARVC	致心律失常性右室心肌病
arterial hyperemia	动脉性充血
arterial medial calcification	动脉中层钙化
arteriolosclerosis	细动脉硬化
arteriosclerosis	动脉硬化
arteriovenous malformations AVM	动静脉畸形
artificial intelligence，AI	人工智能
Aschoff body	阿绍夫小体
Aschoff cell	阿绍夫细胞
atheroma	粥瘤

atheromatous plaque	粥样斑块
atherosclerosis,AS	动脉粥样硬化
atrophy	萎缩
atypia	异型性
atypical adenomatous hyperplasia,AAH	非典型腺瘤性增生
atypical ductal hyperplasia,ADH	导管上皮非典型增生
atypical hyperplasia	非典型增生
autocrine	自分泌
autoimmune disease	自身免疫病
autologous transplantation	自体移植
autopsy	尸检

B

bacillary dysentery	细菌性痢疾
bacteremia	菌血症
bacterial myocarditis	细菌性心肌炎
basal cell carcinoma	基底细胞癌
benign	良性
benign hypertension	良性高血压
benign prostatic hyperplasia	良性前列腺增生
biliary cirrhosis	胆汁性肝硬化
bilirubin	胆红素
bioinformatics	生物信息学
biopsy	活检
bone fracture	骨折
borderline	交界性
borderline tumor	交界性肿瘤
bradykinin	缓激肽
brain abscess	脑脓肿
bronchial asthma	支气管哮喘
bronchiectasis	支气管扩张症
bronchopneumonia	支气管肺炎
brown induration of lung	肺褐色硬化
Burkitt lymphoma,BL	Burkitt 淋巴瘤

C

caisson disease	沉箱病
cancer	癌症
carbuncle	痈

carcinoma	癌
carcinoma in situ，CIS	原位癌
carcinoma of large intestine	大肠癌
carcinosarcoma	癌肉瘤
cardiomyopathy	心肌病
caseous necrosis	干酪样坏死
catarrh	卡他
cathepsin D	组织蛋白酶 D
cavity	空洞
cell adhesion molecules，CAM	细胞黏附分子
cell chip	细胞芯片
cell death	细胞死亡
cellular aging	细胞老化
cellular oncogene，c-onc	细胞癌基因
cellular pathology	细胞病理学
cellulitis	蜂窝织炎
central chromatolysis	中央性尼氏体溶解
central neurocytoma	中枢神经细胞瘤
central tolerance	中枢耐受
cercarial dermatitis	尾蚴性皮炎
cerebral hemorrhage	脑出血
cerebral lacunar infarct	脑腔隙状梗死
cervical adenocarcinoma	子宫颈腺癌
cervical carcinoma	子宫颈癌
cervical intraepithelial neoplasia，CIN	宫颈上皮内瘤变
chemotactic agents	趋化因子
chemotaxis	趋化作用
chloroma	绿色瘤
chorea minor	小舞蹈病
choriocarcinoma	绒毛膜癌
chromogranin A，CgA	嗜铬蛋白 A
chronic atrophic gastritis	慢性萎缩性胃炎
chronic bronchitis	慢性支气管炎
chronic cervicitis	慢性宫颈炎
chronic cor pulmonale	慢性肺源性心脏病
chronic gastritis	慢性胃炎
chronic hypertension	缓进型高血压
chronic lymphocytic leukemia/small lymphocytic lymphoma，CLL/SLL	慢性淋巴细胞白血病/小淋巴细胞淋巴瘤

chronic lymphocytic thyroiditis	慢性淋巴细胞性甲状腺炎
chronic non-atrophic gastritis	慢性非萎缩性胃炎
chronic obstructive pulmonary disease,COPD	慢性阻塞性肺疾病
chronic pyelonephritis	慢性肾盂肾炎
chronic rejection	慢性排斥反应
chronic sclerosing glomerulonephritis	慢性硬化性肾小球肾炎
cirrhosis	肝硬化
classical Hodgkin lymphoma,CHL	经典型霍奇金淋巴瘤
claudication	跛行
coagulative necrosis	凝固性坏死
colloid carcinoma	胶样癌
comedo carcinoma	粉刺癌
compensatory emphysema	代偿性肺气肿
compensatory hyperplasia	代偿性增生
compensatory hypertrophy	代偿性肥大
complex hyperplasia	复杂性增生
concentric hypertrophy	向心性肥大
condyloma acuminatum	尖锐湿疣
congestion	淤血
congestive cardiomyopathy,CCM	充血性心肌病
congestive edema	淤血性水肿
congestive hemorrhage	淤血性出血
congestive liver cirrhosis	淤血性肝硬化
congestive sclerosis	淤血性硬化
cor villosum	绒毛心
coronary artery heart disease,CHD	冠状动脉性心脏病
coronary atherosclerosis	冠状动脉粥样硬化
coronary atherosclerotic cardiopathy	冠状动脉粥样硬化性心脏病
corpora amylacea	淀粉样小体
costimulatory molecule	协同刺激分子
crescentic glomerulonephritis	新月体性肾小球肾炎
crohn disease,CD	克罗恩病
crossed embolism	交叉性栓塞
cystadenocarcinoma	囊腺癌
cystadenoma	囊腺癌
cytokines	细胞因子
cytotoxic T lymphocyte, CTL	细胞毒性 T 细胞

D

decompression sickness	减压病
defensins	防御素
degeneration	变性
demyelinating disease	脱髓鞘疾病
denervation atrophy	去神经性萎缩
dense body	密体
dermoid cyst	皮样囊肿
desmosome	桥粒
diabetes insipidus	尿崩症
diabetes mellitus	糖尿病
differentiation	分化
diffuse interstitial myocarditis	弥漫性间质性心肌炎
diffuse large B-cell lymphoma,DLBCL	弥漫性大 B 细胞淋巴瘤
diffuse nontoxic goiter	弥漫性非毒性甲状腺肿
diffuse toxic goiter	弥漫性毒性甲状腺肿
digital pathology	数字病理学
dilated cardiomyopathy,DCM	扩张型心肌病
direct spreading	直接蔓延
disseminated intravascular coagulation，DIC	弥散性血管内凝血
disuse atrophy	失用性萎缩
DNA microarray	DNA 微阵列
drug-induced cardiomyopathy	药物性心肌病
dry gangrene	干性坏疽
ductal carcinoma in situ,DCIS	导管原位癌
duodenal ulcer,DU	十二指肠溃疡
dysgerminoma	无性细胞瘤
dysplasia	异型增生
dystrophic calcification	营养不良性钙化

E

eccentric hypertrophy	离心性肥大
ecchymosis	瘀斑
echinococcosis	棘球蚴病
Echinococcus granulosus	细粒棘球绦虫
ectopic endocrine syndrome	异位内分泌综合征
ectopic endocrine tumor	异位内分泌肿瘤

edema	水肿
embolic abscess	栓塞性脓肿
embolism	栓塞
embolus	栓子
embryonal carcinoma	胚胎性癌
embryonic stem cell	胚胎干细胞
empyema	积脓
encapsulation	包裹
encephalomalacia	脑软化
endemic cardiomyopathy	地方性心肌病
endocapillary proliferative glomerulonephritis	毛细血管内增生性肾小球肾炎
endocellular secretion	胞内分泌
endocrine atrophy	内分泌性萎缩
endocrine hyperplasia	内分泌性增生
endocrine hypertrophy	内分泌性肥大
endocrine system	内分泌系统
endodermal sinus tumor	内胚窦瘤
endometrial carcinoma	子宫内膜癌
endometrial hyperplasia	子宫内膜增生症
engulfment	吞入
epidemic cerebrospinal meningitis	流行性脑脊髓膜炎
epidemic encephalitis B	流行性乙型脑炎
Epstein-Barr virus，EBV	EB 病毒
erosion	糜烂
erosive esophagitis	糜烂性食管炎
erythema annulare	环形红斑
esophageal carcinoma	食管癌
esophagitis	食管炎
essential hypertension	原发性高血压
exophytic growth	外生性生长
exosome	外泌体
expansive growth	膨胀性生长
extracellular matrix，ECM	细胞外基质
exudate	渗出液
exudation	渗出
exudative inflammation	渗出性炎

F

familial adenomatous polyposis，FAP	家族性腺瘤性息肉病

fat embolism	脂肪栓塞
fat necrosis	脂肪坏死
fatty change	脂肪变
fatty degeneration	脂肪变性
fatty streak	脂纹
fibrinoid necrosis	纤维素样坏死
fibrinous inflammation	纤维素性炎
fibrinous thrombus	纤维素性血栓
fibroadenoma	纤维腺瘤
fibroblast growth factor,FGF	成纤维细胞生长因子
fibronectin,FN	纤维连接蛋白
fibrosarcoma	纤维肉瘤
fibrous plaque	纤维斑块
fibrous thyroiditis	纤维性甲状腺炎
fine needle aspiration,FNA	细针穿刺
fistula	瘘管
flow cytometry,FCM	流式细胞术
fluorescein isothiocyanate,FITC	异硫氰酸荧光素
foam cell	泡沫细胞
focal segmental glomerulosclerosis,FSGS	局灶节段性肾小球硬化
follicular carcinoma	滤泡癌
follicular lymphoma,FL	滤泡性淋巴瘤
furuncle	疖

G

gangliocytoma	节细胞瘤
ganglioglioma	节细胞胶质瘤
gangrene	坏疽
gas embolism	气体栓塞
gas gangrene	气性坏疽
gastric carcinoma	胃癌
gastric ulcer,GU	胃溃疡
gastritis	胃炎
gastroesophageal reflux disease,GERD	胃食管反流病
gastrointestinal stromal tumor,GIST	胃肠道间质瘤
gene chip	基因芯片
genetic pathology	遗传病理学
germinal center B-cell,GCB	生发中心 B 细胞
ghost cell	鬼影细胞

giant cell tumor of bone	骨巨细胞瘤
gitter cell	格子细胞
glial fibrillary acidic protein,GFAP	胶质纤维酸性蛋白
glioma	胶质瘤
glomerular basement membrane,GBM	肾小球基膜
glomerular diseases	肾小球疾病
glomerulopathy	肾小球病
glucose oxidase,GOD	葡萄糖氧化酶
grade	分级
graft versus host reaction,GVHR	移植物抗宿主反应
granular ependymitis	颗粒性室管膜炎
granulation tissue	肉芽组织
granuloma	肉芽肿
granulomatous inflammation	肉芽肿性炎
granulosa cell tumor	颗粒细胞瘤
growth fraction	生长分数
growth pattern	生长方式
gumma	树胶样肿

H

heart failure cell	心衰细胞
helicobacter pylori,HP	幽门螺杆菌
hemangioma	血管瘤
hematogenous metastasis	血道转移
hematoma	血肿
hematopoietic stem cell,HSC	造血干细胞
hemorrhage	出血
hemorrhagic infarct	出血性梗死
hemorrhagic inflammation	出血性炎
hemosiderin	含铁血黄素
hepatitis virus B,HBV	乙型肝炎病毒
herpes simplex virus	单纯疱疹病毒
heterogeneity	异质化
heterotransplantation	异种移植
high grade	高级别
high-grade squamous intraepithelial lesion,HSIL	高级别鳞状上皮内病变
histamine	组胺
histiocytic necrotizing lymphadenitis	组织细胞坏死性淋巴结炎
histochemistry	组织化学

Hodgkin lymphoma,HL	霍奇金淋巴瘤
horseradish peroxidase,HRP	辣根过氧化物酶
host versus graft reaction,HVGR	宿主抗移植物反应
human genome project,HGP	人类基因组计划
human immunodeficiency virus,HIV	人类免疫缺陷病毒
human leukocyte antigen,HLA	人类白细胞抗原
human papilloma virus，HPV	人乳头瘤病毒
human T-cell leukemia/ lymphoma virus 1，HTLV-1	人类 T 细胞白血病/淋巴瘤病毒 1
Huntington's disease	亨廷顿病
hyaline degeneration	玻璃样变
hyaline thrombus	透明血栓
hydatid disease	包虫病
hydatidiform mole	葡萄胎
hydropic degeneration	水样变性
hyperacute rejection	超急性排斥反应
hyperaldosteronism	醛固酮增多症
hyperemia	充血
hyperlipidemia	高脂血症
hyperplasia	增生
hyperprolactinemia	高催乳素血症
hypertensive crisis	高血压危象
hypertensive disease	高血压病
hypertensive encephalopathy	高血压脑病
hypertensive heart disease	高血压心脏病
hypertension	高血压
hypertrophic cardiomyopathy,HCM	肥厚型心肌病
hypertrophy	肥大
hypostatic pneumonia	坠积性肺炎

I

idiopathic giant cell myocarditis	特发性巨细胞性心肌炎
idiopathic myocarditis	特发性心肌炎
IgA nephropathy	IgA 肾病
immature teratoma	未成熟性畸胎瘤
immune disease	免疫性疾病
immunity	免疫
immunocytochemistry,ICC	免疫细胞化学
immunodeficiency disease,IDD	免疫缺陷病
immunofluorescence	免疫荧光法

immunohistochemistry,IHC	免疫组织化学
immunologic tolerance	免疫耐受
immunopathology	免疫病理学
immunoreactive myocarditis	免疫反应性心肌炎
in situ hybridization,ISH	原位杂交
in situ polymerase chain reaction	原位聚合酶链反应
inclusion body	包涵体
infarction	梗死
infection	感染
infectious mononucleosis	传染性单核细胞增多症
infective endocarditis,IE	感染性心内膜炎
infiltrative growth	浸润性生长
inflammation	炎症
inflammatory agent	致炎因子
inflammatory bowel disease,IBD	炎症性肠病
inflammatory mediator	化学介质
inflammatory pseudotumor	炎性假瘤
injury	损伤
insulinoma	胰岛素瘤
integrin	整合素
integrin	整合素
interstitial emphysema	间质性肺气肿
intraepithelial neoplasia	上皮内瘤变
invasive carcinoma	浸润性癌
invasive carcinoma of nonspecific type	非特殊型浸润性癌
invasive lobular carcinoma	浸润性小叶癌
invasive mole	侵蚀性葡萄胎
irreversible cell injury	不可逆性细胞损伤
ischemic encephalopathy	缺血性脑病
ischemic heart disease,IHD	缺血性心脏病
isolated myocarditis	孤立性心肌炎

K

karyolysis	核溶解
karyorrhexis	核碎裂
keloid	瘢痕疙瘩
keratin	角蛋白
keratin pearl	角化珠
Keshan disease,KD	克山病

L

labile cell	不稳定性细胞
laminin，LN	层粘连蛋白
Langhans giant cell	朗汉斯巨细胞
laser scanning confocal microscopy，LSCM	激光扫描共聚焦显微镜
leiomyoma	平滑肌瘤
leiomyoma of uterus	子宫平滑肌瘤
leiomyosarcoma	平滑肌肉瘤
leiomyosarcoma of uterus	子宫平滑肌肉瘤
leptomeningitis	软脑膜炎
leukocyte adhesion deficiency，LAD	白细胞黏附缺陷症
leukocytic margination	白细胞边集
leukocytic rolling	白细胞滚动
leukoplakia	白斑
leukotriene，LT	白三烯
lipofuscin	脂褐素
lipoid nephrosis	脂性肾病
lipoma	脂肪瘤
liposarcoma	脂肪肉瘤
liquefactive necrosis	液化性坏死
liquid biopsy	液体活检
lobar pneumonia	大叶性肺炎
lobular carcinoma in situ，LCIS	小叶原位癌
lobular pneumonia	小叶性肺炎
low grade	低级别
low-grade squamous intraepithelial lesion，LSIL	低级别鳞状上皮内病变
lymphangioma	淋巴管瘤
lymphatic metastasis	淋巴道转移

M

major histocompatibility complex，MHC	主要组织相容性复合体
malignant	恶性
malignant hypertension	恶性高血压
malignant melanoma	恶性黑色素瘤
malignant peripheral nerve sheath tumor，MPNST	恶性外周神经鞘膜瘤
malnutrition atrophy	营养不良性萎缩
mantle cell lymphoma，MCL	套细胞淋巴瘤
matrix metalloproteinase，MMP	基质金属蛋白酶
mature teratoma	成熟性畸胎瘤

medullary carcinoma	髓样癌
medulloblastoma	髓母细胞瘤
melanin	黑色素
membranoproliferative glomerulonephritis	膜增生性肾小球肾炎
membranous glomerulopathy	膜性肾小球病
meningioma	脑膜瘤
meningitis	脑膜炎
mesangial proliferative glomerulonephritis	系膜增生性肾小球肾炎
mesenchyma,stroma	间质
mesenchymal stem cell,MSC	间充质干细胞
metaplasia	化生
metastasis	转移
metastatic abscess	转移性脓肿
metastatic calcification	转移性钙化
metastatic tumor	转移瘤
microaneurysm	微小动脉瘤
microdissection	显微切割术
microglial nodule	小胶质细胞结节
microinfarct	微梗死灶
microinvasive adenocarcinoma,MIA	微浸润性腺癌
microthrombus	微血栓
migration	迁徙
minimal change glomerulonephritis	微小病变性肾小球肾炎
minimal change glomerulopathy	微小病变性肾小球病
mitotic figure	核分裂象
mitral insufficiency	二尖瓣关闭不全
mitral stenosis	二尖瓣狭窄
mixed thrombus	混合血栓
moderately differentiated	中分化
molecular pathology	分子病理学
mucinous adenocarcinoma	黏液腺癌
mucinous cystadenoma	黏液性囊腺瘤
mucinous tumor	黏液性肿瘤
mucoid degeneration	黏液样变
mucosa-associated lymphoid tissue,MALT	黏膜相关淋巴组织
multiple sclerosis,MS	多发性硬化症
mural thrombus	附壁血栓
Mycobacterium tuberculosis	结核分枝杆菌
mycoplasmal pneumonia	支原体肺炎

mycosis fungoides,MF	蕈样霉菌病
myelin basic protein,MBP	髓鞘碱性蛋白
myeloid neoplasm	髓系肿瘤
myeloid sarcoma	髓系肉瘤
myeloproliferative neoplasm,MPN	骨髓增殖性肿瘤
myocardial fibrosis	心肌纤维化
myocarditis	心肌炎
myofibroblast	肌成纤维细胞
myofilament	肌微丝
myxedema	黏液水肿

N

nasopharyngeal carcinoma,NPC	鼻咽癌
native valve	自体瓣膜
necrosis	坏死
nephroblastoma	肾母细胞瘤
neurilemmoma	神经鞘瘤
neurofibrillary tangle,NFT	神经元纤维缠结
neurofibroma	神经纤维瘤
neurofibromatosis	神经纤维瘤病
neurofilament,NF	神经丝
neuronal nuclei,NeuN	神经元核
neuron-specific enolase,NSE	神经元特异性烯醇化酶
nevus pigmentosus	色素痣
next-generation sequencing,NGS	二代测序
nitric oxide,NO	一氧化氮
nodular lymphocyte predominant Hodgkin lymphoma,NLPHL	结节性淋巴细胞为主型霍奇金淋巴瘤
noncomedo intraductal carcinoma	非粉刺型导管内癌
noninvasive carcinoma	非浸润性癌
non-erosive reflux disease	非糜烂性反流病
non-Hodgkin lymphoma,NHL	非霍奇金淋巴瘤
nutmeg liver	槟榔肝

O

oat cell carcinoma	燕麦细胞癌
occult edema	隐性水肿
opisthotonos	角弓反张
organ pathology	器官病理学

organization	机化
osteoblastoma	骨母细胞瘤
osteochondroma	骨软骨瘤
osteoclastoma	破骨细胞瘤
osteosarcoma	骨肉瘤
ovarian sex cord stromal tumor	卵巢性索间质肿瘤

P

pachymeningitis	硬脑膜炎
Paget's disease	佩吉特病
pancreatic carcinoma	胰腺癌
pancreatitis	胰腺炎
papillary adenocarcinoma	乳头状腺癌
papillary carcinoma	乳头状癌
papillary cystadenocarcinoma	乳头状囊腺癌
papilloma	乳头状瘤
paracrine	旁分泌
paralysis agitans	震颤麻痹
paraneoplastic syndrome	副肿瘤综合征
parenchyma	实质
Parkinson's disease，PD	帕金森病
pathologic diagnosis	病理诊断
pathologic pigmentation	病理性色素沉着
pathologic calcification	病理性钙化
pathology	病理学
peripartum cardiomyopathy	围生期心肌病
peripheral tolerance	外周耐受
peri-pheral T cell lymphoma of not otherwise specified，PTCL-NOS	非特殊型外周 T 细胞淋巴瘤
permanent cell	永久性细胞
petechia	瘀点
phagocytosis	吞噬作用
phagolysosome	吞噬溶酶体
phagosome	吞噬体
pheochromocytoma	嗜铬细胞瘤
phosphotungstic acid hematoxylin，PTAH	磷钨酸苏木素
Pick's disease	皮克病
pitting edema	凹陷性水肿
pituitary adenoma	垂体腺瘤

pituitary dwarfism	垂体性侏儒症
pleomorphic adenoma	多形性腺瘤
pleural mesothelioma	胸膜间皮瘤
pneumonia	肺炎
polypoid adenoma	息肉状腺瘤
poorly differentiated	低分化
portal cirrhosis	门脉性肝硬化
portal hypertension	门静脉高压症
postinfectious glomerulonephritis	感染后性肾小球肾炎
postnecrotic cirrhosis	坏死后性肝硬化
poststreptococcal glomerulonephritis	链球菌感染后肾小球肾炎
precancerous lesion	癌前病变
precocious puberty	性早熟症
pressure atrophy	压迫性萎缩
primary carcinoma of liver	原发性肝癌
primary cardiomyopathy	原发性心肌病
primary complex	原发复合征
primary granular atrophy of the kidney	原发性颗粒性固缩肾
primary immunodeficiency disease，PIDD	原发性免疫缺陷病
programmed cell death，PCD	程序性细胞死亡
progression	演进
proliferation	增生
prostacyclin，PGI_2	前列环素
prostaglandin，PG	前列腺素
prostate cancer	前列腺癌
prostate-specific antigen，PSA	前列腺特异性抗原
prosthetic valve	人工瓣膜
protein chip	蛋白质芯片
pseudohypertrophy	假性肥大
pseudolobule	假小叶
pseudomembranous inflammation	假膜性炎
pseudomyxoma peritonei	腹膜假黏液瘤
pseudotubercle	假结核结节
pulmonary carnification	肺肉质变
pulmonary embolism	肺动脉栓塞
pulmonary emphysema	肺气肿
pulmonary tuberculosis	肺结核病
purpura	紫癜
pus	脓液
pyelonephritis	肾盂肾炎

satellitosis	卫星现象
scar tissue	瘢痕组织
schistosome	血吸虫
schistosomiasis	血吸虫病
schwannoma	施万细胞瘤
secondary hypertension	继发性高血压
secondary immunodeficiency disease，SIDD	继发性免疫缺陷病
secondary tumor	继发瘤
self tolerance	自身耐受
seminoma	精原细胞瘤
senile emphysema	老年性肺气肿
senile plaque	老年斑
septic infarct	败血性梗死
septicemia	败血症
septicopyemia	脓毒败血症
serotonin	血清素
serous cystadenoma	浆液性囊腺瘤
serous inflammation	浆液性炎
serous papillary cystadenoma	浆液性乳头状囊腺瘤
Sertoli-Leydig cell tumor	支持-间质细胞瘤
severe acute respiratory syndrome，SARS	严重急性呼吸综合征
sexually transmitted disease，STD	性传播性疾病
siliconic nodule	硅结节
silicosis	硅沉着病
simple hyperplasia	单纯性增生
simple neuronal atrophy	单纯性神经元萎缩
sinus	窦道
skip metastasis	跳跃式转移
soft tissue tumor	软组织肿瘤
soluble egg antigen，SEA	可溶性虫卵抗原
spread of tumor	肿瘤的扩散
squamous cell carcinoma	鳞状细胞癌
squamous metaplasia	鳞状上皮化生
stable angina pectoris	稳定型心绞痛
stable cell	稳定性细胞
stem cell	干细胞
struma ovarii	卵巢甲状腺肿
subacute bacterial endocarditis	亚急性细菌性心内膜炎
subacute infective endocarditis	亚急性感染性心内膜炎

subacute thyroiditis 亚急性甲状腺炎

subarachnoid hemorrhage 蛛网膜下腔出血

subcutaneous nodule 皮下结节

sudden coronary death 冠状动脉性猝死

sudden death，SD 猝死

suppurative or purulent inflammation 化脓性炎

sympathetic ophthalmia 交感性眼炎

symptomatic hypertension 症状性高血压

synaptophysin，Syn 突触蛋白

syngenic transplantation 同系移植

syphilis 梅毒

syphiloma 梅毒瘤

systemic lupus erythematosus，SLE 系统性红斑狼疮

T

telecrine 远距离分泌

telomerase 端粒酶

telomere 端粒

teratoma 畸胎瘤

theca cell tumor 卵泡膜细胞瘤

thromboembolism 血栓栓塞

thrombosis 血栓形成

thromboxane A_2，TXA_2 血栓素 A_2

thrombus 血栓

thyroid adenoma 甲状腺腺瘤

thyroid carcinoma 甲状腺癌

tissue and cell culture 组织和细胞培养

tissue chip 组织芯片

tonofibril 张力原纤维

total cholesterol，TC 总胆固醇

toxemia 毒血症

transcytosis 穿胞作用

transformation zone 移行带

transforming growth factor-α，TGF-α 转化生长因子-α

transmigration 游出

transudate 漏出液

traumatic neuroma 创伤性神经瘤

triglyceride，TG 甘油三酯

trophoblastic disease 滋养层细胞疾病

tubercle	结核结节
tuberculoma	结核瘤
tuberculosis	结核病
tuberculous granuloma	结核肉芽肿
tumor suppressor gene	肿瘤抑制基因
tumor，neoplasm	肿瘤
tumor associated antigen，TAA	肿瘤相关抗原
tumor specific antigen，TSA	肿瘤特异性抗原
typhoid fever	伤寒
typhoid granuloma	伤寒肉芽肿
typhoid nodule	伤寒小结

U

ulcer	溃疡
ulcerative colitis，UC	溃疡性结肠炎
ultrastructural pathology	超微结构病理学
undifferentiated carcinoma	未分化癌
unstable angina pectoris	不稳定型心绞痛
urothelial carcinoma	尿路上皮癌
urothelial carcinoma of the bladder	膀胱尿路上皮癌

V

valvular insufficiency	瓣膜关闭不全
valvular stenosis	瓣膜口狭窄
valvular heart disease	心瓣膜病
variant angina pectoris	变异型心绞痛
vascular endothelial growth factor，VEGF	血管内皮细胞生长因子
vasoactive amine	血管活性胺
venous hyperemia	静脉性充血
ventricular aneurysm	心室壁瘤
verrucous carcinoma	疣状癌
verrucous vegetation	疣状赘生物
villous adenoma	绒毛状腺瘤
vimentin	波形蛋白
viral hepatitis	病毒性肝炎
viral myocarditis	病毒性心肌炎
viral oncogene，v onc	病毒癌基因
viral pneumonia	病毒性肺炎

W

Wallerian degeneration	沃勒变性
Waterhouse-Friderichsen syndrome	沃-弗综合征
Wegener granulomatosis	韦格纳肉芽肿
well differentiated	高分化
western blot	蛋白质印迹
wet gangrene	湿性坏疽
white infarct	白色梗死
white thrombus	白色血栓
wound healing	创伤愈合

Y

yolk sac tumor	卵黄囊瘤

主要参考文献

［1］ 步宏，李一雷. 病理学［M］. 9 版. 北京：人民卫生出版社，2018.

［2］ 陈杰，周桥. 病理学［M］. 3 版. 北京：人民卫生出版社，2015.

［3］ 刘彤华. 刘彤华. 诊断病理学［M］. 4 版. 北京：人民卫生出版社，2018.

［4］ 孙保存. 病理学［M］. 3 版. 北京：北京大学医学出版社，2019.

［5］ 郑文新，沈丹华，郭东辉，等. 妇产科病理学［M］. 2 版. 北京：科学出版社，2021.

［6］ 姜文霞，张忠. 病理学［M］. 武汉：华中科技大学出版社，2020.

［7］ 来茂德，申洪. 病理学［M］. 2 版. 北京：高等教育出版社，2019.

［8］ 齐洁敏，董志恒. 病理学［M］. 2 版. 北京：中国医药科技出版社，2022.

［9］ 苏宁，王世军. 病理学［M］. 3 版. 北京：人民卫生出版社，2021.

［10］ 姜昕，姜成. 疾病学基础［M］. 3 版. 北京：人民卫生出版社，2021.

［11］ 王金胜. 病理学［M］. 2 版. 北京：中国医药科技出版社，2023.

［12］ Jaffe E S，Arber D A，Campo E，et al. 血液病理学［M］. 2 版. 陈刚，李小秋，译. 北京：人民卫生出版社，2023.

［13］ Kumar V，Abbas A K，Aster J C，et al. Robbins & Kumar Basic Pathology［M］. 11th ed. Amsterdam：Elsevier，2022.

［14］ Hanahan D，Weinberg R A. The hallmarks of cancer［J］. Cell，2000，100(1)：57-70.

［15］ Hanahan D，Weinberg R A. Hallmarks of cancer：the next generation［J］. Cell，2011，144(5)：646-674.

［16］ Hanahan D. Hallmarks of cancer：new dimensions［J］. Cancer Discov，2022，12(1)：31-46.

［17］ 李文才. 关注淋巴瘤的临床及分子病理进展［J］. 中华病理学杂志，2021，50(6)：557-559.

［18］ Li X，Li C T，Zhang W T，et al. Inflammation and aging：signaling pathways and intervention therapies［J］. Signal Transduc Target Ther，2023，8(1)：239.